JN001095

基礎からわかる 類似薬 の服薬指導

横浜市立大学附属病院
統括薬剤部長

佐橋幸子 監修

ナツメ社

はじめに

　令和元年の薬機法改正において、薬剤師による服薬状況等の継続的な把握・服薬指導が法律に明確化されました。薬剤師の服薬指導が薬物治療の効果に寄与したという報告は多くあり、薬局薬剤師の重要な業務に位置づけられています。

　さて、服薬指導の場面で、患者さんから「AとBという薬の違いは何？」と質問され、はっとしたことはありませんか？　わが国では、続々と新薬が発売されていますが、薬剤師は薬の専門家として、患者さんの背景（薬物動態、併用薬、ライフスタイルなど）を理解したうえで適した薬を提案し、適正な薬物治療へ貢献が求められています。

　本書は「AとBという薬の違いは何？」という疑問を解決し、患者さんの服薬指導や医療従事者への薬剤の情報提供を薬剤師が自信を持って実施できるようにすることを目的に企画されました。
　服薬指導の場面から始まり、「服薬指導のポイント」「薬効の概要」「薬物治療の位置づけ」「比較のポイント」で構成されています。特に「薬物治療の位置づけ」は、最新の日本・海外のガイドライン等における薬物治療や各薬剤の記載、「比較のポイント」では効果、副作用、相互作用、代謝・排泄だけでなく、小児適応の有無、妊婦・授乳婦への投与、剤形などを記載し、より臨床の場面で活用しやすい内容となっております。また、薬効群も神経系用薬、循環器系薬、消化器系薬など使用する頻度が高い薬剤を中心に構成しました。
　服薬指導にかかる書籍は数多く発刊されておりますが、比較ができる本書を、お役立ち便利本としてぜひお手元に1冊ご用意いただきたいと思います。

　本書が臨床の現場において、患者さんへの服薬指導や、医師を含む医療従事者への薬剤情報提供場面でご利用いただけることを願っております。

横浜市立大学附属病院
統括薬剤部長
佐橋幸子

本書の見方

比較する薬剤名は一般名で表記しています。

実際の服薬指導で、患者から質問されがちな例をマンガで紹介しています。

服薬指導の場面で知っておくと患者への説明がスムーズになるポイントを簡潔にあげています。

どのような疾患を対象に使用されるのかを、薬効分類の開発の流れからていねいに解説しています。

薬理作用、副作用、相互作用、副作用のイベント発生率、特定の背景を有する患者（妊婦・授乳婦、小児、高齢者、腎肝障害患者など）、薬剤ごとの比較のポイントになる部分を記載しています。

解熱・鎮痛薬
NSAIDs（非ステロイド性消炎鎮痛薬）とアセトアミノフェンの使い分け

服薬指導の場面

お薬がロキソプロフェンからアセトアミノフェンへ変更になりましたね。

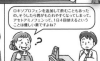
ロキソプロフェンを追加して飲むこともあったの。そうしたら胃がもたれやすくなってしまって。アセトアミノフェンって、1日4回使えるということは嬉しい事ですよね？

Point 服薬指導のポイント

● NSAIDsとアセトアミノフェンは、効果発現時間や投与間隔に違いがある
● 運動器疼痛に対する鎮痛作用はアセトアミノフェンがNSAIDsと比較し有効性が低いとの報告がある
● 長期的なNSAIDsの使用は安全面を考慮し推奨されていない

薬効の概要

非ステロイド性消炎鎮痛薬（Non-Steroidal Anti-Inflammatory Drugs：NSAIDs）やアセトアミノフェンは、術後痛や外傷性疼痛などの急性疼痛、がん性痛や整形外科疾患など非がん性の慢性疼痛に使用される鎮痛薬である。慢性疼痛の薬物療法では、鎮痛薬を痛みの強さによって段階的に用いるWHO方式「三段階除痛（鎮痛）ラダー」が適用され、NSAIDs、アセトアミノフェンはいずれも第一段階の薬剤として幅広く使用され…

NSAIDsは、アラキドン酸カス…
プロスタグランジン（PG）の産生…

12

抑え、鎮痛・抗炎症作用を発揮する。また、解熱作用も、PGを介した体温中枢の体温のセットポイント上昇作用の抑制が作用機序と考えられている。

COXにはCOX-1とCOX-2が存在する。COX-1は恒常的に発現し、腎血流量維持、胃粘膜保護、血管拡張、血小板凝集など、生体の恒常性維持に関与している。一方COX-2は、多くがサイトカインや炎症性メディエータにより誘導され、COX-2選択的阻害薬は胃・十二指腸潰瘍の発症率を低下させることが知られている。しかし、COX-2は腎臓や脳、脊髄などの特定の臓器では恒常的に発現しているため、COX-2選択的阻害薬では腎機能障害のリスク軽減にはつながらないことには注意が必要である。

アセトアミノフェンの作用機序はいまだ解明されていないが、脳や脊髄などより中枢で鎮痛効果を発揮していると考えられている。また、視床下部の体温中枢に作用に熱放散を増大させて解熱効果を発揮する。末梢の鎮痛・抗炎症作用は有していないため、COXを介した副作用が起きにくいことが特徴であり、高齢者に対しても比較的使用しやすい。

NSAIDsならびにアセトアミノフェンは、疾患の適応が薬剤ごとに異なること、NSAIDs間でも適応がある薬剤が少ないことには注意が必要である。また、これら解熱鎮痛薬はスティーブンス・ジョンソン症候群やTENの報告が多く、特にNSAIDsでは眼障害が強いと報告されている。初期症状（38℃以上の発熱、粘膜症状、紅斑を伴う皮疹）を患者に指導することが大切である[2]（表1）。

図1　NSAIDsとアセトアミノフェンの作用機序の違い

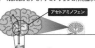
アセトアミノフェン

Point 比較のポイント

1 抗炎症作用

NSAIDsは解熱・鎮痛作用に加え、抗炎症作用を有することが、ほかの解熱鎮痛薬とは異なる点である。そのため炎症性自己免疫疾患である関節リウマチでは、抗リウマチ薬を使用しても腫れや痛みに対しNSAIDsを使用することが強く推奨されている[4]。なお、抗炎症作用を有さないアセトアミノフェンに適応疾患に関節リウマチが含まれていない。

2 安全性

● 消化性潰瘍

消化性潰瘍はNSAIDsの代表的な副作用である。特に高齢、消化性潰瘍既往がある患者は発症リスクが高いため、NSAIDsの種類の工夫や副作用対策により予防をすることが推奨されている（次の「代表的なNSAIDsの使い分け」の項を参照）。また、NSAIDsの複数併用や高用量、空腹時投与も危険因子となるため、処方薬だけでなく市販の解熱鎮痛薬の使用状況も確認していくことが大切である。

アセトアミノフェンは、添付文書より空腹時の投与は避けさせることが望ましいと記載されているものの、消化管のCOX阻害作用を有していないため空腹時も比較的安全に使用できると考える。

● 腎障害

NSAIDsによる腎障害は、腎細動脈に恒常的に発現しているCOX-2を介す…
…な糸球体血流の減少、近位尿細管からの直接的な尿細管細胞障害によって起…
…2選択的阻害…
…研究で示さ…
…づくCKD診…
…けること、eG…
…ある患者へ…

4

おもに国内のガイドラインでの薬物治療の位置づけ、薬剤ごとの使い分けを記載しています（一部海外のガイドライン、関連学会の指針等をもとにしている場合もあります）。

添付文書や医薬品インタビューフォーム（IF）をもとに見やすい比較表を作成しています。

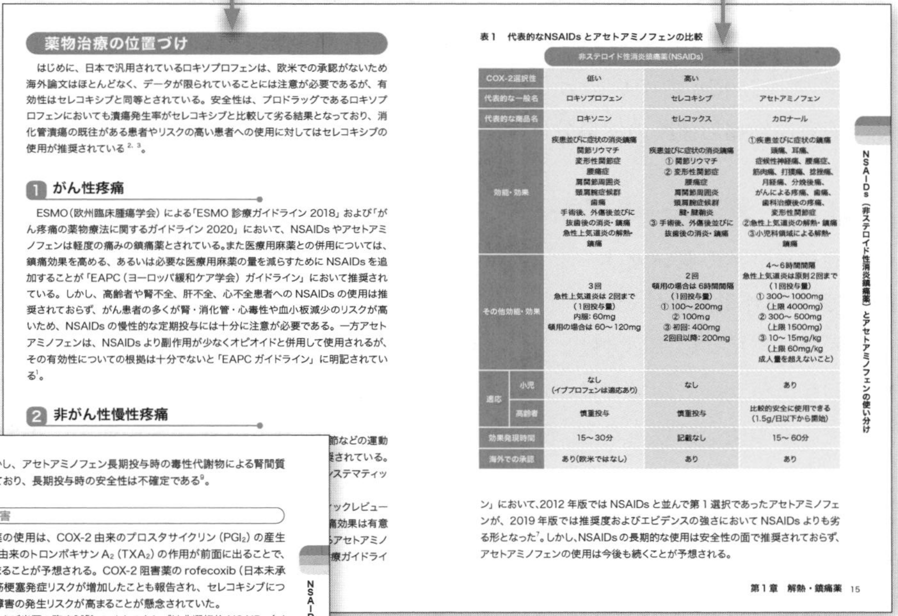

薬物治療の位置づけ

はじめに、日本で汎用されているロキソプロフェンは、欧米での承認がないため海外論文はほとんどなく、データが限られていることには注意が必要であるが、有効性はセレコキシブと同等とされている。安全性は、プロドラッグであるロキソプロフェンにおいても潰瘍発生率がセレコキシブと比較して劣る結果となっており、消化管潰瘍の既往がある患者やリスクの高い患者への使用に対してはセレコキシブの使用が推奨されている[2, 3]。

1 がん性疼痛

ESMO（欧州臨床腫瘍学会）による「ESMO 診療ガイドライン 2018」および「がん疼痛の薬物療法に関するガイドライン 2020」において、NSAIDs やアセトアミノフェンは軽度の痛みの鎮痛薬とされている。また医療用麻薬との併用については、鎮痛効果を高める、あるいは必要な医療用麻薬の量を減らすために NSAIDs を追加することが「EAPC（ヨーロッパ緩和ケア学会）ガイドライン」において推奨されている。しかし、高齢者や腎不全、肝不全、心不全患者への NSAIDs の使用は推奨されておらず、がん患者の多くが腎・消化管・心毒性や血小板減少のリスクが高いため、NSAIDs の慢性的な定期投与には十分に注意が必要である。一方アセトアミノフェンは、NSAIDs より副作用が少なくオピオイドと併用して使用されるが、その有効性についての根拠は十分でないと「EAPC ガイドライン」に明記されている[1]。

2 非がん性慢性疼痛

表1　代表的なNSAIDs とアセトアミノフェンの比較

	非ステロイド性消炎鎮痛薬(NSAIDs)		
COX-2選択性	低い	高い	
代表的な一般名	ロキソプロフェン	セレコキシブ	アセトアミノフェン
代表的な商品名	ロキソニン	セレコックス	カロナール
効能・効果	疾患並びに症状の消炎鎮痛 関節リウマチ 変形性関節症 腰痛症 肩関節周囲炎 頸肩腕症候群 歯痛 手術後、外傷後並びに抜歯後の消炎・鎮痛 急性上気道炎の解熱・鎮痛	疾患並びに症状の消炎鎮痛 ① 関節リウマチ ② 変形性関節症 腰痛症 肩関節周囲炎 頸肩腕症候群 腱・腱鞘炎 ③ 手術後、外傷後並びに抜歯後の消炎・鎮痛	①疾患並びに症状の鎮痛 頭痛、耳痛、症候性神経痛、腰痛症、筋肉痛、打撲痛、捻挫痛、月経痛、分娩後痛、がんによる疼痛、歯痛、歯科治療後の疼痛、変形性関節症 ②急性上気道炎の解熱・鎮痛 ③小児科領域による解熱・鎮痛
その他効能・効果	3回 急性上気道炎は 2回まで （1回投与量） 内服: 60mg 頓用の場合は 60～120mg	2回 頓用の場合は 6時間間隔 （1回投与量） ① 100～200mg ② 100mg ③ 初回: 400mg 2回目以降: 200mg	4～6時間間隔 急性上気道炎は原則2回まで （1回投与量） ① 300～1000mg （上限 4000mg） ② 300～500mg （上限 1500mg） ③ 10～15mg/kg （上限 60mg/kg 成人量を超えないこと）
適応　小児	なし （イブプロフェンは適応あり）	なし	あり
適応　高齢者	慎重投与	慎重投与	比較的安全に使用できる （1.5g/日以下から開始）
効果発現時間	15～30分	記載なし	15～60分
海外での承認	あり（欧米ではなし）	あり	あり

ン」において、2012 年版では NSAIDs と並んで第 1 選択であったアセトアミノフェンが、2019 年版では推奨度およびエビデンスの強さにおいて NSAIDs よりも劣る形となった[7]。しかし、NSAIDs の長期的な使用は安全性の面で推奨されておらず、アセトアミノフェンの使用は今後も続くことが予想される。

NSAIDs（非ステロイド性消炎鎮痛薬）とアセトアミノフェンの使い分け

第1章　解熱・鎮痛薬　15

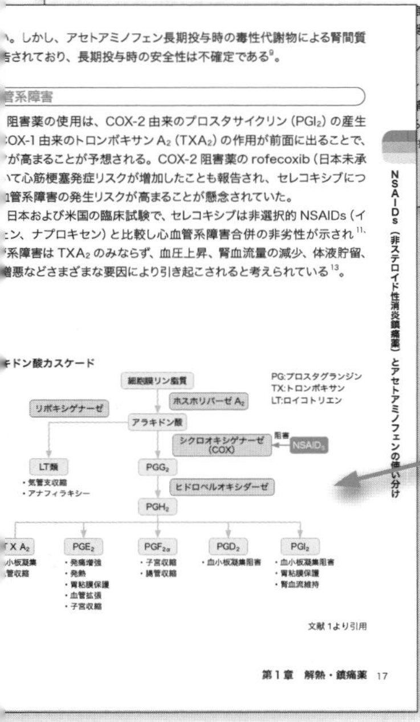

い。しかし、アセトアミノフェン長期投与時の毒性代謝物による腎間質告されており、長期投与時の安全性は不確定である[9]。

管系障害

阻害薬の使用は、COX-2 由来のプロスタサイクリン（PGI_2）の産生COX-1 由来のトロンボキサン A_2（TXA_2）の作用が前面に出ることで、が高まることが予想される。COX-2 阻害薬の rofecoxib（日本未承て心筋梗塞発症リスクが増加したことも報告され、セレコキシブにつ管系障害の発生リスクが高まることが懸念されていた。

日本および米国の臨床試験で、セレコキシブは非選択的 NSAIDs（イン、ナプロキセン）と比較し心血管系障害合併の非劣性が示され[11]、系障害は TXA_2 のみならず、血圧上昇、腎血流量の減少、体液貯留、増悪などさまざまな要因により引き起こされると考えられている[13]。

キドン酸カスケード

細胞膜リン脂質
ホスホリパーゼ A2
リポキシゲナーゼ
アラキドン酸
シクロオキシゲナーゼ（COX）
阻害
NSAIDs
LT類
・気管支収縮
・アナフィラキシー
PGG2
ヒドロペルオキシダーゼ
PGH2
TX A2
PGE2
・発痛増強
・発熱
・胃粘膜保護
・血管拡張
・子宮収縮
PGF2α
・子宮収縮
・腸管収縮
PGD2
・血小板凝集阻害
PGI2
・血小板凝集阻害
・胃粘膜保護
・腎血流維持
PG:プロスタグランジン
TX:トロンボキサン
LT:ロイコトリエン

文献 1より引用

NSAIDs（非ステロイド性消炎鎮痛薬）とアセトアミノフェンの使い分け

第1章　解熱・鎮痛薬　17

本文の内容をさらに図やイラストで補っています。

CONTENTS

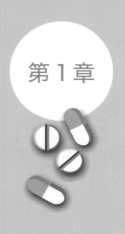

第1章

解熱・鎮痛薬

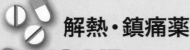

解熱・鎮痛薬
NSAIDs（非ステロイド性消炎鎮痛薬）と
アセトアミノフェンの使い分け

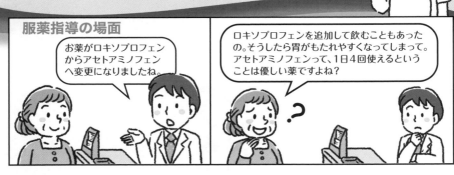

服薬指導の場面

お薬がロキソプロフェンからアセトアミノフェンへ変更になりましたね。

ロキソプロフェンを追加して飲むこともあったの。そうしたら胃がもたれやすくなってしまって。アセトアミノフェンって、1日4回使えるということは優しい薬ですよね？

服薬指導のポイント

● NSAIDsとアセトアミノフェンは、効果発現時間や投与間隔に違いがある

● 運動器疼痛に対する鎮痛作用はアセトアミノフェンがNSAIDsと比較し有効性が低いとの報告がある

● 長期的なNSAIDsの使用は安全面を考慮し推奨されていない

薬効の概要

　非ステロイド性消炎鎮痛薬（Non-Steroidal Anti-Inflammatory Drugs：NSAIDs）やアセトアミノフェンは、術後痛や外傷性疼痛などの急性疼痛、がん性や整形外科疾患など非がん性の慢性疼痛に使用される鎮痛薬である。慢性疼痛の薬物療法では、鎮痛薬を痛みの強さによって段階的に用いるWHO方式「三段階除痛（鎮痛）ラダー」が適用され、NSAIDs、アセトアミノフェンはいずれも第一段階の薬剤として幅広く使用されている。

　NSAIDsは、アラキドン酸カスケード内のシクロオキシゲナーゼ（COX）を阻害し、プロスタグランジン（PG）の産生を抑制することで末梢の侵害受容器からの刺激を

抑え、鎮痛・抗炎症作用を発揮する。また、解熱作用も、PG を介した体温中枢の体温のセットポイント上昇作用の抑制が作用機序と考えられている。

COX には COX-1と COX-2が存在する。COX-1は恒常的に発現し、腎血流量維持、胃粘膜保護、血管拡張、血小板凝集など、生体の恒常性維持に関与している。一方 COX-2は、多くがサイトカインや炎症メディエータにより誘導され、COX-2選択的阻害薬は胃・十二指腸潰瘍の発症率を低下させることが知られている。しかし、COX-2は腎臓や脳、脊髄などの特定の臓器では恒常的に発現しているため、COX-2選択的阻害薬でも腎機能障害のリスク軽減にはつながらないことには注意が必要である[1]。

アセトアミノフェンの作用機序はいまだ解明されていないが、脳や脊髄などより中枢で鎮痛効果を発揮していると考えられている。また、視床下部の体温中枢に作用し熱放散を増大させて解熱効果を発揮する。末梢の鎮痛・抗炎症作用は有していないため、COX を介した副作用が起きにくいことが特徴であり、高齢者に対しても比較的使用しやすい。

NSAIDs ならびにアセトアミノフェンは、疾患の適応が薬剤ごとに異なること、NSAIDs は小児への適応がある薬剤が少ないことに注意が必要である。また、これら解熱鎮痛薬はスティーブンス・ジョンソン症候群や TEN の報告が多く、特にNSAIDs では眼障害が強いことが報告されている。初期症状（38℃以上の発熱、粘膜症状、紅斑を伴う皮疹）を患者に指導することが大切である[2]（**表1**）。

図1　NSAIDs とアセトアミノフェンの作用機序の違い

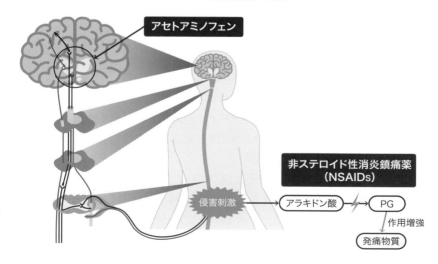

薬物治療の位置づけ

　はじめに、日本で汎用されているロキソプロフェンは、欧米での承認がないため海外論文はほとんどなく、データが限られていることには注意が必要であるが、有効性はセレコキシブと同等とされている。安全性は、プロドラッグであるロキソプロフェンにおいても潰瘍発生率がセレコキシブと比較して劣る結果となっており、消化管潰瘍の既往がある患者やリスクの高い患者への使用に対してはセレコキシブの使用が推奨されている[2, 3]。

1 がん性疼痛

　ESMO（欧州臨床腫瘍学会）による「ESMO 診療ガイドライン 2018」および「がん疼痛の薬物療法に関するガイドライン 2020」において、NSAIDs やアセトアミノフェンは軽度の痛みの鎮痛薬とされている。また医療用麻薬との併用については、鎮痛効果を高める、あるいは必要な医療用麻薬の量を減らすために NSAIDs を追加することが「EAPC（ヨーロッパ緩和ケア学会）ガイドライン」において推奨されている。しかし、高齢者や腎不全、肝不全、心不全患者への NSAIDs の使用は推奨されておらず、がん患者の多くが腎・消化管・心毒性や血小板減少のリスクが高いため、NSAIDs の慢性的な定期投与には十分に注意が必要である。一方アセトアミノフェンは、NSAIDs より副作用が少なくオピオイドと併用して使用されるが、その有効性についての根拠は十分でないと「EAPC ガイドライン」に明記されている[1]。

2 非がん性慢性疼痛

　「慢性疼痛治療ガイドライン 2018」においては、筋肉、腱、骨、関節などの運動器疼痛に対し、NSAIDs およびアセトアミノフェンの使用が強く推奨されている。実際に変形性関節症（OA）に対する NSAIDs の鎮痛効果を検討したシステマティックレビューでも有効性が示されている[4]。

　OA に対するアセトアミノフェンの鎮痛効果を検討したシステマティックレビューでは、有効性は非常に低い[5]とされており、NSAIDs と比較しても鎮痛効果は有意に低くなっている。そのため近年、欧米を中心に運動器疼痛に対するアセトアミノフェンの有効性が疑問視されてきている[6]。日本においても、「腰痛診療ガイドライ

表1　代表的なNSAIDs とアセトアミノフェンの比較

	非ステロイド性消炎鎮痛薬(NSAIDs)		
COX-2選択性	低い	高い	
代表的な一般名	ロキソプロフェン	セレコキシブ	アセトアミノフェン
代表的な商品名	ロキソニン	セレコックス	カロナール
効能・効果	疾患並びに症状の消炎鎮痛 関節リウマチ 変形性関節症 腰痛症 肩関節周囲炎 頸肩腕症候群 歯痛 手術後、外傷後並びに 抜歯後の消炎・鎮痛 急性上気道炎の解熱・ 鎮痛	疾患並びに症状の消炎鎮痛 ① 関節リウマチ ② 変形性関節症 腰痛症 肩関節周囲炎 頸肩腕症候群 腱・腱鞘炎 ③ 手術後、外傷後並びに 抜歯後の消炎・鎮痛	①疾患並びに症状の鎮痛 頭痛、耳痛、 症候性神経痛、腰痛症、 筋肉痛、打撲痛、捻挫痛、 月経痛、分娩後痛、 がんによる疼痛、歯痛、 歯科治療後の疼痛、 変形性関節症 ②急性上気道炎の解熱・鎮痛 ③小児科領域による解熱・ 鎮痛
その他効能・効果	3回 急性上気道炎は2回まで (1回投与量) 内服: 60mg 頓用の場合は 60～120mg	2回 頓用の場合は 6時間間隔 (1回投与量) ① 100～200mg ② 100mg ③ 初回: 400mg 2回目以降: 200mg	4～6時間間隔 急性上気道炎は原則2回まで (1回投与量) ① 300～1000mg (上限 4000mg) ② 300～500mg (上限 1500mg) ③ 10～15mg/kg (上限 60mg/kg 成人量を超えないこと)
適応 小児	なし (イブプロフェンは適応あり)	なし	あり
適応 高齢者	慎重投与	慎重投与	比較的安全に使用できる (1.5g/日以下から開始)
効果発現時間	15～30分	記載なし	15～60分
海外での承認	あり(欧米ではなし)	あり	あり

ン」において、2012 年版では NSAIDs と並んで第 1 選択であったアセトアミノフェンが、2019 年版では推奨度およびエビデンスの強さにおいて NSAIDs よりも劣る形となった[7]。しかし、NSAIDs の長期的な使用は安全性の面で推奨されておらず、アセトアミノフェンの使用は今後も続くことが予想される。

NSAIDs（非ステロイド性消炎鎮痛薬）とアセトアミノフェンの使い分け

Point 比較のポイント

1 抗炎症作用

　NSAIDsは解熱・鎮痛作用に加え、抗炎症作用を有することが、ほかの解熱鎮痛薬とは異なる点である。そのため炎症性自己免疫疾患である関節リウマチでは、抗リウマチ薬を使用しても残る腫れや痛みに対し NSAIDsを使用することが強く推奨されている[8]。なお、抗炎症作用を有さないアセトアミノフェンには、適応疾患に関節リウマチが含まれていない。

2 安全性

● 消化性潰瘍

　消化性潰瘍は NSAIDs の代表的な副作用である。特に高齢、消化性潰瘍の既往がある患者は発症リスクが高いため、NSAIDs の種類の工夫や副作用対策により予防をすることが推奨されている（次の**「代表的な NSAIDs の使い分け」**の項を参照）。また、NSAIDs の複数併用や高用量、空腹時投与も危険因子となるため、処方薬だけでなく市販の解熱鎮痛薬の使用状況も確認していくことが大切である。

　アセトアミノフェンは、添付文書に「空腹時の投与は避けさせることが望ましい」と記載されているものの、消化管の COX 阻害作用を有していないため空腹時も比較的安全に使用できると考える。

● 腎障害

　NSAIDs による腎障害は、腎細動脈に恒常的に発現している COX-2 を介した糸球体血流の減少、近位尿細管からの直接的な糸球体細胞障害によって起こる[9]。消化性潰瘍とは異なり、非選択的 NSAIDs および COX-2 選択的阻害薬は、腎機能を悪化させるリスクに差がないことが大規模コホート研究で示されている[10]。NSAIDs の腎障害患者への投与は、「エビデンスに基づく CKD 診療ガイドライン 2018」において eGFR ＜ 60 で継続的な投与を避けること、eGFR ＜ 30 で投与を避けることとされている。

　アセトアミノフェンは糸球体血流減少作用がなく、腎障害のある患者へは使

用しやすい。しかし、アセトアミノフェン長期投与時の毒性代謝物による腎間質障害も報告されており、長期投与時の安全性は不確定である[9]。

● 心血管系障害

COX-2阻害薬の使用は、COX-2由来のプロスタサイクリン（PGI$_2$）の産生を抑え、COX-1由来のトロンボキサン A$_2$（TXA$_2$）の作用が前面に出ることで、血栓リスクが高まることが予想される。COX-2阻害薬の rofecoxib（日本未承認）において心筋梗塞発症リスクが増加したことも報告され、セレコキシブについても心血管系障害の発生リスクが高まることが懸念されていた。

しかし、日本および米国の臨床試験で、セレコキシブは非選択的 NSAIDs（イブプロフェン、ナプロキセン）と比較し心血管系障害合併の非劣性が示され[11,12]、心血管系障害は TXA$_2$ のみならず、血圧上昇、腎血流量の減少、体液貯留、心不全の増悪などさまざまな要因により引き起こされると考えられている[13]。

図2　アラキドン酸カスケード

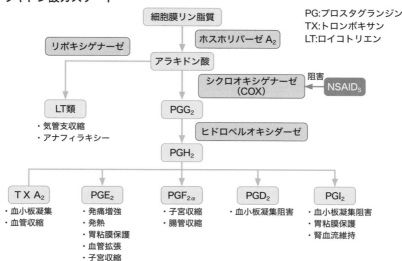

PG:プロスタグランジン
TX:トロンボキサン
LT:ロイコトリエン

文献1より引用

● 肝障害

　アセトアミノフェンによる肝障害は用量依存的な副作用であり、代謝産物である N-アセチル-p-ベンゾキノンイミン（NAPQI）が原因となる。NAPQI は CYP2E1 により産生されるため、CYP2E1 を誘導するアルコールを摂取している患者への投与には注意が必要である。また、NAPQI の排泄に関与するグルタチオンが枯渇しやすい高齢者や栄養状態の悪い患者への投与にも、注意が必要である。肝障害患者に対しアセトアミノフェンおよび NSAIDs は慎重投与となっているが、CYP の活性低下により NAPQI の産生も低下するため、UpToDate でも 2000mg/ 日までであればアセトアミノフェンの使用は許容されている。

　NSAIDs は多くが CYP により代謝を受けるため、肝障害下では CYP の活性低下やアルブミン結合率の低下により遊離型濃度が上がる危険性がある。そのため、腎障害や食道胃静脈瘤の出血、腹水貯留の危険性が高まり、使用は避けることが望ましいとされている[14]。

3 特定背景を有する患者への使用

● 妊婦

　NSAIDs は、催奇形性のリスク上昇は否定されている。しかし、妊娠後期の使用では、胎児動脈管の閉鎖を招く危険性があるため禁忌とされている。アセトアミノフェンは、動物実験で動脈収縮作用が認められているが、妊娠中も比較的安全とされている[15]。

● 小児

　小児への適応を有する唯一の NSAIDs は、イブプロフェンのみであり、その理由は、ライ症候群やインフルエンザ脳炎予防のためである。ジクロフェナクでも因果関係を否定できない急性脳症が報告されており[16]、小児への解熱鎮痛薬の第1選択はアセトアミノフェンとされている。サリチル酸系 NSAIDs は市販薬にも含有されているため、市販薬の使用に関しても確認が必要である。

● 喘息

　NSAIDs の服用によって喘息発作が誘発される NSAIDs 過敏症（アスピリン喘

息）は、成人喘息患者の約10％にみられる。NSAIDs過敏症は後天的に獲得されるため、NSAIDsの服用歴を確認する際に、これまで副作用が出なかった場合も、服用が喘息発症「後」であることの確認が大切である[17]。

文献
1：日本緩和医療学会．がん疼痛の薬物療法に関するガイドライン2020年版. 2020年6月20日
2：厚生労働省.重篤副作用疾患別対応マニュアル　スティーブンス・ジョンソン症候群、中毒性表皮壊死症. 2006年11月
3：Choitsu S,et al. Efficacy and safety of the selective cyclooxygenase-2 inhibitor celecoxib in the treatment of rheumatoid arthritis and osteoarthritis in Japan.Karger. 2011;83 108-123. PMID:21042022
4：da Costa BR, et al: Effectiveness of non-steroidal anti-inflammatory drugs for the treatment of pain knee and hip osteoarthritis:A network meta-analysis. Lancet 2017; 390 e21-e33. PMID:28699595
5：Machado GC, et al: Efficacy and safety of paracetamol for spinal pain and osteoarthritis : Systematic review and meta-analysis of randomized placebo controlled trials. BMJ 2015; 350 h1225 PMID: 25828856
6：慢性疼痛治療ガイドライン作成ワーキンググループ. 慢性疼痛治療ガイドライン2018. 2018年3月26日(第1版)
7：日本整形外科学会、日本腰痛学会. 腰痛診療ガイドライン2019. 2020年4月30日改訂(第2版)
8：日本リウマチ学会. 関節リウマチ診療ガイドライン2014. 2014年10月10日(第1版)
9：日本腎臓学会. エビデンスに基づくCKD 診療ガイドライン2018. 2018年6月15日(第1版)
10：Katherine Gooch, et al. NSAID use and progression of chronic kidney disease. Am J Med. 2007; 120 280.e1-7. PMID:17349452
11：Atsushi H, et al. Assessing the cardiovascular risk between celecoxib and nonselective nonsteroidal antiinflammatory drugs in patients with rheumatoid arthritis and osteoarthritis. Circ J.2014; 78 194-205.PMID:24152722
12：Nissen SE , et al. Cardiovascular Safety of Celecoxib, Naproxen, or Ibuprofen for Arthritis. N Eng J Med.2016;375 2519-2529 PMID: 27959716
13：NIHS 医薬品安全性情報 Vol.17 No.17(2019/08/22)
14：James P Hamilton, et.al : Management of pain in patients with advanced chronic liver disease or cirrhosis.UpToDate
15：日本産科婦人科学会、日本産婦人科医会. 産婦人科診療ガイドライン2020
16：ボルタレン®錠 25mg　インタビューフォーム 2016年7月改訂(第15版)
17：厚生労働省. 重篤副作用疾患別マニュアル 非ステロイド性抗炎症薬による喘息発作(平成18年11月)

NSAIDs（非ステロイド性消炎鎮痛薬）とアセトアミノフェンの使い分け

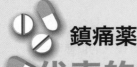

鎮痛薬
代表的なNSAIDsの使い分け

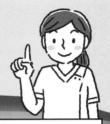

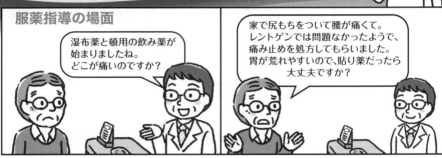

服薬指導の場面

湿布薬と頓用の飲み薬が始まりましたね。どこが痛いのですか?

家で尻もちをついて腰が痛くて。レントゲンでは問題なかったようで、痛み止めを処方してもらいました。胃が荒れやすいので、貼り薬だったら大丈夫ですか?

服薬指導のポイント

- 消化性潰瘍は、COX-2選択的阻害薬のほうが非選択薬 NSAIDsより発生率が低い
- 心血管系イベントは、セレコキシブのみで警告の記載があるが、非選択的 NSAIDsとの比較で非劣性が示されている
- セレコキシブは効果発現が遅く、頓用薬としては使いづらい
- ケトプロフェン製剤(外用)では、特に光線過敏症に注意すべきである

薬効の概要

　NSAIDs は、関節リウマチの治療薬の第1選択薬として使用されてきた。1974年にジクロフェナクは世界に先駆けて日本で発売され、優れた鎮痛作用からさまざまな剤形も開発された。その一方で、NSAIDs の長期使用による安全性が疑問視され、副作用の軽減を考慮した薬剤開発が進められてきた。1986 年にプロドラッグ製剤のロキソプロフェンが開発され、2007 年に COX-2 選択的阻害薬のセレコキシブが承認された。さらに外用剤として、従来の外用剤よりも強力な鎮痛・抗炎症作用を有するエスフルルビプロフェン貼付剤が 2015 年に開発され、変形性

関節症に対する有効性が示されている。

　臨床で汎用される NSAIDs は酸性または中性 NSAIDs に分類されるが、薬剤・剤形によって適応となる疾患が異なる。また、作用発現時間も薬剤ごとに異なり、セレコキシブは最高血中濃度到達時間が2時間と遅く、頓用としての使用はやや不向きである（15 ページ表1）。

　なお、NSAIDs には塩基性 NSAIDs も存在する。その作用機序はおもに末梢化学伝達物質受容体に作用し、炎症部位でヒスタミン、セロトニンと強く拮抗し、急性炎症を特異的に抑制する COX を介さない機序と推定されている[1]。日本ではチアラミドが承認されているが、作用が弱いことが弱点であり、NSAIDs 過敏症など NSAIDs を使用できない患者に代替として使用されることが多い。

　この項では、NSAIDs の内用薬を中心に使い分け、選択のポイントについて紹介する。

薬物治療の位置づけ

　NSAIDs は、運動器疼痛に対して鎮痛効果と運動機能の改善に有効である。しかしながら、運動器疼痛の１つである腰痛について、米国内科学会ガイドラインでは薬物療法については、ぎっくり腰などの急性腰痛に対して患者が希望する場合にのみ推奨されており、慢性腰痛に対しての薬物療法は非薬理学的療法で無効であった場合の選択肢とされている[2]。

　一方、日本で作成された「腰痛診療ガイドライン 2018」では、急性腰痛、慢性腰痛ともに薬物療法に対する推奨度が高く、急性腰痛に対しての NSAIDs の推奨度、エビデンスは1A、慢性腰痛に対しても2Bとなっており、高い位置づけとなっている[3]。なお、慢性腰痛に対する NSAIDs の違いによる有効性に差はないとされている[4]。

　NSAIDs 間の比較では、変形性関節症についてジクロフェナク 150mg/ 日の内服がもっとも痛みと運動機能の改善に有効であったとの報告があるが、日本で未承認の用量であることに注意が必要である[5]。がん性疼痛、関節リウマチ、変形性関節症などの非がん性慢性疼痛に対しての有効性について検討したシステマティックレビューでは、NSAIDs の違いによる有効性の違いはないとされている[6-8]。

　「関節リウマチ治療ガイドライン」では、関節リウマチに対し抗炎症効果と鎮痛効果を平均的に有するプロピオン酸系の薬剤が第1選択として多用され、関節炎の程度が強く、改善が認められない場合には、より抗炎症効果を有する薬剤を試み

る。また、QOL を上げることや朝のこわばりを軽減させる目的に坐剤（ジクロフェナク、インドメタシン）の適時併用を行うとされている[9]。

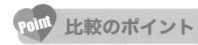 比較のポイント

1 化学構造による分類

　NSAIDs は、化学構造により以下の形で分類される。しかし化学構造が同じでも COX-2 選択性が異なるなど、構造の類似性のみで各薬物の性質を表すことはできない。**表1**では一般的な特徴を示す。
　NSAIDs の相互作用であるニューキノロン系との相互作用は、NSAIDs のうちフェニル酢酸系（アリル酢酸系の一部）やプロピオン酸系との間に特異的に認められる反応である[10]。

表1　化学構造による分類

化学構造	代表的な薬剤名	特徴
サリチル酸系 （サリチルアミドも含む）	アスピリン エテンザミド	COX-2選択性が低い 臨床では一般的でないが、 一般用医薬品に含有されている 15歳未満への投与は認められていない
アリル酢酸系	ジクロフェナク インドメタシン	効果は強力だが副作用も高頻度
プロピオン酸系	イブプロフェン ロキソプロフェン ナプロキセン	効果と副作用のバランスがよい
オキシカム系	メロキシカム ピロキシカム	1日1回の内服ですむ COX-2の選択性が高い
コキシブ系	セレコキシブ	COX-2を選択的に阻害する

2 剤形による分類

　消化管障害などの副作用を解消するため、副作用頻度の高いアリル酢酸系NSAIDsの剤形開発が多岐にわたっているが、速効性や効果発現を期待した製剤開発も行われている。

　投与経路の制限やアドヒアランス不良、副作用を軽減させたいなど、特徴を理解することで患者個々に応じたNSAIDsの使い分けを行うことができる。

　なお、ケトプロフェン貼付薬による光接触性皮膚炎（光線過敏症）は、貼付していた腕が手の甲まで腫れることや、テープをはがして何カ月もしてから症状が出る場合もあり、注意が必要である（※）。

※ケトプロフェン外用剤による光線過敏症に係る安全対策について：
https://www.mhlw.go.jp/www1/kinkyu/iyaku_j/iyaku_j/anzenseijyouhou/276-1.pdf

3 COX-2 選択性による分類

　NSAIDsの代表的な副作用である消化管障害や消化性潰瘍は、COX-2選択性が高い薬剤を選択することでリスクを減らすことができる（詳細は下記の 4 副作用 参照）。

図1　おもなNSAIDsのCOX-2 選択性

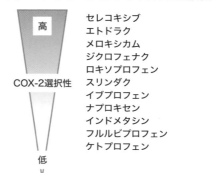

（文献11より引用）

4 副作用

　NSAIDsには、特異的な副作用を有する薬剤もあるため、薬剤ごとに指導する内容にも注意が必要である。

　また、NSAIDsによる消化性潰瘍発生の機序は、粘膜への直接作用とCOX-1を介し粘膜防御能を減弱させる間接作用の2種類がある[12]。ロキソプロフェンは消化器症状の副作用が少ないプロドラッグであるが、COX-2選択的阻害薬のセレコ

キシブとの比較では、セレコキシブの有意な潰瘍発生率の低下が認められている[13]。「消化性潰瘍ガイドライン 2020」においても、出血性潰瘍のリスク因子である糖質コルチコイドや抗血栓薬併用患者に対し NSAIDs 潰瘍予防として COX-2 選択的阻害薬の使用が推奨されている。また、潰瘍の既往歴がない患者においてもミソプロストールなどの PG 製剤やプロトンポンプ阻害薬（PPI）、高用量 H_2 受容体拮抗薬による一次予防の有用性が示されている。

　なお NSAIDs 潰瘍に対する保険適応は、ランソプラゾール、エソメプラゾール、ボノプラザンなど一部の PPI のみであること、一次予防については適応がないことから、推奨度の高い高齢者や重篤な合併症を有する患者などのハイリスク患者に該当するかを判断し提案することが大切である[12]。

5 相互作用

　NSAIDs はタンパク結合率が高く、タンパク結合性が高い薬剤が併用された場合、タンパク結合の競合で遊離型が増え、薬剤の作用を増強する可能性がある。特にワルファリンは重度の出血を発現することが報告されており、凝固能のモニタリングが必要である。

　また、NSAIDs は腎臓の PG 合成を阻害することで、種々の薬剤との相互作用が報告されている。ニューキノロン系抗菌薬とも相互作用が報告されており、フルルビプロフェン（内服）と一部のニューキノロン系（ロメフロキサシン、ノルフロキサシン、プルリフロキサシン）は「併用禁忌」 となっていることには注意が必要である。一方、臨床で汎用されるレボフロキサシンはフルルビプロフェン（内服）とは併用注意となっている。

　NSAIDs の一部で認められる相互作用については、別の薬剤に切り替えることでリスクを回避することを検討する。

文献

1：ソランタール®錠 50mg, 100mg インタビューフォーム 2019年3月改訂（第14版）

2：Quaseem A,et al.Noninvasive Treatments for Acute, Subacute, and Chronic Low Back Pain: A Clinical Practice Guideline From the American College of Physicians. Ann Intern Med.2017;166 (7):514-530. PMID: 28192789

3：日本整形外科学会、日本腰痛学会. 腰痛診療ガイドライン2019. 2020年4月30日改訂（第2版）

4：慢性疼痛治療ガイドライン作成ワーキンググループ. 慢性疼痛治療ガイドライン2018. 2018年3月26日（第1版）

5：da Costa BR, et al. Effectiveness of non-steroidal anti-inflammatory drugs for the treatment of pain in knee and hip osteoarthritis: a network meta-analysis. Lancet. 2017; 390 e21-e33. PMID:28699595

6：Enthoven WT, et al. Non-steroidal anti-inflammatory drugs for chronic low back pain. C ochrane Database Syst Rev. 2016; 2 CD012087. PMID:26863524.

7：McNicol E, et al. NSAIDS or paracetamol, alone or combined with opioids, for cancer pain. Cochrane Database Syst Rev. 2005 CD005180. PMID:15654708

8：Chen YF, et al. Cyclooxygenase-2 selective non-steroidal anti-inflammatory drugs (etodolac, meloxicam, celecoxib, rofecoxib, etoricoxib, valdecoxib and lumiracoxib) for osteoarthritis and rheumatoid arthritis: a systematic review and economic evaluation. Health Technol Assess. 2008; 12 1-278, iii. PMID:18405470

9：日本リウマチ学会. 関節リウマチ診療ガイドライン2014. 2014年10月10日 （第1版）

10：クラビット®錠 250mg, 500mg, 細粒 10%　インタビューフォーム 2019年11月改訂（第16版）

11：日本緩和医療薬学会. 臨床緩和医療薬学　2008年10月20日（第1版）

12： 日本消化器病学会. 消化性潰瘍診療ガイドライン2015. 2015年5月5日改訂（第2版）

13: Sakamoto C, et al. Comparison of gastroduodenal ulcer incidence in healthy Japanese subjects taking celecoxib or loxoprofen evaluated by endoscopy: a placebo-controlled, double-blind 2-week study. Aliment Pharmacol Ther. 2013; 37 346-54. PMID:23216412

解熱・鎮痛薬

神経障害性疼痛治療薬の使い分け（プレガバリンとミロガバリン）

服薬指導の場面

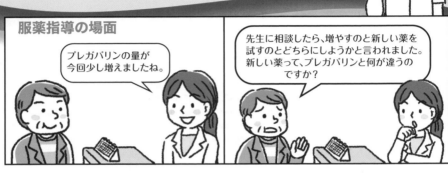

プレガバリンの量が今回少し増えましたね。

先生に相談したら、増やすのと新しい薬を試すのとどちらにしようかと言われました。新しい薬って、プレガバリンと何が違うのですか？

服薬指導のポイント

● ミロガバリンはリガンドに強力かつ持続的に結合することを目的として日本で開発され、現在末梢性神経障害性疼痛への有効性が示されている

● プレガバリンは、末梢性神経障害性疼痛に加え、中枢性の神経障害性疼痛や線維筋痛症に伴う疼痛に対する有効性が示されている

● プレガバリンとミロガバリンを直接比較した試験はない

● プレガバリンでは口腔内崩壊錠（OD錠）が選択できるほか、ジェネリック医薬品が発売されており、自己負担が低く抑えられる

薬効の概要

　神経障害性疼痛とは、痛覚を伝導する神経の直接的な損傷やこれらの疾患に起因する痛みと定義されている。神経障害性疼痛は、がん患者においてはがんそのものによる疼痛だけでなく、化学療法や放射線治療などがん治療による疼痛も該当する。また、非がん性神経障害性疼痛には帯状疱疹後神経痛や線維筋痛症、糖尿病性末梢神経障害などがあり、一般的に鎮痛薬に抵抗性を示すものが多い。

鎮痛薬で疼痛緩和が困難な症例に対しては、鎮痛補助薬が併用されることがある。

● 鎮痛補助薬

　鎮痛補助薬とは、主たる薬理作用に鎮痛作用を有していないものの、鎮痛薬と併用することで鎮痛効果を高め特定の状況下で鎮痛効果を示す薬剤である。日本で保険適用を有する薬剤としてはミロガバリン、プレガバリン、アミトリプチリン、デュロキセチン、カルバマゼピン、メキシレチンがある[1]。

　プレガバリンは、興奮性神経系において電位依存性 Ca チャネルの補助サブユニットであるα2δタンパクに結合し、神経前シナプスにおける Ca の流入を低下させ、興奮性神経伝達物質の放出を抑制する。海外ではてんかんに対しても適応があるが、日本では 2021 年7月時点で「神経障害性疼痛」「線維筋痛症に伴う疼痛」のみとなっている。

　ミロガバリンは、日本で開発された Ca チャネルα2δリガンドで、α2δタンパクのうちα2δ1サブユニットに対しプレガバリンを上回る高い結合親和性が示

表1　Ca チャネルα2δリガンドの比較

一般名	プレガバリン	ミロガバリン
代表的な商品名	リリカ	タリージェ
効能・効果	①神経障害性疼痛 ②線維筋痛症に伴う疼痛	末梢性神経障害性疼痛
1日の投与回数	2回 （1日投与量） 開始：150mg/日 最大：①300mg/日 　　　②450mg/日	2回 （1回投与量） 開始：5mg 最大：15mg
増量	3～7日毎に増量[1]	1週間以上空けて 5mgずつ
併用禁忌	―	
代謝	未変化体のまま腎排泄	グルクロン酸抱合
排泄経路	尿中	尿中、糞中（約1%）
腎機能低下時の減量	必要（表2）	
おもな副作用	めまい、傾眠、浮腫、体重増加	
海外での承認	あり	なし

各薬剤の添付文書・インタビューフォームより一部改変

された薬剤である[2]。2019年に末梢性神経障害性疼痛の効能・効果として承認されたが、海外での承認がないため、データが限られており注意が必要である。

　プレガバリン、ミロガバリンはともに副作用をモニタリングしながら漸増することとされているが、プレガバリンはガイドラインにおいて添付文書に記載の1週間から短縮して増量可能であることが記載されており、増量の間隔にも違いがある（**表1**）。

表2　腎機能低下時の減量基準

腎機能	プレガバリン	ミロガバリン
60>Ccr≧30mL/min	【神経障害性疼痛】 （開始）1日75mg　（最大）1日300mg 【線維筋痛症に伴う疼痛】 （開始）1日75mg　（最大）1日225mg	（開始）1日5mg （最大）1日15mg
30>Ccr≧15mL/min	【共通】 （開始）1日25〜50mg　（最大）1日150mg	（開始）1日2.5mg
15mL/min>Ccr	【共通】 （開始）1日25mg　（最大）1日75mg	（最大）1日7.5mg

各薬剤の添付文書・インタビューフォームより一部改変

薬物治療の位置づけ

　Caチャネルα2δリガンドは、国際疼痛学会（IASP）、日本ペインクリニック学会などの多数の神経障害性疼痛に対するガイドラインにおいて、神経障害性疼痛に対する第1選択薬に位置づけられている。ほかにも第1選択薬としてあげられているセロトニン・ノルアドレナリン再取り込み阻害薬や三環系抗うつ薬と比べ、肝臓での代謝をほとんど受けないことから薬剤の相互作用の影響を受けにくいことが特徴である。しかし、がんの神経障害性疼痛に対しては、欧州緩和ケア学会、欧州臨床腫瘍学会のガイドラインにおいて、オピオイドを適切に使用してから効果不十分な場合に鎮痛補助薬を併用するよう記載されており[1]、Caチャネルα2δリガンドの開始には痛みの原因の診断や、オピオイドの効果判定が行われていることが大切である。なお、これらのガイドラインにはミロガバリンが含まれていないことに注意する必要がある。

　ミロガバリンは、糖尿病性末梢神経障害性疼痛[3]と帯状疱疹後神経痛[4]に対する有効性が示され、末梢性神経障害性疼痛の適応を有している。「糖尿病診療ガイドライン2019」における中等症以上の糖尿病性末梢神経障害に対しての投与[5]や、

「神経障害性疼痛薬物治療ガイドライン改訂第2版追補版」における「末梢性神経障害性疼痛の治療にあたって、プレガバリンと同様に使用できると考えている」と追記[6]されるなど、海外に先駆けて日本のガイドラインで推奨され始めている。

　また、「がん疼痛の薬物療法に関するガイドライン2020」では、がん性疼痛のある患者に対し、オピオイドに加えて抗けいれん薬を追加することについて、エビデンス評価はされていないものの Ca チャネルα2δリガンドとしてミロガバリンが追加掲載されている[1]。さらに、化学療法誘発性末梢神経障害に対するミロガバリンの多施設共同第II相試験が国内で進行中であり、これからのエビデンスの蓄積が待たれる薬剤である。

 比較のポイント

1 薬理学的特性

　Ca チャネルのα2δタンパクには鎮痛作用に関与するα2δ1、鎮痛作用に関与せず、運動失調・ジスキネジア・欠神発作などの中枢副作用に関与する可能性があるα2δ2サブユニットが存在する。ミロガバリンはプレガバリンと比較し、どちらのサブユニットに対しても高い結合親和性を示している。また、ミロガバリンはα2δ1サブユニットからの解離半減期がα2δ2サブユニットと比較して長く、相対的にα2δ1サブユニットを介した薬理作用を選択的に発現すると考えられる。ミロガバリンのα2δ1への持続的かつ選択的な結合様式はプレガバリンと異なっており、更に中枢性の副作用が少なくなる可能性も期待されている[2]。

2 臨床効果

　臨床において、プレガバリンとミロガバリンを直接比較した試験はこれまでなく、有効性・安全性を比較できるものが少ない。大きな違いとしては、線維筋痛症における疼痛に対して適応を有しているのはプレガバリンのみであり、線維筋痛症患者を対象としたプラセボ対象試験においても、プレガバリン群では有効性が示されたもののミロガバリン群ではプラセボ群と有意差がみられなかった[7]。唯一、糖尿病性末梢神経障害性疼痛に対しプラセボ群に加えプレガバリン群と比較した試験では、ミロガバリンの用量依存的な副作用の上昇は認められたものの、プレガバリン群との有効性・安全性に有意差はみられていない[3]。また、糖尿病性末梢神経

障害性疼痛患者に対する第Ⅲ相試験のサブグループ解析では、ミロガバリンは糖尿病性末梢神経障害性疼痛患者のしびれ感に効果があることが示唆されている。しびれ感に対する有効性はプレガバリンでは明確にされていないが、効果を認めたミロガバリンは 30mg/ 日と最大投与量であることには注意が必要である[8]。

3 慎重投与

プレガバリンは重度のうっ血性心不全患者、血管浮腫の既往がある患者に対し症状悪化の危険性があるため慎重投与となっている。ミロガバリンで RMP では潜在的リスクとして記載されているが、慎重投与としての注意喚起はされていない。

4 相互作用

プレガバリンは、血管浮腫の危険性がある ACE (アンジオテンシン変換酵素) 阻害薬や末梢性浮腫の危険性があるチアゾリジン系薬剤との併用でリスクが高まる恐れがあるため、併用注意とされている。ミロガバリンは、尿細管分泌に関わるトランスポーターの阻害作用を有するプロベネシド、シメチジンとの併用でミロガバリンの作用が増強する恐れがあるため、併用注意とされている。オピオイド鎮痛薬についてはプレガバリンのみ併用注意とされているが、ここまでの試験で中枢性の副作用の発現状況がプレガバリンと類似していることから、ミロガバリンもオピオイド鎮痛薬との併用の際には同様に注意していくことが望ましいと考えられる。

文献
1：日本緩和医療学会. がん疼痛の薬物療法に関するガイドライン2020年版. 2020年6月20日
2：北野裕 ほか：新薬紹介総説 ミロガバリンベシル酸(タリージェ®錠 2.5mg・5mg・10mg・15mg)の薬理学的および薬物動態学的特性と臨床試験成績,日薬理誌 154:352-361、日本薬理学会、2019年
3: Baba M, et al. Results of Mirogabalin Treatment for Diabetic Peripheral Neuropathic Pain in Asian Subjects: A Phase 2, Double-Blind, Randomized, Placebo-Controlled, Study. Pain Ther. 2020; 9 261-78. PMID:32052264
4：Jitsu Kato, et al. Mirogabalin for the management of postherpetic neuralgia: a randomized,double-blind,placebo-controlled phase 3 study in Asian patients.Pain. 2019; 160(5) 1175-1185. PMID:30913164
5: 日本糖尿病学会.糖尿病診療ガイドライン2019. 2019年10月25日
6: 日本ペインクリニック学会. 神経障害性疼痛薬物治療ガイドライン改訂第2版追補版. 2019年11月20日
7：Arnold LM, et al. Efficacy and safety of mirogabalin for the treatment of fibromyalgia: results from three 13-week randomized, double-blind, placebo- and active-controlled, parallel-group studies and a 52-week open-label extension study. Curr Med Res Opin. 2019; 35 1825-35. PMID:31284771
8：馬場正之 ほか：糖尿病性末梢神経障害性疼痛を対象とした第3相試験におけるミロガバリンのしびれ感に対する効果、日本ペインクリニック学会誌 27(4):287-295、日本ペインクリニック学会、2020年

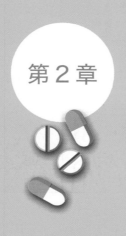

第 2 章

精神・神経系薬

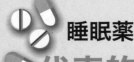 **睡眠薬**

代表的な睡眠薬の使い分け

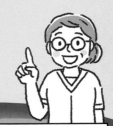

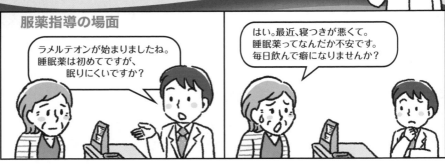

服薬指導の場面

ラメルテオンが始まりましたね。睡眠薬は初めてですが、眠りにくいですか？

はい。最近、寝つきが悪くて。睡眠薬ってなんだか不安です。毎日飲んで癖になりませんか？

 服薬指導のポイント

● 成人の慢性不眠症治療においては認知行動療法（CBT-I）や睡眠衛生指導が第一推奨され、薬物療法は補助的な治療とみなされている

● ベンゾジアゼピン受容体作動薬、メラトニン受容体作動薬、オレキシン受容体拮抗薬が使用される

● 耐性、依存性の問題から、ベンゾジアゼピン系および非ベンゾジアゼピン系睡眠薬よりもメラトニン受容体作動薬、オレキシン受容体拮抗薬の処方頻度が増加している

薬効の概要

● ベンゾジアゼピン受容体作動薬

　1960年代に入って登場したベンゾジアゼピン（BZD）受容体作動薬は、バルビツール酸系睡眠薬と同様に $GABA_A$ 受容体に結合することで、催眠作用を示す薬剤である。さらに耐性や依存性が比較的形成されにくく、経口内服であれば呼吸抑制をほとんど起こさないことから、バルビツール酸系睡眠薬に代わって使用されるようになった。

BZD 受容体作動薬は、その骨格から BZD 系睡眠薬と非 BZD 系睡眠薬に分けられる。後述のメラトニン受容体作動薬やオレキシン受容体拮抗薬と比較し、強い催眠・鎮静・抗不安作用を有すること、作用時間の種類が豊富であることから、抑うつや不安焦燥を伴うような重度の不眠症に対しても使用しやすい薬剤である。ターゲットとなる GABA$_A$ 受容体が脳内の広範囲に存在するため、脳機能全般を抑制して催眠作用を示す。睡眠の質は自然睡眠と異なり、「鎮静型睡眠」とよばれる。

● メラトニン受容体作動薬

2010 年、メラトニン（MT）受容体作動薬のラメルテオン（商品名：ロゼレム）が日本で承認を受けた。メラトニンは、1958 年 Lerner らによって発見された松果体から分泌されるホルモンである。その分泌は昼間に少なく、夜間に多くなるという特徴をもっており、概日リズム調節作用があることが明らかにされていた[1]。

● オレキシン受容体拮抗薬

その後、2014 年に日本で承認を受けたスボレキサント（商品名：ベルソムラ）は、オレキシン（OX）受容体拮抗薬という新たな分類の睡眠薬である。OX は覚醒に関連する神経ペプチドであり、視床下部外側野の神経細胞で産生される。この OX の受容体（I型、II型）を遮断することで、覚醒レベルが下がり催眠効果を現すのが OX 受容体による作用メカニズムである。GABA$_A$ 受容体作動薬と比較して副作用リスクが低く抑えられ、MT 受容体よりも入眠困難、睡眠維持困難への効果は大きい。

薬物治療の位置づけ

国内外の多くの学会やガイドラインでは、成人の慢性不眠症治療においては認知行動療法（CBT-I）や睡眠衛生指導が第一推奨され、薬物療法は補助的な治療とみなされている。代表的な睡眠薬の一覧は、表1の通りである。

わが国の「睡眠薬の適正な使用と休薬のための診療ガイドライン（2013 年）」[2] の治療アルゴリズムを図1に示す。睡眠薬の使い分けについては同ガイドラインにおいて「各睡眠薬の消失半減期には大きな違いがあり、不眠症状のタイプ、患者の臨床的背景などを考慮して慎重に薬剤を選択すべきである（推奨グレードA）」と記載され

ている。

　BZD 受容体作動薬については「常用量の睡眠薬を服用しても効果が不十分な場合に、睡眠薬の多剤併用がより有効であるというエビデンスはない。副作用リスクを低減するためにも、多剤併用はできるだけ避けるべきである。特に、3 種類以上の BZD 系ないし非 BZD 系睡眠薬の併用は避けなくてはいけない（推奨グレード C2）」と記載されている。

　MT 受容体作動薬については、「もっとも安全性が高く、高齢者や基礎疾患がある患者など、副作用・有害事象のハイリスク患者でも用いやすい（推奨グレード B）」、「睡眠時無呼吸症候群を有する患者の不眠治療では、メラトニン受容体作動薬の安全性が優れている（推奨グレード B）」と記載されている。なお、OX 受容体拮抗薬は同ガイドライン作成時点において承認されていないため、比較対象から除外されている。

　また、米国内科学会の「不眠症治療ガイドライン（2016）」では、一般成人における薬物療法としてエスゾピクロン、ゾルピデム、スボレキサントが、高齢者における薬物療法としてエスゾピクロン、ゾルピデム、ラメルテオンが推奨されている[3] が、いずれにおいても BZD 系睡眠薬は除外されている。米国睡眠学会作成のガイドライン（2017）では入眠困難に対しエスゾピクロン、ゾルピデム、ラメルテオン、トリアゾラムが、睡眠維持困難に対しスボレキサント、エスゾピクロン、ゾルピデムがそれぞれ推奨されている[4]。なお、米国における非 BZD 系睡眠薬は、エスゾピクロン、ゾルピデム、ザレプロンの3種類が承認されているため、ゾピクロンに関する記載はない。ただし、米国では国民皆保険制度がないので、これらの推奨に薬価によるバイアスがかかる可能性に注意が必要である。

 比較のポイント

1 作用時間の違い

　BZD 受容体作動薬は、消失半減期によって「超短時間作用型」、「短時間作用型」、「中時間作用型」、「長時間作用型」の4種類に分けられ、不眠の種類によって使い分けることができる。

　非 BZD 系睡眠薬はいずれも超短時間作用型に分類されるが、エスゾピクロンはやや短時間作用型寄りである。入眠困難が主体の不眠症においては、半減期が超短時間作用型あるいは短時間作用型の薬剤が有効である。これに対し、中途覚醒

図1　不眠症の治療アルゴリズム

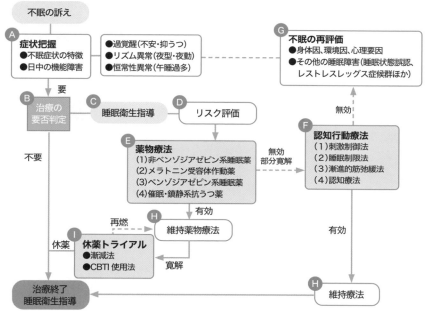

「睡眠薬の適正な使用と休薬のための診療ガイドライン（2013年）」より

代表的な睡眠薬の使い分け

や早朝覚醒のような睡眠維持困難が主体の不眠症においては、中時間作用型あるいは長時間作用型の薬剤が有効であるとされるが、実臨床においては持ち越し効果の問題から使用頻度は高くない。

　また、入眠困難と睡眠維持困難の両方をもつ場合に、異なる半減期の睡眠薬を併用することに対するエビデンスは乏しく、むしろ副作用リスクを高める可能性があるので注意が必要である。

　OX 受容体拮抗薬のスボレキサントは T_{max}1.5 時間、$T_{1/2}$10 時間程度であり、持ち越し効果が問題となる場合もあるが、服薬時刻を早めることで対処できることも多く、転倒リスクが低いことから、中途覚醒や早朝覚醒に対しては、むしろスボレキサントが使用されることが多くなっている。

2 　副作用

　BZD 受容体作動薬ではせん妄、依存性、退薬症候（反跳性不眠など）、運動失調、過鎮静、転倒、骨折、認知機能低下などの副作用が指摘されている[5-7]。

　ラメルテオンの添付文書上の副作用は、傾眠（3.4%）がもっとも多く、そのほか

表1 代表的な睡眠薬一覧

	分類	一般名	商品名	半減期	おもなCYP
ベンゾジアゼピン受容体作動薬	超短時間型	ゾルピデム	マイスリー	2	CYP3A4、CYP2C9、CYP1A2
		トリアゾラム	ハルシオン	2〜4	CYP3A4
		ゾピクロン	アモバン	4	CYP3A4
		エスゾピクロン	ルネスタ	5〜6	CYP3A4、CYP2E1
	短時間型	エチゾラム	デパス	6	CYP2C9,CYP3A4
		リルマザホン	リスミー	10	CYP3A4
		ブロチゾラム	レンドルミン	7	CYP3A4
		ロルメタゼパム	ロラメット、エバミール	10	―
	中時間型	エスタゾラム	ユーロジン	24	CYP3A4
		フルニトラゼパム	サイレース、ロヒプノール	24	―
		ニトラゼパム	ネルボン、ベンザリン	28	―
	長時間型	クアゼパム	ドラール	36	CYP2C9,CYP3A4
		フルラゼパム	ダルメート	65	CYP3A4
オレキシン受容体拮抗薬		スボレキサント	ベルソムラ	10	CYP3A
		レンボレキサント	デエビゴ	50	CYP3A
メラトニン受容体作動薬		ラメルテオン	ロゼレム	1	CYP1A2

※網かけ：非 BZD系睡眠薬

は頭痛や倦怠感であり、従来の睡眠薬で高頻度に見られていたふらつきに関する記載はない。記憶機能への影響、筋弛緩作用、退薬症候、持ち越し効果、依存性のリスクがほとんどないことも、販売前の国内外の試験によって明らかになっている[8]。一方で、ラメルテオン 16mg（推奨量の2倍）を6カ月間投与したところ、プロラクチン値が有意な上昇を示したとの報告がある[9]。

OX 受容体拮抗薬では BZD 受容体作動薬のようなせん妄、依存性、退薬症候や筋弛緩作用はみられないといわれているが、作用時間が長いため翌日への持ち越し効果がみられる場合がある。また、悪夢は OX 受容体拮抗薬の特徴的副作用である。

3 禁忌

重症筋無力症の患者では、呼吸抑制の副作用がある薬剤によっては症状悪化が懸念されるため、BZD 受容体作動薬との併用は禁忌である。睡眠薬としては OX 受容体拮抗薬、MT 受容体作動薬のみ使用可能である。

4 高齢者への投与

BZD 受容体作動薬は、高齢者では常用量の半分程度から開始し、可能な限り低用量で使用する。また、代謝経路が単純で代謝されやすいロルメタゼパムや、筋弛緩作用の少ない非 BZD 系睡眠薬の選択が推奨される[10]。MT 受容体作動薬、OX 受容体拮抗薬は国内のガイドラインではエビデンスの不足により推奨されていないが、筋弛緩による転倒リスクや記憶障害、せん妄のリスクが低いため、比較的安全に使用できる。また、ラメルテオンはせん妄のリスク因子とならないだけでなく、発症予防に寄与することが報告されている[11]。高齢者では、長期にわたる経過から BZD 受容体作動薬の多剤併用をしている場合もあり、可能な限り OX 受容体拮抗薬および MT 受容体作動薬へのシフトを促したい。

文献

1：Rios ER, et al : Melatonin: pharmacological aspects and clinical trends. Int J Neurosci 120 583-590,2010

2：日本睡眠学会, ほか. 睡眠薬の適正な使用と休薬のための診療ガイドライン（2013年改訂）

3：Amir Qaseem , et al : Management of Chronic Insomnia Disorder in adults: A Clinical Practice Guideline From the American College of physicians. Ann Intern Med 125-33,2016（PMID: 27136449）

4：Michael J. Sateia et al. :Clinical Practice Guideline for the Pharmacologic Treatment of Chronic Insomnia inAdults : An American Academy of Sleep Medecine Clinical Practice Guideline、Journal of Clinical Sleep Medicine 307-349, 2017（PMID:27998379）

5：Schroeck JL. et al. : Review of safety and efficacy of sleep medicines in older adults. Clin Ther 38(11), 2340-2372,2016（PMID: 27751669）

6：Barker MJ, et al. : Persistence of cognitive effects after with drawal from lomg-term benzodiazepine use: a meta-analysis. Arch Clin Neuropsychol 19(3),437-454,2004,（PMID: 15033227）

7：Zhong G , et al. : Association between benzodiazepine use and dementia:a meta-analysis.PLps One 10(5) 2015,（PMID: 26016483）

8：審査報告書　ロゼレム錠8mg　平成22年2月

9 : Gary Richardson, et al. : Effects of long-term exposure to ramelteon, a melatonin receptor agonist, on endocrine function in adults with chronic insomnia: Hum Psychopharmacol 24 (2):103-11,2009 （PMID: 19090503）

10：睡眠障害の診断・治療ガイドライン研究会, ほか. 睡眠障害の対応と治療ガイドライン　第3版（2019年改訂）

11：Hatta K,et al:Preventive effects of ramelteon on delirium:a randomized placebo-controlled trial. JAMA Psychiatry.2014;71(4):397-403（PMID:24554232）

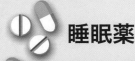

睡眠薬

BZD 受容体作動薬の使い分け
ゾルピデム、ゾピクロン、ブロチゾラム

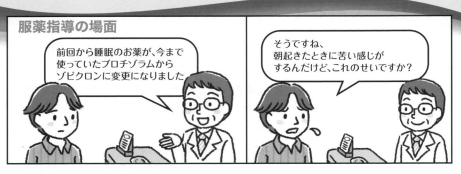

服薬指導の場面

前回から睡眠のお薬が、今まで使っていたブロチゾラムからゾピクロンに変更になりました

そうですね、朝起きたときに苦い感じがするんだけど、これのせいですか?

服薬指導のポイント

● ゾピクロンは服用後に苦みを感じる副作用がある

● 非ベンゾジアゼピン系睡眠薬は、ベンゾジアゼピン系と比較するとふらつきの副作用が少ない

● 非ベンゾジアゼピン系睡眠薬では睡眠時異常行動を起こす可能性がある

薬効の概要

　ブロチゾラム (商品名:レンドルミン) は短時間作用型のベンゾジアゼピン (BZD) 系睡眠薬である。また、レム睡眠に対する影響をほとんど認めず[1]、自然に近い睡眠をもたらす特徴がある。

　ゾピクロン (商品名：アモバン) とゾルピデム (商品名：マイスリー) は、1989 年と 2000 年にそれぞれ国内で承認を受けた非 BZD 系睡眠薬で、入眠困難と中途覚醒に対して効果がある。これらは、いずれも徐波睡眠を延長させることが報告されている[2]。作用時間はブロチゾラムと同程度であるが、筋弛緩作用、抗不安作用はほとんどみられない。2012 年に承認されたエスゾピクロン (商品名：ルネスタ) は、ラセ

ミ体であるゾピクロンのS体のみを光学分割した薬剤である。

薬物治療の位置づけ

「睡眠薬の適正な使用と休薬のための診療ガイドライン」には、BZD系睡眠薬と非BZD系睡眠薬の安全性について「短期的効果に大きな差はないが、長期服用時の効果の持続性（耐性不形成）は非BZD系睡眠薬でのみ示されている」、「BZD系睡眠薬に比較して、非BZD系睡眠薬では副作用の頻度は低いが、ふらつきにはなお留意する必要がある」と記載されている。

特に高齢者の原発性不眠については「非BZD系睡眠薬が推奨される。BZD系睡眠薬は転倒・骨折リスクを高めるため、推奨されない（推奨グレードA）」と記載されているが、同時に非BZD系睡眠薬について「長期服用時の治療効果と安全性についてはエビデンスが乏しく、慎重に処方すべきである（推奨グレードB）」とも記載されている。

また、頓服での使用については非BZD系睡眠薬について「ゾルピデムの頓用（As-needed/Non-Nightly療法）が定期服用時と同等の治療効果を有し、また認容性に優れていることを示す複数のエビデンスがあり、比較的軽症で治療初期の不眠症患者に対する治療選択肢の一つとなりえる。ほかの非BZD系睡眠薬でも同様な効果が得られる可能性があるが、臨床試験は実施されていない（推奨グレードB）」と記載があり、BZD系睡眠薬について「休薬後に薬物離脱性の不眠症状の悪化がみられる危険性が否定できないため、頓用は推奨されず、必要な場合には慎重に行うべきである（推奨グレードC2）」との記載がある[3]。

高齢者への投与について、「高齢者の安全な薬物療法ガイドライン2015」では、「BZD系睡眠薬・抗不安薬は認知機能低下、転倒、骨折、日中の倦怠感などのリスクがあるので可能な限り使用は控え、特に長時間作用型は使用するべきでない」（推奨度：強、エビデンスの質：高）、「非BZD系睡眠薬にも転倒・骨折のリスクが報告されており、漫然と長期投与せず、少量の使用にとどめるなど、慎重に使用する」（推奨度：強、エビデンスの質：中）と記載されている[4]。これについては、米国の老年医学会作成のBeers基準でも同様の記載がされている[5]。

米睡眠学会のガイドラインでは、ゾルピデムは入眠困難および睡眠維持困難の治療として推奨（弱）されている。ゾピクロンは米国では発売されていないが、エスゾピクロンは入眠困難および睡眠維持困難の治療として推奨（弱）されている。ブロチゾラムについては同ガイドラインでは推奨に関する記載はない[6]。

表1 ゾルピデム、ゾピクロン、ブロチゾラムの比較

分類		非ベンゾジアゼピン系		ベンゾジアゼピン系
成分名		ゾルピデム	ゾピクロン	ブロチゾラム
代表的な商品名		マイスリー	アモバン	レンドルミン
薬物動態	Tmax(h)	0.7~0.9	0.75~1.17	1~1.5
薬物動態	T1/2(h)	1.78~2.30	3.66~3.94	7(外国人)
化学構造式		（イミダゾピリジン骨格）	（シクロピロロン骨格）	（ベンゾジアゼピン骨格）
効能・効果		不眠症 （統合失調症および躁うつ病に伴う不眠症は除く）	不眠症、麻酔前投薬	
用法用量		通常、成人には 1回5〜10mg 高齢者では 1回5mgから投与 年齢、症状に応じて適宜増減 1日最大10mg	通常、成人には 1回7.5mg〜10mg 高齢者では3.75mgから投与 年齢、症状に応じて適宜増減 1日最大10mg	不眠症：1回0.25mg ※0.5mgは 麻酔前投薬のみ
重大な副作用		依存性、離脱症状、精神症状、意識障害、一過性前向性健忘、もうろう状態、呼吸抑制、肝機能障害、黄疸	依存性、呼吸抑制、肝機能障害、精神症状、意識障害、一過性前向性健忘、もうろう状態、アナフィラキシー	肝機能障害、黄疸、一過性前向性健忘、もうろう状態、依存性、呼吸抑制
禁忌など	成分過敏症	本剤	本剤、エスゾピクロン	本剤
禁忌など	急性閉塞隅角緑内障	禁忌		
禁忌など	重症筋無力症	禁忌		
禁忌など	その他	重篤な肝障害	−	−
その他の特徴		・筋弛緩作用は弱い ・OD錠、内用液も存在	・筋弛緩作用は弱い ・服用後唾液中に苦味成分が現れ、翌朝まで残る	・抗不安作用、筋弛緩作用あり ・OD錠も存在

※各薬剤の添付文書・インタビューフォームより一部改変

比較のポイント

1 薬理作用

　3剤とも基本的な薬理作用は、BDZ 系睡眠薬と同様に $GABA_A$ 受容体に直接結合することで、塩素イオン（Cl^-）の神経細胞内への流入を増加させ、GABA の覚醒神経に対する抑制作用を増強することで催眠作用を示すというものである（図1）。

　$GABA_A$ 受容体は $\alpha\beta\gamma$ サブユニットからなるが、このうち BZD 受容体作動薬が結合するのは α サブユニットである。α サブユニットにはさらに $\alpha1$（催眠作用）と $\alpha2$、3、5（筋弛緩、抗不安作用）のサブタイプが存在し、非 BZD 系睡眠薬は特に $\alpha1$ に親和性が高い[7]。

　BZD 系睡眠薬には、このようなサブユニット選択性はない。in vitro 試験の結果では、ゾルピデムのほうがゾピクロンより $\alpha1$ サブユニットに対する親和性が高い結果であった[7]。

2 副作用

　ゾピクロンの高頻度の副作用に苦味があり、服用時よりもむしろ翌朝に強くみられることが多い。これは代謝物の苦味成分が唾液中に現れるためと考えられている。S体のみを抽出したエスゾピクロンでは、この苦味がゾピクロンと比較して緩和されている[8]。ゾピクロンを初めて服用する患者には、あらかじめ苦味の副作用について情報提供する必要があるだろう。

　ゾルピデムでは肝・胆道系の検査値異常の副作用がみられることがある。肝硬変患者において AUC5.3 倍、Cmax 2倍に上昇したとのデータ（外国人データ）もあり、重篤な肝機能障害患者では「禁忌」とされている。

3 剤形

　ブロチゾラムは、2002 年にコンプライアンスの向上を目的に口腔内崩壊錠（OD錠）が発売されている。ゾルピデムの錠剤・OD 錠以外の剤形としては、2002 年に内用液剤が発売されている。海外では舌下錠、経口スプレーや徐放性製剤が発売されているが、日本ではいずれも未承認である 。

4 適応症

　ゾピクロンとブロチゾラムには、不眠症のほかにも麻酔前投薬に適応がある。特にブロチゾラムでは0.5mgの用量は麻酔前投薬のみに適応が通っており、睡眠薬として利用できない点に注意が必要である。

　ゾルピデムの適応は、ほか2剤が「不眠症」とされているのに対し、「不眠症（統合失調症および躁うつ病に伴う不眠症は除く）」とされている[9]。これは統合失調症や双極性障害に合併した不眠症を対象とした国内の第3相試験で、ニトラゼパム（中時間作用型）との比較を行ったところ同等性を証明できず、その後精神疾患に合併した不眠症を対象とした比較試験を実施しなかったためである。

図1　BZD系薬の作用機序

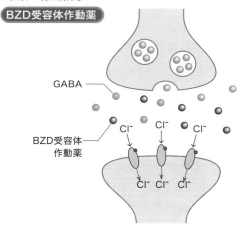

ルネスタ錠
審査報告書より一部改変

文献
1: AN Nicholson et al. : Studies on sleep and performance with a triazolo-1, 4-thienodiazepine (brotizolam). BJCP Volume10, Issue1 :75-81,1980
2: T Nakajima et al. : Comparison of the effects of zolpidem and zopiclone on nocturnal sleep and sleep latency in the morning: A cross-over study in healthy young volunteers Life Sci 67(1) :81-90,2000
3:日本睡眠学会:睡眠薬の適正な使用と休薬のための診療ガイドライン（2013年改訂）
4:日本老年医学会:高齢者の安全な薬物療法ガイドライン2015
5: American Geriatrics Society 2019 Updated AGS Beers Criteria® for Potentially Inappropriate Medication Use in Older Adults, J Am Geriatr Soc 67(4):674-694 (PMID: 30693946)
6: Michael J. Sateia et al. : Clinical Practice Guideline for the Pharmacologic Treatment of Chronic Insomnia in Adults : An American Academy of Sleep Medecine Clinical Practice Guideline、Journal of Clinical Sleep Medicine 307-349, 2017(PMID:27998379)
7:審査報告書　ルネスタ錠1mg/2mg/3mg　平成23年11月
8:宇田篤史,ほか:ゾピクロン錠とエスゾピクロン錠の苦味比較(第2報)―ランダム化二重盲検クロスオーバー試験―、日本病院薬剤師会誌、53(2):192-196　2017
9:インタビューフォーム　マイスリー錠5mg/10mg　2019年7月改訂(第31版)

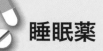

睡眠薬

ＯＸ受容体拮抗薬の使い分け
スボレキサントとレンボレキサント

服薬指導の場面

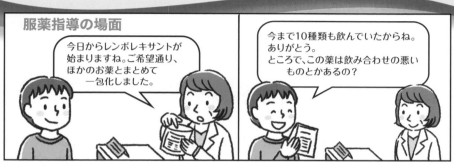

今日からレンボレキサントが始まりますね。ご希望通り、ほかのお薬とまとめて一包化しました。

今まで10種類も飲んでいたからね。ありがとう。ところで、この薬は飲み合わせの悪いものとかあるの？

服薬指導のポイント

- スボレキサントは年齢によって投与量が異なり、CYP3A を強力に阻害する薬剤との併用は禁忌である

- レンボレキサントは年齢による投与量の設定がない。また、CYP3A を強力に阻害する薬剤と併用する場合には、減量が必要であるが、禁忌ではない

- 重度肝機能障害患者はスボレキサントでは慎重投与であったが、レンボレキサントでは禁忌である

- スボレキサントは一包化不可だが、レンボレキサントでは無包装での安定性が高いため一包化が可能

薬効の概要

　オレキシン（OX）は、1998 年に同定された覚醒と睡眠を調節する神経ペプチドである。その後 2005 年に 2 種の OX 受容体に対し拮抗作用をもつジアゼパン誘導体が開発され、それをもとに世界初の OX 受容体拮抗薬であるスボレキサントが合成された。

日本では 2014 年にスボレキサント（商品名：ベルソムラ）が、2020 年にはオレキシンⅡ型受容体に対しより高い親和性をもつレンボレキサント（商品名：デエビゴ）が承認を受けている。

　OX 受容体拮抗薬は、抗不安効果や概日リズム改善効果は期待できないが、安全性が高く、入眠潜時の短縮、中途覚醒時間の短縮、総睡眠時間の延長をもたらす。また、レム睡眠の出現率増加とそれに伴うレム潜時短縮が報告されている。このレム睡眠の出現率増加は、OX 受容体拮抗薬の特徴である悪夢の副作用に関連している可能性がある。

薬物治療の位置づけ

　日本睡眠学会「睡眠薬の適正使用ガイドライン」（2013）はスボレキサント発売以前に作成されたものであるため、OX 受容体拮抗薬に関する記述はない。「高齢者の安全な薬物療法ガイドライン 2015」では、「海外データでは高齢者の入眠や睡眠持続効果がみられている」としたうえで「スボレキサントの高齢者に対するデータは乏しく、安全性や有効性についての評価には今後のエビデンスの蓄積が必要である」と記載されている[1]。

　米国の睡眠医学会のガイドライン 2017 においては、成人の中途覚醒型の不眠症の治療としてスボレキサントの使用を推奨する（弱い推奨）とされている[2]。

　なお、レンボレキサント は 2021 年 6 月時点で日本・米国・カナダ・香港において発売されているが、日米のガイドラインいずれにおいても記載はない。

 比較のポイント

1 薬理作用

　不眠症患者の不眠の重症度には、OX 血中濃度と正の相関があることが報告されている。

　OX 作動性神経に存在する OX 受容体には、Ⅰ型とⅡ型の二種類が存在する。これら受容体のそれぞれの役割についてはいまだ十分な検討がなされていないが、Ⅱ型受容体のほうが覚醒・睡眠リズムの調整や覚醒からノンレム睡眠への移行に対して、より重要な役割を担っていることが示唆されている[3]。

　スボレキサントとレンボレキサントの受容体への結合性について、in vitro にて

検討した実験では、レンボレキサントがⅡ型受容体に対し強い親和性をもち、スボレキサントでは受容体選択性がなかった。

2 年齢による投与量の設定

　スボレキサントは年齢によって投与量が異なるが、レンボレキサントでは年齢による用量調節は行われない。

3 肝機能障害

　いずれの薬剤も肝代謝を受けるため、肝障害患者では血中濃度上昇のリスクがあるが、レンボレキサントのほうがより強く影響を受けやすい。スボレキサントではChild Pugh 分類のスコア 10 〜 15 の重度肝機能障害患者においては慎重投与とされている。一方、レンボレキサントではさらに厳しく、中等度肝機能障害患者では1日1回5mg を上限とし、重度の肝機能障害患者では「禁忌」となっている。

4 相互作用

　いずれにおいても CYP3A による代謝を受ける。このため、CYP3A を強力に誘導あるいは阻害する薬剤との作用は、薬剤の血中濃度に影響を及ぼすため慎重を期す必要がある。
　CYP3A を強く阻害するイトラコナゾールやクラリスロマイシンはスボレキサントにおいては禁忌となっている。また、ジルチアゼムのような CYP3A を中等度阻害する薬剤においては、1回 10mg への減量を考慮するべきとしている。これはジルチアゼムをスボレキサント 10mg と併用したときの薬物動態が、高齢者における 15mg、非高齢者における 20mg 投与時と同様であったためである。ただし、慎重にモニタリングを行える場合は、ジルチアゼムと併用する場合でも 20mg での投与は可能とされている[4]。一方、レンボレキサントにおいては併用禁忌はない。イトラコナゾールやクラリスロマイシンは併用注意であるが、併用する場合には1日1回 2.5mg に減量する必要がある。また、CYP3A を誘導する薬剤であるリファンピシン併用によりレンボレキサントの Cmax が 92%、AUC が 97% それぞれ低下したとのデータもあり、併用注意となっている[5]。

表1　オレキシン受容体拮抗薬の比較

分類	スポレキサント	レンボレキサント
商品名	ベルソムラ	デエビゴ
規格	10mg/ 15mg/20mg	2.5mg/ 5mg/10mg
効能・効果	不眠症 (二次性不眠症に対する有効性および 安全性は確立されていない)	不眠症
用量	成人:1日1回　20mg 高齢者:1日1回　15mg	成人:1日1回5mg〜10mg 症状により適宜増減　1日最大10mg
CYP3Aを強力に 阻害する薬剤との併用 (クラリスロマイシン、 イトラコナゾールなど)	併用禁忌	併用注意 患者の状態を慎重に観察した上で、 投与の可否を判断。併用する場合は 1日1回2.5mgとする。
重度の肝機能障害	慎重投与	禁忌
重度の腎機能障害	–	慎重投与
食事の影響	Tmax の中央値が1時間延長	Cmax23%低下
排泄経路	おもに肝代謝	おもに肝代謝
一包化	不可 (光・湿度の影響を受ける)	推奨ではないが、可 (温度・湿度条件下で12カ月、 光条件下で4カ月変化なし)
代謝物の活性	なし	あり

各薬剤の添付文書・インタビューフォームより一部改変

文献
1:日本老年医学会,高齢者の安全な薬物療法ガイドライン2015
2:Michael J. Sateia et al. :Clinical Practice Guideline for the Pharmacologic Treatment of Chronic Insomnia in Adults:An American Academy of Sleep Medecine Clinical Practice Guideline、Journal of Clinical Sleep Medicine　307-349, 2017(PMID:27998379)
3:Jon T Willie et al. : Distinct narcolepsy syndromes in Orexin receptor-2 and Orexin null mice: molecular genetic dissection of Non-REM and REM sleep regulatory processes, Neuron 38 (5):715-30 ,2003(PMID: 12797957)
4: インタビューフォーム　ベルソムラ錠®10mg/15mg/20mg　2021年2月改訂(第9版)
5:インタビューフォーム　デエビゴ錠®2.5mg/5mg/10mg　2020年7月改訂(第3版)

抗不安薬

代表的な抗不安薬の使い分け エチゾラム、ロラゼパムなど

服薬指導の場面

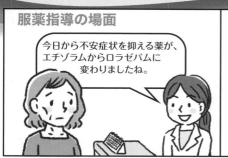

今日から不安症状を抑える薬が、エチゾラムからロラゼパムに変わりましたね。

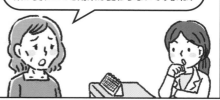

先生から肝臓に影響の少ない薬に変更しましょうと言われました。薬が変わっても効果は変わらないですよね？

服薬指導のポイント

● 臨床効果は薬剤間で差はなく、力価や半減期を比較する必要がある

● エチゾラムは筋弛緩作用が強く、腰痛や頭痛の適応を有している

● ロラゼパムは肝臓でCYP による代謝を受けないため、肝機能が低下している患者にも使用しやすい

● いずれの薬剤も、依存形成などの問題から第1選択にはなりにくい

薬効の概要

　エチゾラム、ロラゼパム、アルプラゾラム、ジアゼパムは、おもに不安障害や不眠症、うつ病や統合失調症の不安症状に対して使用されるベンゾジアゼピン（BZD）系抗不安薬である。

　世界では1960 年に初めて BZD 系抗不安薬が認可された。日本では1969 年にジアゼパムが発売され、1978 年にロラゼパムが、1984 年にエチゾラムとアルプラゾラムが発売された。また、1996 年には BZD 系抗不安薬とは作用機序が異なるセロトニン 5-HT$_{1A}$ 受容体作動性抗不安薬（タンドスピロン）が発売されている（表1）。

薬物治療の位置づけ

　アメリカ精神医学会の「精神障害の診断と統計マニュアル（Diagnostic and Statistical Manual of Mental Disorders：DSM）第5版」による分類では、全般性不安障害、社会不安障害、パニック障害などを総称し不安障害と呼ぶ。本稿では、不安障害に加えて強迫性障害、心的外傷後ストレス障害、うつ病、慢性疼痛におけるBZD系抗不安薬の薬物治療の位置づけについて述べるが、いずれの場合も治療の第1選択薬になり得ることはなく、依存形成などの副作用の問題から長期使用は推奨されていない。各ガイドラインで「長期使用」の具体的な期間はほぼ明記されていないが、WHO[1]では「BZDの合理的な利用は30日までの短期間である」としている。BZD系抗不安薬が治療の第1選択薬として使用されるのは、アルコール使用障害のアルコール離脱症状や統合失調症の一亜型であるカタトニアに対してである。アルコール離脱症状に対しては、高齢者以外にはジアゼパムなどの長時間作動型のBZD系薬剤が、高齢者にはロラゼパムのような短時間作用型のBZD系薬剤が使用される[2]。カタトニアに対してはBZD系薬剤の中で特定の薬剤の推奨はされていない[3]。

● 不安障害

　現在、不安障害に対する国内のガイドラインは存在しない。英国国立医療技術評価機構（NICE）の「不安障害に関するガイドライン」[4]では、全般性不安障害に対して急性期の短期的措置として使用する場合を除き、BZD系薬剤を漫然と使用するべきではないとしている。パニック障害においては、BZD系抗不安薬の長期使用による有効性や安全性は認められていないと記載がある一方で、アルプラゾラムは強力な抗不安作用をもつため、特にパニック障害の諸症状に有効であるという報告もある[5]。そのため、アルプラゾラムはアメリカなどの国ではパニック障害に対して保険適応が認められている[6]が、日本において保険適応は認められていない。

　全般性不安障害、パニック障害のいずれにおいても、第1選択薬はSSRIやSNRIを推奨しており、BZD系抗不安薬の使用については、合併症の問題からやむを得ない場合を除いて使用するべきではなく、短期使用に留めるべきであるとしている。なお、これらの疾患に対する日本でのSSRI・SNRIの使用は、社会不安障害に対してはエスシタロプラム、パロキセチン、パニック障害に対してはセルトラリン、パロキセチン（いずれもパキシル® CR錠は適応外）のみ保険適応が認められており、それ以外のSSRI・SNRIは適応を有していないことに注意が必要である。

表1　抗不安薬の比較

分類	エチゾラム	ロラゼパム	アルプラゾラム	ジアゼパム
代表的な商品名	デパス	ワイパックス	コンスタン、ソラナックス	セルシン、ホリゾン
効能・効果	①神経症、うつ病、心身症における不安・緊張・睡眠障害 ②統合失調症における睡眠障害 ③頚椎症、腰痛症、筋収縮性頭痛における不安・緊張・抑うつおよび筋緊張	①神経症における不安・緊張・抑うつ ②心身症における身体症候並びに不安・緊張・抑うつ	心身症における身体症候並びに不安・緊張・抑うつ・睡眠障害	①神経症における不安・緊張・抑うつ ②うつ病における不安・緊張 ③心身症における身体症候並びに不安・緊張・抑うつ ④脳脊髄疾患に伴う筋痙縮・疼痛 ⑤麻酔前投薬
1日の投与回数	神経症、うつ病 →1日3回、1日3mg 心身症、頚椎症、腰痛症、筋収縮性頭痛 →1日3回、1日1.5mg 睡眠障害 →1日1回、1日1～3mg ※高齢者は1日1.5mgまで	1日2～3回 1日1～3mg	1日3回、 1日1.2mg 最大：1日2.4mg ※高齢者 初期：1回0.4mg 1日1～2回 最大：1日1.2mg	神経症、うつ病、心身症 →1日2～4回、 1回2～5mg 筋痙縮 →1日3～4回、 1回2～10mg 麻酔前投薬 →1回5～10mg
併用禁忌	急性閉塞隅角緑内障の患者 重症筋無力症の患者	急性閉塞隅角緑内障の患者 重症筋無力症の患者	急性閉塞隅角緑内障の患者 重症筋無力症の患者 HIVプロテアーゼ阻害薬（インジナビル）	急性閉塞隅角緑内障の患者 重症筋無力症の患者 HIVプロテアーゼ阻害薬（リトナビル等）
排泄経路	尿中、糞中	尿中	尿中	尿中
腎機能低下時の減量	不要	不要	不要	不要
海外での承認	なし	あり	あり	あり

各薬剤の添付文書・インタビューフォームより一部改変

代表的な抗不安薬の使い分け　エチゾラム、ロラゼパムなど

● 強迫性障害

　強迫性障害についても不安障害と同様に、国内のガイドラインは存在しない。世界生物学的精神医学会（WFSBP）のガイドライン[7]では、強迫性障害の第1選択薬にSSRIを推奨しており、BZD系抗不安薬の長期的な使用は推奨されていない。なお、これらの疾患に対する日本でのSSRIの使用は、フルボキサミンとパロキセチン（パキシル® CR錠は適応外）のみ保険適応が認められており、それ以外のSSRIは適応を有していないことに注意が必要である。

● 心的外傷後ストレス障害（PTSD）

　「PTSDの薬物治療ガイドライン（第1版）」[8]によると、PTSD治療におけるBZD系抗不安薬の使用は、即効性の抗不安作用は認めるもののPTSDの中核症状には無効である。また、薬剤性健忘や依存を形成しやすいため、長期的な使用は推奨されていない。さらにNICEのガイドライン[9]においても、BZD系抗不安薬はPTSDに対して効果がなく、有害となる可能性があることが記載されている。WFSBPのガイドライン[5]においても、PTSDの第1選択薬は一部のSSRIやSNRIであり、BZD系抗不安薬の長期的な使用は推奨されていない。

● うつ病

　「日本うつ病学会治療ガイドライン」[10]では、精神病性を伴わない中等症・重症うつ病について、抗うつ薬とBZD系薬剤の併用は、治療初期4週までは脱落率を低下させるなどの有用性があるが、常用量依存などの観点から必要最低限に留めるよう記載がある。NICEのうつ病に関するガイドライン[11]においても、治療初期にSSRIと併用することで有用な可能性があるが、BZD系薬剤を2週間以上使用することは推奨されていない。

● 慢性疼痛

　慢性疼痛疾患への使用について、「慢性疼痛治療ガイドライン」[12]ではBZD系薬剤の有効性について推奨度とエビデンスは低く、ほかの治療に抵抗性を示す場合の補助的治療として使用することを推奨している。

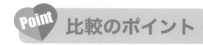 比較のポイント

1 薬理作用と副作用

　BZD系抗不安薬の使い分けには、抗不安作用の強弱、力価、作用時間などを検討する必要があるが、臨床効果において薬剤間で差はないとされている。それぞれの薬剤の力価は**表2**に示した通りであり、いずれも力価が高いことが特徴である。作用時間別では、エチゾラムは短時間作用型、ロラゼパムとアルプラゾラムは中時間作用型、ジアゼパムは長時間作用型に該当する。半減期が短い薬剤は発作性の不安に対して使用が可能である一方で、依存や耐性を形成しやすく、減薬時の離脱症状に注意が必要である。持続する不安に対しては半減期が長い薬剤を用いるが、持ち越し効果に注意が必要である。また、4剤の中でエチゾラムは特に筋弛緩作用が強く、腰痛症や筋収縮性頭痛に対しても適応を有している。

　BZD系抗不安薬の副作用については、催眠鎮静作用による眠気、筋弛緩作用によるふらつきや転倒、依存性・離脱症状などがあげられる。これらはすべての薬剤に共通する副作用であり、特に依存性・離脱症状については2017年にPMDAから適正使用情報が発出され、BZD系薬剤の漫然とした継続投与による長期使用を避けることや類似薬の処方重複に注意すること、投与中止時は慎重に減薬・中止を行うことなどが注意喚起されている[13]。

表2　力価の比較

薬剤名	アシュトン式(mg)[14]	稲田式(mg)[15]
エチゾラム	―	1.5
ロラゼパム	1.0	1.2
アルプラゾラム	0.5	0.8
ジアゼパム	10	5.0

代表的な抗不安薬の使い分け　エチゾラム、ロラゼパムなど

BZD 系抗不安薬はすべての薬剤において、抗コリン作用による眼圧上昇や筋弛緩作用悪化のため、急性隅角緑内障患者と重症筋無力症患者への使用は禁忌となっている。また、エチゾラム、アルプラゾラム、ジアゼパムは CYP3A4 で代謝され、特に、アルプラゾラムとジアゼパムは HIV プロテアーゼ阻害薬が併用禁忌に該当するため、注意が必要である。

そのほかの薬剤でも CYP3A4 で代謝される薬剤との併用により、これらの薬剤の血中濃度が上昇し眠気などの副作用が増強する可能性がある。ロラゼパムは肝臓で CYP による代謝を受けず、大部分がグルクロン酸抱合により排泄されるため、相互作用が少なく、肝機能が低下している患者や高齢者においても体内動態の変動が少ない。

文献
1：WORLD HEALTH ORGANIZATION: PROGRAMME ON SUBSTANCE ABUSE 1996
2：一般社団法人 日本アルコール・アディクション医学会, 日本アルコール関連問題学会: 新アルコール・薬物使用障害の診断治療ガイドラインに基づいたアルコール依存症の診断治療の手引き. 2018年12月
3：大久保喜朗. カタトニア(緊張病)症候群の診断と治療: 精神経誌(2010)112巻4号
4：National Institute for Health and Care Excellence. Generalised anxiety disorder and panic disorder in adults: management. Clinical Guideline 113,2011. https://www.nice.org.uk/guidance/cg113
5：児島悠史: 薬局ですぐに役立つ 薬の比較と使い分け100: 248. 羊土社. 2017
6：インタビューフォーム　ソラナックス®錠　0.4mg、0.8mg　2020年11月改訂(第14版)
7：Borwin Bandelow, et al: Guidelines for the pharmacological treatment of anxiety, obsessive-compulsive and posttraumatic stress disorder in primary care. International Journal of Psychiatry in Clinical Practice, 2012; 16: 77-84
8：一般社団法人　日本トラウマティック・ストレス学会. PTSDのガイドライン: プライマリケア医のために. 2013年9月6日　第1版
9：National Institute for Health and Care Excellence. Post-traumatic stress disorder. https://www.nice.org.uk/guidance/ng116
10：日本うつ病学会. IIうつ病(DSM-5)/大うつ病性障害　2016. 2019年7月24日　序文改訂
11：National Institute for Health and Care Excellence. Depression in adults: recognition and management. Clinical Guideline 90, 2009. https://www.nice.org.uk/guidance/cg90
12：厚生労働行政推進調査事業補助金　慢性の痛み政策研究事業　「慢性の痛み診療・教育の基盤となるシステム構築に関する研究」研究班. 慢性疼痛治療ガイドライン. 真興交易株式会社医書出版部
13：医薬品医療機器総合機構: PMDAからの適正使用のお願い No.11. 2017年3月
14：Heather Ashton. アシュトンマニュアル. 2002年8月改訂
15：抗不安薬・睡眠薬の等価換算-稲垣&稲田(2015)版　https://jsprs.org/index.html

統合失調症治療薬
抗精神病薬の使い分け
定型、SDA、MARTAなど

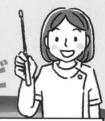

服薬指導の場面

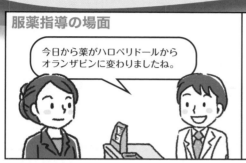

今日から薬がハロペリドールから
オランザピンに変わりましたね。

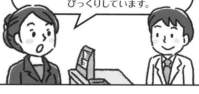

今の薬を飲み始めてから月経が止まって
しまって……。先生に話をしたらこの薬の
副作用だろうと言われました。
今まで月経は順調だったので、
びっくりしています。

服薬指導のポイント

● 薬物治療において、副作用の少ない第2世代抗精神病薬の使用が推奨
されている

● 第1世代抗精神病薬は錐体外路症状や高プロラクチン血症、第2世代
抗精神病薬は代謝系に影響を与える副作用が発現しやすい

● 高プロラクチン血症による性機能障害は、患者にとっては医療者に申
し出にくい副作用であり、アドヒアランスの低下につながる可能性が
あるため、服薬指導時に説明が必要である

薬効の概要

　統合失調症の発症機序の1つとしてドパミン仮説が提唱されている[1]。脳内には
中脳辺縁系、中脳皮質系、黒質線条体系、漏斗下垂体系の4つのドパミン神経系
が存在しており、統合失調症では中脳辺縁系の機能過剰により、妄想や幻覚など
の陽性症状が、中脳皮質系の機能低下により陰性症状や認知機能障害が発現す
る。抗精神病薬は統合失調症に対する治療薬であり、脳内のドパミンD_2受容体
の遮断作用により抗精神病作用を示す。これはほぼすべての抗精神病薬に共通す

る作用であり、それ以外にセロトニン 5-HT$_2$ 受容体やヒスタミン H$_1$ 受容体、アドレナリンα_1受容体、アセチルコリン M 受容体の遮断作用の有無や強度が効果や副作用の違いに関連している。抗精神病薬の投与により、陽性症状や陰性症状、認知機能障害が改善される一方で、黒質線条体系のドパミン D$_2$ 受容体遮断作用により錐体外路症状が、漏斗下垂体系のドパミン D$_2$ 受容体遮断作用により高プロラクチン血症などの内分泌障害が副作用として引き起こされる可能性がある。

　抗精神病薬は「第1世代抗精神病薬（定型抗精神病薬）」と「第2世代抗精神病薬（非定型抗精神病薬）」に大別され、第2世代抗精神病薬は薬理作用からセロトニン・ドパミン遮断薬（SDA）、多元受容体作用抗精神病薬（MARTA）、ドパミンシステムスタビライザー（DSS）、セロトニン・ドパミン・アクティビティモジュレーター（SDAM）に分類される。

　日本でもっとも古い抗精神病薬であるクロルプロマジンは 1955 年に発売され、クロルプロマジンを筆頭に第1世代抗精神病薬の開発により、統合失調症の陽性症状の持続的なコントロールが可能になった。しかし、錐体外路症状や高プロラクチン血症といった副作用が問題になり、1996 年に国内初の第2世代抗精神病薬であるリスペリドンが発売され、治療の主軸は第1世代抗精神病薬から第2世代抗精神病薬へシフトしていった。

薬物治療の位置づけ

　「統合失調症薬物治療ガイドライン（第5版）」[2]では、統合失調症における治療は薬物治療と非薬物治療を包括的に行うことであると記載されている。薬物治療に関しては、抗精神病薬を単剤で適切な用量を適切な期間使用することが基本である。抗精神病薬間の使い分けに関しては、初発精神病性障害において再発率や副作用による脱落率の低さから、第1世代抗精神病薬より第2世代抗精神病薬が推奨されている。第2世代抗精神病薬間での比較に関して十分なエビデンスがないため、第2世代抗精神病薬間の選択においては特定の薬剤の推奨はされていない。

　また、海外のガイドラインにおいても、薬物治療の位置づけは日本と同様であり、統合失調症は抗精神病薬で治療することを推奨している。ただし、日本では第7次医療計画[3]として、精神障害に対応した地域包括ケアシステムの構築や多様な精神疾患などに対応できる医療連携体制の構築を目指しているが、日本の精神科における病床数や平均在院日数は海外と比べて圧倒的に多く[4]、日本と海外では精神

表1　代表的な抗精神病薬の比較

分類	ハロペリドール	リスペリドン	オランザピン	アリピプラゾール
代表的な商品名	セレネース	リスパダール	ジプレキサ	エビリファイ
効能・効果	①統合失調症 ②躁病	①統合失調症 ②小児期の自閉スペクトラム症に伴う易刺激性	①統合失調症 ②双極性障害における躁およびうつ症状 ③抗悪性腫瘍剤投与に伴う消化器症状	①統合失調症 ②双極性障害における躁状態 ③うつ病（既存の治療で効果が認められない場合） ④小児期の自閉スペクトラム症に伴う易刺激性
1日の投与回数	（1日投与量） 開始：0.75〜2.25mg 維持：3〜6mg	1日2回 （1日投与量：統合失調症の場合） 開始：2mg 維持：2〜6mg 最大：12mg	1日1回 （1日投与量：統合失調症の場合） 開始：5〜10mg 維持：10mg 最大：20mg	1日1〜2回 （1日投与量：統合失調症の場合） 開始：6〜12mg 維持：6〜24mg 最大：30mg
併用禁忌	・バルビツール酸誘導体等の中枢抑制剤の強い影響下にある患者 ・アドレナリン投与中の患者 ・パーキンソン病患者 ・レビー小体型認知症患者	・バルビツール酸誘導体等の中枢抑制剤の強い影響下にある患者 ・アドレナリン投与中の患者	・バルビツール酸誘導体等の中枢抑制剤の強い影響下にある患者 ・アドレナリン投与中の患者 ・糖尿病患者	・バルビツール酸誘導体等の中枢抑制剤の強い影響下にある患者 ・アドレナリン投与中の患者
排泄経路	尿中、糞中	尿中、糞中	尿中、糞中	尿中、糞中
腎機能低下時の減量	不要	必要	不要	不要
海外での承認	あり	あり	あり	あり

各薬剤の添付文書・インタビューフォームより一部改変

科医療におけるバックグラウンドが異なることに注意が必要である。WFSBP のガイドライン[5]では、薬物治療における抗精神病薬の選択については副作用に注意を払いながら患者の精神的・身体的状態をみて個別に選択する必要があるとしたうえ

で、錐体外路系の副作用を誘発するリスクが低い第2世代抗精神病薬を推奨するべきであるとしている。統合失調症に関する NICE のガイドライン[6]やアメリカ精神医学会（APA）の「統合失調症の治療のための診療ガイドライン（第3版）」[7]では、第1選択薬として抗精神病薬を具体的に推奨するより患者の選択が重要であり、抗精神病薬に対する反応や忍容性は患者個々で異なるため、すべての患者に適した第1選択の抗精神病薬はないとされている。

 比較のポイント

1 薬理作用・副作用

　第1世代抗精神病薬の薬理作用は、おもに中脳辺縁系のドパミン D_2 受容体を強力に遮断することにより、幻覚や妄想などの陽性症状を改善させる。しかし、陰性症状や認知機能障害にはあまり効果がなく、錐体外路症状や高プロラクチン血症などの副作用を引き起こす可能性がある。

　第2世代抗精神病薬は、ドパミン D_2 受容体の遮断作用は第1世代抗精神病薬ほど強くなく、セロトニン 5-HT_{2A} 受容体などさまざまな受容体を遮断することで薬理作用を示し、陽性症状だけでなく陰性症状や認知機能障害にも効果があるとされている。第1世代抗精神病薬のような錐体外路症状や高プロラクチン血症などの副作用は少ない一方で、体重増加、肥満、血糖値上昇など代謝系に影響を及ぼす副作用をもつ。

　抗精神病薬は等価換算（クロルプロマジン換算）を行うことで、薬剤間の力価を比較し、総投与量を把握することができる。抗精神病薬はドパミン D_2 受容体を遮断することで臨床効果が認められているが、その至適用量はクロルプロマジン換算でおよそ 300 ～ 600mg と推測され、一般に 1000mg を超える量は大量投与と考えられている[8]。代表的な抗精神病薬のクロルプロマジン換算値を示す（**表2**）。また、副作用については各薬剤の受容体結合プロフィールから予測することが可能である。

表2　代表的な抗精神病薬のクロルプロマジン換算値[9]

薬剤名	クロルプロマジン換算値
クロルプロマジン	100
ハロペリドール	2
リスペリドン	1
オランザピン	2.5
アリピプラゾール	4

2 相互作用

　アドレナリンの作用反転により血圧が低下する可能性があるため、アナフィラキシーによる救急治療に使用する場合を除いて、抗精神病薬はアドレナリン製剤と併用禁忌である。また、第1世代抗精神病薬はドパミン D_2 受容体遮断作用が強いため、パーキンソン病を悪化させる可能性があり、パーキンソン病患者には多くが禁忌となっている。本章で第1世代抗精神病薬の例にあげているハロペリドールもパーキンソン病患者には禁忌であり、注意が必要である。第2世代抗精神病薬の MARTA に分類されるオランザピン、クエチアピンは糖尿病ケトアシドーシスによる死亡例が報告されており、糖尿病患者に禁忌である。

3 製剤工夫

　抗精神病薬には錠剤だけでなく、口腔内崩壊錠、散剤、内用液、速効性注射剤（静脈注射、筋肉注射）、持効性注射剤などさまざまな剤形がある。大半の剤形が第1世代、第2世代問わず発売されているが、速効性注射剤（静脈注射）は第1世代抗精神病薬であるハロペリドールのみ、速効性注射剤（筋肉注射）は第1世代抗精神病薬の大部分の薬剤と第2世代抗精神病薬ではオランザピンのみ発売されており、これらの製剤は精神運動興奮時に使用される。
　「統合失調症薬物治療ガイドライン」[2] において、精神運動興奮状態に対して筋肉注射としてはオランザピンが、静脈注射としてはハロペリドールの使用が推奨され

ている。精神運動興奮状態において、最優先に推奨されるのは経口投与であり、アリピプラゾール、オランザピン、リスペリドンの使用が推奨されている。アリピプラゾールとリスペリドンは内用液が存在し、精神運動興奮状態において用いられやすい剤形である。

　持効性注射剤は第1世代抗精神病薬ではハロペリドール（ハロマンス®注）、フェルフェナジンデカン酸エステル（フルデカシン®筋注）、第2世代抗精神病薬ではパリペリドン（ゼプリオン®水懸筋注）、リスペリドン（リスパダールコンスタ®筋注）、アリピプラゾール（エビリファイ®水懸筋注）が発売されており、薬効が2〜4週間持続するためアドヒアランスの向上や維持などに適した製剤である。

文献
1：一般社団法人　日本病院薬剤師会: 精神科薬物療法マニュアル: 32-33. 南山堂. 2018
2：日本神経精神薬理学会. 統合失調症薬物治療ガイドライン. 2017年11月22日　第5版
3：厚生労働省. 第51回社会保障審議会医療部会. 平成29年4月20日
4：厚生労働省. 第5回今後の精神保健医療福祉のあり方等に関する検討会. 平成20年6月25日
5：ALKOMIET HASAN et al. World Federation of Societies of Biological Psychiatry（WFSBP）Guidelines for Biological Treatment of Schizophrenia, Part 1: Update 2012 on the acute treatment of schizophrenia and the management of treatment resistance. The World Journal of Biological Psychiatry, 2012; 13: 318–378
6：National Institute for Health and Care Excellence. Psychosis and schizophrenia in adults: prevention and management. Clinical guideline 2014. https://www.nice.org.uk/guidance/cg178
7：THE AMERICAN PSYCHIATRIC ASSOCIATION. PRACTICE GUIDELINE FOR THE Treatment of Patients With Schizophrenia. THIRD EDITION
8：長嶺敬彦: 多剤併用と抗精神病薬の副作用-ドパミン（D2）遮断に伴う副作用を回避するには、最新精神医学 15巻2号: 185-196. 2010
9：抗精神病薬（経口製剤）の等価換算-稲垣＆稲田（2017）版-https://jsprs.org/index.html

統合失調症治療薬
代表的なセロトニン・ドパミン 遮断薬(SDA)の使い分け

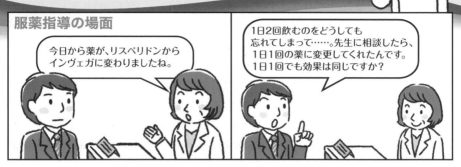

服薬指導の場面

今日から薬が、リスペリドンから インヴェガに変わりましたね。

1日2回飲むのをどうしても 忘れてしまって……。先生に相談したら、 1日1回の薬に変更してくれたんです。 1日1回でも効果は同じですか?

Point
服薬指導のポイント

● 薬剤間で治療効果に大きな差はなく、服用状況や副作用など患者の状況に応じた薬剤選択が必要になる

● パリペリドンは、浸透圧を利用した薬物放出制御システムを用いた徐放性製剤で、1日1回の服用で安定した血中濃度の維持が可能である

● ブロナンセリンやルラシドンは相互作用が多く、特にCYP3A4に関わる薬剤との併用に注意が必要である

● リスペリドン、パリペリドン、ブロナンセリンは複数の剤形があり、患者の状態に応じた薬剤の選択が可能である

● リスペリドンは食事による影響を受けないため空腹時の服用が可能であるが、内用液と一部飲料との飲み合わせには注意が必要である

薬効の概要

セロトニン・ドパミン遮断薬 (serotonin-dopamine antagonist:SDA) は、ドパミン D_2 受容体遮断作用とセロトニン 5-HT_2 受容体遮断作用により、おもに統合失調症に対して適応を有し、第2世代抗精神病薬に位置づけられる薬剤であ

る。1996年に発売されたリスペリドンは国内最初の第2世代抗精神病薬であり、2021年10月時点ではリスペリドンのほかにペロスピロン、ブロナンセリン、パリペリドン、ルラシドンの計5種類の薬剤が発売されている。

　統合失調症は、中脳辺縁系のドパミン作動性神経の亢進による陽性症状や、中脳皮質系のドパミン作動性神経の機能低下による陰性症状や認知機能障害などが発現する疾患である。セロトニン作動性神経はドパミン作動性神経に対して抑制的に作用するため、セロトニン作動性神経の分布が多い中脳皮質系では、リスペリドンやパリペリドンによりドパミンの放出量が保たれ、陰性症状や認知機能障害が改善される。中脳辺縁系にはセロトニン神経の分布がなくドパミン作動性神経の抑制は解除されないため、ドパミン D_2 受容体を遮断することで陽性症状が改善される（**図1**）。リスペリドンやパリペリドン、ペロスピロン、ルラシドンはセロトニン5-HT$_2$受容体に対する遮断作用がドパミン D_2 受容体遮断作用よりも強いが、ブロナンセリンはドパミン D_2 受容体に対する遮断作用がセロトニン5-HT$_2$受容体よりも強いためドパミン・セロトニン遮断薬（dopamine-serotonin antagonist：DSA）とも呼ばれている（**表1**）。

図1　SDAの作用機序

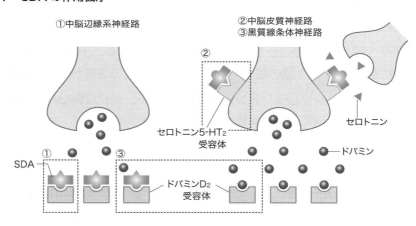

①中脳辺縁系神経路
②中脳皮質系神経路
③黒質線条体神経路

セロトニン5-HT$_2$受容体
セロトニン
SDA
ドパミン
ドパミンD$_2$受容体

薬物治療の位置づけ

　薬物治療において第2世代抗精神病薬間で特定の薬剤の使用は推奨されておらず、SDAの中でも治療効果に大きな違いはないとされている。統合失調症の薬物療法において再発予防は重要なポイントであり、アドヒアランスを維持するために、

服用状況や副作用など患者の状況に応じて薬剤を選択する必要がある。

　海外での承認状況として、ペロスピロンは海外では発売されておらず、ブロナンセリンも中国・韓国で発売されているのみである。一方で、リスペリドンは世界100以上、パリペリドンは92、ルラシドンは47の国と地域で承認されており、使用実績が豊富な薬剤であるといえる。

 比較のポイント

1 薬理作用・副作用

　SDAはおもにドパミン D_2 受容体とセロトニン 5-HT_2 受容体を遮断する作用をもつ。リスペリドンやパリペリドン、ペロスピロン、ルラシドンは、セロトニン 5-HT_2 受容体遮断作用がドパミン D_2 受容体遮断作用よりも強く、ドパミンの分泌作用を促すことから、錐体外路症状の発現やプロラクチン上昇作用などの副作用が比較的少ないといわれている。ブロナンセリンはセロトニン 5-HT_2 受容体よりもドパミン D_2 受容体に対する親和性が強いため、抗精神病作用が強く陽性症状をより改善させる。

　リスペリドンは用量依存的に錐体外路症状の発現率が高くなり、ほかの抗精神病薬と比べて高プロラクチン血症を起こしやすい。リスペリドンはほかの抗精神病薬よりも血液脳関門を通過しにくいことがわかっており、血液脳関門外にある下垂体に影響しやすいため、ほかの第2世代抗精神病薬に比べて高プロラクチン血症を引き起こしやすいと考えられる[1]。パリペリドンは、リスペリドンの主要代謝産物であるが、ヒスタミン H_1 受容体への親和性はリスペリドンに比べてやや弱いことが特徴である。ペロスピロンとルラシドンはセロトニン 5-HT_{1A} 受容体への親和性が高く、不安や抑うつ症状に対しても効果を有している。ブロナンセリンはアドレナリン α_1 受容体とヒスタミン H_1 受容体へ親和性が低いため、眠気や体重増加などの副作用が起こりにくい[2]。

2 相互作用

　ブロナンセリンやルラシドンは相互作用が多いことが特徴としてあげられる。CYP3A4を強く阻害する作用をもつアゾール系抗真菌薬やHIVプロテアーゼ阻害薬、コビシスタットを含む製剤との併用により、血中濃度が上昇し作用が増強する恐れがある。さらに、ルラシドンは前述したCYP3A4阻害薬に加えて、CYP3A4

表1　SDA の比較

一般名	リスペリドン	パリペリドン
代表的な商品名	リスパダール	インヴェガ
化学構造式	（化学構造式）	（化学構造式）
効能・効果	①統合失調症 ②小児期の自閉スペクトラム症に伴う易刺激性	統合失調症
1日の投与回数	1日2回 （1日投与量：統合失調症の場合） 開始：2mg　維持：2〜6mg 最大：12mg	1日1回 （1日投与量） 開始：6mg 最大：12mg
併用禁忌	・バルビツール酸誘導体等の中枢抑制剤の強い影響下にある患者 ・アドレナリン投与中の患者	・バルビツール酸誘導体等の中枢抑制剤の強い影響下にある患者 ・アドレナリン投与中の患者 ・中等度から重度の腎機能障害患者（クレアチニンクリアランス50mL/min未満）
排泄経路	尿中・糞中	尿中・糞中
腎機能低下時の減量	必要	必要
海外での承認	あり	あり

を強く誘導する作用をもつリファンピシンやフェニトインとの併用により、血中濃度が低下し作用が減弱する恐れがあり、これらは併用禁忌となっている。

　また、薬剤以外の相互作用にも注意が必要である。ブロナンセリンとルラシドンは、グレープフルーツ含有食品によって血中濃度が上昇する恐れがある。200 mℓのグレープフルーツジュースの摂取により、非摂取時と比べてブロナンセリンのCmax（最高血中濃度）およびAUC（血中濃度曲線下面積）が、それぞれ1.77倍および1.82倍に上昇したという報告もある[3]。

ペロスピロン	ブロナンセリン	ルラシドン
ルーラン	ロナセン	ラツーダ
統合失調症	統合失調症	①統合失調症 ②双極性障害におけるうつ症状
1日3回 （1日投与量） 開始：12mg 維持：12〜48mg 最大：48mg	1日2回 （1日投与量） 開始：8mg 維持：8〜16mg 最大：24mg	1日1回 （1日投与量：統合失調症の場合） 開始：40mg 最大：80mg
・バルビツール酸誘導体等の中枢抑制剤の強い影響下にある患者 ・アドレナリン投与中の患者	・バルビツール酸誘導体等の中枢抑制剤の強い影響下にある患者 ・アドレナリン投与中の患者 ・アゾール系抗真菌薬、HIVプロテアーゼ阻害剤、コビシスタット	・バルビツール酸誘導体等の中枢抑制剤の強い影響下にある患者 ・アドレナリン投与中の患者 ・CYP3A4を強く阻害、誘導する薬剤
尿中・糞中	尿中・糞中	尿中・糞中
不要	不要	不要
なし	あり	あり

各薬剤の添付文書・インタビューフォームより一部改変

3 製剤工夫

　SDA の中でもリスペリドン、パリペリドン、ブロナンセリンは複数の剤形があり、患者の状態に応じた薬剤の選択が可能である（**表2**）。特にブロナンセリンは、世界で初めて統合失調症を適応症として承認された経皮吸収型製剤であるテープ剤が発売されている。1日1回皮膚に貼付することで 24 時間安定した血中濃度を維持できるほか、食事の影響を受けにくいことや高齢者または嚥下機能が低下した患者にも使用可能な製剤となっている。

表2　SDA の剤形

薬剤名	剤形
リスペリドン	錠剤、口腔内崩壊錠、散剤、液剤、持効性注射剤
パリペリドン	錠剤、持効性注射剤
ペロスピロン	錠剤
ブロナンセリン	錠剤、散剤、テープ剤
ルラシドン	錠剤

● リスペリドンとパリペリドンの比較

　パリペリドンは浸透圧を利用した薬物放出制御システム（Osmotic controlled Release Oral delivery System：OROS）を用いた徐放性製剤であり、1日1回の服用で安定した血中濃度の維持を可能にした薬剤である。リスペリドンは、体内で CYP2D6 により代謝活性体であるパリペリドンに変換されることで効果を発揮するが、パリペリドンは元から代謝活性体の形をしているため、代謝酵素の影響を受けにくいという特徴を有する。そのため、パリペリドンはリスペリドンに比べて効果と副作用のバランスがとりやすい。ただし、パリペリドンは空腹時に服用すると Cmax および AUC がそれぞれ 36% および 37% 低下することが報告されていることや、睡眠中に副交感神経優位になることで腸の蠕動運動が活発化し、錠剤が有効成分を放出している状態で排泄されてしまう可能性があるため、朝食後に服用する必要がある。また、パリペリドン錠は吸湿によって薬物放出挙動が影響を受ける可能性があり、服用直前までシートから出さないこと、製剤残渣が糞便中に排泄されることを事前に患者に説明しておく必要がある。

● 持効性注射剤の比較

　SDA の持効性注射にはリスペリドン持効性注射、パリペリドン持効性注射の2種類がある。リスペリドン持効性注射は臀部筋に2週に1度、パリペリドン持効性注射は三角筋または臀部筋に4週に1度注射する。また、リスペリドン持効性注射は、初回投与後3週間経口抗精神病薬の併用が必要であるのに対して、パリペリドン持効性注射は導入レジメン（初回 150mg、1週間後に 100mg を三角筋内に投与）の利用により速やかに血中濃度が上昇するため、経口での薬剤併用が不要であることが大きな違いである。

4 食事の影響

パリペリドン、ブロナンセリン、ペロスピロン、ルラシドンは空腹時に服用することで血中濃度が低下してしまうため、食後に服用する必要がある（**表3**）。一方、リスペリドンは食事による影響を受けないが、内用液は茶葉を含む飲料（ウーロン茶、紅茶、日本茶など）やコーラと混ぜると含量が低下するため注意が必要である[4]。

表3　空腹時の服用における影響[3-7]

薬剤名	Cmax	AUC
リスペリドン	影響なし	影響なし
パリペリドン	36%低下	37%低下
ペロスピロン	55%低下	41%低下
ブロナンセリン	43%低下	43%低下
ルラシドン	41%低下	59%低下

5 腎肝機能障害患者への投与

リスペリドン、パリペリドン、ルラシドンは、腎機能障害患者に対して適宜減量が必要な薬剤である。特にパリペリドンは、中等度から重度の腎機能障害患者（クレアチニンクリアランス 50mL/min 未満）には投与禁忌であることに注意する。また、ルラシドンは、中等度以上の肝機能障害患者（Child-Pugh 分類 B・C）で適宜減量が必要な薬剤である。

文献
1：Arakawa R, et al: Positron emission tomography measurement of dopamine D2 receptor occupancy in the pituitary and cerebral cortex: relation to antipsychotic-induced hyperprolactinemia. J Clin Psychiatry, 71 : 1131-1137, 2010 [PMID 20361897]
2：黒山政一、大谷道輝: 違いがわかる！同種・同効薬: 58-59. 南山堂. 2018
3：インタビューフォーム　ロナセン®錠　2mg、4mg、8mg　ロナセン®散2%　2020年10月改訂(第17版)
4：インタビューフォーム　リスパダール®錠　1mg、2mg、3mg　リスパダール®OD錠　0.5mg、1mg、2mg　リスパダール®細粒　1%　リスパダール1内用液1mg/mL　2018年11月改訂(第8版)
5：インタビューフォーム　インヴェガ®錠　3mg、6mg、9mg　2018年11月改訂(第8版)
6：インタビューフォーム　ルーラン®錠　4mg、8mg、16mg　2020年6月改訂(第22版)
7：インタビューフォーム　ラツーダ®錠　20mg、40mg、60mg、80mg　2020年10月改訂(第4版)

代表的なセロトニン・ドパミン遮断薬（SDA）の使い分け

統合失調症治療薬
代表的 MARTA の使い分け
オランザピン、クエチアピンなど

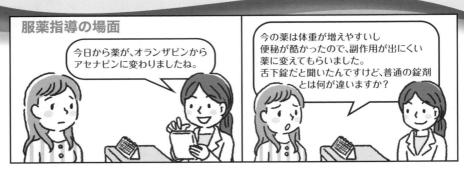

服薬指導の場面

今日から薬が、オランザピンから
アセナピンに変わりましたね。

今の薬は体重が増えやすいし
便秘が酷かったので、副作用が出にくい
薬に変えてもらいました。
舌下錠だと聞いたんですけど、普通の錠剤
とは何が違いますか?

服薬指導のポイント

● クロザピンを除いて、薬剤間で治療効果に大きな差はなく、服用状況や
副作用など患者の状況に応じた薬剤選択が必要になる

● オランザピン、クエチアピンは糖尿病ケトアシドーシスによる死亡例
が報告されており、緊急安全性情報が発出されている

● アセナピンは舌下錠であり、飲み込んでしまうと効果が得られないこ
とや、服用後10分は飲食を控えることなどを指導する必要がある

● クロザピンは唯一治療抵抗性統合失調症に対する適応を有している
が、重篤な副作用の報告があり、モニタリングサービスの利用が義務づ
けられている

薬効の概要

多元受容体作用抗精神病薬(multi-acting receptor targeted antipsychotics: MARTA)は、ドパミン D_2 受容体やセロトニン $5\text{-}HT_2$ 受容体だけでなく、ドパミン D_1、D_3、D_4 受容体、セロトニン $5\text{-}HT_{2C}$、$5\text{-}HT_6$ 受容体、アドレナリン α_1 受容体、ヒスタミン H_1 受容体、ムスカリン $M_1 \sim M_5$ 受容体などの多数の受容体にほぼ同

表1　MARTA の比較

分類	オランザピン	クエチアピン	アセナピン	クロザピン
代表的な商品名	ジプレキサ	セロクエル	シクレスト	クロザリル
効能・効果	①統合失調症 ②双極性障害における躁およびうつ症状 ③抗悪性腫瘍剤投与に伴う消化器症状	統合失調症	統合失調症	治療抵抗性統合失調症
1日の投与回数	1日1回 （1日投与量：統合失調症の場合） 開始：5〜10mg 維持：10mg 最大：20mg	1日2〜3回 （1日投与量） 開始：50〜75mg 維持：150〜600mg 最大：750mg	1日2回 （1日投与量） 開始：10mg 維持：10mg 最大：20mg	開始：1日1回 維持：1日2〜3回 （1日投与量） 開始： 1日目12.5mg 2日目25mg 維持：200〜400mg 最大：600mg
併用禁忌	・バルビツール酸誘導体等の中枢抑制剤の強い影響下にある患者 ・アドレナリン投与中の患者 ・糖尿病患者	・バルビツール酸誘導体等の中枢抑制剤の強い影響下にある患者 ・アドレナリン投与中の患者 ・糖尿病患者	・バルビツール酸誘導体等の中枢抑制剤の強い影響下にある患者 ・アドレナリン投与中の患者 ・重度の肝機能障害患者（Child-Pugh分類C）	・アドレナリン投与中の患者 ・骨髄機能障害の既往または骨髄抑制を引き起こす薬剤を使用中の患者 ・持効性抗精神病剤投与中の患者 ・麻痺性イレウスの患者 ・重度の心疾患かてんかん、肝腎心機能障害患者など ・アルコール、または薬物による急性中毒、昏睡状態の患者
排泄経路	尿中、糞中	尿中、糞中	尿中、糞中	尿中、糞中
腎機能低下時の減量	不要	不要	不要	不要
海外での承認	あり	あり	あり	あり

各薬剤の添付文書・インタビューフォームより一部改変

等で高い親和性をもつ薬剤である。統合失調症に適応をもち、第2世代抗精神病薬に位置づけられる。1990年代以降、クロザピンが海外で再評価されたことをきっかけに注目を集め、2021年10月時点ではクエチアピン、オランザピン、クロザピン、アセナピンの計4種類が発売されている。

SDAと同様に、ドパミンD_2受容体やセロトニン 5-HT_2受容体を遮断することにより陽性症状や陰性症状、認知機能障害を改善するだけでなく、ヒスタミン H_1受容体、ムスカリン受容体などのほかの神経伝達物質受容体を遮断することで抗精神病作用を示す薬剤である。

薬物治療の位置づけ

薬物治療において第2世代抗精神病薬間で特定の薬剤の使用は推奨されておらず、クロザピンを除くMARTAの中でも治療効果に大きな違いはないとされている。統合失調症の薬物療法において再発予防は重要なポイントであり、アドヒアランスを維持するために、服用状況や副作用など患者の状況に応じて薬剤を選択する必要がある。

クロザピンは国内で唯一治療抵抗性統合失調症に対して適応を有する薬剤であり、ほかの治療と比較して有用であるという多数のエビデンスが存在している。そのため、治療抵抗性統合失調症においてクロザピンは第1選択薬であり、国内外のガイドラインで推奨されている[1-4]。ただし、クロザピンには無顆粒球症や糖尿病ケトアシドーシス、心筋炎などの死に至る可能性のある重大な副作用のリスクがある。そのため、クロザリル患者モニタリングサービス (Clozaril Patient Monitoring Service：CPMS) の登録医療機関・薬局で、登録患者に対して血液検査などの CPMS に規定された基準のすべてを満たした場合にのみ、使用ができる薬剤となっている。原則、投与開始後18週間は入院管理が必要になること、退院後も2〜4週間に1回の通院と採血が必要になるなど、適正使用が厳守されている。なお、クロザピンの血液検査間隔、血球減少による中止後の再投与、一部の禁忌項目について、2021年6月に添付文書が改訂されている。

 比較のポイント

1 薬理作用・副作用

MARTA はいずれも複数の受容体に作用することから、ドパミンD_2受容体に対する遮断作用は高くない。そのため、錐体外路症状や高プロラクチン血症が起こりにくいとされている。MARTA の中でも、クロザピンは特にドパミンD_2受容体に対する親

和性が低いことがわかっている。一方で、ドパミンD$_2$受容体以外に、アドレナリンα$_1$受容体やヒスタミンH$_1$受容体遮断作用を有するため、めまいや立ちくらみなどの低血圧症状や眠気などの副作用が発現する可能性がある。また、MARTAの中でオランザピンはムスカリン受容体遮断作用による口渇、便秘、排尿障害などの抗コリン作用に注意が必要であるが、アセナピンはムスカリン受容体への親和性はほとんど有しておらず、便秘傾向の強い患者やイレウスの既往をもつ患者にも使用しやすい。

　そして、MARTAはいずれも体重増加や糖尿病ケトアシドーシスなどの代謝系に影響を与える副作用をもつが、オランザピンとクエチアピンは糖尿病ケトアシドーシスによる死亡例が報告されており、緊急安全性情報（イエローレター）が発出されている。そのため、オランザピン、クエチアピンは糖尿病患者には禁忌となっており、アセナピンは慎重投与となっている。

② 相互作用

　オランザピンやクロザピンはCYP1A2で代謝を受けるため、喫煙やCYP1A2を誘導する薬剤との併用により血中濃度の低下、またはCYP1A2を阻害する薬剤との併用により血中濃度が上昇する可能性がある。アセナピンもCYP1A2による代謝を受けるため、CYP1A2を阻害する薬剤との併用には注意が必要である。しかし、喫煙に関してはアセナピンの薬物動態にほとんど影響を示さないことがわかっている[5]。そのほか、アセナピンはCYP2D6、CYP3A4およびUGT1A4などの代謝酵素も関与しており、CYP2D6で代謝されCYP2D6を阻害するパロキセチンの血中濃度を上昇させることに注意が必要である。また、クロザピンはCYP1A2のほかにCYP3A4で代謝されるため、CYP3A4を誘導する薬剤やCYP3A4を阻害する薬剤の併用に注意する。クエチアピンも同様にCYP3A4で代謝されるため、CYP3A4を誘導する薬剤やCYP3A4を阻害する薬剤の併用に注意する。

③ 製剤工夫

　MARTAの剤形を**表2**に示す。オランザピンはMARTAの中で唯一口腔内崩壊錠と筋肉注射剤の剤形をもつ。そのため、口腔内崩壊錠は高齢者や嚥下機能が低下した患者に投与可能であり、筋肉注射剤は精神運動興奮が強い患者に対して投与が可能である。また、アセナピンは舌下投与により口腔粘膜から吸収される薬剤であ

り、吸収が速いことから急性期の治療として使用が可能である。肝臓での初回通過効果が大きくバイオアベイラビリティが低いため、飲み込んでしまうと吸収されないことに注意が必要である。さらに、本剤の舌下投与後10分間は飲食を避ける必要があり、口腔内の感覚鈍麻など舌下錠特有の副作用が認められている。

表2　MARTA の剤形

薬剤名	剤形
オランザピン	錠剤、口腔内崩壊錠、細粒、筋肉注射剤
クエチアピン	錠剤、細粒
アセナピン	舌下錠
クロザピン	錠剤

4 腎肝機能障害患者への投与

　アセナピンは肝臓での初回通過効果が大きいことから舌下錠という剤形になっているため、肝機能の影響を受けやすい。外国の臨床薬理試験において、重度の肝機能障害患者（Child-Pugh 分類C）では、正常な患者と比べAUC（血中濃度曲線下面積）が5.5倍増加するというデータがあり、投与禁忌となっている[6]。

文献
1：日本神経精神薬理学会. 統合失調症薬物治療ガイドライン. 2017年11月22日第5版
2：ALKOMIET HASAN et al. World Federation of Societies of Biological Psychiatry (WFSBP) Guidelines for Biological Treatment of Schizophrenia, Part 1: Update 2012 on the acute treatment of schizophrenia and the management of treatment resistance. The World Journal of Biological Psychiatry, 2012; 13: 318–378
3：National Institute for Health and Care Excellence. Psychosis and schizophrenia in adults: prevention and management. Clinical guideline 2014. https://www.nice.org.uk/guidance/cg178
4：THE AMERICAN PSYCHIATRIC ASSOCIATION. PRACTICE GUIDELINE FOR THE Treatment of Patients With Schizophrenia. THIRD EDITION
5：Meiji Seika ファルマ株式会社. シクレスト舌下錠5mg　シクレスト舌下錠10mgに関する資料. https://www.pmda.go.jp/drugs/2016/P20160322002/780009000_22800AMX00377_B100_1.pdf
6：インタビューフォーム　シクレスト1舌下錠　5mg、10mg　2020年7月改訂(第6版)

統合失調症治療薬

アリピプラゾールとブレクスピプラゾールの使い分け

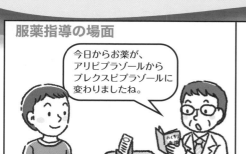

服薬指導の場面

今日からお薬が、アリピプラゾールからブレクスピプラゾールに変わりましたね。

今の薬を飲むと、体がとにかくムズムズして耐えられなくて薬を変えてもらいました。ブレクスピプラゾールはそういった作用が少ない薬なんですか?

 Point

服薬指導のポイント

● 薬剤間で治療効果に大きな差はなく、服用状況や副作用など患者の状況に応じた薬剤選択が必要になる

● ブレクスピプラゾールはアリピプラゾールと比べて、錐体外路症状や代謝系副作用が少ないといわれている

● アリピプラゾールは剤形が豊富であり、アドヒアランス向上が期待できる

薬効の概要

　アリピプラゾールはドパミン部分作動薬（Dopamine System Stabilizer：DSS）と呼ばれ、ドパミン D_2 受容体に高い親和性を示すが、完全に遮断するのではなく部分的な刺激作用を有する薬剤である。そのため、ドパミン作動性神経が過剰に活動している場合は拮抗薬として、活動が低下している場合は刺激薬として作用する（図1）。また、ブレクスピプラゾールはセロトニン・ドパミン・アクティビティモジュレーター（SDAM）と呼ばれ、ドパミン D_2 受容体に対する弱い部分刺激作用に加えて、セロトニン 5-HT$_{1A}$ 受容体に対する強い部分刺激作用とセロト

アリピプラゾールとブレクスピプラゾールの使い分け

ニン 5-HT$_{2A}$ 受容体に対する拮抗作用を有する薬剤である（**図2**）。統合失調症における陽性症状や陰性症状の改善だけではなく、眠気や体重増加を起こしにくいことから長期的な服用継続が期待されている薬剤である（**表1**）。

　統合失調症の薬物療法は、第2世代抗精神病薬の使用が主流である。しかし、第2世代抗精神病薬においても錐体外路症状の発現や、体重増加や糖尿病ケトアシドーシスなどの代謝系に影響を及ぼす新たな副作用の発現もみられている。そこで、2006 年に従来の第2世代抗精神病薬とは作用機序の異なるアリピプラゾールが、2018 年にはブレクスピプラゾールが発売され、統合失調症における治療は、

図1　アリピプラゾールの作用機序

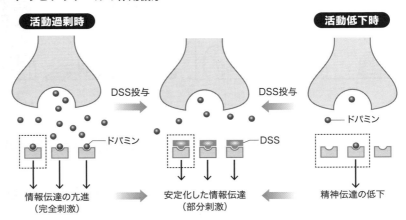

図2　ブレクスピプラゾールの作用機序

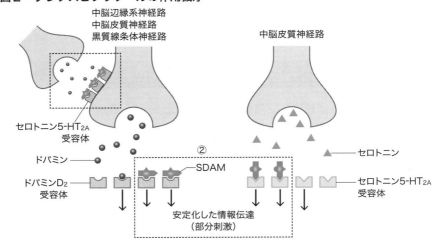

中核症状の改善や再発防止だけでなく、社会機能や QOL に重点を置いた治療が必要とされている[1]。

表1　アリピプラゾールとブレクスピプラゾールの比較

分類	アリピプラゾール	ブレクスピプラゾール
代表的な商品名	エビリファイ	レキサルティ
効能・効果	①統合失調症 ②双極性障害における躁状態 ③うつ病（既存の治療で効果が認められない場合） ④小児期の自閉スペクトラム症に伴う易刺激性	統合失調症
1日の投与回数	1日1〜2回 （1日投与量：統合失調症の場合） 開始：6〜12mg 維持：6〜24mg 最大：30mg	1日1回 （1日投与量） 開始：1mg 維持：2mg
併用禁忌	・バルビツール酸誘導体等の中枢抑制剤の強い影響下にある患者 ・アドレナリン投与中の患者	・バルビツール酸誘導体等の中枢抑制剤の強い影響下にある患者 ・アドレナリン投与中の患者
排泄経路	尿中、糞中	尿中、糞中
腎機能低下時の減量	不要	必要
海外での承認	あり	あり

各薬剤の添付文書・インタビューフォームより一部改変

薬物治療の位置づけ

　薬物治療において第2世代抗精神病薬間で特定の薬剤の使用は推奨されておらず、アリピプラゾールとブレクスピプラゾールで治療効果に大きな違いはないとされている。統合失調症の薬物療法において再発予防は重要なポイントであり、アドヒアランスを維持するために、服用状況や副作用など患者の状況に応じて薬剤を選択する必要がある。

　海外での承認状況においては、アリピプラゾールは欧米を含め70カ国以上、ブレクスピプラゾールは欧米を含め55カ国以上で承認されており、いずれも使用実績が豊富な薬剤であるといえる。

アリピプラゾールとブレクスピプラゾールの使い分け

1 薬理作用・副作用

　ブレクスピプラゾールは、アリピプラゾールと比べてセロトニン系の作用が強力であること、ドパミン D_2 受容体に対する固有活性が低い部分アゴニストであることが特徴としてあげられ、薬理学的な特性から体重増加や代謝系副作用、錐体外路症状の軽減が期待できる[1-3]。また、ドパミン D_2 受容体への刺激が弱いことから、ブレクスピプラゾールはアリピプラゾールより鎮静作用が弱いという報告がある[4]。服薬指導の場面で患者が訴えていたムズムズ感は、錐体外路症状の中のアカシジアと呼ばれる症状の一種であり、アリピプラゾールからブレクスピプラゾールに変更することで症状を軽減させるための1つの選択肢となり得る。

　アリピプラゾールは糖尿病患者への投与が禁忌または原則禁忌に指定されているオランザピン、クエチアピン、クロザピン以外の抗精神病薬の中で、唯一添付文書上で糖尿病患者への投与について警告の記載がある薬剤である。アリピプラゾールは国内臨床試験において血糖値や HbA1c について詳細な検討がされていないことや、オランザピンやクエチアピンにおける注意喚起の状況などを踏まえ、予防的な措置として警告欄に血糖値モニタリングならびに患者およびその家族への説明の必要性について、オランザピンやクエチアピンと類似した注意喚起が記載されている[5]。一方のブレクスピプラゾールは、国内外の臨床試験や海外製造販売後安全性情報から、オランザピンやクエチアピン以外の抗精神病薬と比較して耐糖能異常のリスクは高くないと考えられているため警告欄は設定されておらず、ほかの抗精神病薬と同様の表記となっている[6]。

2 相互作用

　アリピプラゾール、ブレクスピプラゾールのいずれも CYP3A4 および CYP2D6 で代謝されるため、これらの阻害薬剤や誘導薬剤によって血中濃度が変動する恐れがある。また、ブレクスピプラゾールは CYP3A4 または CYP2D6 を強く阻害する薬剤と併用する際や、CYP2D6 の活性が欠損している患者では、添付文書上で減量が規定されていることに注意が必要である。

3 製剤工夫

　アリピプラゾール、ブレクスピプラゾールの剤形については**表2**の通りである。アリピプラゾールは剤形が豊富であり、高齢者や嚥下機能が低下した患者、アドヒアランスの維持が困難な患者などにも使いやすい。ただし、アリピプラゾールの内用液は、煮沸していない水道水、硬度の高いミネラルウォーター、茶葉由来飲料（紅茶、ウーロン茶、緑茶、玄米茶など）、味噌汁などの飲食物や、一部の催眠鎮静薬、抗精神病薬（ニューレプチル® 内用液）、抗てんかん薬（デパケン® シロップ）、抗アレルギー精神安定薬（アタラックス®Ｐシロップ）との混合により含量低下、混濁等が生じることがあるため注意が必要である[7]。

表2　アリピプラゾール・ブレクスピプラゾールの剤形

薬剤名	剤形
アリピプラゾール	錠剤、口腔内崩壊錠、細粒、液剤、筋肉注射剤
ブレクスピプラゾール	錠剤

文献

1：インタビューフォーム　レキサルティ®錠　1mg、2mg　2020年9月改訂（第5版）
2：Judy Hope et al. Brexpiprazole: a new leaf on the partial dopamine agonist branch. Australasian Psychiatry 208, vol26(1) 92-94
3：Lesllie Citrome et al. The effect of brexpiprazole (OPC-34712) and aripiprazole in adult patients with acute schizophrenia: results from a randomized, exploratory study. Int Clin Psychopharmacol. 2016 Jul;31(4):192-201. PMID:26963842
4：Nishant B Parikh et al. Clinical role of brexpiprazole in depression and schizophrenia. Ther Clin Risk Manag. 2017 Mar 10;13:299-306. PMID:28331332
5：JAPIC. 日本の新薬 新薬承認審査報告書DB　アリピプラゾール、エビリファイ錠3mg、同錠6mg、同散1％
6：JAPIC. 日本の新薬 新薬承認審査報告書DB　レキサルティ錠1mg、レキサルティ錠2mg
7：インタビューフォーム　エビリファイ®錠　1mg、3mg、6mg、12mg　エビリファイ®OD錠　3mg、6mg、12mg、24mg　エビリファイ®散1％ エビリファイ®内用液0.1％

アリピプラゾールとブレクスピプラゾールの使い分け

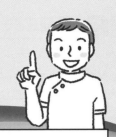

抗うつ薬
代表的な抗うつ薬の使い分け

服薬指導の場面

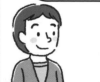

エスシタロプラムが処方されていますね。うつ病のお薬は初めてですか？

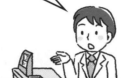

はい……。うつ病の薬は副作用が多いと聞きますが、本当に飲んで大丈夫なのでしょうか？

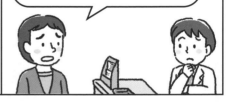

服薬指導のポイント

● 中等度以上のうつ病の場合、抗うつ薬による治療は有効である

● 抗うつ薬は十分な用量と期間服用することが重要である

● 新規抗うつ薬（SSRI、SNRI、NaSSA）は三環系抗うつ薬と比較して副作用が少ない

● 第1選択薬は副作用の少ない新規抗うつ薬（SSRI、SNRI、NaSSA）が選択されることが多いが、中等度以上のうつ病では三環系抗うつ薬も選択肢に入る

● 抗うつ薬が効果不十分の場合には、増強療法として抗うつ薬以外の薬が使用されることがある

薬効の概要

　抗うつ薬は、化学構造および薬理作用から、①三環系抗うつ薬（TCA）、②四環系抗うつ薬、③セロトニン拮抗・再取り込み阻害薬（SARI）、④選択的セロトニン再取り込み阻害薬（SSRI）、⑤セロトニン・ノルアドレナリン再取り込み阻害薬（SNRI）、⑥ノルアドレナリン作動性・特異的セロトニン作動薬（NaSSA）、⑦セロ

トニン再取り込み阻害・セロトニン受容体調節薬（SRIM）に分類される。

　従来、TCA や四環系抗うつ薬が使用されてきたが、抗ヒスタミン作用（眠気など）、抗アドレナリン作用（めまい・起立性低血圧など）、および抗コリン作用（口渇・便秘など）が強く、QOL の低下から服用継続が困難であった。これらの問題を解決したのが、SSRI、SNRI、NaSSA である。セロトニンおよびノルアドレナリン以外のモノアミンに作用せずに、シナプス間隙のセロトニン濃度およびノルアドレナリン

表1　抗うつ薬の受容体作用プロフィール　文献4より改変、各IF 参照

分類		再取り込み阻害作用		受容体親和性		
		5-HT	NA	α₁	mACh	H₁
三環系	アミトリプチリン	+++	++	+++	+++	++++
	クロミプラミン	++++	+++	+++	+++	+++
	イミプラミン	+++	+++	+++	+++	+++
	ノルトリプチリン	++	++++	+++	++	+++
	トリミプラミン	+	++	+++	+++	+++++
	アモキサピン	++	+++	+++	++	+++
四環系	マプロチリン	+	++++	+++	++	++++
SARI	トラゾドン	++	−	+++	−	++
SSRI	フルボキサミン	++++	++	+	−	−
	パロキセチン	+++++	+++	+	++	−
	セルトラリン	++++	++	++	+	−
	エスシタロプラム	++++	−	−	−	−
SNRI	ミルナシプラン	++	++	−	−	−
	デュロキセチン	++++	++++	+	+	+
	ベンラファキシン	++++	++++	−	−	−
NaSSA	ミルタザピン	−	+	++	++	++++
SRIM	ボルチオキセチン	++++	−	−	−	−

5-HT: セロトニン、NA: ノルアドレナリン、α₁: アドレナリンα₁受容体、mACh: ムスカリン性アセチルコリン受容体、H₁: ヒスタミンH₁受容体
各抗うつ薬の受容体作用プロフィールを 6段階（＋＋＋＋＋〜−）で示した。

濃度を増加させるため、TCAや四環系抗うつ薬で問題となっていた副作用が少ない。日本うつ病学会の「うつ病治療ガイドライン」では、SSRI、SNRI、NaSSAをまとめて、新規抗うつ薬と表現している。日本で2018年に承認されたSRIMであるボルチオキセチンは、セロトニン受容体調節作用を介してヒスタミンおよびアセチルコリンの遊離を促進し、うつ病により低下した認知機能の改善が期待されている[1]。

　抗うつ薬は、モノアミン仮説に基づき開発されてきた[2]。この仮説からSSRIやSNRIなどの選択的にセロトニンおよびノルアドレナリンを増加させる薬剤が開発された。しかし、これらの抗うつ薬は投与後速やかにモノアミンを増加させるのに対して、うつ病の改善には数週間かかるため、モノアミン仮説のみでは抗うつ薬の作用を説明することができない。近年の研究では、抗うつ薬によるモノアミン増加が脳由来神経栄養因子（BDNF）を増加させることで、神経回復を促進することが解明されている。このBDNF増加による神経回復が、抗うつ薬の作用であると考えられている[3]。

　うつ病の症状は、各モノアミンとその脳投射部位に関係があるとされている。セロトニンの低下は不安・焦燥感、ノルアドレナリン低下は意欲・気力の低下、ドパミンの低下は快楽の喪失に関係すると考えられている。臨床薬理学的な根拠は十分でないものの、不安の強いうつ病の場合にはSSRIを、意欲・気力の低下が強いうつ病にはSNRIが選択されることがある。各抗うつ薬とモノアミンへの影響は、効果および副作用を把握するうえで重要となる（**表1**）。

薬物治療の位置づけ

　日本うつ病学会のガイドラインにおいて、薬物治療の位置づけは、重症度によって異なる。重症度は軽症うつ病と中等症・重症うつ病に分けられる[5]。

　軽症うつ病の薬物療法は、過去に抗うつ薬に良好な反応が得られたこと、罹病期間が長期であること、睡眠や食欲の障害が重い、焦燥がある、維持療法が予測される場合には推奨される。薬剤選択については、忍容性の面からは、SSRI、SNRI、NaSSAが推奨されるが、アクチベーション症候群などの副作用に注意が必要である。アクチベーション症候群は、抗うつ薬の服用初期や増量時に焦燥感や不安の増大、衝動性の亢進、アカシジアが起こる副作用であり、比較的鎮静作用の少ないSSRIやSNRIで起こりやすいため、注意が必要である[6]。

中等症・重症うつ病は、軽症に比べより重篤で医療介入の緊急性が高い患者である。中等症・重症うつ病に対する薬物療法は有効性が認められており、薬物療法の開始が推奨されている。第1選択薬としては SSRI、SNRI、NaSSA などの新規抗うつ薬だけでなく、TCA も選択肢に入る。重症うつ病には TCA が SSRI より有用である可能性があるが、抗コリンおよび心・循環器系有害作用には注意が必要である[6]。また、TCA は致死量が新規抗うつ薬に比べ少量であり、希死念慮の強い患者に対して使用する場合には十分な服薬管理が必要となる。

　抗うつ薬の治療の原則として、十分量を十分期間（4週間程度）継続して服薬した後に評価することが重要である。服薬継続後にほとんど反応がない場合は無効、一部の抑うつ症状に改善がみられるがそれ以上の改善がない場合は、部分反応と評価する。

比較のポイント

1 有効性と忍容性

　日本で承認されている抗うつ薬は数十種類に及ぶが、それらの有効性について直接比較した試験はなく、厳密には抗うつ薬における臨床上の優劣の差をつけることはできない。ここでは、2018年に報告された抗うつ薬21種類に関するメタ解析結果を参照する[7]。この結果から、日本で承認されている抗うつ薬の中で有効性と忍容性に優れている薬剤はエスシタロプラムとボルチオキセチンとなる。しかし、各々の患者でうつ症状や副作用は異なるため、薬理プロフィールなどから最適な抗うつ薬を選択することが重要である。

2 増強療法

　抗うつ薬単剤を主剤とし、抗うつ薬以外の薬物を併用することを「増強療法」という。日本で適応がある薬剤はアリピプラゾールのみであり、SSRI または SNRI などによる適切な治療を行っても十分な効果が認められない場合に限り、本剤を併用して投与することとされている。

　日本うつ病学会のガイドラインでは炭酸リチウム、クエチアピン、オランザピンが適応外として紹介されている。

3 副作用

　抗ヒスタミン作用を有する抗うつ薬は、服用初期の副作用として眠気、浮動性めまい、倦怠感が発現し、服用継続によって食欲増進・体重増加が問題となる。抗ヒスタミン作用の強い抗うつ薬としては、TCA、四環系抗うつ薬がある。NaSSAであるミルタザピンも抗ヒスタミン作用があるため注意が必要である。SARIであるトラゾドンも抗ヒスタミン作用による眠気が強く、適応外であるが不眠治療を目的に使用されることもある。抗コリン作用を有する抗うつ薬は、服用初期の副作用として口渇、便秘、排尿困難、眠気、浮動性めまいが発現し、服用継続によって認知障害やせん妄リスク上昇が問題となる。抗コリン作用の強い薬剤として TCA、四環系抗うつ薬がある。SSRI であるフルボキサミンおよびパロキセチンも抗コリン作用を有するため注意が必要である。抗ノルアドレナリン作用を有する抗うつ薬は、浮動性めまい、起立性低血圧などが発現する。抗ノルアドレナリン作用の強い抗うつ薬として、TCA、四環系抗うつ薬がある。

　セロトニン再取り込み阻害作用を有する抗うつ薬は、服用初期に消化器症状、アクチベーション症候群が発現し、重篤な副作用としてセロトニン症候群を引き起こすことがある。消化器症状については服用継続により、症状が消退することが多

表2　薬理作用ごとの副作用

薬理作用	服用初期から起こる副作用	服用継続で問題となる副作用	注意すべき薬剤
抗ヒスタミン作用	眠気 浮動性めまい 倦怠感	食欲増進 体重増加	TCA 四環系抗うつ ミルタザピン トラゾドン
抗コリン作用	口渇 便秘 排尿困難 眠気 浮動性めまい	認知障害 せん妄リスク上昇	TCA 四環系抗うつ フルボキサミン パロキセチン
抗ノルアドレナリン作用	浮動性めまい 起立性低血圧		TCA 四環系抗うつ薬
セロトニン再取り込み阻害作用	消化器症状 (悪心・嘔吐、下痢等) アクチベーション症候群		SSRI SNRI
ノルアドレナリン再取り込み阻害作用	尿閉 血圧上昇 頻脈 頭痛		SNRI ノルトリプチリン アモキサピン マプロチリン

文献4　各 IF参照

いため、服薬指導および対症療法を行う。セロトニン症候群は失見当識、焦燥感などの精神症状や筋強剛、振戦などの神経・筋症状、および発熱、下痢、発汗、頻脈、血圧変動などの自律神経症状が起こる。抗うつ薬の併用やリチウムの併用により、脳内のセロトニン濃度が著しく上昇することによって生じやすくなる。セロトニン症候群が発現した場合には、原因薬剤を中止する。ノルアドレナリン再取り込み阻害作用を有する抗うつ薬は、尿閉、血圧上昇、頻脈、頭痛などが発現する。ノルアドレナリン再取り込み阻害作用の強い抗うつ薬として、SNRI や TCA であるノルトリプチリン、アモキサピン、四環系抗うつ薬のマプロチリンなどがある（表2）。

4 中止後症候群（離脱症状）

　抗うつ薬を1カ月以上継続服用後に、中止もしくは著しい減量をした場合に悪心・嘔吐、疲労感、頭痛、不安・焦燥感、アカシジア、異常知覚、耳鳴りなどの症状が発現することがある。半減期が短く、セロトニン再取り込み阻害作用のある薬剤ほど起こりやすく、パロキセチンはもっとも起こりやすい薬剤として知られている。そのため抗うつ薬を中止する場合には、徐々に減量を行う。また、患者が自己中断しないように、丁寧な服薬指導を行いアドヒアランス向上に努めることが重要である。

文献
1：インタビューフォーム トリンテリックス®錠10mg, 20mg　2020年12月改訂(第5版)
2：J J Schildkraut. The catecholamine hypothesis of affective disorders: a review of supporting evidence. Am J Psychiatry　122(5):509-22, 1965. PMID: 5319766
3：吉村玲児, 杉田篤子, 堀輝ほか. 神経栄養因子 BDFNの仮説検証. 精神神経学雑誌: 112982-985,2010
4：日本臨床精神神経薬理学会専門医制度委員会:臨床精神薬理学テキスト改訂第3版 星和書店,2014
5：気分障害の治療ガイドライン制作委員会:うつ病治療ガイドライン(第2版)医学書院,2017
6：Anderson I. M. SSRIS versus tricyclic antide1pressants in depressed inpatients: a meta-analysis of efficacy and　tolerability. Depress Anxiety:11-17,1998. PMID:9597346
7：Andrea Cipriani, et al. Comparative efficacy and acceptability of 21 antidepressant drugs for the acute treatment of adults with major depressive disorder: a systematic review and network meta-analysis. Lancet 391(10128): 1357-1366. 2018. PMID:29477251

代表的な抗うつ薬の使い分け

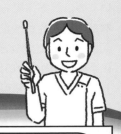

抗うつ薬
SSRI の使い分け

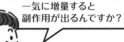

服薬指導の場面

パロキセチンが今週も増量されているのですが、先生に症状が酷くなっているって思われているのでしょうか。一気に増量すると副作用が出るんですか？

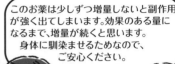

このお薬は少しずつ増量しないと副作用が強く出てしまいます。効果のある量になるまで、増量が続くと思います。身体に馴染ませるためなので、ご安心ください。

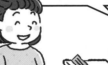

服薬指導のポイント

● SSRI 服用初期には悪心・嘔吐などの消化器症状が出るが、服用継続により治まることが多い

● SSRI 服用初期はアクチベーション症候群の出現に注意が必要

● 中止後発現症状が出るため、自己判断での中止はしないよう指導する

● フルボキサミンは相互作用が多く、ラメルテオンとは併用禁忌である

薬効の概要

日本では 1999 年にフルボキサミンが、SSRI として初めて発売された。その後、パロキセチン、セルトラリン、エスシタロプラムが発売されている。すべての SSRI がうつ病・うつ状態に適応を有しているが、不安障害に対しては薬剤ごとに適応の有無が異なるため、注意が必要である (**表1**)。

SSRI はセロトニン神経終末にてセロトニントランスポーターを阻害することにより、神経終末のセロトニン量を増加させる。増加したセロトニンが自己受容体である 5-HT$_{1A}$ 受容体に作用することにより、一時的にセロトニン神経を抑制する。SSRI を継続内服することにより、5-HT$_{1A}$ 受容体で脱感作が生じる。5-HT$_{1A}$ 受

表1　SSRIの比較

分類	フルボキサミン	パロキセチン		セルトラリン	エスシタロプラム
代表的な商品名	ルボックス、デプロメール	パキシル	パキシル®CR	ジェイゾロフト	レクサプロ
効能・効果	うつ病・うつ状態 強迫性障害 社会不安障害	うつ病・うつ状態 強迫性障害 社会不安障害 パニック障害 外傷後ストレス障害	うつ病・うつ状態	うつ病・うつ状態 パニック障害 外傷後ストレス障害	うつ病・うつ状態 社会不安障害
用法	1日2回	1回1回夕食後	1日1回夕食後	1日1回	1日1回夕食後
用量	初期用量：1日50mg 上限量：1日150mg	初期用量： うつ病10〜20mg 強迫性障害20mg 社会不安障害10mg パニック障害10mg 外傷後ストレス障害10〜20mg 上限量： うつ病40mg 強迫性障害50mg 社会不安障害40mg パニック障害30mg 外傷後ストレス障害40mg	初期用量：12.5mg 上限量：50mg	初期用量：25mg 上限量：100mg	初期用量10mg 上限量：20mg
併用禁忌	セレギリン塩酸塩（エフピー） ラサギリンメシル酸塩（アジレクト） サフィナミドメシル酸塩（エクフィナ） ピモジド（オーラップ） チザニジン塩酸（テルネリン） ラメルテオン（ロゼレム）	セレギリン塩酸塩（エフピー） ピモジド（オーラップ）	セレギリン塩酸塩（エフピー） ピモジド（オーラップ）	セレギリン塩酸塩（エフピー） ラサギリンメシル酸塩（アジレクト） サフィナミドメシル酸塩（エクフィナ） ピモジド（オーラップ）	セレギリン塩酸塩（エフピー） ラサギリンメシル酸塩（アジレクト） サフィナミドメシル酸塩（エクフィナ） ピモジド（オーラップ）
代謝酵素	CYP2D6	CYP2D6		CYP2C19、2C9、2B6、3A4	CYP2C19、2D6、3A4
代謝酵素阻害作用	CYP1A2、2C19	CYP2D6		―	―
Tmax	3.5	5.05	10.0	6.7	CYP2C19EM：3.0 CYP2C19PM：6.4
T1/2	11.84	14.35	13.42	24.1	CYP2C19EM：37.7 CYP2C19PM：57.8

各薬剤の添付文書・インタビューフォームより一部改変

容体の脱感作により、シナプス間隙でのセロトニン量が増加することで、抗うつ作用や抗不安作用を示す。

　SSRIの主作用はセロトニン再取り込み阻害作用であるが、パロキセチン、フルボキサミン、セルトラリンは弱いノルアドレナリン再取り込み阻害作用があり、セルトラリンはさらに弱いドパミン再取り込み阻害作用をもつ。

図1　選択的セロトニン再取り込み阻害薬（SSRI）の作用機序

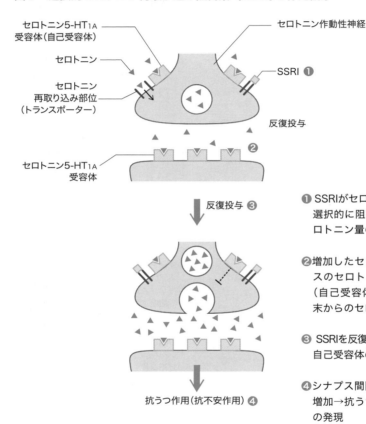

❶ SSRIがセロトニン再取り込みを選択的に阻害→神経終末でのセロトニン量の増加

❷ 増加したセロトニンが前シナプスのセロトニン 5-HT$_{1A}$受容体（自己受容体）に作用→神経終末からのセロトニン放出の抑制

❸ SSRIを反復投与することにより、自己受容体の感受性の低下

❹ シナプス間隙のセロトニン量の増加→抗うつ作用（抗不安作用）の発現

薬物治療の位置づけ

日本うつ病学会の「うつ病治療ガイドライン」において、軽症うつ病および中等症・重症うつ病の薬物療法として SSRI を含む新規抗うつ薬が第1選択薬候補として提示され、SSRI の薬剤間でうつ病に対する有効性の程度に臨床的有意差はないとされている[1]。

SSRI は TCA と比較して忍容性が高いとされているが、SSRI 服用後の敵意、攻撃性およびそれらにともなう他害行為に関する副作用については注意が必要である[2]。24 歳以下の若年者では自殺念慮や自殺企図のリスクが増加するとの報告があり、投与にあたってはリスクとベネフィットを考慮するように添付文書に記載されている。アクチベーション症候群について添付文書上に用語の記載はないが、「重要な基本的注意」にて「不安、焦燥、興奮、パニック発作、不眠、易刺激性、敵意、攻撃性、衝動性、アカシジア / 精神運動不穏、軽躁、躁病などが現れることが報告されている」として注意喚起が行われている。

 比較のポイント

1 有効性と忍容性の比較

SSRI の薬剤間でうつ病に対する有効性に臨床的有意差はないとされている[1]。

2018 年に報告されたメタ解析の結果では、SSRI の中でエスシタロプラム、パロキセチンは有効性がほかの抗うつ薬より優れているという評価である。エスシタロプラム、セルトラリンは忍容性がほかの抗うつ薬より優れている一方で、フルボキサミンはほかの抗うつ薬より脱落率が高かった[3]。

2 副作用

SSRI の副作用として、添付文書には眠気、浮動性めまい、易刺激性、アカシジア、悪心・嘔吐、動悸、射精障害、AST・ALT 上昇、出血傾向の増大などが記載されている。また、重大な副作用として SIADH、セロトニン症候群、QT 延長が記載されている。

悪心・嘔吐、腹痛、下痢のような消化器症状はセロトニン活性の亢進を介して生じる。SSRI 服用初期のみに生じるため、服用継続により治まることが多い。悪

心・嘔吐には制吐剤の併用も有効である。パロキセチンはほかの SSRI と比較して抗コリン作用が強く、便秘を生じることもある。

　すべての SSRI で眠気・傾眠の副作用が報告されており、自動車の運転等危険を伴う機会操作に従事させないように注意することと添付文書上に記載されている。

　SSRI は TCA と比較して心毒性は少ないとされているが、エスシタロプラムは QT 延長の出現頻度が高い。エスシタロプラムは QT 延長のある患者（先天性 QT 延長症候群等）に対して禁忌である。

3　相互作用

　SSRI の代謝は肝臓で行われ、CYP が関与する（**表2**）。

　フルボキサミンは CYP1A2、2C19 の阻害作用が強い。抗てんかん薬、抗うつ薬、ベンゾジアゼピン系薬剤、抗精神病薬、ロピニロール、メキシレチン、シルデナフィルは併用注意となっている。

　パロキセチンは CYP2D6 の阻害作用が強い。また、抗精神病薬、抗うつ薬、抗不整脈薬、β遮断薬、アトモキセチンは併用注意となっている。パロキセチンとタモキシフェンを併用すると、タモキシフェンの活性代謝物の血中濃度が減少し、乳がん治療に影響を与える可能性があるため、併用注意となっている。

　セルトラリンは CYP2D6 を中程度に阻害するが、パロキセチンと比較すると臨床的影響は少ない。

　エスシタロプラムは CYP 阻害作用をほとんどもたない。エスシタロプラムは CYP2C19 で代謝されるが、遺伝的に CYP2C19 の活性が低い患者では血中濃度が上昇し、QT 延長リスクが高まるため、10mgを上限量とするよう添付文書に記載がある。

表2 SSRIの相互作用

薬剤名	代謝酵素	阻害作用	併用禁忌	併用注意
フルボキサミン	CYP2D6	CYP1A2、2C19	MAO阻害薬 ピモジド ラメルテオン チザニジン	抗てんかん薬(フェニトイン、カルバマゼピン) 抗うつ薬(イミプラミン、アミトリプチリン、クロミプラミン) ベンゾジアゼピン系薬剤(アルプラゾラム、ジアゼパム等) 抗精神病薬(オランザピン、クロザピン) ロピニロール メキシレチン シルデナフィル
パロキセチン	CYP2D6	CYP2D6	MAO阻害薬 ピモジド	抗精神病薬(ペルフェナジン、リスペリドン) 抗うつ薬(アミトリプチリン、ノルトリプチリン、イミプラミン) 抗不整脈薬(プロパフェノン、フレカイニド) β遮断薬(チモロール、メトプロロール) アトモキセチン タモキシフェン
セルトラリン	CYP2C19、2C9、2B6、3A4	CYP2D6	MAO阻害薬 ピモジド	抗うつ薬(クロミプラミン、イミプラミン、アミトリプチリン) トルブタミド シメチジン
エスシタロプラム	CYP2C19、2D6、3A4		MAO阻害薬 ピモジド	抗うつ薬(アミトリプチリン、ノルトリプチリン、イミプラミン) 抗精神病薬(リスペリドン、ハロペリドール) 抗不整脈薬(プロパフェノン、フレカイニド) β遮断薬(メトプロロール) シメチジン オメプラゾール チクロピジン

各薬剤の添付文書・インタビューフォームより一部改変

SSRIの使い分け

文献
1:気分障害の治療ガイドライン制作委員会: うつ病治療ガイドライン(第2版)医学書院,2017
2:日本うつ病学会 抗うつ薬の適正使用に関する委員会:SSRI/SNRIを中心とした抗うつ薬適正使用に関する提言,2009
3:Andrea Cipriani, et al. Comparative efficacy and acceptability of 21 antidepressant drugs for the acute treatment of adults with major depressive disorder: a systematic review and network meta-analysis. Lancet 391(10128): 1357-1366. 2018. PMID: 29477251

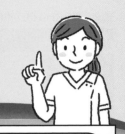

抗うつ薬
SNRI、NaSSA の使い分け

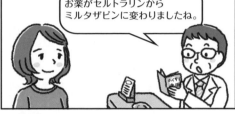

服薬指導の場面

お薬がセルトラリンから
ミルタザピンに変わりましたね。

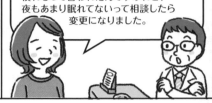

セルトラリンを飲んでから、
吐き気が強くなって……。先生にはすぐに
慣れるって言われたんですけれど、
夜もあまり眠れてないって相談したら
変更になりました。

服薬指導のポイント

- SNRI とNaSSA はノルアドレナリン作用により、うつ病による意欲低下に効果があると考えられている
- NaSSA であるミルタザピンは眠気・鎮静作用が強く、不眠を伴ううつ病に有効である
- SNRI およびNaSSA はSSRI に比べて消化器症状が少ない
- SNRI のミルナシプランは、腎排泄型の抗うつ薬であり相互作用を受けにくい

薬効の概要

日本では 2008 年にミルナシプランが、SNRI として初めて発売された。その後、デュロキセチン、ベンラファキシンが発売されている。NaSSA としては、ミルタザピンが 2009 年に発売された。すべての SNRI および NaSSA がうつ病・うつ状態に適応を有しており、デュロキセチンのみ、神経障害性疼痛に対して適応を有している。

SNRI は SSRI と同様のセロトニン再取り込み阻害作用と同時に、ノルアドレナ

リン再取り込み阻害作用を選択的に発揮する。シナプス間隙でのセロトニンおよびノルアドレナリン量を増加させることにより、抗うつ作用および抗不安作用を示す。

　SNRI および NaSSA はシナプス間隙においてセロトニンのほかに、ノルアドレナリン量を増加させる作用を有するため、うつ病による意欲低下などの症状に対して有効と考えられている。

　SNRI は TCA などの抗うつ薬と比較し、抗コリン作用、抗アドレナリン作用、抗ヒスタミン作用が少ないため、これらの副作用が問題となることは少ない。NaSSA も抗コリン作用および抗アドレナリン作用は少ないが、抗ヒスタミン作用は強いため傾眠、過鎮静、体重増加などの副作用が出現する。しかし、NaSSA の抗ヒスタミン作用は焦燥感の強いうつ病や不眠に対して有効である場合もある。

図1 ノルアドレナリン作動性・特異的セロトニン作動薬（NaSSA）の作用機序

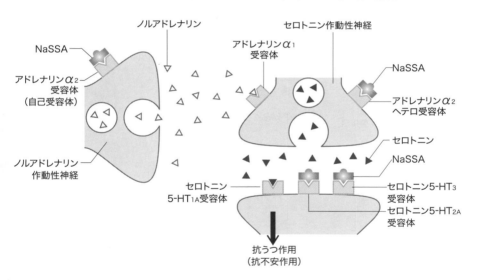

❶ノルアドレナリン作動性神経前シナプスのアドレナリン α_2 受容体を遮断
　→ノルアドレナリンの放出促進
❷セロトニン作動性神経のアドレナリン α_2 ヘテロ受容体を遮断
　→セロトニンの放出促進
❸セロトニン 5-HT$_{2A}$ と 5-HT$_3$ 受容体を遮断し、セロトニンがセロトニン 5-HT$_{1A}$ に集中して作用
　→セロトニン 5-HT$_{1A}$ 受容体の機能亢進

表1 SNRI およびNaSSA の比較

分類	ミルナシプラン	デュロキセチン	ベンラファキシン	ミルタザピン
代表的な商品名	トレドミン	サインバルタ	イフェクサーSR	リフレックス、レメロン
効能・効果	うつ病・うつ状態	うつ病・うつ状態 下記疾患に伴う疼痛: 糖尿病性神経障害 線維筋痛症 慢性腰痛症 変形性関節症	うつ病・うつ状態	うつ病・うつ状態
用法	1日2〜3回	1回1回朝食後	1日1回	1日1回就寝前
用量	初期用量:1日25mg 上限量:1日100mg (高齢者60mg)	初期用量:1日20mg 上限量:1日60mg	初期用量:75mg 上限量:225mg	初期用量15mg 上限量:45mg
併用禁忌	セレギリン塩酸塩 (エフピー) ラサギリンメシル酸塩 (アジレクト) サフィナミドメシル 酸塩(エクフィナ)	セレギリン塩酸塩 (エフピー) ラサギリンメシル 酸塩(アジレクト) サフィナミドメシル 酸塩(エクフィナ)	セレギリン塩酸塩 (エフピー) ラサギリンメシル酸塩 (アジレクト) サフィナミドメシル 酸塩(エクフィナ)	セレギリン塩酸塩 (エフピー) ラサギリンメシル酸塩 (アジレクト) サフィナミドメシル酸塩 (エクフィナ)
代謝酵素	― (おもに腎排泄)	CYP1A2、2D6	CYP2D6、3A4 (活性代謝物は腎排泄)	CYP2D6、1A2、3A4
代謝酵素阻害作用	―	CYP2D6	―	―
Tmax	2.6	5.8	6.0	1.1
T1/2	7.9	17.26	7.6	32.7

各薬剤の添付文書・インタビューフォームより一部改変

薬物治療の位置づけ

　日本うつ病学会「うつ病治療ガイドライン」において、軽症うつ病および中等症・重症うつ病の薬物療法として SNRI および NaSSA を含む新規抗うつ薬が第1選択薬候補として提示されている[1]。

　抗うつ薬は単剤での使用が推奨されているが、増強療法の一環として NaSSA と SNRI の併用療法が行われることがある。有効性を示す RCT も報告されているが、副作用が強く注意が必要である[2]。

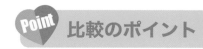

比較のポイント

1 有効性と忍容性

　SSRI および NaSSA の薬剤間でうつ病に対する有効性に臨床的有意差はないとされている[1]。

　2018 年に報告された抗うつ薬 21 種類に関するメタ解析結果では、SNRI および NaSSA の中でミルタザピン、ベンラファキシンは有効性がほかの抗うつ薬より優れているという評価であるが、デュロキセチン、ベンラファキシンは脱落率が高く忍容性が低かったと報告されている[3]。

　ベンラファキシンのノルアドレナリントランスポーター占有率は用量依存的に増加するため、低用量では SSRI 作用を発揮し、高用量で SNRI 作用を発揮する[4]。うつ病発症初期の抑うつ・不安に対しては低用量で SSRI 作用を期待し、集中力・意欲の低下が社会復帰を妨げている場合には増量して SNRI 作用を目的とするなどの使用方法も可能である。

2 副作用

　SNRI は SSRI と同様に抗コリン作用、抗アドレナリン作用、抗ヒスタミン作用が少ない。セロトニン作用による服用初期の悪心・嘔吐、下痢等の消化器症状はあるが、SSRI より頻度は少ない。アクチベーション症候群やセロトニン症候群は SSRI と同様のリスクと考えられている。

　SNRI に特徴的な副作用として、ノルアドレナリン作用による血圧上昇、頻脈、頭痛、排尿障害、尿閉などがある。特にミルナシプランは尿閉（前立腺疾患など）のある患者に対しては、症状を悪化させる可能性があるため禁忌となっている。

　NaSSA は新規抗うつ薬の中でもっとも抗ヒスタミン作用が強く、眠気・鎮静等の副作用発現頻度が高い。SSRI や SNRI でみられるセロトニン作用による消化器症状は、5-HT$_3$ 受容体遮断作用により抑えられているため発現頻度は比較的少ない。また、5-HT$_{2c}$ 遮断作用による食欲亢進から体重増加などの副作用も起こるため、長期服用時に注意が必要である。

3 相互作用

　ミルナシプランは CYP が関与せず、未変化体もしくはグルクロン酸抱合体として尿中に排泄されるため、相互作用の少ない抗うつ薬である。デュロキセチンは CYP2D6 阻害作用により抗うつ薬（アミトリプチリン、ノルトリプチリン、イミプラミン）、抗精神病薬（ペルフェナジン）、抗不整脈薬（プロパフェノン、フレカイニド）の血中濃度を上昇させるため、併用注意となっている。

　SNRI はノルアドレナリン再取り込み阻害作用により、アドレナリンやノルアドレナリンなどの薬剤の心血管作用を増強することがあるので、併用注意となっている。

　MAO 阻害薬服用時には神経外アミン総量が増加するため、SNRI および NaSSA は併用禁忌となっている。MAO 阻害薬服用後少なくとも 14 日以上は間隔をおく必要がある。

4 製剤的特徴

　デュロキセチンは胃酸で失活することがあるため、カプセル内の顆粒に腸溶性コーティングが施されている。カプセル内容物を粉砕すると、薬効を示せない可能性がある。

　ベンラファキシンはカプセル内の顆粒に放出制御膜のコーティングが施されており、徐放性カプセル製剤となっている。カプセル内容物を粉砕すると、血中濃度が著しく上昇し、副作用発現リスクが高まる可能性がある。

文献
1：気分障害の治療ガイドライン制作委員会: うつ病治療ガイドライン（第2版）医学書院,2017
2：Pierre Blier at al. Combination of antidepressant medications from treatment initiation for major depressive disorder: a double-blind randomized study. Am J Psychiatry 167: 281-288, 2010. PMID: 20008946
3：Andrea Cipriani, et al. Comparative efficacy and acceptability of 21 antidepressant drugs for the acute treatment of adults with major depressive disorder: a systematic review and network meta-analysis. Lancet 391(10128): 1357-1366. 2018. PMID: 29477251
4：インタビューフォーム イフェクサー® SRカプセル 37.5mg, 75mg　2020年6月改訂（第7版）

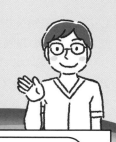

ADHD 治療薬
ADHD 治療薬の使い分け

服薬指導の場面

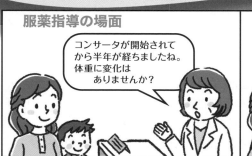

コンサータが開始されてから半年が経ちましたね。体重に変化はありませんか？

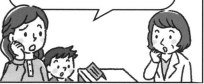

体重は少し減っています。どうしても食欲がなくてご飯を残してしまうんです。何かできることはありませんか？

服薬指導のポイント

● ADHD治療薬は、中枢刺激薬と非中枢刺激薬に分かれる

● 中枢刺激薬では、副作用として不眠や食欲低下が問題となる

● 非中枢刺激薬では、副作用として傾眠が問題となる

● リスデキサンフェタミンは、小児期のみの適応である

● アトモキセチン服用中は定期的に、血圧および心拍数(脈拍数)を測定する

薬効の概要

　ADHD の治療薬として使用される精神刺激薬は、中枢刺激薬と非中枢刺激薬に分かれる。中枢刺激薬にはメチルフェニデート徐放錠とリスデキサンフェタミンがあり、非中枢刺激薬にはアトモキセチンとグアンファシンがあり、国内にて ADHD に対する適応を有している。メチルフェニデート徐放錠は、第一種向精神薬に分類されている。また、リスデキサンフェタミンは覚せい剤原料に指定されている。

　ADHD の症状は、前頭前野や報酬系でドパミンをはじめとするカテコラミンの作用不足が関与すると考えられている。前頭前野でカテコラミンの作用が不足することで実行機能障害が起こり、衝動的な行動が増えたり、感情のコントロールが難

しくなる。報酬系ではカテコラミンの作用が不足することにより遅延報酬の障害が起こり、目先の報酬を優先し、じっと待つことが難しくなる。

　中枢刺激薬のメチルフェニデート徐放錠は、ドパミントランスポーターおよびノルアドレナリントランスポーターを阻害することにより、前頭前野および報酬系で神経機能を亢進させる。リスデキサンフェタミンは d- アンフェタミンに L- リシンが共有結合したプロドラッグである。活性体である d- アンフェタミンは、ドパミントランスポーターおよびノルアドレナリントランスポーター阻害作用並びに脳内におけるドパミンおよびノルアドレナリンの遊離促進作用により、前頭前野および報酬系で神経機能を亢進させる。メチルフェニデート徐放錠およびリスデキサンフェタミンは報酬系の１つである側坐核に作用することによって依存を形成する可能性があり、適正使用・適正流通管理のため各薬剤の適正流通管理委員会に登録された医療機関、医師、薬剤師のみ納入、処方、調剤が可能である。

　非中枢刺激薬のアトモキセチンは選択的にノルアドレナリントランスポーターを阻害し、前頭前野の神経機能を亢進させる。グアンファシンは前頭前皮質の後シナプスに存在するアドレナリンα 2A 受容体を選択的に刺激することによりシグナル伝達を増強すると考えられている。

図1　メチルフェニデートの薬理作用

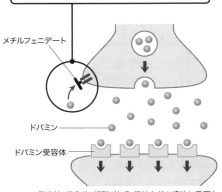

前頭葉	側坐核、線条体
ノルアドレナリントランスポーターに結合してノルアドレナリンが再取り込みされるのを抑制する。	ドパミントランスポーターに結合してドパミンが再取り込みされるのを抑制する。

メチルフェニデート

ノルアドレナリン

ノルアドレナリン受容体

メチルフェニデート

ドパミン

ドパミン受容体

前頭葉：認知機能に重要な役割を果たす脳部位

側坐核、線条体：報酬、快感、恐怖などの感性に重要な役割を果たす脳部位

表1　精神刺激薬の分類

	薬剤名	薬理作用	管理分類
中枢刺激薬	メチルフェニデート徐放錠	ドパミントランスポーター阻害 ノルアドレナリントランスポーター阻害	第一種向精神薬
	リスデキサンフェタミン	ドパミントランスポーター阻害 ノルアドレナリントランスポーター阻害 ドパミン遊離促進作用 ノルアドレナリン遊離作用	覚せい剤原料
非中枢刺激薬	アトモキセチン	選択的ノルアドレナリントランスポーター阻害	
	グアンファシン	選択的アドレナリンα_{2A}受容体刺激作用	

薬物治療の位置づけ

　ADHD の薬物療法は専門医による厳密な診断が必要である。「注意欠如・多動症 − ADHD − の診断・治療ガイドライン第4版」では、治療は環境調整と心理社会的治療から開始し、効果不十分な場合のみ薬物療法を追加することを推奨している[1]。

　薬物療法は6歳以上に対して、基本的に単剤で行う。前述のガイドラインでは、特に併存症がない場合はメチルフェニデート徐放錠もしくはアトモキセチンが第1選択薬として推奨されている。英国の「NICE ガイドライン」では、第1選択薬として、小児期ではエビデンスの蓄積されているメチルフェニデート徐放錠を、成人期ではメチルフェニデート徐放錠およびリスデキサンフェタミンを推奨している[2]。

　第1選択薬が効果不十分であったり、深刻な副作用が現れたりした場合、ほかの ADHD 治療薬を選択する。それでも効果不十分の場合、薬物療法を中止すべきか否かを検討する。さらに薬物療法の継続が必須と判断された場合、ADHD 治療薬の2剤併用、ADHD 治療薬と感情調整薬との併用、ADHD 治療薬と抗精神病薬との併用の3選択肢から選び治療を進める。13歳以上の年代では、抗精神病薬の単剤使用も選択肢となる。ADHD に対する感情調整薬と抗精神病薬の使用は適応外使用となるため、注意が必要である。

表2 ADHD 治療薬の比較

	メチルフェニデート 徐放錠	アトモキセチン	グアンファシン	リスデキサンフェタミン
代表的な 商品名	コンサータ	ストラテラ	インチュニブ	ビバンセ
効能・効果	注意欠陥/多動性障害	注意欠陥/多動性障害	注意欠陥/多動性障害	小児期における注意欠陥/ 多動性障害
用法	1日1回朝	1日2回(18歳未満) 1日1〜2回(18歳以上)	1日1回	1日1回朝
6〜18歳 未満 用量	初期用量:1日18mg 上限量:1日54mg	初期用量: 1日0.5mg/kg 上限量: 1日1.8mg/kgまたは 120mgのいずれか少な い量	初期用量: 1日1mg (体重50kg未満) 1日2mg (体重50kg以上) 上限量: 17〜25kg1日2mg 25〜34kg1日3mg 34〜42kg1日4mg 42〜50kg1日5mg 50kg以上1日6mg	初期用量:1日30mg 上限量:1日70mg
18歳以上 用量	初期用量:1日18mg 上限量:1日72mg	初期用量:1日40mg 上限量:1日120mg	初期用量:1日2mg 上限量6mg	—
併用禁忌	セレギリン塩酸塩 (エフピー) ラサギリンメシル酸 塩 (アジレクト) サフィナミドメシル 酸塩 (エクフィナ)	セレギリン塩酸塩 (エフピー) ラサギリンメシル酸塩 (アジレクト) サフィナミドメシル酸 塩 (エクフィナ)	—	セレギリン塩酸塩 (エフピー) ラサギリンメシル酸塩 (アジレクト) サフィナミドメシル酸塩 (エクフィナ)
代謝酵素	抱合代謝	CYP2D6	CYP3A4、3A5	一部CYP2D6 (おもに腎排泄)

各薬剤の添付文書・インタビューフォームより一部改変

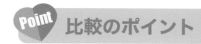

比較のポイント

1 有効性の比較

　中枢神経刺激薬であるメチルフェニデート徐放錠とリスデキサンフェタミンの比較試験が、海外にて報告されている。13歳から17歳を対象としたランダム化二重盲検比較試験であり、投与量を固定した場合において臨床全般印象評価尺度の改善度はメチルフェニデート徐放錠が71.3%、リスデキサンフェタミン81.4%とビバンセが有意に高かった（p=0.0188）[3]。

2 副作用

　メチルフェニデート徐放錠の副作用として、頭痛や腹痛、不眠、食欲低下などが報告されている。頭痛および腹痛は、服用継続することで次第に改善することが多い。不眠は特に服用時間が遅れた場合に、入眠困難として現れることがある。食欲低下による体重減少は16.4%の患者に現れており、臨床的に問題となることが多い。朝食を十分に摂取させたり、作用の切れる夜に補食することで対応し、体重の推移に注意が必要である。また、心血管系に対する影響を観察するため、定期的に心拍数および血圧を測定する必要がある。

　アトモキセチンの副作用として、悪心や食欲低下、傾眠、頭痛などが報告されている。悪心や食欲低下は服用初期に現れることが多い。眠気が強い場合には、減量が必要である。また、心血管系に対する影響を観察するため、投与開始前および投与期間中は、定期的に心拍数および血圧を測定する必要がある。アトモキセチンには眼球刺激性があり、カプセルの開封を行わないように指導する。

　グアンファシンの副作用としては、高頻度で傾眠が報告されている。傾眠はおおむね3週間程度で軽減することが多い。また、用量依存的に低血圧低下および脈拍数減少が生じるため、投与開始前および用量変更の1～2週間後には血圧および脈拍数を測定する必要がある。至適用量の決定後にも4週に1回を目途に血圧および脈拍数を測定することが推奨されている。ほかのADHD治療薬と比べ、食欲低下や体重減少の副作用頻度は少ない。

　リスデキサンフェタミンの副作用は、中枢刺激薬のメチルフェニデート徐放錠と同様に、頭痛や腹痛、不眠、食欲低下等が報告されている。

3 相互作用

　グアンファシンを除くADHD治療薬はMAO（モノアミン酸化酵素）阻害薬との併用により神経外モノアミン濃度が高まると考えられており、併用禁忌となっている。MAO阻害薬投与中止後、2週間以上は休薬期間を置く必要がある。

　メチルフェニデート徐放錠はおもに抱合代謝を受けるため、比較的相互作用は少ない。アトモキセチンはCYP2D6によって代謝されるため、CYP2D6阻害作用をもつパロキセチンと併用注意となっている。また、CYP2D6の活性が欠損している患者では血中濃度が上昇するため、傾眠などの副作用に注意し慎重に投与する必要がある。グアンファシンはCYP3A4、3A5で代謝されるためCYP3A4、3A5阻害作用をもつイトラコナゾールやリトナビル、クラリスロマイシンと併用注意となっている。また、CYP3A4、3A5誘導剤でリファンピシン、カルバマゼピン、フェノバルビタール、フェニトインの併用により作用が減弱するおそれがあるので、併用注意となっている。リスデキサンフェタミンの主たる活性体であるd-アンフェタミンはおもに腎排泄である。尿のpHをアルカリ化する炭酸水素ナトリウム等の薬剤はd-アンフェタミンの腎排泄を抑制し半減期を延長させる。尿のpHを酸性化するアスコルビン酸等の薬剤は腎排泄を促進し、半減期を短縮させることから、いずれも併用注意となっている。

文献
1：ADHDの診断・治療指針に関する研究会: 注意欠如・多動性—ADHD—の診断・治療ガイドライン（第4版）じほう,2016
2：NICE guideline [NG87]　Attention deficit hyperactivity disorder: diagnosis and management,2018
3：Jeffrey H. Newcorn, et al. Randomized, Double-Blind, Placebo-Controlled Acute Comparator Trials of Lisdexamfetamine and Extended-Release Methylphenidate in Adolescents with Attention-Deficit/Hyperactivity Disorder. CNS Drugs 31(11): 999–1014,2017. PMID: 28980198

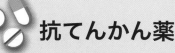

抗てんかん薬
代表的な抗てんかん薬の使い分け

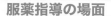

服薬指導の場面

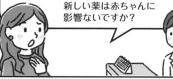

今日からラモトリギンに変わったんです。バルプロ酸は赤ちゃんによくないみたいですね。今までずっとバルプロ酸を飲んできて、できればこのままがよかったのですが……。新しい薬は赤ちゃんに影響ないですか?

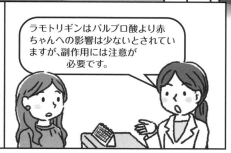

ラモトリギンはバルプロ酸より赤ちゃんへの影響は少ないとされていますが、副作用には注意が必要です。

服薬指導のポイント

● てんかんの発作型分類で使用すべき抗てんかん薬は異なり、単剤での治療が基本となる

● フェニトイン、カルバマゼピン、ゾニサミド、ラモトリギンは皮膚障害の副作用が多い

● レベチラセタム、ゾニサミドでは精神症状の副作用が多く、カルバマゼピンでは少ないとの報告がある

● 催奇形性のリスクはバルプロ酸で高く、ラモトリギン、レベチラセタムは比較的安全に使用できる

● ラモトリギン、レベチラセタムは薬物相互作用が少なく、高齢者に使用できる

薬効の概要

　てんかんは、大脳の神経細胞が過剰興奮することにより起こる発作性、反復性の脳疾患である。過剰興奮が起こる部位によって症状は異なり、ひきつけ、痙攣、ぼーっとする、体がピクッとする、意識を失ったまま動き回るなどの症状がみられ

る[1]。　抗てんかん薬は、これらの症状を抑え、かつ副作用なくQOLを改善することを目的として使用される。

　現在、日本で用いられる抗てんかん薬は20種類以上ある。1940年代にフェノバルビタールが発売されてから、80年代までにフェニトイン、カルバマゼピン、バルプロ酸など数年おきに発売されてきた。2006年以降ガバペンチン、トピラマート、ラモトリギン、レベチラセタム、ペランパネル、ラコサミドと続々と新規の抗てんかん薬が登場した。これら新規抗てんかん薬は、これまで主要な治療薬として使用され続けてきたカルバマゼピン、バルプロ酸に代わる薬剤として期待される。

　また、特定希少難治てんかんに対して使用可能な新規抗てんかん薬もあり、小児期に発症するレノックス・ガストー症候群に対して併用療法でルフィナミド、ドラベ症候群に対してクロバザムおよびバルプロ酸ナトリウムとの併用療法でスチリペントールがそれぞれ承認されている。

　抗てんかん薬の作用機序は、「グルタミン酸系興奮性伝達の抑制」と「GABA系抑制性伝達の賦活化」に大別される。カルバマゼピン、フェニトイン、ラモトリギン、ラコサミドはNaチャネルを、ガバペンチン、エトスクシミド、ゾニサミドはCaチャネルをそれぞれ阻害することにより、興奮性神経伝達物質の放出を抑制し、抗てんかん作用を示す。トピラマートは両チャネル阻害作用のほか、グルタミン酸

図1　抗てんかん薬の作用機序の違い

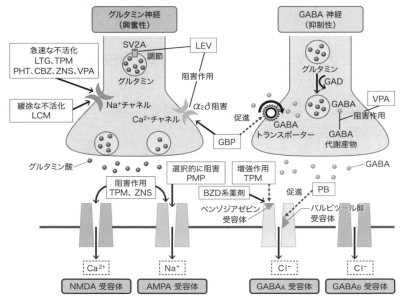

受容体の AMPA 受容体阻害作用も有する。ペランパネルはシナプス後膜に存在する AMPA 受容体を選択的に阻害する。レベチラセタムはシナプス前膜のシナプス小胞タンパク(SV2A) に結合し、グルタミン酸の放出を抑制する。フェノバルビタールやベンゾジアゼピン系の薬剤は、GABA$_A$ 受容体に結合し、GABA の抑制効果を増強する。バルプロ酸は GABA を分解する GABA トランスアミナーゼを阻害することにより脳内 GABA 濃度を高める (**図 1**、**表 1**)。

表 1　抗てんかん薬の作用点

		興奮性神経系				抑制性神経系	
		Na$^+$	Ca^{2+}	SV2A	グルタミン酸受容体	GABA$_A$受容体	GABA代謝阻害
従来抗てんかん薬	フェノバルビタール					◎	
	フェニトイン	◎					
	エトスクシミド		◎				
	ベンゾジアゼピン系					◎	
	カルバマゼピン	◎					
	バルプロ酸	○	○				○
	ゾニサミド	○	○				
新規抗てんかん薬	ガバペンチン		◎				○
	トピラマート	○			○	○	
	ラモトリギン	◎					
	レベチラセタム		○	◎			
	ペランパネル				◎		
	ラコサミド	◎					

◎:主要な作用、○:作用あり

兼本浩祐:「てんかん学ハンドブック第4版」, 医学書院. P304より一部改変

薬物治療の位置づけ

　てんかんの治療において、中心的な役割を担っているのが薬物療法である。そのほかの治療として外科治療、迷走神経刺激療法 (VNS) などもあるが、薬剤治療抵抗性難治性てんかんの場合に選択される (**図2**)。

　日本神経学会の「てんかん診療ガイドライン」[1]においては、初回の非誘発性発

作では原則として薬物療法は行わないとしているが、神経学的異常、脳波異常、脳画像病変、てんかんの家族歴がある場合は再発率が高いため、治療開始も考慮すると記載されている。また、新規発症てんかん患者で薬物治療を開始する際は、単剤での治療が基本となり、いくつかの薬剤で単剤治療を行っても制御できない場合に、多剤併用療法が検討される。

抗てんかん薬の使い分けについては、発作型分類によって異なる。同ガイドラインでは、部分発作に対し、カルバマゼピン、ラモトリギン、レベチラセタム、次いでゾニサミド、トピラマートを第1選択薬としている。全般発作に対してはバルプロ酸が第1選択薬とされるが、欠神発作にはエトスクシミド、ミオクロニー発作にはクロナゼパムも同様に第1選択薬としてあげられている（**表2**）。英国国立医療技術評価機構（NICE）のガイドラインにおいては、部分発作の第1選択薬にカルバマゼピン、ラモトリギン、レベチラセタム、全般発作の第1選択薬にバルプロ酸、ラモトリギンをあげている[2]。国際抗てんかん連盟（ILAE）によるエビデンスレビューにおいては、成人に対する部分発作に対して、カルバマゼピン、フェニトインに加えレベチラセタム、ゾニサミド、高齢者の場合にはガバペンチン、ラモトリギンを推奨している[3]。

図2　てんかんの治療法

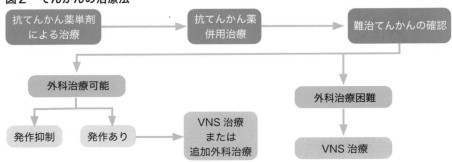

兼子　直：てんかん教室改訂第3版，新興医学出版社．P101より一部改変

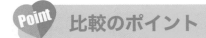

1 発作抑制作用

部分発作について、カルバマゼピン、ガバペンチン、ラモトリギン、オクスカルバマゼピン（日本未発売）、トピラマートで比較した試験では、治療の継続性はラ

表2　新規発症てんかんの選択薬

発作型	第一選択薬	第二選択薬
部分発作	カルバマゼピン、ラモトリギン、レベチラセタム、ゾニサミド、トピラマート	フェニトイン、バルプロ酸、クロバザム、クロナゼパム、フェノバルビタール、フェニトイン、ペランパネル、ラコサミド
強直間代発作　間代発作	バルプロ酸（妊娠可能年齢女性は除く）	ラモトリギン、レベチラセタム、トピラマート、ゾニサミド、クロバザム、フェニトイン、ペランパネル
欠神発作	バルプロ酸、エトスクシミド	ラモトリギン
ミオクロニー発作	バルプロ酸、クロナゼパム	レベチラセタム、トピラマート、ピラセタム、フェノバルビタール、クロバザム
強直発作　脱力発作	バルプロ酸	ラモトリギン、レベチラセタム、トピラマート

てんかん診療ガイドライン

モトリギンで長く、12カ月の寛解率はカルバマゼピンとラモトリギン、トピラマート、オクスカルバマゼピンとの間に有意差はないとする報告がある[4]。また、レベチラセタムとカルバマゼピンと比較した試験において、6カ月後の発作消失率に関してカルバマゼピン徐放（日本未発売）群に対するレベチラセタム群の非劣性が報告されている[5]。

　全般発作について、バルプロ酸、ラモトリギン、トピラマートで比較した試験では、治療の継続性はバルプロ酸がトピラマートより長いが、ラモトリギンとは有意差がなく、12カ月の寛解率はバルプロ酸で良好であったとの報告がある[6]。また、「てんかん診療ガイドライン」では、「バルプロ酸の発作抑制効果の優位性は他剤より高い、しかし、催奇形性、新生児のIQへの影響があるため、妊娠可能年齢女性においてはバルプロ酸以外の薬剤を考慮する」と記載されている[1]。

2 副作用

　抗てんかん薬で注意すべき副作用の1つに重症薬疹がある。従来の抗てんかん薬ではフェニトイン、カルバマゼピン、ゾニサミド、新規抗てんかん薬ではラモトリギンで重症薬疹発症率が高いとされる[7]。また、ラモトリギンに関しては2015年

に重篤な皮膚障害について安全性速報（ブルーレター）が出ており、急な増量、バルプロ酸との併用、ほかの抗てんかん薬で薬疹の既往があることがリスク要因としてあげられている[8]。服用開始から1カ月程度は、発熱や眼、口腔内などの粘膜疹を伴う紅斑やびらんなどの皮膚症状がないか、患者の状態を確認しておきたい。

　易刺激性、攻撃性など行動面の副作用は、従来の抗てんかん薬より新規抗てんかん薬で多い。てんかんを有する成人における抗てんかん薬の精神面および行動面の副作用を調査した研究では、ペランパネル、トピラマート、特にレベチラセタムで多く易刺激性、攻撃性の副作用がみられた一方、カルバマゼピンでは少なかったとの報告がある。Naチャネル阻害作用を有するラコサミドでも精神症状の副作用が少ないと報告されている[9、10]。

3 相互作用

　バルプロ酸は、カルバペネム系抗菌薬との併用でバルプロ酸の血中濃度が著明に低下し、てんかん発作を誘発させるため、併用禁忌に指定されている。酵素誘導作用をもつカルバマゼピンは抗真菌薬のボリコナゾール、肺高血圧治療薬のタダラフィル、マシテンタン、C型肝炎治療薬のエルバスビルなどと併用禁忌とされている。そのほか、フェニトイン、フェノバルビタールにも、酵素誘導作用があるため併用薬には注意が必要となる。

　新規抗てんかん薬は従来の抗てんかん薬に比べ、薬物相互作用が少ない。新規抗てんかん薬のなかで相互作用に注意が必要な薬剤はラモトリギンとペランパネルである。ラモトリギンはバルプロ酸と併用時、グルクロン酸抱合で競合し、ラモトリギンの代謝阻害が起こるため半減期が約2倍に延長すると報告されている[11]。また、グルクロン酸抱合を誘導するカルバマゼピン、フェニトイン、フェノバルビタール、プリミドンとの併用ではラモトリギンの血中濃度が低下する。そのため併用薬剤によりラモトリギンの投与量が異なるので注意が必要となる。ペランパネルについても、カルバマゼピン、フェニトインとの併用によりペランパネルの血中濃度が低下することが報告されているため、酵素誘導薬の併用の有無で用量が異なる。

　抗てんかん薬以外の薬剤との相互作用について、脳卒中の既往のある患者に対する抗凝固薬と抗てんかん薬の相互作用には注意が必要となる。欧州不整脈学会（EHRA）の「NOAC使用実践ガイド」では、酵素誘導するカルバマゼピン、フェニトイン、フェノバルビタールとダビガトラン、アピキサバン、リバーロキサバンの併用で血中濃度が有意に低下するため同時服用は禁忌とされている[12]。

表3　NOAC との薬物相互作用

薬剤名	機序	ダビガトラン	アピキサバン	エドキサバン	リバーロキサバン
カルバマゼピン フェノバルビタール フェニトイン セイヨウオトギリソウ	P-gp/BCRp および CYP3A4/ CYP2J2誘導	-66%	-54%	-35%	-50%以上

兼本浩祐：「てんかん学ハンドブック第 4 版」，医学書院．P304より一部改変

4 妊婦

　妊娠中に抗てんかん薬を服用している女性から出生した児の奇形発現頻度は4
～ 10％程度であり、一般人口の場合（2～5％）と比べておよそ2～3倍高い[1]。
そのため、妊娠中の抗てんかん薬の使用は、単剤かつ必要最低限の用量での内服
が望ましいとされる。

　各国で行われた抗てんかん薬単剤の奇形発現率を調査した結果より、バルプロ
酸がもっとも催奇形性リスクが高く、フェノバルビタール、フェニトイン、新規抗て
んかん薬ではトピラマートで奇形発現率が高い傾向がある（**表4**）。一方で、ラモト
リギンやレベチラセタムは催奇形性のリスクは低く、妊婦に対して比較的安全に使
用できるとされる[1]。

　抗てんかん薬では血中葉酸濃度を低下させ、神経管閉鎖障害のリスクが高まる
ため妊娠前から 0.4 ～ 0.6mg ／日程度の葉酸の補充が望ましい[13]。

5 高齢者

　高齢者のてんかんでは、発作型、合併症、併用薬を考慮して薬剤を選択し、少
量から徐々に増量して維持用量を決定する必要がある。65 歳以上の新規発症て
んかん患者に対して、カルバマゼピン、ラモトリギン、ガバペンチンの 12 カ月間の
発作抑制率、投与継続率を比較した研究では、発作抑制率でカルバマゼピンが上
回ったが、投与継続率ではラモトリギン、ガバペンチンが優れているとする報告が
ある[14]。

　また、60 歳以上の新規発症てんかん患者に対して、徐放性カルバマゼピン（日
本未発売）、ラモトリギン、レベチラセタム 58 週間の有効性を比較した試験にお
いては、発作抑制率は3剤で差はないが、副作用による中止の割合は、カルバマ
ゼピンで 32.2％、ラモトリギンで 26.3％、レベチラセタムで 17.2％とレベチラセ
タムの忍容性が示されている[15]。

表4　抗てんかん薬服用による大奇形（major congenital malformation）発現率

	バルプロ酸	カルバマゼピン	ラモトリギン	フェノバルビタール	フェニトイン	レベチラセタム	トピラマート
ヨーロッパおよび国際的調査	9.7% (98/1,010)	5.6% (79/1,402)	2.9% (37/1,280)	7.4% (16/217)	5.8% (6/103)	1.6% (2/126)	6.8% (5/73)
北米での調査	9.3% (30/323)	3.0% (31/1,033)	1.9% (31/1,562)	5.5% (11/199)	2.9% (12/416)	2.4% (11/450)	4.2% (15/359)
英国およびアイルランドでの調査	6.7% (82/1,220)	2.6% (43/1,657)	2.3% (49/2,098)		3.7% (3/802)	0.7% (2/304)	4.3% (3/70)
オーストラリアでの調査	13.8% (35/253)	5.5% (19/346)	4.6% (14/307)		2.4%	2.4% (2/118)	2.4% (1/42)
ノルウェーでの調査	6.3% (21/333)	2.9% (20/685)	3.4% (28/833)	7.4% (2/27)		1.7% (2/118)	4.2% (2/48)
スウェーデンでの調査	4.7% (29/619)	2.7% (38/1,430)	2.9% (32/1,100)		6.7% (8/119)	0% (0/61)	7.7% (4/52)

てんかん診療ガイドライン

6　剤形

　てんかんは、乳幼児から高齢者まで幅広い年齢層でみられる疾患である。そのため年齢、嚥下機能、投与経路などを考慮した適切な剤形を選択する必要がある。
　部分発作に対して使用されるカルバマゼピンには、錠剤と細粒がある。全般発作に使用するバルプロ酸には錠剤、徐放性製剤、細粒、顆粒、シロップ剤がある。バルプロ酸は吸湿性が高い製剤であるため一包化の際には注意が必要である。小児に多い欠神発作で用いるエトスクシミドには、散剤とシロップ剤があり、小児でも内服しやすい剤形となっている。新規抗てんかん薬の中では、ガバペンチンには錠剤、シロップ剤、トピラマートには錠剤、細粒、レベチラセタム、ラコサミドには錠剤、ドライシロップ剤から選択可能である[16-24]。

文献

1：日本神経学会・監,「てんかん診療ガイドライン」作成委員会・編: てんかん診療ガイドライン2018(第1版).医学書院,2018

2：National Institute for Health and Care Excellence: Epilepsies: diagnosis and management (CG137). nice.org.uk/guidance/cg137,2012　11 February 2020

3：Glauser T, Ben-Menachem E, Bourgeois B et al:Updated ILAE evidence review of antiepileptic drug efficacy and effectiveness as initial monotherapy for epileptic seizures and syndromes. Epilepsia 54:551-563,2013

4：Marson AG,Al-Kharusi AM,Alwaidh M, et al: The SANAD study of effectiveness of carbamazepine, gabapentin, lamotrigine, oxcarbazepine, or topiramate for treatment of partial epilepsy: an unblinded randomisedcontrolled trial:Lancet:369(9566):1000-1015、2007

5：Brodie MJ,Peruca E,Ryvlin P,et al: Comparison of levetiracetam and controlled-release carbamazepine in newly diagnosed epilepsy.Neurology;68(6)402-408,2007

6：Marson AG, Al-Kharusi AM, Alwaidh M, et al: The SANAD study of effectiveness of valproate, lamotrigine, or topiramate for generalised and unclassifiable epilepsy: an unblinded randomised controlled trial Lancet:369(9566):1016-1026,2007

7：Arif H, et al: Comparison and predictors of rash associated with 15 antiepileptic drugs. Neurology,68:1701-1709.2007

8：Hirsh LJ, Weintraub DB, Buchbaum R, et al: Predictors of Lamotrigine-associated rash. Epilepsia47:318-322,2006

9：Chen B, et al: Psychiatric and behavioral side effects of antiepileptic drugs in adults with epilepsy. Epilepsy Behav,76:24-31.2017

10：Stephen LJ, et al: Psychiatric side effects and antiepileptic drugs: Observations from prospective audits. Epilepsy Behav,71;73-78,2017

11：インタビューフォーム ラミクタール®錠25mg, 100mg, 小児用2mg, 小児用5mg 2020年3月改訂(第12版)

12：橋本洋一郎, 阪本徹郎, 坂本憲:DOACの薬物相互作用. Heart View 21(1): 88-97, 2017

13：兼子直,管るみこ,田中正樹、 ほかてんかんを持つ妊娠可能な女性に関する治療ガイドライン.てんかん研;25(1):27-31 2008

14：Rowan AJ, et al:New onset geriatric epilepsy: a randomized study of gabapentin,lamotrigine,and carbamazepine. Neurology,14:64,1868-1873,2005

15：Werhahn KJ,et al:A randomized, double-blind comparison of antiepileptic drug treatment in the elderly with new-onset focal epilepsy.Epilepsia,56:450-459,2015

16：インタビューフォーム テグレトール®錠100mg, 200mg, 細粒50% 2020 年3 月改訂(第16版)

17：インタビューフォーム デパケン®錠100mg, 200mg, 細粒20%、40%、シロップ5%、R錠100mg、200mg 2020年12月(第1版)

18：インタビューフォーム セレニカ®顆粒40%、R錠200mg, 400mg 2020年9月改訂(第20版)

19：インタビューフォーム エピレオプチマル®散50% 2012年4月改訂(第7版)

20：インタビューフォーム ザロンチン®シロップ5% 2020年1月改訂(第7版)

21：インタビューフォーム ガバペン®錠200mg, 300mg, 40mg,シロップ5% 2019年10月(第1版)

22：インタビューフォーム トピナ®錠25mg, 50mg, 100mg細粒10% 2020 年4月改訂(第2版)

23：インタビューフォーム イーケプラ®錠250mg, 500mg, ドライシロップ50% 2020年10月改訂(第18版)

24：インタビューフォーム ビムパット®錠50mg, 100mg, ドライシロップ10% 2020年12月改訂(第15版)

抗てんかん薬
Naチャネル遮断薬の使い分け
カルバマゼピン、ラコサミドなど

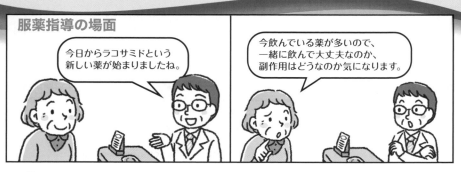

服薬指導の場面

今日からラコサミドという新しい薬が始まりましたね。

今飲んでいる薬が多いので、一緒に飲んで大丈夫なのか、副作用はどうなのか気になります。

服薬指導のポイント

● 発作抑制効果は、ラコサミドがカルバマゼピンとの比較で非劣勢を示したとの報告がある

● カルバマゼピンは重篤な皮膚障害などの副作用がラコサミドより高い

● カルバマゼピンは薬物相互作用が多いが、ラコサミドは少ない

● ラコサミドは腎機能に応じた用量の調整が必要だが、カルバマゼピンは不要である

薬効の概要

　神経細胞の興奮は、Na^+やCa^{2+}が細胞内に流入し、活動電位が発生することにより起こる。そのため、てんかんの治療には、Na^+の流入を抑え、細胞の過剰興奮を抑制する目的で Na チャネル遮断薬が用いられる。

　電位依存性 Na^+チャネル阻害作用を示す抗てんかん薬として、カルバマゼピン、フェニトイン、ラモトリギン、ゾニサミドなどがある。これらの薬剤は、数ミリ秒以内の急速な Na^+チャネルの不活性化を増強することにより抗てんかん作用を示す。一方、2016 年に承認されたラコサミドは、数秒からまたはそれ以上の間 Na^+チャ

ネルを阻害する緩徐な不活性化を促進する。不活性化からの回復に時間を有することから、より長い時間 Na+チャネルを抑制することができるとされている。この作用は、従来の Na+チャネル遮断薬とは異なる新しい作用機序である（図1）。

　ここからは、部分発作の第1選択薬としておもに使用されるカルバマゼピンと新規抗てんかん薬のラコサミドの比較について記載する。

表1　Na チャネル遮断薬の比較

	カルバマゼピン	ラコサミド
代表的な商品名	テグレトール	ビムパット
効能・効果	・精神運動発作、てんかん性格およびてんかんに伴う精神障害、てんかんの痙攣発作：強直間代発作（全般痙攣発作、大発作） ・躁病、躁うつ病の躁状態、統合失調症の興奮状態 ・三叉神経痛	・てんかん患者の部分発作（二次性全般化発作を含む） ・ほかの抗てんかん薬で十分な効果が認められないてんかん患者の強直間代発作に対する抗てんかん薬との併用療法
1日の投与回数	1〜2回 〈成人〉 開始：200〜400mg 維持：600〜1200mg	2回 〈成人〉 開始：100mg 維持：200〜400mg
併用禁忌	ボリコナゾール、タダラフィル等複数薬剤あり	―
おもな代謝酵素	CYP3A4	CYP3A4、2C9、2C19
酵素誘導	CYP1A2、2C9、3A4、グルクロン酸抱合	―
腎機能低下時の減量	不要	必要 ④ 腎機能低下患者（112ページ）を参照
小児適応	あり	あり
剤形	錠剤、細粒	錠剤、ドライシロップ剤

各薬剤の添付文書・インタビューフォームより一部改変

図1　Na チャネル遮断薬の作用機序の違い
（過興奮状態のニューロンにおける電位依存性Na$^+$ チャネルに対する作用）

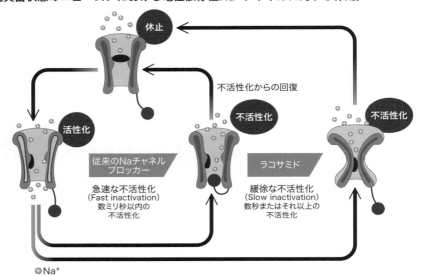

休止

不活性化からの回復

活性化　　　不活性化　　　不活性化

従来のNaチャネル
ブロッカー

急速な不活性化
(Fast inactivation)
数ミリ秒以内の
不活性化

ラコサミド

緩徐な不活性化
(Slow inactivation)
数秒またはそれ以上の
不活性化

⊕Na$^+$

ビムパットインタビューフォーム[4]より

薬物治療の位置づけ

「英国 NICE のガイドライン 2012」[1]において、部分発作に対する第1選択薬として、カルバマゼピン、ラモトリギン、レベチラセタムが推奨され、併用療法でも効果がなかった場合に考慮すべき薬剤としてラコサミドがあげられている。一方、日本の「てんかん診療ガイドライン 2018」[2]において、第1選択薬はカルバマゼピン、ラモトリギンなどであり、第2選択薬としてラコサミドが推奨されている。また、米国のてんかん治療専門家の意見をまとめた「エキスパートオピニオン 2016」[3]では、カルバマゼピン、ラモトリギン、レベチラセタムと同等としてラコサミドを第1選択薬と位置づけている。

　カルバマゼピンは部分発作のほか、全般性強直間代発作の治療にも用いられる。NICE のガイドラインでは、バルプロ酸やラモトリギンが使用できない場合に、カルバマゼピンの使用を推奨しているが、日本の「てんかん診療ガイドライン 2018」では推奨されておらず、欠神発作、ミオクロニー発作を増悪させることから、慎重投与すべき薬剤として記載されている。ラコサミドはこれまで部分発作のみの適応であったが、2020 年 12 月に「強直間代発作に対する抗てんかん薬との併用療法」

の適応が追加承認された。

 比較のポイント

1 発作抑制作用

　カルバマゼピンとラコサミドの単剤療法における国際共同第Ⅲ相試験では、6カ月後の発作消失率に関してカルバマゼピン徐放群に対するラコサミド群の非劣性が報告されている。また、小児の部分発作に対して両者で比較した試験はなく、カルバマゼピンが汎用されているが、小児においても成人と同等の有効性を示したとする報告がある[5]。

2 副作用

　カルバマゼピンの添付文書では眠気、めまい、ふらつき、運動失調のほか、重篤な副作用として、中毒性表皮壊死融解症（Toxic Epidermal Necrolysis：TEN）、皮膚粘膜眼症候群（Stevens-Johnson syndorome：SJS）、再生不良性貧血、汎血球減少、うっ血性心不全、房室ブロック、抗利尿ホルモン不適合分泌症候群（SIADH）などが記載されている。日本人を対象としたTENおよびSJSなどの重症薬疹発症例のうち、77例中45例（58%）がHLA-A*3101保有者であったとの報告がある[6]。

　一方、ラコサミドの添付文書では、浮動性めまい、眠気、複視、消化器症状などが記載されており、これらの副作用は用量依存的に発現する。また心電図のPR間隔を延長することから、心伝導系の副作用に注意が必要となる。重大な副作用には、TEN、SJSなどの記載があるが、カルバマゼピンに比べて頻度は低い[7]。また、頻度不明ではあるが、無顆粒球症の報告もあることから、発熱、のどの痛み、倦怠感などの初期症状にも注意したい。

3 相互作用

　カルバマゼピンはCYP1A2、2C9、3A4の酵素を誘導するため、ボリコナゾール、タダラフィル、エルパスビル の血中濃度低下のため併用禁忌とされている。その

Na チャネル遮断薬の使い分け　カルバマゼピン、ラコサミドなど

ほか、イソニアジド、フルボキサミン、ベラパミル、オメプラゾールなど多くの薬剤の代謝に影響することが報告されている。また、カルバマゼピンは CYP 3A4 の自己誘導も行うことが知られており、1〜3カ月程度は自身の血中濃度も低下する。そのほかの抗てんかん薬との相互作用については、フェニトイン、フェノバルビタールの併用でカルバマゼピンの血中濃度低下がみられ、バルプロ酸、ラモトリギン、エトスクシミド、ゾニサミド、クロバザム、トピラマートとの併用で、これらの薬剤の血中濃度低下がみられる。なお、初期投与時と長期投与時では血中濃度が異なるため、注意が必要である[1]。

　ラコサミドには酵素誘導はなく相互作用が少ないとされているが、カルバマゼピン、フェニトイン、フェノバルビタールなど酵素誘導作用を有する薬剤の併用により、ラコサミドの AUC(血清中濃度曲線下面積)が 25%程度低下するとの報告がある。

4 腎機能低下患者

　カルバマゼピンは肝代謝のため、腎機能低下時の用量調節が不要である。一方、ラコサミドは腎排泄型で Ccr30mL/min 以下の重度腎機能障害患者または末期腎機能障害のある患者への投与は慎重投与であり、Ccr30mL/min 以下では1日最高用量を 300mg、透析患者では1日用量に加えて、血液透析後に最大で1回用量の半量の追加投与を考慮することとされている。

文献
1：National Institute for Health and Care Excellence: Epilepsies: diagnosis and management (CG137). nice.org.uk/guidance/cg137,2012　11 February 2020
2：日本神経学会・監,「てんかん診療ガイドライン」作成委員会・編: てんかん診療ガイドライン2018(第1版).医学書院,2018
3：Shih JJ, et al:Epilepsy treatment in adults and adolescents: expert opinion, Epilepsy Behav,69:186-222.2017
4：インタビューフォーム ビムパッド®錠50mg, 100mg, ドライシロップ10% 2020 年12月改訂(第15版)
5：Buck ML, Goodkin HP :Use of Lacosamide in Children with Refractory Epilepsy. J Pediatr Pharmacol Ther 17:211-219.2012
6：Ozeki T, Mushiroda T, Yowang A, et al. Genome-wide association study identifies HLA-A*3101 allele as a genetic risk facttor for carbamazepine-induced cutaneous adverse drug reactions in Japanese population. Human Molecular Genetics;20(5):1034-1041. 2011
7：Arif H, et al: Comparison and predictors of rash associated with 15 antiepileptic　drugs. Neurology,68:1701-1709.2007

認知症治療薬

代表的なアルツハイマー型認知症治療薬の使い分け

服薬指導の場面

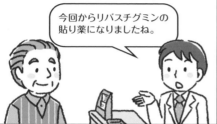

今回からリバスチグミンの貼り薬になりましたね。

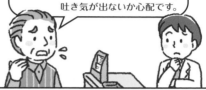

今まではドネペジルだったんですが、飲んだあと吐き気がするんです。そのうち慣れるって言われましたが、やっぱりつらくて……。貼り薬でもまた吐き気が出ないか心配です。

Point 服薬指導のポイント

- 軽度～中等度のアルツハイマー型認知症ではChE 阻害薬の3剤で効果に明らかな差はない

- ChE 阻害薬のなかでドネペジルのみ、高度アルツハイマー型認知症に適応がある

- メマンチンは腎機能に応じて用量の調節が必要となる

- ChE 阻害薬では嘔気、嘔吐、下痢などの消化器症状、メマンチンではめまい、傾眠の副作用に注意する

- リバスチグミンはほかのChE 阻害薬と比較して、消化器症状の副作用が少ないとされている

- メマンチンは攻撃性、易刺激性などのBPSD に対する効果が報告されている

薬効の概要

1999 年にドネペジルが発売され、唯一の認知症治療薬として使用されてきたが、2011 年には新たにガランタミン、リバスチグミン、メマンチンの3剤が承認された。

これらの薬剤は「アセチルコリンエステラーゼ（ChE）阻害薬」と「N-メチル-D-アスパラギン（NMDA）受容体拮抗薬」の2つに分類される。ChE阻害薬にはドネペジル、ガランタミン、リバスチグミンが、NMDA受容体拮抗薬にはメマンチンが該当する（図1）。

　これら4剤は重症度により使用できる薬剤は限られ、ドネペジル、メマンチンのみ重度のアルツハイマー型認知症（Alzheimer's disease:AD）に使用可能である。また、肝代謝型薬物のガランタミンは中等度肝機能障害患者に対して減量が必要であり、腎排泄型薬物のメマンチンは高度腎機能低下患者に対して減量が必要となる（表1）。

図1　アルツハイマー型認知症治療薬の作用機序の違い

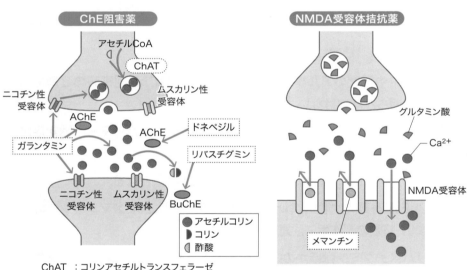

ChAT ：コリンアセチルトランスフェラーゼ
AChE ：アセチルコリンエステラーゼ
BuChE：ブチリルコリンエステラーゼ

表1 アルツハイマー型認知症治療薬の比較

	ドネペジル	ガランタミン	リバスチグミン	メマンチン
代表的な商品名	アリセプト	レミニール	イクセロンパッチ、リバスタッチ	メマリー
効能・効果	アルツハイマー型認知症における認知症症状の進行抑制			
適応重症度	軽度〜高度	軽度〜中等度	軽度〜中等度	中等度〜高度
そのほか効能・効果	レビー小体型認知症	なし	なし	なし
1日の投与回数	1回（1回投与量）開始：3mg 維持：5mg（軽度〜中等度）、10mg（高度）	2回（1日投与量）開始：8mg 維持：16mg、最大：24mg	1回（1回投与量）開始：4.5mg 維持：18mg	1回（1回投与量）開始：5mg 維持：20mg
漸増するのに必要な期間	3mg→5mg：1〜2週間 5mg→10mg：4週間	4週間ごと	4週間ごと	1週間ごと
維持用量に到達するまでの期間	投与開始から6週後	投与開始から8週後	投与開始から12週後	投与開始から3週後
半減期	89.3時間	9.4時間	2.68時間	63.1時間
剤形	錠剤、OD錠、細粒、ゼリー、ドライシロップ、内用液、ODフィルム剤	錠剤、OD錠、内用液	貼付剤	錠、OD錠、ドライシロップ
代謝・排泄	肝代謝		肝代謝	腎排泄
肝・腎機能低下時の減量	不要	肝機能低下時必要	不要	腎機能低下時必要

各薬剤の添付文書・インタビューフォームより一部改変

薬物治療の位置づけ

　現時点で AD の根本的な治療法はなく、認知機能の改善および進行抑制を目的として薬物療法を行う。日本神経学会が 2017 年に 8 月に改訂した「認知症疾患診療ガイドライン (第1版)」[1]では、初期治療として ChE 阻害薬の中からどれか1剤を選択するよう記載されている (**図2**)。また、ChE 阻害薬の3剤で有効性に明確な差はなく、既往歴や副作用、剤形など患者背景に則した薬剤選択を推奨している。メマンチンに関しては、中等度以降の AD に対して、単剤もしくは ChE 阻害薬との併用が推奨される。米国医師会のガイドラインにおいては、有効性よりも忍容性、副作用、使いやすさから薬剤選択するよう記載されている[2]。

　また日本医師会が発行している「超高齢社会におけるかかりつけ医のための適正処方の手引き」[3]においては、認知症に対する薬物療法は必要性を十分に検討したうえ、服薬アドヒアランスが保てる環境下で開始することが望ましいとされている。

　2020 年 12 月には、新薬のアデュカヌマブが承認申請された。アデュカヌマブはアミロイド β タンパク質を標的とし、このたんぱく質を除去することで認知症の進

図2　病期別の治療薬剤選択のアルゴリズム

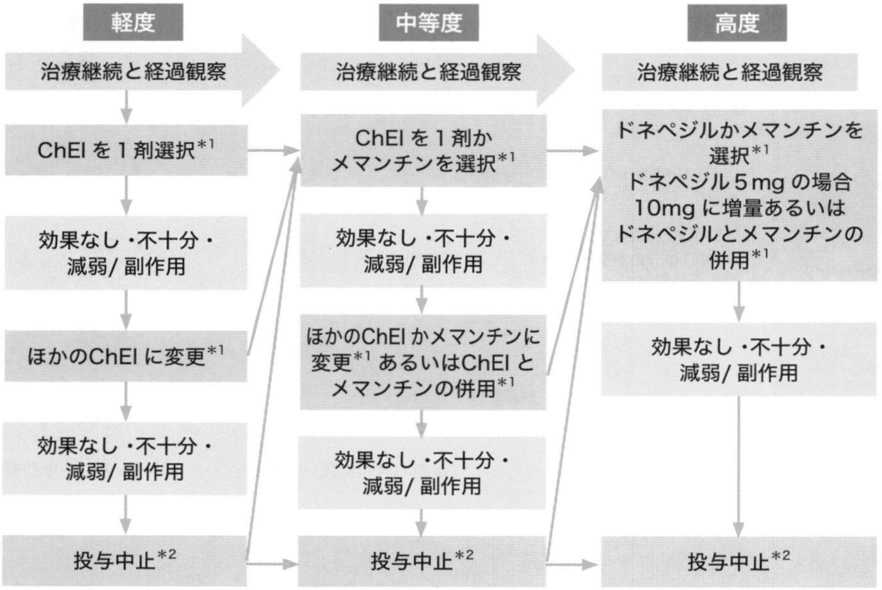

＊1　薬剤の特徴と使用歴を考慮して選択
＊2　急速に認知機能低下進行例あり、投与中止の判断は慎重に

各薬剤の添付文書・インタビューフォームより一部改変

行抑制、遅延が期待されている。既存の認知症治療薬が対症療法であるのに対し、アデュカヌマブが承認されれば初の根本治療薬となる可能性があるため、世界的に注目されている。

 比較のポイント

1 認知機能改善効果

　ChE 阻害薬の3剤は、軽度〜中等度の AD 患者に対するプラセボとの比較試験において、それぞれ認知機能改善効果が示されている。ドネペジルに関しては高度 AD 患者に対しても効果を認められている。海外の一部の試験では、ChE 阻害薬間で効果に差を認めたとする報告があるが、統計的に優位な差ではない[4-6]。メマンチンについては、軽度 AD 患者に対する認知機能改善効果は弱いが[7]、中等度〜高度の AD 患者に対するプラセボ比較試験で認知機能改善効果を認めている。また、中等度〜高度AD患者に対するChE 阻害薬とメマンチンとの併用療法は、ChE 阻害薬単剤に比べて、わずかに認知機能改善効果が高かったとする報告もある[1]。特にドネペジルとの併用では、認知機能改善のほか、興奮、攻撃性、易刺激性、食欲を優位に改善させる効果があると示されている[8]。

2 副作用

　ChE 阻害薬の共通の副作用として、アセチルコリン作動性神経の賦活化に伴う消化器症状、循環器症状、中枢神経症状がある。特に悪心、嘔吐、食欲不振、下痢などの消化器症状は頻度が高く、開始時および増量時に出現しやすい。これは血中濃度の急激な上昇に起因するものと考えられている。そのため、唯一の貼付剤であるリバスチグミンは血中濃度の上昇が緩やかであるため、消化器症状の副作用が少ないとされる。しかし、貼付部位の紅斑、掻痒感などの皮膚症状の副作用には注意が必要である。ドネペジルとガランタミンで、消化器症状の発現率に差はないとの報告がある[9]。そのほか、循環器症状としては徐脈性不整脈、房室ブロック、QT 延長などが、中枢神経症状としては易怒性、攻撃性、不眠などの副作用が報告されている。

　メマンチンでは、浮動性めまいや傾眠、頭痛の頻度が高く、こちらも開始時、増量時に出現しやすい。また、メマンチンは腎排泄型薬物であることから、腎機

能低下時には減量が必要となる。日本腎臓病学会の「腎機能低下時に最も注意が必要な薬剤投与量一覧」によると、Ccr30 m L/min 未満の患者に対しては維持量として 10mg までが推奨されている[10]。また、2020 年 6 月の添付文書改訂で、重大な副作用に「完全房室ブロック、高度な洞徐脈等の徐脈性不整脈」が追加となっているため、動悸、息切れ、めまいなどの症状にも注意が必要である。

3 相互作用

　ChE 阻害薬の3剤は、コリン作動薬であるベタネコールや認知症治療薬以外の ChE 阻害薬であるネオスチグミン、アンベノニウムなどと併用注意となっている。これらの薬剤との併用で、悪心、嘔吐、腹痛、徐脈などの症状が出現する可能性がある。またドネペジル、ガランタミンはおもに CYP3A4、CYP2D6 で代謝されるため、イトラコナゾールなどの併用で ChE 阻害薬の作用増強の恐れがある。リバスチグミンは肝代謝薬物であるが CYP の関与はなく、代謝酵素による相互作用を考慮する必要はない[11-13]。

　メマンチンは腎排泄薬物で、一部尿細管分泌(カチオン輸送系)により排泄される。そのため、モルヒネやアトロピンとの併用によりメマンチンの血中濃度を上昇させる可能性がある。そのほか、血中濃度を上昇させる薬剤として、尿アルカリ化を起こすアセタゾラミドなどがある。また、ドパミン遊離を促進するため、抗パーキンソン病薬との併用には注意が必要である[14]。

4 剤形

　認知症患者は比較的早期に服薬管理が困難になる場合が多い。また、加齢による嚥下機能の低下、認知機能低下による拒薬もみられることから、適切な剤形を選択する必要がある[3]。

　ドネペジルには、錠剤、OD 錠、細粒、内服ゼリー、ドライシロップがあり、後発品には内用液や OD フィルム剤もある。ガランタミンには錠剤、OD 錠、内用液、メマンチンには錠剤、OD 錠、ドライシロップなど複数剤形があるが、リバスチグミンは貼付剤のみ日本で承認されている。水分で誤嚥しやすい患者には、服用に水分を必要としない OD 錠、内服ゼリーが、重度の嚥下障害や拒薬がある患者には貼付剤が適している[11-14]。また、服薬コンプライアンスの観点から、服用回数も薬剤選択の一因となる。1日の投与回数として、ドネペジル、リバスチグミン、メ

マンチンは1日1回、ガランタミンは半減期が短く1日2回となることに留意する。

文献
1：日本神経学会. 認知症疾患診療ガイドライン2017.2017年8月1日　第1版
2：Qaseem A et al:Current Pharmacologic Treatment of Dementia: A Clinical Practice　Guideline from the American College of Physicians and the American　Academy of Family Physicians Ann Intern Med. 2008;148:370-378
3：日本医師会. 超高齢社会におけるかかりつけ医のための適正処方の手引き　2.認知症　2018年4月
4：Birks J:Cholinesterase inhibitors for Alzheimer's disease. Cochrane Database Syst Rev. 2006 Jan 25;(1). PMID: 16437532
5：Hansen RA et al: Efficacy and safety of donepezil, galantamine, rivastigmine, and memantine for the treatment of Alzheimer's disease: a systematic review and meta-analysis. 2008 Jan 1 3 (2):211-225. PMID: 18686744
6：Ritchie CW et al: Metaanalysis of Randomized Trials of the Efficacy and Safety of Donepezil, Galantamine, and Rivastigmine for the Treatment of Alzheimer Disease. Am J Geriatr Psychiatry, 2004; 12(4): 358-369
7：McShane R et al: Memantine for dementia. Cochrane Database Syst Rev. 2019 Mar 20;3(3). PMID: 30891742
8：Cummings JL et al: Behavioral effects of memantine in Alzheimer disease patients receiving donepezil treatment. Neuroligy.2006 Jul 11 67(1):57-63
9：Wilcock G et al: A long-term comparison of galantamine and donepezil in the treatment of Alzheimer's disease. Drugs Aging 20:777-789,2003
10：日本腎臓薬物療法学会. 腎機能低下時に最も注意が必要な薬剤投与量一覧. jsnp.org/ckd/yakuzaitoyoryo 2020年4月1日改訂(第33版)
11：インタビューフォーム アリセプト®錠3mg, 5mg, 10mg 2017年5月改訂(第30版)
12：インタビューフォーム レミニール®錠4mg, 8mg, 12mg 2020年9月改訂(第10版)
13：インタビューフォーム イクセロン®パッチ4.5mg, 9mg, 13.5mg,18mg 2020年7月改訂(第10版)
14：インタビューフォーム メマリー®錠5mg, 10mg, 20mg 2020年8月改訂(第17版)

代表的なアルツハイマー型認知症治療薬の使い分け

片頭痛治療薬
トリプタン系、エルゴタミン系、Ca 拮抗薬の使い分け

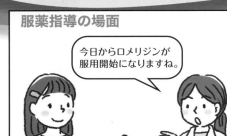

服薬指導の場面

今日からロメリジンが服用開始になりますね。

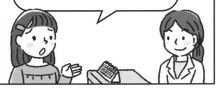

今まで飲んでいたスマトリプタンとは服用タイミングが違うんですよね？同じ片頭痛の薬と聞いていますが、何が違うのでしょうか？

服薬指導のポイント

● エルゴタミン製剤は前兆期に服用することが望ましく、トリプタン製剤は頭痛発作早期の服用が効果的である

● トリプタン製剤服用後は、ほかのトリプタン系薬やエルゴタミン製剤の服用まで24 時間以上あける

● 月2回以上発作がある患者では、ロメリジンやバルプロ酸の予防内服が適応となる

● トリプタン製剤は妊婦にも使用できるが、エルゴタミン製剤・バルプロ酸は禁忌、ロメリジンは妊娠初期は禁忌となっている

薬効の概要

　片頭痛の発現機序は十分に解明されていないが、神経伝達物質のセロトニンが頭蓋内外の血管が過度に拡張することが要因の1つであると考えられている。エルゴタミンはもっとも古いセロトニン作動性血管収縮薬で、1925 年に片頭痛の治療薬として導入された。後述するトリプタン系薬が登場するまで、急性期治療の第1選択薬として使用されてきた。トリプタン系薬は 5-HT 受容体、特に 5-HT$_{1B/1D}$ 受

容体に選択的に作用するが、エルゴタミン製剤は 5-HT 受容体のみならず、α受容体やドパミン受容体にも親和性を有する。そのため副作用が強く、現在はクリアミンおよびジヒドロエルゴタミン以外販売中止となっている。

その後、1991 年に発売された 5-HT$_1$ 受容体作動薬であるスマトリプタンは、5-HT$_1$ 受容体、特に 5-HT$_{1B}$ および 5-HT$_{1D}$ 受容体に対して選択性が高く、硬膜血管などの脳血管系に対して収縮作用を示すが、末梢血管系に対してはほとんど作用を示さない、もしくは弱い作用しか示さない。頭痛発作時には過度に拡張した頭蓋内外の血管を収縮させることにより、片頭痛を改善すると考えられる[1]。

片頭痛の発作予防薬として、1999 年ロメリジンが登場した。ロメリジンはカル

表1　片頭痛治療に使用される薬の比較

	スマトリプタン	エルゴタミン配合	ロメリジン塩酸塩	バルプロ酸
代表的な商品名	イミグラン	クリアミン	ミグシス	デパケン
効能・効果	片頭痛	血管性頭痛, 片頭痛, 緊張性頭痛	片頭痛	片頭痛発作の発症抑制
1日の投与回数	頭痛発現時に1回50mgを服用	（クリアミン配合錠A1.0）1回1錠を2～3回（クリアミン配合錠A0.5）1回2錠を2～3回	1日2回	1～2回400～800mg最高1日1000mgまで
併用禁忌	・エルゴタミン、エルゴタミン誘導体含有製剤あるいはほかの5-HT$_{1B/1D}$受容体作動薬・MAO阻害薬	・麦角アルカロイド（エルゴタミン等）またはピラゾロン系薬・HIVプロテアーゼ阻害剤	—	カルバペネム系抗生物質
排泄経路	尿および糞中	—	おもに糞中	尿中
腎機能低下時の減量	なし	中等度腎機能障害患者で禁忌	なし	なし
海外での承認	あり	なし	なし	あり

各薬剤の添付文書・インタビューフォームより一部改変

シウム拮抗剤であり、Ca^{2+}チャネル遮断作用による脳血管収縮抑制作用を有し、前駆期に生じる脳血管収縮を抑えることで片頭痛の発症を阻止すると考えられている[2]。

　同じく片頭痛の発作予防薬として使用されている抗てんかん薬のバルプロ酸は、脳内でグルタミン酸脱炭酸酵素の活性化と GABA アミノ基転移酵素阻害により GABA レベルを増加させ、神経細胞の興奮性を抑制する[3]。日本でも 2010 年に片頭痛予防薬として保険適応となった。

　CGRP（カルシトニン遺伝子関連ペプチド）をターゲットとする抗体製剤も開発され、2021 年抗体ガルカネズマブ（エムガルディ）、フレマネズマブ（アジョビ）、エレマヌブ（アイモビーグ）が予防の適応で承認されている。

薬物治療の位置づけ

　「慢性頭痛診療ガイドライン 2013」において、「トリプタンの服用タイミングは頭痛が軽度か、もしくは頭痛発作早期（発症より1時間くらいまで）が効果的である」とされている（グレードA）。片頭痛前兆期・予兆期にトリプタンを使用しても支障はないが、無効である可能性がある[3]。

　エルゴタミン / カフェイン配合薬は痛みが中等度～重度となった頭痛には効果は少ないが、トリプタンで頻回に頭痛再燃がみられる患者には使用価値があるとされている（グレードB）。しかし、妊娠・授乳中の使用は禁忌であるため注意が必要である。

　片頭痛予防薬として Ca 拮抗薬のロメリジンは、ガイドラインにおいて「月に2回以上の発作がある片頭痛患者にロメリジン 10mg/ 日経口投与すると、8週後には64％の患者で片頭痛発作の頻度、程度の軽減が期待できる。有害事象はプラセボと同程度で安全な薬剤として、片頭痛予防薬の第1選択薬の1つとして勧められる」と記載されている（グレードB）。海外では flunarizine が片頭痛予防薬として使用されているが、日本では販売中止となっているため使用できない[3]。

　同じく発作予防薬の抗てんかん薬バルプロ酸は、ガイドラインにおいて「月に2回以上の頭痛発作がある片頭痛患者にバルプロ酸を経口投与すると、1カ月あたりの発作回数を減少させることが期待できる。成人の場合、バルプロ酸ナトリウム400 ～ 600mg/ 日の内服が勧められる」（グレード A）と記載されている。欧米では β 遮断薬、アミトリプチリンに並んで、片頭痛予防薬の第1選択薬の1つとし

て記載されている[3]。

　欧州神経学会連合の片頭痛治療ガイドラインでは、レベルＡで推奨されている[4]。また、アメリカ神経学会の片頭痛ガイドラインではグレードＡで推奨されている[5]。

 比較のポイント

1 副作用

　トリプタン系薬の血管収縮作用に由来すると考えられる「虚血性心疾患様症状」が、いずれの薬でも重大な副作用としてあげられている。また、ナラトリプタン以外の薬では、てんかん様発作も重大な副作用にあげられている。これは、トリプタン系薬投与後に、てんかん様発作の既往歴のある患者、脳炎などの脳疾患のある患者、MAO（モノアミン酸化酵素）阻害薬（併用禁忌）・三環形抗うつ薬・選択的セロトニン再取り込み阻害薬などの痙攣の閾値を低下させる薬を服用している患者において、てんかん様発作の発現が報告されているためである[6]。

　エルゴタミン製剤は悪心・嘔吐の副作用が多く、成人でも6mg/日が限度で、週10mg以上継続投与するとリバウンド現象により各種神経障害やエルゴタミン誘発性頭痛が出現することがある[7]。

　ロメリジンの重大な副作用として抑うつ、錐体外路症状がある。

　日本人を対象としたバルプロ酸の使用実態調査でのおもな副作用は、傾眠、高アンモニア血症、浮動性めまい、肝機能障害、クレアチニンホスホキナーゼ増加、貧血などであった[8]。

2 相互作用

　すべてのトリプタン製剤に共通して併用禁忌なのは、エルゴタミン製剤、ほかの5-HT$_{1B/1D}$受容体作動薬である。エルゴタミン製剤は、薬理学的相加作用により重篤な血管の攣縮の発現する危険性が高まる恐れがあるため禁忌である。トリプタン製剤はMAOにより代謝されるため、MAO阻害剤と併用することで代謝が阻害されるため、エレトリプタン・ナラトリプタン以外は併用禁忌となっている。また、エレトリプタンはHIVプロテアーゼ阻害薬、リザトリプタンはプロプラノロールとの併用が禁忌となっている。

　エルゴタミンはCYP3A4で代謝されるため、HIVプロテアーゼ阻害剤、エファ

ビレンツ、マクロライド系抗生物質、アゾール系抗真菌薬、テラプレビルなどとの併用は禁忌となっている。トリプタン系薬、ほかのエルゴタミン製剤を服用する際は24時間以上間隔をあけて服用するよう添付文書に記載されている。

ロメリジンは降圧剤と併用注意、バルプロ酸ナトリウムはバルプロ酸の血中濃度が上昇するため、カルバペネム系抗生物質との併用は禁忌となっている。

3 妊婦・授乳婦への投与

ガイドラインでは、発作が重度で治療が必要な場合には、発作頓挫薬としてアセトアミノフェンを推奨している（グレードB）。また、授乳婦がトリプタン製剤を使用した場合には、スマトリプタンで使用後12時間、そのほかのトリプタンは24時間経過した後に授乳させることが望ましいと記載されている[3]。

トリプタン製剤の安全性については、市販後調査でスマトリプタン、ナラトリプタン、リザトリプタンの妊娠初期の使用で胎児奇形発生の危険性を増加させなかったと報告されている。市販後調査以外では、スマトリプタンが妊娠中の使用についてもっとも報告が多く、妊娠初期での使用が胎児奇形発生の経験性を増加させなかったとしている[3]。

エルゴタミン製剤は子宮収縮作用があり早産の危険性があるため、添付文書上、FDA（アメリカ食品医薬品局）の勧告では禁忌となっている[3]。

妊娠中の予防薬では、胎児に対する危険性がもっとも高いのは、バルプロ酸であり、妊娠可能年齢の女性患者に使用する場合は注意が必要である。ロメリジンも妊娠初期は禁忌とされており、妊娠中に予防薬が必要な場合には、経験的にβ遮断薬、なかでもプロプラノロールが選択肢としてあげられている[3]。

文献
1：インタビューフォーム　イミグラン錠50.2019年8月改定（第8版）
2：インタビューフォーム　ミグシス®錠5mg.2020年3月改定（第10版）
3：日本神経学会・日本頭痛学会.慢性頭痛の診療ガイドライン2013.医学書院.2013年5月15日.2013年版第1刷
4：Evers S,et al.European Federation of Neurological Societies:EFNS guideline on the drug treatment of migraine:revised report of an EFNS task force.Eur J Neurol 2009;16(9):968-981
5：Silberstein SD:Practice parameter:evidence-based guidelines for migraine headache(an evidence-based review):report of the Quality Standaeds Subcoommittee of the American Academy of Neurology.Neurology 2000;55(6):754-762
6：いちばん適切な薬剤が選べる　同種同効薬ガイド1第2版.p153.じほう.2017
7：今日の治療薬2020.p930.南江堂.2020
8：手塚里美,躁病および躁うつ病の躁状態の患者に対するsodium valproateの特別調査.臨床精神薬理.2008;11(10):1909-1920

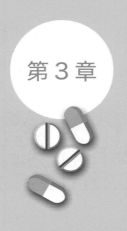

第 3 章

循環器系薬

降圧薬

ARB（アンジオテンシンⅡ受容体拮抗薬）の使い分け

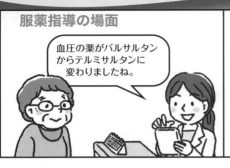

服薬指導の場面

血圧の薬がバルサルタンからテルミサルタンに変わりましたね。

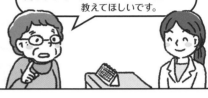

1日1回朝、バルサルタンを飲んでいましたが、朝の血圧が高めだったので、変更になりました。薬の効き方は同じと聞きましたが、バルサルタンとの違いを教えてほしいです。

服薬指導のポイント

● 日本では現在7種類のARBが発売されているが、日本高血圧学会「高血圧治療ガイドライン2019」[1]をはじめとする国内のガイドライン[2-5]において、ARB同士の使い分けについては明記されていない

● アジルサルタンは他剤と比較して降圧効果が高いとされ、次いでオルメサルタンおよびテルミサルタンの降圧効果が高いとの報告がある

● テルミサルタンはもっとも半減期が長く、心血管イベント抑制の効果が示されている

● 高血圧症以外にも、カンデサルタンは「腎実質性高血圧症」「ACE阻害薬が適切でない慢性心不全（軽症〜中等症）」、ロサルタンは「高血圧およびタンパク尿を伴う2型糖尿病における糖尿病性腎症」の適応が承認されている

薬効の概要

アンジオテンシンⅡ受容体拮抗薬（ARB）はAⅡタイプ1（AT1）に特異的に結

合し、AⅡによる強力な血管収縮、体液貯留、交感神経活性を抑制することにより降圧効果を示す。ARBはアンジオテンシン変換酵素（ACE）活性に影響を与えないことから、ACE阻害薬で認められる空咳の副作用が少ない（**図1**）。

2021年9月時点で、日本では高血圧症の適応で承認されているARBは7種類である。2020年8月に発売されたサクビトリルバルサルタンはAT$_1$拮抗作用とネプリライシン阻害作用を有する。当初は心不全の適応のみであったが、2021年9月に高血圧（第1選択薬ではない）の適応も承認された。

高血圧症以外にも、カンデサルタンは「腎実質性高血圧症」「ACE阻害薬が適切でない慢性心不全（軽症〜中等症）」、ロサルタンは「高血圧およびタンパク尿を伴う2型糖尿病における糖尿病性腎症」の適応が承認されているほか、高血圧症においてカンデサルタンは1歳以上、バルサルタンは6歳以上の小児適応を有している。

海外では、イルベサルタンの「2型糖尿病および高血圧を有する腎疾患」（米国、英国）、バルサルタンの「心不全」「心筋梗塞」（米国、英国）などの適応も承認されている。ただし、日本では未承認かつ承認されている用法・用量と異なるので、注意が必要である（**表1**）。

図1 ACE阻害薬・ARBの作用機序

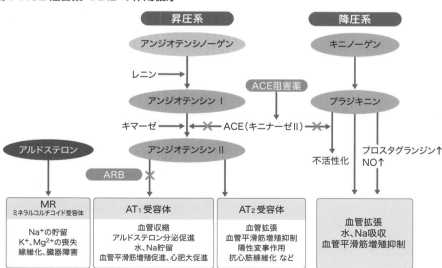

薬物治療の位置づけ

日本高血圧学会「高血圧症治療ガイドライン 2019（JSH2019）[1]」において、ARB は Ca 拮抗薬、ACE 阻害薬、利尿薬とともに、積極的な適応がない場合の高血圧に対して最初に投与すべき降圧薬（第1選択薬）に位置づけられており、単剤のみならず、Ca 拮抗薬、利尿薬との配合剤も発売され、日本では Ca 拮抗薬に次いで使用されている降圧薬である。一方、ACE 阻害薬との併用は一般的に推奨されていない。

ARB は臓器保護作用も認められており、積極的適応として、左室肥大、LVEF が低下した心不全（少量から投与開始）、心筋梗塞後、タンパク尿／微量アルブミン尿を有する CKD が ACE 阻害薬と併記されている。

ARB と ACE 阻害薬の降圧効果は、ほぼ同等もしくは ARB のほうがやや強いとされているが、ACE 阻害薬は心筋梗塞における心血管病イベントの二次予防などのエビデンスが確立している。そのため、日本と欧米の「心筋梗塞二次予防に関するガイドライン」、「心不全診療ガイドライン」の HFrEF（左室駆出率 40％未満）では、RA 系阻害薬としては ACE 阻害薬を優先し、副作用に対する忍容性がない場合に ARB を用いるとしている。

ARB の副作用は低頻度で忍容性が高いとされているが、妊婦・授乳婦への投与は禁忌、重症肝障害患者には慎重投与となっている。また、高齢者や CKD 患者では、腎機能の悪化や高カリウム血症の発現に注意が必要である。

 比較のポイント

1 降圧効果

現在のところ、7種類の ARB を直接比較した臨床研究はないが、アジルサルタンを除く6剤は、エナラプリルを対照群として比較試験で承認されている[6-11]。ARB 間での直接比較試験としては、アジルサルタンとカンデサルタンとの比較試験において、アジルサルタン群はカンデサルタン群より降圧効果に有意な差が認められたという報告がある[12]。

また、オルメサルタンがカンデサルタン、バルサルタン、ロサルタンとの比較、テルミサルタンがバルサルタン、ロサルタンとの比較との比較で、降圧効果に有意な差が認められている[13-17]。そのため、アジルサルタン（40mg）がもっとも降圧効

果が高く、次いでオルメサルタン（20mg）、テルミサルタン（80mg）、イルベサルタンの降圧効果が高いとされている。米国心臓協会ガイドラインでは、アジルサルタンがほかの ARB と比較して、24 時間自由行動下血圧測定で降圧効果が高いことが示唆されている。

2 ガイドラインに記載されているエビデンス

JSH2019 で言及されているエビデンスでは、テルミサルタンは、血圧コントロールがなされている心血管リスクの高い患者に対して、ACE 阻害薬と同等の心血管イベント抑制の効果が示されている（ONTARGET 試験[18]）。バルサルタンは、左室機能不全および / または心不全を合併する心筋梗塞のハイリスク患者の総死亡や心血管イベントの抑制について、バルサルタンが ACE 阻害薬に対して非劣性であることが示されている（VALIANT 試験[19]）。

また、ロサルタンは「尿酸低下作用はエビデンスが集積している」と評価されているほか、心筋梗塞後のハイリスク患者を対象とした試験において、ACE 阻害薬に忍容性のない患者に対して使用できることが示唆されている（OPTIMAAL 試験[20]）。

3 作用持続時間

テルミサルタンはもっとも半減期が長く、次いでイルベサルタン、アジルサルタン、オルメサルタンとなっている（表1）。一方、バルサルタンは半減期が短いため、1日2回投与が必要な場合ある。しかし、バルサルタンの1日2回投与は日本で承認されている用法・用量と異なるので、注意が必要である。

4 相互作用

ARB はいずれも肝代謝であるが、CYP の関与については各薬剤で異なる。オルメサルタン、テルミサルタンは CYP の関与がないとされており、複数の薬剤を同時に内服している患者においては相互作用を回避することができる。

表1　ARB 一覧表

一般名		アジルサルタン	イルベサルタン	オルメサルタンメドキソミル
代表的な製品名		アジルバ	アバプロ・イルベタン	オルメテック
適応	高血圧症	●	●	●
	上記以外	―	―	―
	小児	―	―	―
用法	用法用量	1日20mg	1日50～100mg	1日10～20mg
	最大用量	40mg	200mg	40mg
代謝・排泄	半減期 (hr)	13.2	13.6	11
	未変化体尿中排泄率 (%)	経口168hr 値：15.1	経口48hr 値：0.67	経口48hr 値：11.6～14.6
	代謝	肝代謝	肝代謝	肝代謝
	活性型／プロドラッグ	活性型	活性型	プロドラッグ
	CYP 代謝 妊婦・妊娠可能性および授乳	CYP2C9	CYP2C9、CYP3A4 (わずか)	関与なし
禁忌	ラジレス投与中の DM 患者	●	●	●
	上記以外	―	―	―
重大な副作用	血管浮腫・高 K 血症・ショック・失神・意識消失	●	●	●
	腎不全	急性腎不全	●	●
	肝機能障害	―	●	●
	その他	―	―	重度の下痢
海外のみの適応 (米国、英国で発売あり)		※	高血圧を有する2型糖尿病患者の糖尿病性腎症（英・米）	―

※米国、欧州などで承認されているのはプロドラッグ体であるアジルサルタン メドキソミルである。

●添付文書に記載あり

カンデサルタンシレキセチル	テルミサルタン	バルサルタン	ロサルタンカリウム
ブロプレス	ミカルディス	ディオバン	ニューロタン
●	●	●	●
・腎実質性高血圧症 ・ACE阻害薬が適切でない慢性心不全（軽症〜中等症）	—	—	・高血圧および蛋白尿を伴う2型糖尿病における ・糖尿病性腎症
1歳以上	—	6歳以上	—
（高血圧）1日4〜8mg	1日40mg	1日40〜80mg	（高血圧）1日25〜50mg
12mg	80mg	160	100mg
9.5	20.3	3.9	1.7
経口48hr値：9.8	144hr：＜0.9	経口48hr値：9〜11	経口30hr値：3.2（ロサルタン）
肝代謝	胆汁排泄	肝代謝	肝代謝
プロドラッグ	活性型	活性型	プロドラッグ
CYP2C9	関与なし	CYP2C9（関与は低い）	CYP2C9、CYP3A4
●	●	●	●
—	胆汁分泌が極めて悪い場合重篤な肝障害	—	重篤な肝障害
●	●	●	●
急性腎不全	腎機能障害	●	●
●	●		
無顆粒球症	—	肝炎、無顆粒球症、SJS、TEN	急性肝炎、汎血球減少、不整脈、低Na血症
左室収縮機能障害（英）	心血管リスク低下（英・米）	心不全（英・米）心筋梗塞後（英・米）	慢性心不全（英）脳卒中リスク低下（英・米）

ARB（アンジオテンシンⅡ受容体拮抗薬）の使い分け

5 経済性

2021 年 9 月時点で、アジルサルタンのみ後発医薬品が発売されていない。高血圧治療は長期に及ぶことから、医療費の削減や患者の自己負担軽減のためにも、経済性を含めた薬剤選択が望まれる。

文献
1:日本高血圧学会:高血圧症治療ガイドライン2019.ライフサイエンス社, 2019
2:日本腎臓学会. エビデンスに基づくCKD 診療ガイドライン2018
3:日本循環器学会/日本心不全学会合同ガイドライン 急性・慢性心不全診療ガイドライン(2017年改訂版)
4:日本循環器学会. 急性冠症候群ガイドライン(2018 年改訂版) 2019年6月1日更新
5:日本老年医学会. 日本医療研究開発機構研究費・高齢者の薬物治療の安全性に関する研究研究班 高齢者の安全な薬物療法ガイドライン2015
6:インタビューフォーム アバプロ錠　2020年11月改訂(第16版)
7:インタビューフォーム オルメテックOD錠　2020年2月改訂(第25版)
8:インタビューフォーム ブロプレス錠　2019年6月改訂(第12版)
9:インタビューフォーム ミカルディス錠　2020年7月改訂(第23版)
10:インタビューフォーム ディオバン錠　2020年4月改訂(第23版)
11:インタビューフォーム ニューロタン錠　2020年9月改訂(第20版)
12:インタビューフォーム アジルバ錠　2020年6月改訂(第13版)
13:Brunner HR, et al. Antihypertensive efficacy of olmesartan medoxomil and candesartan cilexetilassessed by 24-hour ambulatory blood pressure monitoring in patients with essential hypertension. Clin Drug Investig. 2003; 23 419-30. PMID:17535053
14:Fogari R, et al. Effects of valsartan versus olmesartan addition toamlodipine/ hydrochlorothiazide combination in treating stage 2 hypertensive patients. ExpertOpin Pharmacother. 2012; 13 629-36. PMID:22372508
15:Stumpe KO, et al. Antihypertensive efficacy of olmesartan compared with other antihypertensive drugs. J Hum Hypertens. 2002; 16 Suppl 2 S24-8. PMID:11967729
16:Takagi H, et al. A meta-analysis of randomized trials of telmisartan vs. valsartan therapy for　blood pressure reduction. Hypertens Res. 2013; 36 627-33. PMID:23344134
17:Littlejohn T, et al. A prospective, randomized, open-label trial comparing telmisartan 80 mg with valsartan 80 mg in patients with mild to moderate hypertension using ambulatory bloodpressure monitoring. Can J Cardiol. 2000; 16 1123-32. PMID:11021956
18:Investigators O, et al. Telmisartan, ramipril, or both in patients at high risk for vascular events.N Engl J Med. 2008; 358 1547-59. PMID:18378520
19:Pfeffer MA, et al. Valsartan, captopril, or both in myocardial infarction complicated by heart　failure, left ventricular dysfunction, or both. N Engl J Med. 2003; 349 1893-906. PMID:14610160
20:Pitt B, et al. Randomised trial of losartan versus captopril in patients over 65 with heart failure(Evaluation of Losartan in the Elderly Study, ELITE). Lancet. 1997; 349 747-52. PMID:9074572

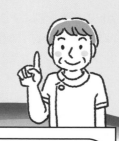

降圧薬
ACE（アンジオテンシン変換酵素）阻害薬の使い分け

服薬指導の場面

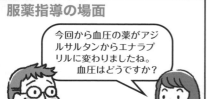

今回から血圧の薬がアジルサルタンからエナラプリルに変わりましたね。血圧はどうですか？

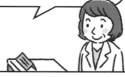

アジルサルタンを飲んでいたら、血圧が低めになってしまいました。また、値段が高かったため先生に薬を変えてもらいました。
去年、心筋梗塞も経験したんですが、血圧の薬を変えても大丈夫ですか？

服薬指導のポイント

● 日本高血圧学会「高血圧症治療ガイドライン 2019」[1] をはじめとする国内のガイドライン [2-5] において ACE 阻害薬同士の使い分けについては明記されていない

● 降圧効果と副作用については、ACE 阻害薬同士で大きな差はないと考えられている

● 高血圧症以外にエナラプリルおよびリシノプリルは「慢性心不全（軽症〜中等症）」、イミダプリルは、「1 型糖尿病に伴う糖尿病性腎症」の適応も有する

● ACE 阻害薬は、降圧と独立した冠動脈イベント抑制効果などのエビデンスがある

薬効の概要

　アンジオテンシン変換酵素（ACE）阻害薬はレニン–アンジオテンシン（RA）系において、アンジオテンシン I（AI）からアンジオテンシン II（AII）への変換を抑制し、

AII の産生抑制により、降圧作用を示す。また、カリクレイン-キニン-プロスタグランジン系を増強する作用もあり、これも降圧効果に関わっている（前項の**「ARB（アンジオテンシンII受容体拮抗薬）の使い分け」**参照）。

　副作用には、ブラジキニンの作用増強による空咳があり、日本人を含む東アジア人に多いとされている。そのため日本における最大投与量は欧米と比較して少量に設定されている。また、重大な副作用に血管神経性浮腫があり、2型糖尿病治療薬の DPP-4 阻害薬との併用で増加するとの報告がある。妊婦・授乳婦に禁忌であること、高カリウム血症に注意が必要である点は、ARB と同様である。

　2021年1月時点で、日本では12種類の ACE 阻害薬が承認されている。カプトプリルは最初に承認された ACE 阻害薬でエビデンスもあるが、この項では臨床での使用頻度が高いイミダプリル、エナラプリル、テモカプリル、リシノプリルの4種類の使い分けについて比較した（**表1**）。

　日本においては ARB の使用頻度が高いが、欧米では ACE 阻害薬のほうが安価であり、降圧と独立した冠動脈イベント抑制効果などのエビデンスがあることなどから、RA 系阻害薬の第1選択薬は ACE 阻害薬となっている。

薬物治療の位置づけ

　JSH2019 [1] において、ACE 阻害薬は Ca 拮抗薬、ARB、利尿薬とともに積極的な適応がない場合の高血圧に対して最初に投与すべき降圧薬（第1選択薬）に位置づけられている。また、積極的適応として、左室肥大、LVEF が低下した心不全（少量から投与開始）、心筋梗塞後、タンパク尿／微量アルブミン尿を有する CKD が ARB と併記されている。

　ACE 阻害薬単剤での降圧効果は ARB とほぼ同等かやや弱いとされているが、ARB よりもエビデンスが豊富である。心筋梗塞における心血管病イベントの二次予防に対する ACE 阻害薬の有用性は確立している。また、HFrEF（左室駆出率40%未満）において ACE 阻害薬が全死亡、種々の心血管病イベントを抑制すること、無症候性 LVEF 低下例においても生命予後改善、心不全による入院を抑制することが示されている。そのため、「急性・慢性心不全診療ガイドライン（2017年改訂版）」[3] では、心不全症状の有無にかかわらず LVEF 低下例および心筋梗塞後患者において、高血圧の有無によらず RA 系阻害薬としては ACE 阻害薬を投与し、忍容性がない場合には ARB を用いることが推奨されている。

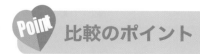

1 有効性と安全性

　降圧効果については、各 ACE 阻害薬間で大きな差はないと考えられている。カプトプリルは、急性心筋梗塞後のハイリスク患者における死亡抑制効果の検討（OPTIMAAL 試験[6]）、急性心筋梗塞後で心不全および / または左室機能障害をもつ患者の予後に関する検討（VALIANT 試験[7]）、心不全患者の予後改善に関する検討（ELITE-II 試験[8]）において ARB との大規模な比較試験が行われているが、1日3回（徐放製剤では1日2回）の投与が必要であり、臨床での使用頻度は低い。

　またイミダプリルが空咳の発生率が低いとの報告がある[9]が、それ以外に ACE 阻害薬間で差はない。

2 高血圧症以外の適応症

　日本では、エナラプリルおよびリシノプリルは、慢性心不全（軽症〜中等症）、イミダプリルは、1型糖尿病に伴う糖尿病性腎症の適応症が承認されているほか、エナラプリルは「小児（生後1カ月以上）」に、リシノプリルは「小児（6歳以上）」に対して、高血圧症の適応が承認されている。欧米では、エナラプリルは無症候性左心室機能障害、カプトプリルは心不全、糖尿病性腎症、心筋梗塞、心筋梗塞後の左室機能不全、リシノプリルは急性心筋梗塞、糖尿病の腎臓合併症の適応が承認されている。

3 尿中排泄率と代謝

　ACE 阻害薬は基本的に腎代謝型だが、テモカプリルは活性体の糞便排泄が 36〜44%、腎排泄が 18〜24%であり、胆汁・腎排泄型とされている。

ACE（アンジオテンシン変換酵素）阻害薬の使い分け

表1　ACE 阻害薬一覧表

●添付文書に記載あり

一般名		イミダプリル塩酸塩	エナラプリルマレイン酸塩	テモカプリル塩酸塩	リシノプリル
代表的な製品名		タナトリル	レニベース	エースコール	ゼストリル／ロンゲス
適応	高血圧症	●	本態性高血圧症	●	●
	腎実質性高血圧症	●	腎性高血圧症 腎血管性高血圧症	腎血管性高血圧症	－
	上記以外	● 1型糖尿病に伴う糖尿病性腎症	●悪性高血圧 ●慢性心不全 （軽症～中等症）*	－	●慢性心不全 （軽症～中等症）*
	小児	－	生後1カ月以上の小児（高血圧症）	－	6歳以上の小児（高血圧症）
用法 （成人の高血圧症の場合）		1日1回 5～10mg （適宜増減）	1日1回 5～10mg （適宜増減）	1日1回 2～4mg （最大：4mg）	1日1回 10～20mg （適宜増減）
排泄経路		腎排泄	腎排泄	腎・胆汁排泄	腎排泄
禁忌	血管浮腫の既往歴のある患者 妊婦または妊娠している可能性のある婦人 アリスキレンフマル酸塩を投与中の糖尿病患者	●	●	●	●
	上記以外	－	－	サクビトリルバルサルタンナトリウム水和物を投与中の患者、あるいは投与中止から36時間以内の患者	－
海外での承認		●	●	－	●
海外のみの適応 （米国、英国で発売あり）		－	無症候性左心室機能障害（米・英）	－	急性心筋梗塞（米・英） 糖尿病の腎臓合併症（米）

＊ジギタリス製剤、利尿薬等の基礎治療剤を投与しても十分な効果が認められない場合。

文献

1：日本高血圧学会:高血圧症治療ガイドライン2019.ライフサイエンス社, 2019

2：日本腎臓学会. エビデンスに基づくCKD 診療ガイドライン2018

3：日本循環器学会/日本心不全学会合同ガイドライン 急性・慢性心不全診療ガイドライン（2017年改訂版）

4：日本循環器学会. 急性冠症候群ガイドライン（2018年改訂版）2019年6月1日更新

5：日本老年医学会. 日本医療研究開発機構研究費・高齢者の薬物治療の安全性に関する研究研究班 高齢者の安全な薬物療法ガイドライン2015

6：Effects of losartan and captopril on mortality and morbidity in high-risk patients after acute myocardial infarction: the OPTIMAAL randomised trial. Lancet. 2002 Sep 7;360(9335):752-60

7：Pfeffer MA, et al. Valsartan, captopril, or both in myocardial infarction complicated by heart failure, left ventricular dysfunction, or both. N Engl J Med. 2003; 349 1893-906

8：Pitt B, et al. Effect of losartan compared with captopril on mortality in patients with symptomatic heart failure: randomised trial--the Losartan Heart Failure Survival Study ELITE II.Lancet. 2000; 355 1582-7

9：T Saruta, K Arakawa: Difference in the incidence of cough induced by angiotensin converting enzyme inhibitors inhibitors: a comparative study using imidapril hydrochloride and enalapril maleate, Hypertens Res , 22 , 197-202 (1999).

ACE（アンジオテンシン変換酵素）阻害薬の使い分け

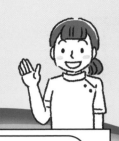

降圧薬
代表的なカルシウム
拮抗薬の使い分け

服薬指導の場面

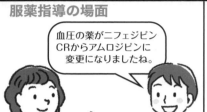

血圧の薬がニフェジピン
CRからアムロジピンに
変更になりましたね。

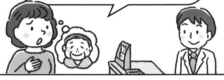

80代の父親が、脳梗塞で胃管から
栄養と薬を入れることになりました。
今まで飲んでいた血圧の薬は胃管からは
投与できないと言われ、薬が変更になり
ましたが、効果は同じですか?

服薬指導のポイント

● 高血圧治療に使用されるのは、おもに長時間作用型のジヒドロピリジン（DHP）系 Ca 拮抗薬である

● 拮抗する Ca チャネル（L 型、N 型、T 型）の違いにより、特徴的な作用を有している

● アムロジピンは有効性、安全性の評価が高く、もっとも頻用される降圧薬である

薬効の概要

　血管平滑筋細胞の細胞膜には、電位依存性カルシウム（Ca）チャネルがあり、血管平滑筋細胞の収縮は、細胞外から流入する Ca イオンに依存している。Ca 拮抗薬は、Ca チャネルに結合し、細胞内への Ca イオン流入を阻害する薬剤である。

　Ca 拮抗薬は化学構造により、ジヒドロピリジン（DHP）系、フェニルアルキルアミン（PAA）系、ベンゾチアゼピン（BTZ）系に分類される（**表1**）。この項では DHP 系 Ca 拮抗薬について紹介する。

　DHP 系 Ca 拮抗薬は血管拡張作用が急速・強力であり、心収縮抑制作用、刺

表1　化学構造の違いによるCa拮抗薬の分類

分類	特徴	おもな適応症	代表的な薬剤 (代表的な商品名)
ジヒドロピリジン系	血管拡張作用が急速・強力 心収縮抑制・刺激伝導系の 抑制作用はほとんどない	高血圧、狭心症	アムロジピン (アムロジピン、ノルバスク) ニフェジピン (アダラート)
フェニルアルキルアミン系	心臓への選択性が高く、 房室結節に作用する	頻脈性不整脈	ベラパミル (ワソラン) ベプリジル (ベプリコール)
ベンゾチアゼピン系	末梢血管拡張作用は DHP系と比較すると弱い 房室結節伝導を強く抑制し、 冠血流を増加させる	狭心症、 異型狭心症、 本態性高血圧症 (軽症〜中等症)	ジルチアゼム (ヘルベッサー)

JSH2019.添付文書インタビューフォームより抜粋

激伝導系の抑制作用はほとんどみられない。経口剤と注射剤があり、臨床での使用頻度も高い。2021年1月時点で、日本では14種類のDHP系Ca拮抗薬（経口剤）が承認されているが、この項では使用頻度が高いアムロジピン、ニフェジピン、ベニジピン、アゼルニジピン、シルニジピンの5種類について比較した（**表2**）。

Caチャネルのサブタイプは、高電位活性化型のL (long-lasting) 型、神経終末などに存在するN (Natural) 型と、低電位活性化型のT (transient) 型が知られている。それぞれ拮抗するサブタイプが異なり、特徴的な作用を有している[1]。

副作用は、強力な血管拡張に伴う低血圧、動悸、頭痛、ほてり感、顔面紅潮、浮腫のほかに歯肉増生や便秘などが知られている。また、DHP系Ca拮抗薬はCYP3A4によって代謝されるため、相互作用に注意が必要である。

薬物治療の位置づけ

JSH2019[1]において、Ca拮抗薬は、ACE阻害薬、ARB、利尿薬とともに積極的な適応がない場合の高血圧に対して最初に投与すべき降圧薬（第1選択薬）に位置づけられている。PAA系のベラパミルは米国心臓病学会／米国心臓協会の「2017高血圧治療ガイドライン」では第1選択薬に含まれているが、日本では高血圧の適応を有するのはDHP系とBTZ系のジルチアゼムのみである。

前述の通り降圧薬として汎用されているのはDHP系Ca拮抗薬で、長時間作

表2　DHP系Ca拮抗薬（経口剤）　一覧

	一般名	アムロジピンベシル酸塩	ニフェジピン	
	代表的な製品名	アムロジン ノルバスク	アダラート CR	アダラート L
適応	高血圧症	●	●	本態性高血圧症
適応	腎性高血圧症	―	腎実質性高血圧症 腎血管性高血圧症	●
適応	狭心症	●	狭心症、異型狭心症	●
適応	小児	6歳以上（高血圧症）	―	―
高血圧症（成人）	用法用量	1日1回 2.5～5mg	1日1回 20~40mg	1回10～20mg 1日2回
高血圧症（成人）	最大用量	10mg	1回40mg 1日2回	適宜増減
代謝・排泄	最高血中濃度到達時間（hr）	5.5	約3および12	2.12
代謝・排泄	半減期（hr）	35.4	―	3.72
代謝・排泄	代謝酵素	CYP3A 4	CYP3A 4	
禁忌	妊婦または妊娠している可能性のある女性	●	妊婦（妊娠20週未満）または妊娠している可能性のある婦人	
禁忌	心原性ショックの患者	―	●	
禁忌	上記以外	―	―	
	拮抗するCaチャネル	L型	L型	
	海外での発売状況	100カ国以上で発売	ニフェジピン製剤としては 100カ国以上で発売	

用型が主流である。また、単剤のみならず、ARB、利尿薬、スタチンとの配合剤も発売されている。長時間作用型DHP系Ca拮抗薬は、糖・脂質・電解質代謝にも影響せず、悪性腫瘍や心筋梗塞発症の増加がないことも確認されている。特にDHP系Ca拮抗薬が推奨される病態としては、脳血管障害慢性期、左室肥大、狭心症などがあげられている。

●添付文書に記載あり

アゼルニジピン	シルニジピン	ベニジピン塩酸塩
カルブロック	アテレック	コニール
●	●	●
—	—	腎実質性高血圧症
—	—	●
—	—	—
1日1回 8〜16mg	1日1回 5〜10mg	1日1回 2〜4mg
16mg	20mg	8mg
2.7	2.8	0.8
20.9	5.2	1.7
CYP3A4	CYP3A4、CYP2C19	CYP3A4
●	●	●
—	—	●
併用禁忌薬あり	—	—
L型、T型	L型、N型	L型、T型、N型
発売なし	韓国、ベトナム、 ミャンマー、タイ、カンボジア	韓国、フィリピン、中国、 トルコ、台湾

添付文書、IF、JSH2019より作成

　「急性冠症候群ガイドライン（2018年改訂版）」[2]では、冠攣縮性狭心症を合併、または冠攣縮が原因で発症したことが明らかな患者に対して、虚血発作予防を目的として長時間作用型Ca拮抗薬を投与することが推奨されている。このガイドラインでは、アムロジピン10mgはエナラプリル20mgやプラセボと比較して有意に心血管イベントの発生を抑制することが示されたCAMELOT試験[3]が紹介され

ている。

 比較のポイント

1 降圧効果

　降圧効果について、DHP 系 Ca 拮抗薬の head to head で比較した臨床試験は少ない。かつては高血圧切迫症・緊急症においてニフェジピンカプセルの内容物の口腔内投与が行われていたが、過度の降圧による反射性頻脈、脳梗塞などを誘発するため、現在は推奨されておらず、徐放化された CR 錠が使用されている[1]。アムロジピンは血中半減期および作用持続時間が長く、効果発現が緩徐である。ニフェジピンとアムロジピンの降圧効果の比較では、ニフェジピンの降圧効果がわずかに強い反面、副作用も多かったとの報告もある[4]。

2 拮抗するCa チャネルのサブタイプによる違い

　ニフェジピン、アムロジピンは L 型 Ca チャネルに拮抗するが、L 型、N 型に拮抗するのはシルニジピン、L 型、T 型に拮抗するのはアゼルニジピン、L 型、N 型、T 型に拮抗するのはベニジピンである。N 型は交感神経終末に存在しノルアドレナリンを分泌、T 型は心臓の洞結節、房室結節などに存在している。そのため N 型、T 型に拮抗すると、L 型に認められる心拍数の増加や血漿エピネフリンの増加は認めないとされている。

　また、糸球体の輸入細動脈には L 型、T 型、N 型、輸出細動脈には T 型、N 型が存在し、細動脈の収縮に関わっているとされる。そのため、T 型や N 型に拮抗する DHP 系 Ca 拮抗薬は、腎臓保護、尿タンパク減少作用を目的に処方されることもある[5]。L 型、N 型に拮抗するシルニジピンは RA 系阻害薬に追加投与したときのタンパク尿の減少作用がアムロジピンに比較して優れている可能性が示唆されている。ただし、糖尿病患者における尿タンパク減少作用は有意ではなく、長期的な腎予後については不明である。

3 相互作用

　前述の通り、DHP 系 Ca 拮抗薬は、CYP3A4 で代謝される薬剤が多いため、CYP3A4 で代謝されるほかの薬剤との相互作用に注意が必要である。**表3**に各薬剤のグレープフルーツジュースとの併用による AUC（血中濃度－時間曲線下面積）

への影響を比較した。DHP系Ca拮抗薬の中でもアムロジピンはCYP3A4の影響を受けにくいとされている。

表3　グレープフルーツジュースとの併用によるAUC変化比[6]

薬剤名	AUC変化比
アムロジピン	1.08〜1.16倍
ベニジピン	1.59倍
ニフェジピン	1.08〜2.03倍
シルニジピン	2.3倍
アゼルニジピン[7]	3.32倍

文献6より一部改変

4　妊婦・授乳婦への投与

　JSH2019では、妊娠20週未満の高血圧に対する第1選択薬にメチルドパ、ラベタロールが推奨されている。DHP系Ca拮抗薬は、ニカルジピンの注射剤が妊娠中の全期間において有益投与、ニフェジピンがすべての剤形で20週以降は有益性投与となっている以外は禁忌となっている。

　授乳については、ニフェジピン、アムロジピンは妊娠と薬情報センターホームページ[8]で授乳可能な薬剤として紹介されているので、参考にしてほしい。

文献
1：日本高血圧学会:高血圧症治療ガイドライン2019.ライフサイエンス社, 2019
2：日本循環器学会. 急性冠症候群ガイドライン(2018年改訂版) 2019年6月1日更新
3：Nissen SE, Tuzcu EM, Libby P, et al. CAMELOT Investigators. Effect of antihypertensive agents on cardiovascular events in patients with coronary disease and normal blood pressure: the CAMELOT study: a randomized controlled trial. JAMA 2004; 292: 2217–2225
4：AHA: Scientific statement on resistant hypertension – Detection, evaluation, and management (2018)
5：Ca2+ channel subtypes and pharmacology in the kidney. Circ Res. 2007 Feb 16;100(3):342-53
6：Ohnishi A,et al:Br J Clin Pharmacol,62:196-199,2006
7：カルブロック錠インタビューフォーム　2020年4月改訂(第17版)
8：妊娠と薬情報センターホームページ:https://www.ncchd.go.jp/kusuri/lactation/druglist_aiu.html(最終アクセス:2021年2月13日)

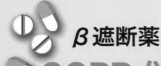

β遮断薬

COPD 併存心不全における
カルベジロールとビソプロロールの違い

服薬指導の場面

> 初めて吸入薬が処方されましたね？　心不全に対して使用しているカルベジロールに変わりはありませんね？

> 心不全は落ち着いているのですが、実はCOPD（慢性閉塞性肺疾患）と診断されました。カルベジロールは気管支喘息には使用できないようですが、COPDには使って大丈夫なのでしょうか？

服薬指導のポイント

● β遮断薬は適応により投与量が異なるので注意が必要である

● 収縮機能が低下した慢性心不全においてβ遮断薬は不可欠であり、カルベジロール、ビソプロロールの有効性が示されている

● カルベジロールはαβ遮断薬（β非選択性）で、ビソプロロールはβ₁選択薬である

● COPD は高い割合（20 ～ 30％）で心不全に併存する。COPD 併存心不全においてもβ遮断薬の投与は推奨されている

● COPD 併存心不全において、カルベジロールとビソプロロールでCOPD に対する影響に差異はないが、カルベジロールで1秒量が低下したとの報告がある

薬効の概要

　β遮断薬は、交感神経β受容体の遮断作用を示す薬剤である。最初に臨床応用されたプロプラノロールの当初の適応は、狭心症、頻脈性不整脈であった。その後、

心筋β_1受容体遮断による陰性変力・変時作用のほか、腎臓でのレニン産生の抑制、中枢での交感神経抑制作用などによる多くの疾患に対する効果が示され、高血圧などさまざまな適応が追加されている。また、古くから心不全には禁忌とされていたが、予後規定因子とされる交感神経活性の亢進を受容体レベルで抑制することから、2002年にカルベジロール、2011年にはビソプロロールに心不全の適応が追加された（そのほかのβ遮断薬については、引き続き禁忌に該当しているので注意が必要である）。

β遮断薬は、α遮断作用の有無、β_1受容体選択性、内因性交感神経刺激作用（ISA）の有無、脂溶性・水溶性などにより薬剤ごとの特性がある（**表1**）。

薬物治療の位置づけ

カルベジロール、ビソプロロールは、収縮機能不全の慢性心不全患者に対して、心血管死、全死亡、心不全入院を減少させることが報告されている。国内外のガイドライン[1-3]において、その投与はクラスIA（治療が有効・有用というエビデンスがある）に位置づけられている。

心不全にCOPDは高い割合（20～30%）で合併することが報告[4]されている。「急性・慢性心不全診療ガイドライン（2017年改訂版）」[1]において、COPDを併存した心不全患者の大多数において、β遮断薬は安全に使用できると記載されているが、「高齢者の安全な薬物療法ガイドライン2015」[5]では、COPD患者に対する非選択的β遮断薬は気管支痙攣をきたす恐れがあり、中止すべきであると記載されている。ただし、カルベジロールについては1秒量の低下は認めたものの、COPDの増悪は認めなかったという報告[6]があり、心不全予後改善効果のエビデンスも多い点から、「特に慎重な投与を要する薬物」には含めず、有効性と安全性に配慮しながら慎重に使用すべきとされている。

 比較のポイント

1 左室駆出率の低下した慢性心不全に対する作用

左室駆出率の低下した慢性心不全における大規模臨床試験のエビデンスがあるβ遮断薬は、カルベジロール、ビソプロロール、メトプロロールコハク酸塩の3種類であり、このうち日本ではカルベジロール、ビソプロロールのみが心不全の適応

表1　β遮断薬の比較

一般名		カルベジロール	ビソプロロール	アテノロール
代表的な製品名		アーチスト	メインテート	テノーミン
効能・効果	高血圧症	・本態性高血圧 ・腎実質性高血圧	本態性高血圧	本態性高血圧
	頻脈性不整脈 *、狭心症	○	○	○
	その他	慢性心不全 *	慢性心不全 *	―
α遮断作用		○	―	―
β₁受容体選択性		―	○	○
内因性交感神経刺激作用 (ISA)		―	―	―
脂溶性・水溶性		脂溶性	脂溶性	水溶性
半減期		3-4 時間	8.6 時間	8-10 時間

を有している。

　β遮断薬の心不全に対する効果は、用量に依存するほど大きいとの報告[7]がある。しかし、欧米のデータが中心であり、国内における検討が望まれる。また、増量の方法論についても検討の余地がある。また、ビソプロロールの用量に関する大規模臨床試験はカルベジロールに比して少なく、特に日本人における試験は存在しない点も課題である。なお、β遮断薬の維持量について、すべての患者に適した設定量は存在しない。

2 副作用

　重大な副作用として、心不全、完全房室ブロック、高度徐脈、洞不全症候群があげられる。また喘息発作の誘発はβ₂受容体遮断作用に基づくものであり、特に非β₁受容体選択性の薬剤で注意が必要となる。脂溶性β遮断薬では悪夢、イン

プロプラノロール	アロチノロール	ラベタロール
インデラル	アロチノロール	トランデート
本態性高血圧	本態性高血圧	・本態性高血圧 ・褐色細胞腫による高血圧
○	○	−
・褐色細胞腫手術時 ・片頭痛発作の発症抑制 ・右心室流出路狭窄による 　低酸素発作の発症抑制	本態性振戦	−
−	○	○
−	−	−
−	−	−
脂溶性	水溶性	水溶性
4 時間	10 時間	17 時間

＊詳細な規定は添付文書を確認、各薬剤の添付文書・インタビューフォームより一部改変

ポテンツなどの発生が報告されている。

　心不全治療においてβ遮断薬を開始・導入する際は、心不全を一時的に悪化させる可能性が否定できないことから、状態が安定している際に少量から導入し、増量はゆっくり・段階的に行う必要がある。

3 相互作用

　併用禁忌に該当する薬剤は、存在しない。ジゴキシンや、非ジヒドロピリジン系 Ca 拮抗薬（ベラパミル、ジルチアゼム）との併用時には、特に高度の徐脈や、心ブロック、心不全の増悪に注意が必要である。なお、カルベジロールはおもに CYP2D6、2C9 で代謝され、ビソプロロールはおもに CYP2D6、3A4 で代謝される。

4 特定の背景を有する患者

　手術予定患者において、β遮断薬は術中の心臓の負担を増強することが予想されることから、添付文書上、術前休薬（24 時間もしくは 48 時間、薬剤により異なる）が規定されている。しかし、「高血圧治療ガイドライン 2019」[8]では、β遮断薬で慢性的に治療中の場合は術前も治療を継続すると記載されている。この規定は、心臓手術における周術期のβ遮断薬使用は、心室および上室不整脈のリスクを減少させるとの報告がある一方、非心臓手術の術前に新たに開始した場合、脳卒中、死亡、低血圧、徐脈のリスクが増加したとの報告に基づくものである。

5 イバブラジンについて

　2019 年 11 月、新規作用機序の慢性心不全治療薬イバブラジンが発売された。特徴の 1 つが、心筋や血圧に影響を与えずに心拍数を下げる作用を有することである。適応は、原則としてβ遮断薬が投与されている患者に限定されている（禁忌に該当するなど、β遮断薬を使用できない場合は除く）。CYP3A4 による代謝を受け、併用禁忌薬も多く存在するため注意が必要である。

文献
1：日本循環器学会：日本循環器学会/日本心不全学会合同ガイドライン 急性・慢性心不全診療ガイドライン（2017年改訂版）
2：Yancy CW, et al：2017 ACC/AHA/HFSA Focused Update of the 2013 ACCF/AHA Guideline for the Management of Heart Failure：A Report of the American College of Cardiology/American Heart Association Task Force on Clinical Practice Guidelines and the Heart Failure Society of America. J Am Coll Cardiol, 70：776-803, 2017
3：Ponicowski2016 ESC Guidelines for the diagnosis and treatment of acute and chronic heart failure: The Task Force for the diagnosis and treatment of acute and chronic heart failure of the European Society of Cardiology (ESC) developed with the special contribution of the Heart Failure Association (HFA) of the ESC. Eur Heart J, 37：2129-2200, 2016
4：Le Jemtel TH, et al : Diagnostic and therapeutic challenges in patients with coexistent chronic obstructive pulmonary disease and chronic heart failure. J Am Coll Cardiol 49 : 171, 2007
5：日本老年学会編集：高齢者の安全な薬物療法ガイドライン2015 2015:83-88, メジカルビュー社
6：Jabbour A, et al：Differences between beta-blockers in patients with chronic heart failure and chronic obstructive pulmonary disease: a randomized crossover trial. J Am Coll Cardiol 55: 1780-7,2010
7：Fiuzat M, et al：Relationship of beta-blocker dose with outcomes in ambulatory heart failure patients with systolic dysfunction: results from the HF-ACTION (Heart Failure: A Controlled Trial Investigating Outcomes of Exercise Training) trial. J Am Coll Cardiol 60:208-15,2012
8：日本高血圧学会高血圧治療ガイドライン作成委員会編集：高血圧治療ガイドライン2019　2019:124-138, ライフサイエンス出版

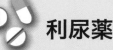

利尿薬

代表的な利尿薬の使い分け
サイアザイド系、ループ利尿薬など

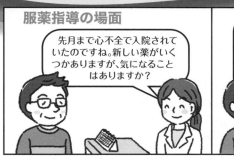

服薬指導の場面

先月まで心不全で入院されていたのですね。新しい薬がいくつかありますが、気になることはありますか？

入院前に使用していた降圧剤のトリクロルメチアジドは再開しないのですか？
今、利尿薬はアゾセミドとスピロノラクトンを飲んでいますが、何か違いがあるのですか？
どちらかをトリクロルメチアジドに変更してはダメなのでしょうか？

服薬指導のポイント

● 利尿薬は、循環器疾患にとどまらず腎機能障害・肝機能障害などによる浮腫など、幅広い適応範囲を有する

● 高血圧治療において、サイアザイド系利尿薬は心血管病防止効果が証明されている主要降圧薬の１つに位置づけられている

● 心不全治療において、利尿薬による治療目標は症状の軽減と予後の改善が主体である

● ループ利尿薬やバソプレシン V2 受容体拮抗薬はおもに症状の軽減、ミネラルコルチコイド受容体拮抗薬は心不全予後の改善に使用される

薬効の概要

　利尿薬は体液量を減少させる作用を有し、心不全や浮腫に対する効果が期待されて開発が進められてきた薬効群である。Na^+ の再吸収抑制作用に基づく利尿作用が主体であったが、もっとも新しい系統であるバソプレシン V2 受容体拮抗薬は、この作用を介さずに水利尿をもたらす薬剤である（図1）。

　Na^+ の再吸収抑制に関連した利尿薬に、ループ利尿薬、サイアザイド系利尿薬、

ミネラルコルチコイド受容体（MR）拮抗薬があるが、それぞれ作用部位・作用機序が異なる。

　ループ利尿薬は、ヘンレ係蹄の太い上行脚に作用し、$Na^+/K^+/2Cl^-$ 共輸送体を阻害することで、NaCl、K^+ の再吸収を抑制して強力な利尿作用を発揮し、呼吸困難や浮腫などの心不全における臓器うっ血症状を速やかに軽減する。代表的な薬剤に、フロセミド、アゾセミド、トラセミドなどがある。

　サイアザイド系利尿薬は、遠位尿細管の Na^+/Cl^- 共輸送体を阻害することにより Na^+、Cl^- の再吸収を抑制し、利尿作用を発揮する。一般的に作用時間が長く、持続的に血圧を低下させるため、多くは降圧薬として使用される。代表的な薬剤にヒドロクロロチアジド、トリクロルメチアジドなどがある。なお、化学式にサイアザイド骨格を有する「サイアザイド利尿薬」とサイアザイド骨格を有さない「サイアザイド系類似利尿薬」が存在するが、臨床効果の差異は明らかでない。この項では、「サイアザイド系利尿薬」は両者を併せたものとして取り扱う。

　MR 拮抗薬は、レニン-アンジオテンシン-アルドステロン系の最終産物であるアルドステロンの MR への結合を抑制することで、循環血量の増加を抑制する。多くの利尿薬がカリウム排泄による低カリウム血症をもたらすが、MR 拮抗薬はカリウム排泄を抑制することから、「カリウム保持性利尿薬」とも呼ばれる。代表的な薬剤に、スピロノラクトン、エプレレノンなどがある。

図1　おもな利尿薬の作用機序

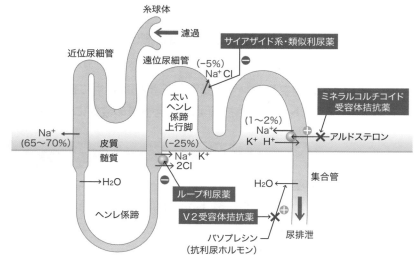

『これならわかる！看護に役立つくすりの知識』（ナツメ社）より一部改変

Na$^+$ の再吸収抑制に関連しない利尿薬に、バソプレシン V2 受容体拮抗薬（トリバプタン）がある。これは、腎集合管のバソプレシン V2 受容体を阻害し、水の再吸収を抑制することで水利尿作用を示す。塩類排泄を増加させずに利尿を得ることができる新しい作用機序をもつ薬剤として、欧米では 2009 年、日本では 2010 年に発売が開始された、新しい利尿薬である。

薬物治療の位置づけ

　利尿薬の主たる作用は、細胞外液量を減少させる作用である。そのため、高血圧や心不全、腎機能障害・肝機能障害などによる浮腫などが適応となる。この項では、循環器疾患（高血圧、心不全）における利尿薬の位置づけについて紹介する。

1 高血圧

　前述の通り、利尿薬は「高血圧治療ガイドライン 2019」[1] において、積極的適応がない高血圧の第 1 選択薬である。高血圧には基本的にサイアザイド系利尿薬が使用される。少量（一般的には半量）からの投与開始により、代謝性副作用の発現を抑え、良好な降圧効果が得られることから「少量の利尿薬」として推奨されている。ループ利尿薬は高度腎機能低下・末期腎不全患者に対して使用される場合があるが、サイアザイド系利尿薬に比して降圧作用は弱い。MR 拮抗薬は、治療抵抗性高血圧に対してさらなる降圧を図るための追加薬に位置づけられている。

2 心不全

　「急性・慢性心不全診療ガイドライン（2017年改訂版）」[2]では、心不全の発症・進展を4つのステージに分類している（図2）。ステージごとに治療目標が異なり、特に薬物治療の適応となるステージC（心不全ステージ）・ステージD（治療抵抗性心不全ステージ）では、症状の軽減と予後の改善が中心となる。

　症状の軽減において中心的役割を担うのが、利尿薬である。国内外のガイドライン[2-4]において、利尿薬はうっ血に基づく症状の改善への投与が推奨されており、基本的には強力な利尿作用を有するループ利尿薬が使用される。ループ利尿薬単独では十分な利尿が得られない場合に、サイアザイド系利尿薬の併用も選択肢の

1つとなる。バソプレシンV2受容体拮抗薬はほかの利尿薬で効果不十分な場合に、体液貯留に基づく症状の改善、うっ血コントロールを目的として投与が推奨されている。

　一方、MR拮抗薬は利尿薬の中で、唯一予後の改善効果が認められている。

図2　心不全とそのリスクの進展ステージ

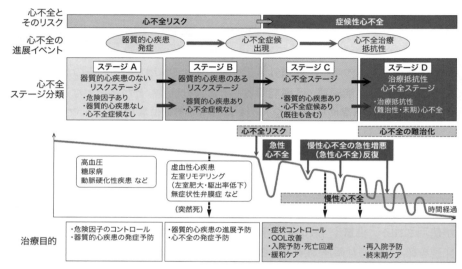

「急性・慢性心不全診療ガイドライン（2017年改訂版）」[2]より引用

Point 比較のポイント

　利尿薬は心血管イベントの抑制効果が報告され、また安価であることから、海外でも広く使用されている。特に高齢者、低レニン性高血圧、CKD合併高血圧、糖尿病、インスリン抵抗性など食塩感受性が亢進した高血圧に効果が期待できる。各薬剤の使い分けについては後ほど紹介することとし、この項では主要利尿薬の特徴について紹介する。

1 サイアザイド系利尿薬

　サイアザイド系利尿薬による高血圧治療は心不全発症予防効果が高く、心不全

予防のための危険因子に対する介入において、クラス IA に位置づけられている[2]。

　サイアザイド系利尿薬による副作用には、高尿酸血症、高中性脂肪血症など代謝系に影響するほか、低ナトリウム血症、低カリウム血症など電解質異常への影響に注意が必要である。

2 ループ利尿薬

　ループ利尿薬は、心不全の急性増悪期のうっ血解除にもっとも有効な薬剤であるが、慢性期におけるエビデンスはほとんど存在しないばかりか、生命予後の悪化も報告[5-8]されている。高齢者薬物療法ガイドライン[9]においても、病状の改善とともにループ利尿薬は減量や中止を試みるべきと記載されている。

　ループ利尿薬による副作用には、利尿作用に関連した体液減少・電解質異常がある。まれに耳毒性や間質性腎炎も生じるほか、長期投与により骨量の減少が報告[10]されている。

3 ミネラルコルチコイド受容体 (MR) 拮抗薬

　MR 拮抗薬は、臓器保護作用により収縮機能の低下した心不全や心筋梗塞の予後を改善する。高血圧治療ガイドラインでは、スピロノラクトンは廉価で可用性も高く、優れた降圧効果を考慮すると、治療抵抗性高血圧では追加を考慮すべきとの記載もある。

　心不全で併用される可能性の高い、ACE 阻害薬あるいはアンジオテンシンII受容体拮抗薬（ARB）との併用により血清カリウムの上昇に伴う死亡、入院などが増加するとの報告がある[11]ため、カリウム値のモニタリングが重要である。

4 バソプレシンV2 受容体拮抗薬

　従来の利尿薬では効果不十分な心不全治療に用いられる。急性心不全に対する大規模臨床試験において、長期予後の改善は認められていない[12, 13]。一方で、入院中早期にバソプレシン V2 受容体拮抗薬を導入することで腎機能悪化の予防が認められているが、それが長期予後改善につながるかについてはいまだ明確ではない[14, 15]。

　強力な水利尿による高ナトリウム血症（橋中心髄鞘崩壊症）に注意が必要であり、

入院下での投与開始が規定されている。現段階で発売から約10年しか経過していないため、今後の有効性・安全性データの更新に注目する必要がある。

文献
1：日本高血圧学会高血圧治療ガイドライン作成委員会編集：高血圧治療ガイドライン2019　2019:124-138, ライフサイエンス出版
2：日本循環器学会：日本循環器学会/日本心不全学会合同ガイドライン 急性・慢性心不全診療ガイドライン（2017年改訂版）
3：Yancy CW, et al：2017 ACC/AHA/HFSA Focused Update of the 2013 ACCF/AHA Guideline for the Management of Heart Failure：A Report of the American College of Cardiology/American Heart Association Task Force on Clinical Practice Guidelines and the Heart Failure Society of America. J Am Coll Cardiol, 70:776-803, 2017
4：Ponicowski2016 ESC Guidelines for the diagnosis and treatment of acute and chronic heart failure: The Task Force for the diagnosis and treatment of acute and chronic heart failure of the European Society of Cardiology (ESC) developed with the special contribution of the Heart Failure Association (HFA) of the ESC. Eur Heart J, 37:2129-2200, 2016
5：Ahmed A, Husain A, Love TE, et al. Heart failure, chronic diureticuse, and increase in mortality and hospitalization: an observational study using propensity score methods. Eur Heart J, 27: 1431-1439, 2006. PMID: 16709595
6：Eshaghian S, Horwich TB, Fonarow GC. Relation of loop diuretic dose to mortality in advanced heart failure. Am J Cardiol, 97:1759-1764, 2006. PMID: 16765130
7：Domanski M, Tian X, Haigney M, et al. Diuretic use, progressive heart failure, and death in patients in the DIG study. J Card Fail, 12: 327-332, 2006. PMID: 16762792
8：Domanski M, Norman J, Pitt B, et al. Diuretic use, progressive heart failure, and death in patients in the Studies Of Left Ventricular Dysfunction (SOLVD). J Am Coll Cardiol, 42: 705-708, 2003. PMID: 12932605
9：日本老年学会編集：高齢者の安全な薬物療法ガイドライン2015 2015:83-88, メジカルビュー社
10：Lim LM, et al. Loop Diuretic Use And Rates Of Hip Bone Loss, And Risk Of Falls And Fractures In Older Women. J Am Geriatr Soc, 57: 855–862, 2009. PMID: 19368583
11：Juurlink DN, Mamdani MM, Lee DS, et al. Rates of hyperkalemia after publication of the Randomized Aldactone Evaluation Study. N Engl J Med, 351: 543-551, 2004. PMID: 15295047
12：Gheorghiade M, Konstam MA, Burnett JC, et al. Efficacy of Vasopressin Antagonism in Heart Failure Outcome Study With Tolvaptan (EVEREST) Investigators. Short-term clinical effects of tolvaptan, an oral vasopressin antagonist, in patients hospitalized for heart failure: the EVEREST Clinical Status Trials. JAMA, 297: 1332-1343, 2007. PMID: 17384438
13：Konstam MA, Gheorghiade M, Burnett JC, et al. Efficacy of Vasopressin Antagonism in Heart Failure Outcome Study With Tolvaptan (EVEREST) Investigators. Effects of oral tolvaptan in patients hospitalized for worsening heart failure: the EVEREST Outcome Trial. JAMA, 297: 1319-1331, 2007. PMID: 17384437
14：Shirakabe A, Hata N, Yamamoto M, et al. Immediate administration of tolvaptan prevents the exacerbation of acute kidney injury and improves the mid-term prognosis of patients with severely decompensated acute heart failure. Circ J, 78: 911-921, 2014. PMID: 24553192
15：Jujo K, Saito K, Ishida I, et al. Randomized pilot trial comparing tolvaptan with furosemide on renal and neurohumoral effects in acute heart failure. ESC Heart Fail, 3: 177-188, 2016. PMID: 27818782

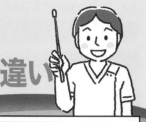

ループ利尿薬
心不全治療における
フロセミドとアゾセミドの違い

服薬指導の場面

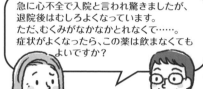

心不全に使用している利尿薬が、フロセミドからアゾセミドに変わりましたね。先月退院してから、調子はいかがですか？

急に心不全で入院と言われ驚きましたが、退院後はむしろよくなっています。ただ、むくみがなかなかとれなくて……。症状がよくなったら、この薬は飲まなくてもよいですか？

服薬指導のポイント

● ループ利尿薬は、呼吸困難や浮腫などの心不全症状を軽減する

● 慢性心不全に対するループ利尿薬の長期連用は、生命予後の悪化も報告されており、病状の改善とともに減量や中止を試みるべきである

● フロセミドは短時間作用型、アゾセミド、トラセミドは長時間作用型に分類され、慢性患者においては長時間作用型の使用が望ましい

薬効の概要

　ループ利尿薬の始まりは、心不全に対して効果が示された利尿作用を有する薬剤の開発を進めるなかで、フロセミドが合成されたことである。ループ利尿薬はヘンレ係蹄の太い上行脚に作用し、$Na^+/K^+/2Cl^-$ 共輸送体を阻害することで、NaCl、K^+ の再吸収を抑制による強力な利尿作用を発揮し、呼吸困難や浮腫などの心不全における臓器うっ血症状を速やかに軽減する。

　ループ利尿薬には、フロセミド、アゾセミド、トラセミドの3種類の経口製剤がある (表1)。

表1　ループ利尿薬の比較

一般名	フロセミド	アゾセミド	トラセミド
代表的な商品名	ラシックス	ダイアート	ルプラック
効能・効果	高血圧症（本態性、腎性等）、悪性高血圧、心性浮腫（うっ血性心不全）、腎性浮腫、肝性浮腫、月経前緊張症、末梢血管障害による浮腫、尿路結石排出促進	心性浮腫（うっ血性心不全）、腎性浮腫、肝性浮腫	心性浮腫、腎性浮腫、肝性浮腫
1日の投与回数	1日1回40〜80mgを連日または隔日経口投与 ※年齢、症状により適宜増減 ※腎機能不全等の場合にはさらに大量に用いることもある	1日1回60mg ※年齢、症状により適宜増減	1日1回4〜8mg ※年齢、症状により適宜増減
併用禁忌	デスモプレシン酢酸塩水和物		
半減期	1時間	2.6時間	2.2時間
効果持続時間	3時間（経静脈）6時間（経口）	9時間	6時間
海外での承認	あり	あり（韓国）	あり

各薬剤の添付文書・インタビューフォームより一部改変

薬物治療の位置づけ

　ループ利尿薬は心不全治療に欠かせない薬剤である。国内外のガイドライン[1-3]において、体液貯留による症状改善を目的とした利尿薬投与は クラスIに位置づけられている。一方で、慢性心不全におけるループ利尿薬のエビデンスはほとんど存在せず、生命予後の悪化も報告[4-7]されていることから、「高齢者薬物療法ガイドライン」[8]において、病状の改善とともにループ利尿薬は減量や中止を試みるべきと記載されている。

　利尿薬の選択に関しては、国内で行われた J-MELODIC 試験[9]において、短時間作用型（フロセミド）と長時間作用型（アゾセミド）を比較した場合、アゾセミドで心血管死またはうっ血性心不全による予期せぬ入院が有意に少なかった（ハザー

ド比：0.55、95% 信頼区間：0.32-0.95、p=0.03)。この結果を踏まえ、日本の
ガイドライン[1]において、LVEF の保たれた心不全(HFpEF)について、長時間作
用型利尿薬の選択がクラスⅡb に位置づけられている。J-MELODIC 試験では、
左室駆出率の保たれた心不全患者が多く登録されたことから、他試験と比較して
も高齢者や女性が多く登録されている点については解釈に注意が必要である。

 比較のポイント

1 製剤特性・薬理作用・薬物動態

　フロセミドは、バイオアベイラビリティ(生体利用率：BA)が 50%(10-100%)
と個人差が大きく、特にうっ血の強い症例などでは腸管浮腫を伴い、効果が不十
分になる可能性がある。ループ利尿薬の中で唯一注射剤があり、特に非代償性心
不全の急性期に、即効性と確実な効果を期待して経静脈投与が行われる。
　アゾセミドは代謝が少なく、半減期、持続時間ともに長いことから、長時間作用
型のループ利尿薬に位置づけられている。
　トラセミドは BA が 90% と高く、安定した効果が得られやすいとされている。
また、抗アルドステロン作用も有しており、フロセミドに比して低カリウム血症が起
きにくいことが報告[10]されている。
　夜間の休息が特に必要な患者における夜間の排尿を避けるため、添付文書上、
フロセミドは「昼間の投与」、アゾセミドとトラセミドは「午前中の投与」が望ましい
と記載されており、作用持続時間を反映した記載内容となっている。

2 副作用

　ループ利尿薬の代表的な副作用に、利尿作用に関連した体液減少・電解質異常
がある。体液減少・電解質異常の多くは治療初期2〜3週の間で発生するとされて
いる。耳毒性は耳鳴、難聴などの症状が認められ、おもにループ利尿薬の高用量
投与で多く報告されている。急性または慢性の腎臓病を有する患者や、アミノグリ
コシド系抗生物質などのほかの潜在的な耳毒性物質を服用している患者で発現リ
スクが高くなるとされている。
　またループ利尿薬の長期投与により、骨量の減少が報告[11]されている。65 歳

以上の女性を対象に実施された試験における多変量解析では、もっとも骨密度に影響の強い要因はループ利尿薬の使用とされており、特に高齢者では配慮が必要である。

3 相互作用

　いずれのループ利尿薬においても、低ナトリウム血症の発現リスクが増える可能性のあるデスモプレシン酢酸塩水和物が併用禁忌として規定されている。
　心不全治療で併用される可能性のあるジギタリス製剤では、利尿薬による血清カリウム値の低下により重症不整脈の誘発・増悪に関与することがあるため、電解質に関するモニタリングが重要である。

文献
1：日本循環器学会：日本循環器学会/日本心不全学会合同ガイドライン 急性・慢性心不全診療ガイドライン（2017年改訂版）
2：Yancy CW, et al：2017 ACC/AHA/HFSA Focused Update of the 2013 ACCF/AHA Guideline for the Management of Heart Failure：A Report of the American College of Cardiology/American Heart Association Task Force on Clinical Practice Guidelines and the Heart Failure Society of America. J Am Coll Cardiol, 70:776-803, 2017
3：Ponicowski2016 ESC Guidelines for the diagnosis and treatment of acute and chronic heart failure: The Task Force for the diagnosis and treatment of acute and chronic heart failure of the European Society of Cardiology (ESC) developed with the special contribution of the Heart Failure Association (HFA) of the ESC. Eur Heart J, 37:2129-2200, 2016
4： Domanski M, Norman J, Pitt B, et al. Diuretic use, progressive heart failure, and death in patients in the Studies Of Left Ventricular Dysfunction (SOLVD). J Am Coll Cardiol, 42: 705-708, 2003. PMID: 12932605
5：Ahmed A, Husain A, Love TE, et al. Heart failure, chronic diureticuse, and increase in mortality and hospitalization: an observational study using propensity score methods. Eur Heart J, 27: 1431-1439, 2006. PMID: 16709595
6：Eshaghian S, Horwich TB, Fonarow GC. Relation of loop diuretic dose to mortality in advanced heart failure. Am J Cardiol, 97:1759-1764, 2006. PMID: 16765130
7：Domanski M, Tian X, Haigney M, et al. Diuretic use, progressive heart failure, and death in patients in the DIG study. J Card Fail, 12:327-332, 2006. PMID: 16762792
8：日本老年学会編集：高齢者の安全な薬物療法ガイドライン2015 2015:83-88, メジカルビュー社
9：Masuyama T, Tsujino T, Origasa H, et al. Superiority of long-acting to short-acting loop diuretics in the treatment of congestive heart failure. Circ J, 76:833-842, 2012. PMID: 22451450
10：Goebel KM. Six-week study of torasemide in patients with congestive heart failure. Clin Ther, 15:1051-1059, 1993
11：Lim LM, et al. Loop Diuretic Use And Rates Of Hip Bone Loss, And Risk Of Falls And Fractures In Older Women. J Am Geriatr Soc, 57: 855–862, 2009. PMID: 19368583

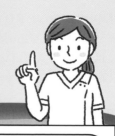

MR 拮抗薬

スピロノラクトンとエプレレノンの違い

服薬指導の場面

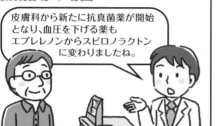

皮膚科から新たに抗真菌薬が開始となり、血圧を下げる薬もエプレレノンからスピロノラクトンに変わりましたね。

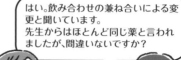

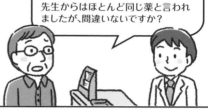

はい。飲み合わせの兼ね合いによる変更と聞いています。
先生からはほとんど同じ薬と言われましたが、間違いないですか？

服薬指導のポイント

● スピロノラクトンはエプレレノンに比べ優れた降圧効果を示したとの報告がある

● エプレレノン、エサキセレノンはともに CYP3A4 で代謝されるため、相互作用に注意する

● エプレレノンはスピロノラクトンに比べ、性ホルモン関連副作用（男性の女性化乳房など）が少ない

● エプレレノンは重度の肝機能障害、微量アルブミン尿またはタンパク尿を伴う糖尿病患者（高血圧症適応時）、中等度の腎機能障害のある患者（高血圧症適応時）に使用できないが、スピロノラクトンは使用可能である

薬効の概要

　ミネラルコルチコイド受容体（MR）拮抗薬は、従来アルドステロン拮抗薬といわれていたものである。アルドステロンはレニン–アンジオテンシン–アルドステロン（RAS）系の最終産物であり、尿細管上皮細胞に存在する MR に結合することで、

尿中ナトリウムおよび水分の再吸収、尿中へのカリウム排泄を促進し、血中電解質量や循環血液量を調節している。また、慢性的な高食塩摂取や肥満、糖尿病などでは、アルドステロンに対するMR自体の感受性の上昇も報告されている（**図1**）。

MRの過剰な活性化は循環血量の増加をきたすことから、MR拮抗薬はMR活

図1　MR拮抗薬の作用機序

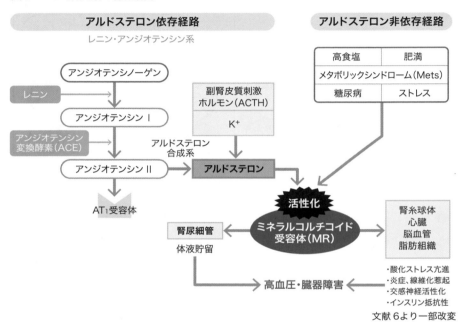

文献6より一部改変

性化による高血圧、臓器障害に効果的である。長くスピロノラクトンが臨床で使用されてきたが、2007年にエプレレノン、2019年にはエサキセレノンが承認された。3剤は国内で承認されている効能・効果や海外での発売状況も異なるので注意が必要である（**表1**）。

薬物治療の位置づけ

各種ガイドライン[1-4]において、MR拮抗薬は「治療抵抗性高血圧に対してさらなる降圧を図るための追加薬」とされ、「左室駆出率の低下した心不全」「心不全を伴った心筋梗塞例」への投与が推奨されている。

スピロノラクトンは、「廉価で可用性も高く、優れた降圧効果を考慮すると、治

表1 MR拮抗薬の比較

一般名	スピロノラクトン	エプレレノン	エサキセレノン
代表的な商品名	アルダクトンA	セララ	ミネブロ
効能・効果	高血圧症 心性浮腫（うっ血性心不全）、 腎性浮腫、肝性浮腫、 特発性浮腫、悪性腫瘍に 伴う浮腫および腹水、 栄養失調性浮腫 原発性アルドステロン症の 診断および症状の改善	高血圧症 慢性心不全	高血圧症
1日の投与回数	1日1回 50〜100mgを分割投与 することもある	1日1回 （1回投与量：高血圧症の場合） 50mgから開始、 効果不十分な場合：100mg	1日1回 （1回投与量） 2.5mg、最大：5mg
併用禁忌	タクロリムス、エプレレノン、 ミトタン	カリウム保持性利尿薬 カリウム製剤（高血圧症のみ） イトラコナゾール、 リトナビル、 ネルフィナビル	カリウム保持性利尿薬 エプレレノン カリウム製剤
排泄経路	尿中、糞中		
腎機能低下時の減量	不要 ※無尿または 急性腎不全の患者に禁忌	必要 （慢性心不全の場合のみ） ※中等度以上の腎機能障害に 禁忌（高血圧症の場合）	必要 ※重度の腎機能障害に 禁忌
海外での承認	あり	あり	なし

各薬剤の添付文書・インタビューフォームより一部改変

療抵抗性高血圧ではスピロノラクトン追加を考慮すべきである」[1]とされているほか、「エプレレノンより降圧作用が強く、高血圧や心不全での臓器保護作用が示されている」との記載[4]もある。

　エプレレノンは、「スピロノラクトンと比べて女性化乳房などの性ホルモン関連副作用がきわめて少ないことから、スピロノラクトンの忍容性の悪い例では臨床的に有用である」との記載[4]がある。

　エサキセレノンについては、「エプレレノンと同様にカリウム製剤の併用は禁忌であるが、アルブミン尿またはタンパク尿を伴う糖尿病患者や中等度の腎機能障害（eGFR30mL/分/1.73m2 以上 60mL/分/1.73m2 未満）のある患者において慎重投与とされ、高カリウム血症には注意が必要である」と記載[1]があるものの、

スピロノラクトンとエプレレノンの違い

そのほかの臨床効果についてはほかのガイドラインを含め、現時点では言及されていない。

 比較のポイント

1 有効性と安全性

　海外で実施された原発性アルドステロン症患者を対象とした比較試験[5]で、スピロノラクトン 75-225mg はエプレレノン 100-300mg に比べ優れた降圧効果を示した。本試験については、日本で未承認の用法・用量を含むため、評価には注意が必要である。またエサキセレノンはエプレレノンとの非劣性が示されている。

　なお、スピロノラクトン、エプレレノンは、大規模臨床試験において心不全に対する有用性が示されている[6, 7]。

2 副作用

　高カリウム血症は、すべての MR 拮抗薬で、禁忌、重大な副作用に記載があり、定期的な検査をするべき旨の記載がある。状況によっては、血清カリウム抑制薬の併用を行う場合があるが、薬剤数が増加することはアドヒアランス低下につながりやすいため注意が必要である。

　性ホルモン関連副作用（女性化乳房や乳房痛）は、MR を非選択的に阻害するスピロノラクトンで、男性患者の約 10% で生じるとされる。一方、エプレレノンは MR に対する選択性がスピロノラクトンの約8倍であり、発現頻度は少ないとされている[5]。女性化乳房は、投与中止により通常 1〜2カ月で消失するとされているが、まれに持続する例もみられる。投与中止が不可能な場合や患者の愁訴の強い例に対しては、ホルモン療法も考慮する必要がある。

　エプレレノンは肝機能異常がみられることがあるため、定期的な肝機能検査をするべき旨の記載がある。

3 相互作用

　スピロノラクトンのみ、タクロリムス、ミトタンと併用禁忌である。エプレレノン、エサキセレノンは CYP3A4 で代謝されるため、CYP3A4 阻害薬および誘導薬との併用に注意が必要である。特に、エプレレノンはイトラコナゾール、リトナビル、ネルフィナビルと併用禁忌である。また、エプレレノン（高血圧症適応時）、エサキセレノンは、カリウム製剤と併用禁忌である。

文献
1：日本高血圧学会. 高血圧治療ガイドライン 2019（2019年4月25日発行）
2：日本循環器学会/日本心不全学会合同ガイドライン. 急性・慢性心不全診療ガイドライン2017年改訂版（2019年8月30日更新）
3：日本循環器学会. 急性冠症候群ガイドライン2018 年改訂版（2019年6月1日更新）
4：「原発性アルドステロン症ガイドライン実施の実態調査と普及に向けた標準化に関する検討」委員会. わが国の原発性アルドステロン症の診療に関するコンセンサス・ステートメント（2016年9月30日発行）
5：Parthasarathy HK, et al. A double-blind, randomized study comparing the antihypertensive effect of eplerenone and spironolactone in patients with hypertension and evidence of primary aldosteronism. J Hypertens. 2011; 29 980-90. PMID:21451421
6：Pitt B, et al. The effect of spironolactone on morbidity and mortality in patients with severe heart failure. Randomized Aldactone Evaluation Study Investigators. N Engl J Me d. 1999; 341 709-17. PMID:10471456
7：Pitt B, et al. Eplerenone, a selective aldosterone blocker, in patients with left ventricular dysfunction after myocardial infarction. N Engl J Med. 2003; 348 1309-21. PMID:12668699

スピロノラクトンとエプレレノンの違い

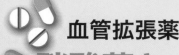

血管拡張薬

硝酸薬と
ニコランジルの違い

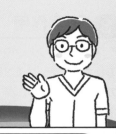

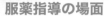

服薬指導の場面

今回、一硝酸イソソルビドがニコランジルに変わりましたね？

最近、ニトロの舌下を使う頻度が増えていまして。一硝酸イソソルビドの効きが悪くなっている可能性があるとのことで、変更となりました。硝酸薬の効きが悪いとのことですが、ニトロ舌下も硝酸薬ですよね？　こちらは効きが悪くなったりしませんか？

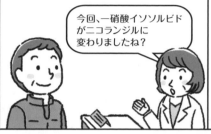

Point

服薬指導のポイント

● 硝酸薬の舌下、スプレー投与は、虚血発作や心不全増悪時の肺うっ血の改善に有効である

● 硝酸薬による心筋梗塞後の二次予防効果は明らかでないが、ニコランジルはその有用性について一定の見解が示されている

● 硝酸薬は持続投与により薬剤耐性を生じる。ただし、耐性であっても、舌下投与のように急激に血中濃度が上がることで効果は認められる

● ニコランジルは硝酸薬と異なり、薬剤耐性を生じにくく、過度な降圧もきたしにくい

薬効の概要

　血管拡張薬は、虚血性心疾患や、急性心不全・慢性心不全の急性増悪などに使用される。

　1847年にニトログリセリン（NTG）が合成され、以来、狭心症治療薬として100年以上にわたって使用されてきた。当初、抗狭心症作用の機序は不明であっ

たが、血管内皮由来弛緩因子が一酸化窒素（NO）であることが明らかになったことで、NTGから遊離するNOが効果の主体であることが認識され、硝酸薬の開発が進められた。

　現在日本で使用可能な血管拡張薬は、硝酸薬であるNTG、硝酸イソソルビド（ISDN）、一硝酸イソソルビド（ISMN）、硝酸薬類似の作用機序を有するニコランジルの4種類である（**表1**）。なお、この項では、硝酸薬およびニコランジルを総称して血管拡張薬として扱う。

薬物治療の位置づけ

「急性冠症候群ガイドライン（2018年改訂版）」[1]、「冠攣縮性狭心症の診断と治療に関するガイドライン（2013年改訂版）」[2]において、心筋虚血による胸部症状のある患者に対するNTGの舌下またはスプレーの口腔内噴霧は、クラスIで推奨されている。また、急性心不全や慢性心不全急性増悪時の肺うっ血の軽減に対しても、国内外のガイドライン[3, 4]においてクラスIで推奨されている。なお、スプレーの口腔内噴霧は口腔内が乾燥している場合や意識レベルの低下した状況においても投与可能とされている[2]。

　心筋梗塞慢性期の二次予防としての硝酸薬長期投与の有効性について、十分な根拠となる大規模無作為化比較試験は存在しない（陳旧性心筋梗塞症例を対象とした試験において硝酸薬が心事故発生率を有意に増加した報告[5]や、大規模前向きコホート研究で全死亡・心血管イベントの複合イベント発生を有意に減少させた報告[6]などが存在する）。

　一方、ニコランジルについては、IONA試験のサブ解析[7]において心筋梗塞の二次予防の有効性が示された。「心筋梗塞二次予防に関するガイドライン（2011年改訂版）」[8]では、安定狭心症を伴う陳旧性心筋梗塞患者に対する長期間投与、梗塞後狭心症の症状改善・心筋虚血の改善を目的としたニコランジルの投与がクラスIで推奨されている。ただし、二次予防効果を前向きに検討した臨床試験は存在しないため、解釈に注意が必要である。

Point 比較のポイント

1 薬理作用

　血管拡張薬は細胞内で NO を発生し、グアニル酸シクラーゼを活性化することによりサイクリック GMP（cGMP）の産生を増大させ、細胞内 Ca^{2+} 濃度を減少させる。結果として、冠動脈の拡張による酸素供給の増加、および静脈拡張（前負荷軽減）と動脈拡張（後負荷軽減）による酸素消費の低減から、虚血状態を是正する。

　ニコランジルは上記に加え、K_{ATP} チャネル（ATP 感受性 K^+ チャネル）開口作用も有しており、心筋保護効果を発揮あるいは高めるとされている。また選択的な冠動脈拡張作用と抗冠攣縮作用を有しており、硝酸薬に比して過度な降圧をきたしにくいことが報告[9]されている。

2 薬剤特性：血管拡張作用・薬剤耐性

　末梢血管の拡張作用に基づく頭痛、めまい、血圧低下などが起こりやすく、反射性頻脈が引き起こされることもある。症状発現時や舌下投与する場合は、横になる・座って頭を低くするなどの対応が必要である。血管拡張作用の消失に伴い症状も改善するため、舌下投与した場合は 10 〜 30 分程度で改善する。また眼内血管の拡張による眼圧上昇から、閉塞隅角緑内障の患者には禁忌となっている。

　硝酸薬では、耐性が生じて作用が減弱することが報告されている[10]。発現機序は解明されていないが、硝酸薬の持続投与が関連していることから、欧米では間欠的に投与する方法が主流である。なお、硝酸薬の耐性は、舌下投与などで急激に血中濃度を上昇させると効果が得られる[11]ことから、抗菌薬の耐性とは異なるとされている。ニコランジルでは薬剤耐性が生じにくい[12]。

3 相互作用：血管拡張薬の併用

　勃起不全治療薬や肺動脈性肺高血圧の治療に用いられているホスホジエステラーゼ5阻害薬（シルデナフィルなど）やグアニル酸シクラーゼ刺激薬（リオシグアト）との併用は、細胞内 cGMP（サイクリック GMP）濃度上昇に伴い過度の

表1　硝酸薬・ニコランジルの比較

一般名	ニトログリセリン	硝酸イソソルビド	一硝酸イソソルビド	ニコランジル
代表的な商品名	ニトロペン、ミオコールスプレー	ニトロール、フランドルテープ	アイトロール	シグマート
剤形	舌下、貼付、注	内服・舌下、貼付、注	内服	内服、注
効能・効果	（ニトロペン舌下錠）狭心症、心筋梗塞、心臓喘息、アカラジアの一時的寛解 ※剤形により異なる	（ニトロール錠）狭心症、心筋梗塞、その他の虚血性心疾患 ※舌下も可 ※剤形により異なる	狭心症	（ニコランジル錠）狭心症 ※剤形により異なる
1日の投与回数（内服）	―	（錠）3-4回、（徐放剤）2回	2回	3回
併用禁忌	ホスホジエステラーゼ5阻害薬（シルデナフィル、バルデナフィル、タダラフィル）アニル酸シクラーゼ刺激薬（リオシグアト）			
海外での承認	あり	8.6時間	あり	あり

各薬剤の添付文書・インタビューフォームより一部改変

血圧低下をきたすため、併用禁忌に設定されている。

　冠攣縮性狭心症の発症予防に関する観察研究[13]において、硝酸薬とニコランジルの併用は主要心血管イベントの発生において有害な可能性が示唆されている。

4　薬物動態

　硝酸薬の中で、NTG、ISDNの経口は腸管から吸収され、門脈を経由して肝臓での初回通過効果が認められる。NTGについては、ほとんどが初回通過効果を受けてしまうため、内服薬が存在しない。一方、ISMNは脱ニトロ化を受けにくく、初回通過効果を受けにくい。治療効果のばらつきが少なく、製剤学的工夫がなくとも持続的効果が期待できる。

　ニコランジルは1日3回服用のため、コンプライアンスに注意が必要である。なお、英国では日本で未承認の用法用量（1回10～20mgを1日2回）となっており、臨床試験データ等の解釈にも注意が必要である。

硝酸薬とニコランジルの違い

文献
1：日本循環器学会：急性冠症候群ガイドライン（2018年改訂版）
2：日本循環器学会：冠攣縮性狭心症の診断と治療に関するガイドライン（2013年改訂版）
3：日本循環器学会：日本循環器学会/日本心不全学会合同ガイドライン 急性・慢性心不全診療ガイドライン（2017年改訂版）
4：Yancy CW, et al：2017 ACC/AHA/HFSA Focused Update of the 2013 ACCF/AHA Guideline for the Management of Heart Failure:A Report of the American College of Cardiology/American Heart Association Task Force on Clinical Practice Guidelines and the Heart Failure Society of America. J Am Coll Cardiol, 70:776-803, 2017
5：Ishikawa K, et al. Long-term nitrate treatment increases cardiac events in patients with healed myocardial infarction. Jpn Circ J 1996, 60: 779-788, 1996
6：Kohro T, et al. JCAD Investigators. Effects of medication on cardiovascular events in the Japanese coronary artery disease (JCAD) study. Circ J, 71: 1835-1840, 2007
7：The IONA study group. Impact of nicorandil in angina: subgroup analysis. Heart, 90: 1427-1430, 2004
8：日本循環器学会：心筋梗塞二次予防に関するガイドライン（2011年改訂版）
9：Tanaka K, et al. Acute effects of intravenous nicorandil on hemodynamics in patients hospitalized with acute decompensated heart failure. J Cardiol, 56: 291-299, 2010. PMID: 20709498
10：Danahy DT, Aronow WS. Hemodynamic and antianginal effects of high dose oral isosorbide dinitrate after chronic use. Circulation, 56:205–212, 1977
11：住吉徹哉, 細田 瑳一. 血管作動物質と病態 硝酸薬の耐性. 治療学, 24;479-482, 1990
12：Tsutamoto T, et al. Absence of hemodynamic tolerance to nicorandil in patients with seere congestive heart failure. Am Heart J, 56: 672-679, 1994
13：Takahashi J, et al. Prognostic impact of chronic nitrate therapy in patients with vasospastic angina: multicentre registry study of the Japanese coronary spasm association. Eur Heart J, 36: 228-237, 2015

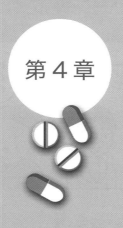

第4章

糖尿病治療薬

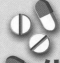

糖尿病治療薬
代表的な糖尿病治療薬の使い分け SU、α-GI、グリニドなど

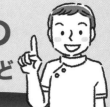

服薬指導の場面

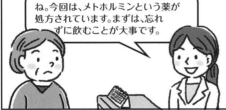

今日から糖尿病の薬が始まりましたね。今回は、メトホルミンという薬が処方されています。まずは、忘れずに飲むことが大事です。

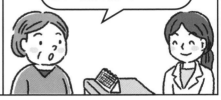

糖尿病の薬はたくさんの種類があるみたいだけど、いきなりたくさんの種類は使わないのかな？

服薬指導のポイント

● 糖尿病治療の目的は、高くなった血糖値をコントロールし、合併症を防ぐことにある

● インスリン適応の場合は、インスリンの継続が必須なので、治療を中断しないように正確な病識をもたせる

● 2型糖尿病の場合は、運動療法・食事療法が基本になることを理解させる

● 2型糖尿病の薬物療法の第1選択薬は、患者のライフスタイルと病態に合わせて選択される

薬効の概要

　糖尿病治療薬の薬効は、インスリンそのものと、それ以外のものに大別される。インスリンについては作用時間（作用開始時間および効果発現時間）により種類が異なる。また、インスリン以外の糖尿病治療薬については、インスリン分泌を促進するものとインスリン分泌を促進しない（膵臓外作用を示す）ものに大別される（表1）。

1型糖尿病には、インスリンと膵外作用の内服薬の一部が適応となっている。

表1　糖尿病治療薬の種類 と概要

機序		種類	おもな作用	低血糖リスク(単独)	体重への影響	おもな副作用(低血糖は除く)
インスリン分泌非促進系		ビグアナイド薬(BG薬)	肝臓での糖新生抑制	低	なし	胃腸障害、乳酸アシドーシス、VB12低下
		チアゾリジン薬(TZD薬)	骨格筋・肝臓でのインスリン抵抗性改善	低	増加	浮腫、心不全
		α-グルコシダーゼ阻害薬(α-GI薬)	腸管での炭水化物吸収分解抑制	低	なし	胃腸障害、放屁、肝障害
		SGLT-2阻害薬(SGLT2i)	腎臓でのブドウ糖再吸収阻害	低	減少	性器・尿路感染症、脱水、皮疹、ケトーシス
インスリン分泌促進系	血糖依存性	DPP-4阻害薬(DPP-4i)	GLP-1とGIPの分解抑制	低	なし	低血糖増強(SU薬と併用)、胃腸障害、皮膚障害、類天疱瘡
		GLP-1受容体作動薬(GLP-1RA)	GLP-1受容体に結合し、インスリン分泌促進・グルカゴン分泌抑制	低	減少	胃腸障害、注射部位反応
	血糖非依存性	スルホニル尿素(SU薬)	膵β細胞のSU受容体に結合し、インスリン分泌を促進	高	増加	肝障害
		速効型インスリン分泌促進(グリニド薬)	膵β細胞のSU受容体に結合し、短期的にインスリン分泌を促進	中	増加	肝障害

糖尿病治療ガイド 2020－ 2021　P.38-39改変

代表的な糖尿病治療薬の使い分け　SU、α－GI、グリニドなど

薬物治療の位置づけ

　糖尿病の治療は、インスリン適応（1型糖尿病など）の場合は、インスリン治療が絶対的に適応となる。インスリン適応でない場合（2型糖尿病）、食事療法・運動療法など生活習慣の見直しから治療が始まる。2〜3カ月経過しても改善がみられない場合、薬物治療の適応となる。

　2型糖尿病の薬物治療は単剤、少量から開始する。海外においては、「アメリカ糖尿病学会（ADA）/ ヨーロッパ糖尿病学会（EASD）Consensus Report 2019」[1]において、2型糖尿病の血糖降下療法 General Recommendations が公表されている。ここでは第1選択薬として、メトホルミンが定められており、動脈硬化性心血管疾患（ASCVD）や慢性腎臓病（CKD）、血液濾過（HF）などの合併症の状況をみながら次の治療を選択する仕組みになっている。

「糖尿病標準診療マニュアル（日本糖尿病・生活習慣病ヒューマン学会：Web 公開日 2020 年 4 月 1 日第 16 版）」[2]では、メトホルミンが第1選択とされている（**図1**）。80 歳以上の高齢者や、腎機能が低下している患者では、DPP-4 阻害薬も第1選択になり得る。

「糖尿病治療ガイド 2020-2021（日本糖尿病学会著・編）」[3]では、第1選択薬のような薬剤選択は明記されず、「患者の病態、合併症の有無、薬剤の作用特性などを考慮」と記載されている。

治療薬を選択する場合の視点として
・低血糖のリスクを許容できるかどうか
・体重増加を抑える必要があるかどうか
・合併症の進展状況はどうか
・経済的な問題はないかどうか
以上の内容を考慮して、使用する薬剤が選択される。

図1　糖尿病治療の流れ

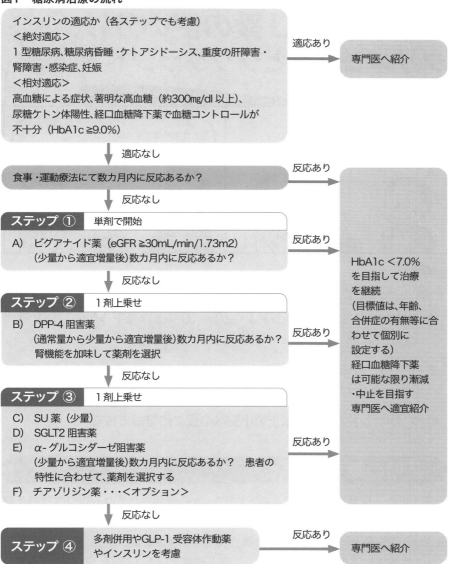

インスリンの適応か（各ステップでも考慮）
＜絶対適応＞
1型糖尿病、糖尿病昏睡・ケトアシドーシス、重度の肝障害・
腎障害・感染症、妊娠
＜相対適応＞
高血糖による症状、著明な高血糖（約300mg/dl以上）、
尿糖ケトン体陽性、経口血糖降下薬で血糖コントロールが
不十分（HbA1c ≧9.0%）

適応あり → 専門医へ紹介

↓ 適応なし

食事・運動療法にて数カ月内に反応あるか？
反応あり →

↓ 反応なし

ステップ①　単剤で開始

A）ビグアナイド薬（eGFR ≧30mL/min/1.73m2）
（少量から適宜増量後）数カ月内に反応あるか？
反応あり →

↓ 反応なし

ステップ②　1剤上乗せ

B）DPP-4阻害薬
（通常量から少量から適宜増量後）数カ月内に反応あるか？
腎機能を加味して薬剤を選択
反応あり →

↓ 反応なし

ステップ③　1剤上乗せ

C）SU薬（少量）
D）SGLT2阻害薬
E）α-グルコシダーゼ阻害薬
（少量から適宜増量後）数カ月内に反応あるか？　患者の
特性に合わせて、薬剤を選択する
F）チアゾリジン薬・・・＜オプション＞
反応あり →

HbA1c ＜7.0%
を目指して治療
を継続
（目標値は、年齢、
合併症の有無等に合
わせて個別に
設定する）
経口血糖降下薬
は可能な限り漸減
・中止を目指す
専門医へ適宜紹介

↓ 反応なし

ステップ④　多剤併用やGLP-1受容体作動薬
やインスリンを考慮
反応あり → 専門医へ紹介

糖尿病標準診療マニュアル（日本糖尿病・生活習慣病ヒューマン学会：Web公開日2020年4月1日第16版）改変

文献
1：Buse JB, et al. Diabetes Care. 2020;43: 487
2：糖尿病標準診療マニュアル（日本糖尿病・生活習慣病ヒューマン学会：Web公開日2020年4月1日第16版）
3：糖尿病治療ガイド2020-2021（日本糖尿病学会著・編）

血糖降下薬
代表的な SU 薬の使い分け
グリメピリドとグリクラジド

服薬指導の場面

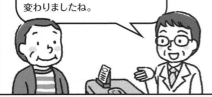

今日から血糖を下げる薬が
グリクラジドからグリメピリドに
変わりましたね。

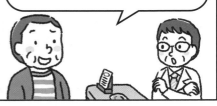

同じ作用の薬ですよね?
今まで飲んでいた薬と何が違うのでしょうか。

服薬指導のポイント

● グリメピリドはグリクラジドより20〜40倍血糖降下作用が強いと考えられる

● グリメピリドはCYP2C9によって代謝されるため、併用薬には注意が必要である

● グリメピリドのみ9歳以上の小児への投与が可能である

薬効の概要

スルホニル尿素(SU)薬は、もっとも古くから使用されている経口血糖降下薬であり、膵β細胞上の SU 受容体に結合し、血糖非依存性にインスリン分泌を促進させ、空腹時血糖値だけでなく食後血糖値も低下させる。

SU 受容体には isoform が存在し、膵β細胞には SUR1 が、心筋や骨格筋には SUR2A が発現している。同じ SU 薬でも第3世代のグリメピリドはベンズアミド骨格を有しており、臨床的に用いられる量でも SUR2A に結合し、心筋細胞膜上のK $_{ATP}$ チャネルを閉じることが示されている[1, 2](図1)。

グリメピリドは SU 受容体との結合解離速度、結合親和性が第2世代のグリク

ラジドとは異なるため、インスリン分泌促進作用は弱い。しかし、血糖低下作用は第2世代のグリベンクラミドとほぼ同等で、広く使用されている。

　SU薬は肝臓で代謝され腎臓で排泄されるが、未変化体尿中排泄率はいずれの薬剤においても低値である。しかしながら、活性は弱いものの代謝物が活性を有するSU薬では、腎機能低下時に過剰な血糖降下作用を引き起こすことがあり、特に半減期の長いグリクラジドでは低血糖症状が遷延しやすい。そのため、添付文書上でも「警告」として「遷延性の低血糖症状を起こす恐れがある」と記載されている。

　SU薬の蛋白結合率はグリクラジドで93.7%、グリメピリドで99.4%といずれも高く、タンパク結合率の変化が遊離型薬物の血中濃度の変動要因となるため、組織移行性が低い[3]。

　また、タンパク結合率が高い点から、透析では除去されないと考えられる。グリクラジドは肝臓で代謝され、排泄は腎60～70%、糞中10～20%で、99%以上が代謝物として排泄され、代謝物の活性は非常に弱いためKDOQI（腎臓病予後改善イニシアチブ：Kidney Diseases Outcomes Quality Initiative）ガイドラインでは推奨されているSU薬であるが、日本では添付文書上禁忌となっている[4-6]。

図1　SU薬の作用機序

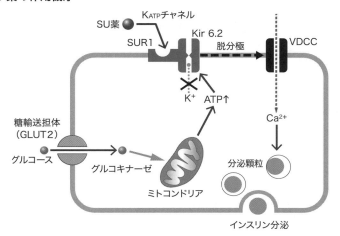

日本医事新報社「スキルアップを目指す糖尿病治療」より

薬物治療の位置づけ

　日本糖尿病学会では、第1選択薬を特定せずに主治医の判断に任せる立場をとっている。ADA（アメリカ糖尿病学会）とEASD（ヨーロッパ糖尿病学会）が発表した合同声明（ADA/EASDのコンセンサスガイドライン）では、1st lineでメトホルミンと生活習慣の改善、2nd lineの中にSU薬（グリベンクラミドを除く）が含まれている。

　SU薬が適応となるのは内因性インスリン分泌能が残っている疾患であり、対象となるのは食事療法と運動療法を十分に行ってもコントロールが得られない非肥満2型糖尿病である。1型糖尿病や膵疾患に伴う糖尿病、空腹時高血糖などではSU薬は無効である[7]。診断されたばかりの患者、空腹時Cペプチド※値が保たれている患者、インスリン治療歴のない患者で効果を示しやすい[8]。

　また、グリクラジドは血小板機能抑制作用、抗血栓作用、血管壁 PGI_2 生産促進作用、線溶能亢進および血管透過性抑制などの膵外作用が報告されているため、糖尿病性網膜症の進展抑制作用が期待できる[9]。

※外因性インスリンを投与された状態でも内因性インスリン分泌を評価することができる検査値で、インスリン依存状態の評価のために用いられる。

表1　ＳＵ薬の比較

分類	グリメピリド	グリクラジド
代表的な商品名	アマリール	グリミクロン
効能・効果	2型糖尿病	インスリン非依存型糖尿病（成人型糖尿病）
1日の投与回数	1〜2回 （1日投与量）1-4mg （最高用量）6mg	1〜2回 （1日投与量）40-120mg （最高用量）160mg
併用禁忌	―	―
排泄経路	尿中、胆汁	尿中
腎機能低下時の減量	Ccr<30は禁忌	Ccr<30は禁忌
肝障害時	重篤な肝障害には禁忌	重篤な肝障害には禁忌
海外での承認	あり	あり

各薬剤の添付文書・インタビューフォームより一部改変

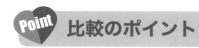

比較のポイント

1 血糖降下作用

　イヌにおける血糖降下作用において、グリメピリド 10 〜 100μg/kg あるいはグリクラジド 0.4 〜 4mg/kg を単回経口投与したところ、血糖値は用量依存的に低下した。投与後の各時間における平均血糖降下率から、グリメピリドのグリクラジドに対する効力比は、それぞれ1時間で 20.7 倍、2時間で 34.4 倍、3時間で 23.1 倍、5時間で 27.9 倍、8時間で 38.2 倍であった。よって、グリメピリドはグリクラジドより 20 〜 40 倍血糖降下作用が強いと考えられる[10]。

2 副作用

　SU 薬は血糖降下作用が強いため、低血糖を起こしやすいとされている。特に高齢者では低血糖のリスクが高いため、ごく少量からの投与開始が推奨される。また、腎機能・肝機能障害の進行した患者でも低血糖の危険性が増大するため、グリクラジド・グリメピリド両剤とも高度の腎機能、肝機能患者への投与は禁忌である[8]。
　グリメピリド、グリクラジド両剤とも警告欄に「重篤かつ遷延性の低血糖症を起こすことがある」と警告がある。ただし、グリクラジドに関してはほかの SU 薬とは異なり、肝臓のβ細胞機能に対して保護的に作用されることも臨床的に示唆されており、二次無効になりにくいと考えられている[3, 11]。

3 相互作用

　グリメピリドはおもに肝代謝酵素 CYP2C9 により代謝される。そのため、ワルファリン、リファンピシン、フィブラート系薬剤、アゾール系抗真菌薬との併用には注意が必要である。
　重大な副作用としてグリメピリドには溶血性貧血、汎血球減少・血小板減少の記載があるが、グリクラジドにはない。両剤とも低血糖・無顆粒球症、肝機能障害・黄疸には注意が必要である。

代表的なSU薬の使い分け　グリメピリドとグリクラジド

④ 小児への投与

　グリメピリドのみ9歳以上の小児への投与が可能である。血糖降下薬として日本で初めて小児2型糖尿病患者を対象に、母集団薬物動態を検討、製造販売後臨床試験（POP6739試験）の成績および、国内製造販売後調査に基づき、2010年に用法用量が変更された。小児では、成人に比較し糖尿病や低血糖症状に対する理解が困難な場合も想定される。したがって、保護者などにも低血糖症状とその対処法について周知徹底する必要がある[10]。

文献
1：日本医事新報社「スキルアップを目指す糖尿病薬物治療」 https://www.jmedj.co.jp/premium/jm57/data/2030/ 最終アクセス：2018/9/4
2：F M Gribble,et al. Tissue specificity of sulfonylureas: studies on cloned cardiac and beta-cell K (ATP) channels.Diabetes. 1998 Sep;47(9):1412-8.PMID: 9726229
3：いちばん適切な薬剤が選べる同種同効薬ガイド2.p88-9.株式会社じほう.2015年
4：Abe M et al. Antidiabetic agents in patients with chronic kidney disease and end-stage renal disease on dialysis:Metabolism and clinical practice.Curr Drug Metab.2011 Jan;12(1):57-69doi:10.2174. PMID: 21303332
5：KDOQI Clinical Practice Guidelines and Clinical Practice Recommendations for Diabetes and Chronic Kidney Disease.Practice Guideline.2007 Feb;49(2 Suppl 2):S12-154.PMID: 17276798
6：日本透析医学会雑誌 46巻3号.p334-339.2013
7：今日の治療薬2020「糖尿病治療薬」p372-373.南江堂
8：日本糖尿病学会 糖尿病診療ガイドライン2019 南江堂
9：インタビューフォーム グリクラジド錠20mg,40mg「サワイ」 2013年6月(改訂第4版)
10：インタビューフォーム アマリールOD錠0.5mg,1mg,3mg 2019年10月改訂(第23版)

α-グルコシダーゼ阻害薬
(α- GI) の使い分け

服薬指導の場面

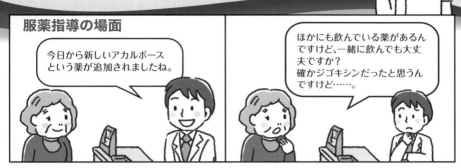

今日から新しいアカルボースという薬が追加されましたね。

ほかにも飲んでいる薬があるんですけど、一緒に飲んでも大丈夫ですか？
確かジゴキシンだったと思うんですけど……。

服薬指導のポイント

● 国内外のガイドラインでは使い分けについて明記されておらず、ボグリボース・ミグリトール・アカルボース3剤でHbA1cの低下率に差はないと考えられる

● ボグリボースは「耐糖能異常における2型糖尿病の発症抑制」の適応を唯一取得している

● ミグリトールは食後内服でも食直前内服と同等の報告がある

● 腹部膨満、鼓腸、腹鳴、下痢、放屁の増加、肝障害などの副作用があるが、各薬剤で特徴的な差はない

薬効の概要

　1993年にアカルボースがα-グルコシダーゼ阻害薬（α-GI）のなかで最初に承認され、次いで1994年にボグリボース、2005年にミグリトールが日本で承認された。

　デンプンなどの炭水化物は、唾液・膵液中のα-アミラーゼによりオリゴ糖や2糖類に分類され、その後、小腸粘膜細胞の刷子縁に存在するマルターゼ、スクラー

ゼ、グルコアミラーゼなどのα - グルコシダーゼにより単糖類に分解される。α -GI は小腸内でα - グルコシダーゼの活性を阻害し、2糖類の分解を阻害して糖質の吸収を遅延させることで、食後の高血糖・高インスリン血症を抑える効果がある。現在、アカルボース、ボグリボース、ミグリトールの3種類が販売されているが、アカルボースはα - アミラーゼ阻害作用も有している。

ボグリボースはマルターゼ、イソマルターゼ、スクラーゼを阻害するが、ミグリトールはさらにラクターゼ、トレハラーゼも阻害する（図1）。単独投与でのHbA1cや空腹時血糖の改善効果はほかの経口血糖降下薬やインスリンに比べて弱いが、特徴的な作用機序を有しているためほかの薬物との併用に適している。1型糖尿病患者でも使用できる血糖降下薬であり、インスリンとの併用で食後高血糖が抑制されることが示されている。大血管症発症リスクの低下を示唆する報告があるが、十分なエビデンスはない[1]。

図1　α-GI の作用機序

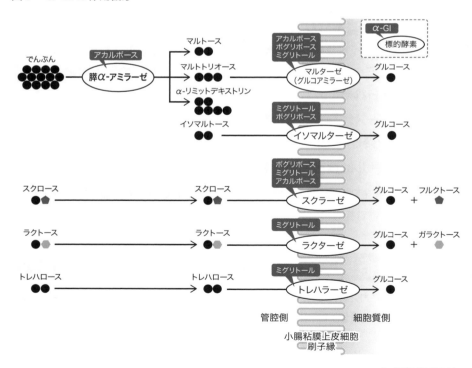

セイブル錠 IFより

180

表1 α- グルコシダーゼ阻害薬阻害薬の比較

分類	ボグリボース	ミグリトール	アカルボース
代表的な商品名	ベイスン	セイブル	グルコバイ
効能・効果	糖尿病の食後過血糖の改善	糖尿病の食後過血糖の改善	糖尿病の食後過血糖の改善
1日の投与回数	3回 1日投与量:0.6mg 最大投与量:0.9mg	3回 1日投与量:150mg 最大投与量:225mg	3回 1日投与量:300mg 最大投与量:600mg
併用禁忌	―	―	―
排泄経路	糞中	尿中	尿および糞中
腎機能低下時の減量	不要	不要	不要
肝障害時	重篤な肝障害時は慎重投与	重篤な肝障害時は慎重投与	重篤な肝障害時は慎重投与 *初期6カ月は月に1回の 肝機能検査が必要
海外での承認	あり	あり	あり

各薬剤の添付文書・インタビューフォームより一部改変

α -GI は食直前に服用するが、ミグリトールの朝食開始 30 分および 60 分後の服用試験では、AUC（血清中濃度曲線下面積）がいずれも同様の血糖抑制効果であったとの報告がある[2]。2 型糖尿病患者でのミグリトール食直前、直後服用では 3 カ月で HbA1c および 1,5-AG の効果に差がないことも示されている[3]。

また、アカルボースでは食後 15 分服用で有効性が報告されている[4]。

薬物治療の位置づけ

作用機序から、食後高血糖を呈する糖尿病患者に適応となる。空腹時血糖が良好に保たれていながら食後高血糖を呈するような軽症の糖尿病患者も対象となるが、ほかの経口糖尿病薬で十分にコントロールできない場合にα -GI を併用することでコントロールの改善を図ることもできる。また、α -GI は添付文書上、唯一その使用が 2 型糖尿病患者に限定されていない経口糖尿病である。また、ボグリボースに限っては、2 型糖尿病の発症抑制を目的として投薬する際には保険適応が認められている[6]。

Point 比較のポイント

1 血糖降下作用

　国内外のガイドラインでは使い分けについて明記されておらず、3剤でHbA1cの低下率に差はないと考えられる[1、5、7]。

　日本人患者における国内多施設非盲検試験では、ミグリトールが他剤と比較しHbA1c低下作用が強くみられた結果があるが、母集団が小さく十分なエビデンスはない[8]。

2 副作用

　3剤とも重大な副作用の項に「低血糖」、「腸閉塞」、「肝機能障害」、「高アンモニア血症」がある[9-11]。

　肝機能障害について、アカルボースの添付文書では、「投与開始後6カ月までは月1回、その後も定期的に肝機能検査を行うなど観察を十分に行う」との記載がある。

　α-GIのおもな副作用である「鼓腸・腹部膨満」および「放屁増加」等の症状はα-GIの薬理作用である腸管内における糖質の消化・吸収遅延により、未消化の糖質が大腸に達し腸内細菌によって分解発酵された際に生じたガスに起因すると考えられる。これらは一般に時間の経過とともに消失することが多いが、症状に応じて減量あるいは消化管内ガス駆除剤の併用を考慮し、高度で耐えられない場合は投与を中止する必要がある[11]。

　各薬剤とも腹部膨満、鼓腸、腹鳴、下痢、放屁の増加、肝障害などの副作用があるが、薬剤間での特徴的な差はない[12、13]。

3 相互作用

　3剤とも併用禁忌に該当する薬剤はない。

　血糖降下作用を増強する薬剤「β-遮断薬・サリチル酸剤・モノアミン酸化酵素阻害薬・フィブラート系の高脂血症治療剤・ワルファリン等」との併用、また血糖降下作用を減弱する薬剤「アドレナリン・副腎皮質ホルモン、甲状腺ホルモン等」

との併用により、α-GI の糖質吸収遅延作用が加わる可能性があるため、注意が必要である。

また、ミグリトールとアカルボースでは「ジゴキシン」との併用により、ジゴキシンの血中濃度が低下する恐れがあるため、注意する必要がある。

④ 心血管イベントの抑制

糖尿病の発症リスクが高い耐糖能異常（IGT）者 1400 人を対象に、糖尿病の発症予防効果をみた STOP-NIDDM 試験のサブ解析によると、アカルボース群ではプラセボ群と比較して相対的に 53%、心血管イベントを抑制し得ることがわかった。また、高血圧では新規発症を相対的に 58% 抑制できるとの結果になった[14]（日本では適応なし）。

文献
1：日本糖尿病学会.糖尿病診療ガイドライン2019
2：Kazutaka A,et al. Administration of miglitol until 30min after the start of a meal is effective in type 2 diabetic patients.Diabetes Research and Clinical Practice.Volume 78,Issue 1,p30-33.May 11,2007
3：K.Aoki,et al. Comparison of pre- vs. postmeal administration of miglitol for 3 months in type 2 diabetic patients.Diabetes,Obesity and Metabolism.Volume 10,Issue 10.Pages 970-972.15 September 2008
4：C.Rosak,et al. The Effect of the Timing and the Administration of Acarbose on Postprandial Hyperglycaemia.Diabetic Medicine.Volume 12,Issue 11.Pages 979-984.November 1995
5：日本糖尿病学会編, 糖尿病治療ガイド 2020-2021
6：月刊糖尿病　6-7.2015/2 Vol.7 No,2
7：American Diabetes Association (ADA): Standards of Medical Care in Diabetes—2020
8：Hitoshi Suguhara,et al. Comparison of three α-glucosidase inhibitors for glycemic control and bodyweight reduction in Japanese patients with obese type 2 diabetes.J Diabetes Investig.2014 Mar23;5(2):206-212.PMID:24843762
9：インタビューフォーム　ベイスン®錠0.2・0.3 2017年9月改定(第10版)
10：インタビューフォーム　セイブル®錠25mg・50mg・75mg　2020年8月改定(第18版)
11：インタビューフォーム　グルコバイOD錠50mg・100mg　2012年2月改定(改定第4版)
12：Mi Young Lee,et al. Comparison of Acarbose and Voglibose in Diabetes Patients Who Are Inadequately Controlled with Basal Insulin Treatment: Randomized, Parallel, Open-Label, Active-Controlled Study.J Korean Sci.2014 Jan;29(1):90-97.English
13：Kazutaka Aoki,et al. Comparison of Adverse Gastrointestinal Effects of Acarbose and Miglitol in Healthy Men: A Crossover Study.Inter Med 49:1085-1087.2010
14：Jean-Louis Chiasson,et al. Acarbose treatment and the risk of cardiovascular disease and hypertension in patients with impaired glucose tolerance: the STOP-NIDDM trial.JAMA.2003 Jul 23;290(4):486-94.PMID: 12876091

α-グルコシダーゼ阻害薬（α-GI）の使い分け

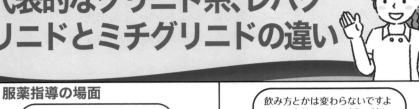

血糖降下薬
代表的なグリニド系、レパグリニドとミチグリニドの違い

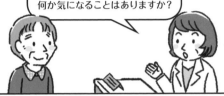

今日からレパグリニドからミチグリニドに変わりましたね。何か気になることはありますか？

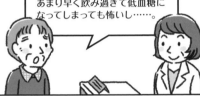

飲み方とかは変わらないですよね？　食前ってどのくらい前ならよいですか？
あまり早く飲み過ぎて低血糖になってしまっても怖いし……。

服薬指導のポイント

● ミチグリニドはグリニド系薬の中で約15分ともっとも速やかに最高血中濃度に到達するため、食前5分以内の服用が推奨される

● レパグリニドはミチグリニドよりHbA1c低下効果が高いと考えられるが、低血糖の頻度もやや高いとの報告があるため注意が必要

● レパグリニド高用量はSU（スルホニル尿素）薬と同等のHbA1c低下効果を示すとの報告がある

薬効の概要

　1999年、日本で初めてグリニド系薬ナテグリニドが登場した。その後2004年にミチグリニド、2011年にレパグリニドが発売されている。

　グリニド系薬は、膵β細胞上のスルホニルウレア受容体（SUR）1に結合し、ATP感受性カリウムチャネル（K_{ATP}チャネル）を閉鎖することにより、細胞膜の脱分極を起こして電位依存性カルシウムチャネルを開口し、細胞内Ca^{2+}濃度を上昇させることによって膵β細胞からのインスリン分泌を促進する[1]（図1）。

　SU薬と同様に、β細胞のSU受容体を介してインスリン分泌を促進するが、SU

薬に比べて作用発現が早く、作用時間は短い（3〜4時間）ため、一般に常用量での相対力価は弱い。その機序から、SU薬とは併用しない。また、1型糖尿病や膵疾患に伴う糖尿病など、β細胞機能が高度に低下した症例では使用してはならないため、注意が必要である[2]。

半減期はミチグリニドで1.2時間である一方、レパグリニドは0.8時間とミチグリニドよりも短い。いずれのグリニド系薬もおもに肝代謝されるが、ミチグリニドは腎排泄、レパグリニドは胆汁排泄であり、肝・腎機能から投与量を考慮する必要がある。また、ミチグリニドはグリニド系薬の中で約15分ともっとも速やかに最高血中濃度に到達するため、食前5分以内の服用が推奨される。

図1　グリニド系薬の作用機序

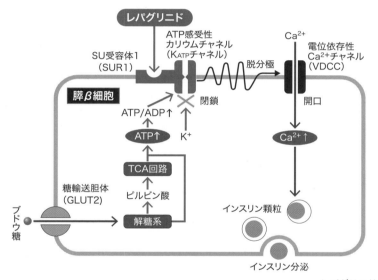

レパグリニド IFより

薬物治療の位置づけ

グリニド系薬は、膵臓からのインスリン分泌を増やし血糖を下げる働きがあるため、膵臓のインスリン分泌能がある程度残っている患者に効果がある。また、作用が速効性ですぐに消失するため、食後高血糖患者にも適している。しかし、相対力価が弱いため、単独での使用は血糖降下作用が弱く、他剤と併用して用いられることが多い。2019年にはボグリボースとミチグリニドの合剤（グルベス配合錠）も発売されている。低血糖のリスクはSU剤より低い[3]。

表1　グリニド系薬の比較

分類	レパグリニド	ミチグリニド
代表的な商品名	シュアポスト	グルファスト
効能・効果	2型糖尿病	2型糖尿病
1日の投与回数	3回 （1日投与量）3mg	3回 （1日投与量）0.75mg （最大投与量）3mg
併用禁忌	ー	ー
排泄経路	95％糞中、9％尿中	尿中
腎機能低下時の減量	必要	必要
海外での承認	あり	あり

各薬剤の添付文書・インタビューフォームより一部改変

　透析を必要とするような重篤な腎障害患者では、低血糖を起こす恐れがあり、ミチグリニドとレパグリニドは慎重投与となっている。

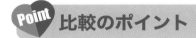 比較のポイント

1 血糖降下作用

　レパグリニドとミチグリニドを直接比較した試験はない。日本人2型糖尿病患者におけるレパグリニドとナテグリニドの有効性と安全性を比較した試験では、HbA1c の投与開始前値に対する変化量は、レパグリニド群− 1.17±0.62％、ナテグリニド群− 0.81±0.39％であった[4]。また、レパグリニド高用量は SU 薬と同等の HbA1c 低下効果を示すとの報告もある。[3, 5]

2 副作用

　レパグリニドは HbA1c 低下効果が高いが、低血糖の頻度もやや高いとの報告があるため注意が必要である[4]。

　重大な副作用としては、両剤とも低血糖、肝機能障害、心筋梗塞があげられている[1, 6]。

　また、ミチグリニドでは 5％以上の副作用としてピルビン酸上昇、BNP（脳性ナトリウム利尿ペプチド）上昇がある。

3 相互作用

　レパグリニドとクロピドグレル、デフェラシロクスとの併用によって、重大な低血糖を起こす恐れがある。レパグリニドの代謝にはおもに CYP2C8 が関与しているが、クロピドグレル・デフェラシロクスの CYP2C8 阻害作用によりレパグリニドの血中濃度が上昇すると報告されている。

　また、レパグリニドはシクロスポリンの CYP3A4 および OATP1B1 阻害により、レパグリニドの血中濃度が増加する可能性があるため注意が必要である。両剤とも禁忌に該当する薬剤はない。

4 腎機能障害

　レパグリニドにおいて、軽～中等度腎機能障害患者で薬物動態を検討したところ、軽～中等度腎機能障害患者では、腎機能正常者と比較して血清中レパグリニドの C_{max}（最高血中濃度）の上昇および AUC（血清中濃度曲線下面積）の増加は認められなかった。

　一方、重度腎機能障害患者では、腎機能正常者と比べて AUC は投与5日目で1.7倍、C_{max} は投与5日目で1.3倍であった。また、投与5日目の $T_{1/2}$ の中央値は、腎機能正常者と比較して延長した[1]。

　ミチグリニドでは、腎機能正常者、腎機能低下患者および慢性腎不全患者に単回投与したところ、クレアチニンクリアランスの低下に伴い $T_{1/2}$ が延長したが、そのほかのパラメータ（C_{max}、T_{max}、AUC）とクレアチニンクリアランスとの間に有意な相関は認められなかった。

　そのため、レパグリニドでは「重度」腎機能障害患者には慎重投与となっている。ミチグリニドでは腎機能患者に対して慎重投与となっている[1,6]。

文献
1：インタビューフォーム　シュアポスト錠0.25mg,0.5mg　2021年1月改訂（第10版）
2：日本糖尿病学会　糖尿病診療ガイドライン2019
3：Papa G,et al. Safety of Type 2 Diabetes Treatment With Repaglinide Compared With Glibenclamide in Elderly People.Diabetes Care 2006 Aug;29(8):1918-1920
4：Ryuzo Kawamori,et al. Efficacy and safety of repaglinide vs nateglinide for treatment of Japanese patients with type 2 diabetes mellitus.J Diabetes Investing.2012 Jun 6;3(3):302-8. PMID: 24843581
5：Daniela Manzella,et al. Repaglinide Administration Improves Brachial Reactivity in Type 2 Diabetic Patients. Diabetes Care 2005 Feb; 28(2): 366-371
6：インタビューフォーム　グルファスト錠5mg,10mg　2018年6月（改訂第12版）

代表的なグリニド系、レパグリニドとミチグリニドの違い

DPP-4 阻害薬
代表的DPP-4阻害薬の使い分け

服薬指導の場面

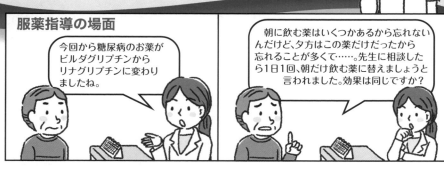

今回から糖尿病のお薬がビルダグリプチンからリナグリプチンに変わりましたね。

朝に飲む薬はいくつかあるから忘れないんだけど、夕方はこの薬だけだったから忘れることが多くて……。先生に相談したら1日1回、朝だけ飲む薬に替えましょうと言われました。効果は同じですか？

服薬指導のポイント

● 連日内服するDPP-4阻害薬には、半減期の違いにより1日1回内服と2回内服の製剤がある

● プラセボとの効果では複数回内服する製剤のほうが血糖降下作用が高い傾向にある

● リナグリプチンは唯一の胆汁排泄薬剤であるため腎機能による調節が不要である

● ビルダグリプチンは重度肝機能障害患者では禁忌である

薬効の概要

　ジペプチジルペプチダーゼ-4（DPP-4）阻害薬は、食後に消化管から分泌されるインクレチンの血糖降下作用を利用した薬剤である。食物を摂取すると、消化管のインクレチンホルモンであるグルカゴン様ペプチド1（GLP-1）とグルコース依存性インスリン分泌刺激ポリペプチド（GIP）の分泌が促進される。GLP-1はグルコース刺激によりインスリン分泌を増強し血糖値を低下させるのに加え、グルカゴンの分泌阻害作用や胃排出の遅延や満腹感の誘発の作用をもつ。しかし、GLP-1は

DPP-4 に急速に分解され血漿中の半減期はわずか数分であるため、DPP-4 を阻害すると活性型 GLP-1 の分解が抑制され、血漿中インスリン濃度の上昇と血糖値の低下が生じる。DPP-4 阻害薬は、活性型 GLP-1 および活性型 GIP 濃度を高め血糖降下作用を発揮するため、単独投与での低血糖の可能性は低い。

　日本においては 2009 年に DPP-4 阻害薬として初めてシタグリプチンが承認され、その後、代謝や排泄に特徴がある製剤や作用時間が異なる製剤が承認されてきた。2021 年 2 月の時点では週1回製剤も発売され、9 つの成分が承認されている。また利便性を考慮し、メトホルミンやピオグリタゾンとの配合剤も発売されている。

図1　DPP-4 阻害薬の作用機序

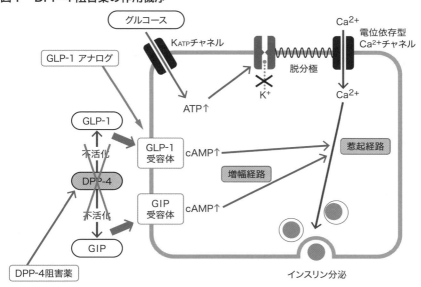

出典：この患者・この症例にいちばん適切な薬剤が選べる同効薬比較ガイド 2 第 2 版

薬物治療の概要

「糖尿病標準診療マニュアル」[4] で推奨されているようにインスリン適応を常に考慮しつつ、食事・運動療法で改善がなければメトホルミンを開始する。メトホルミンを増量しても効果がみられない場合に DPP-4 阻害薬を上乗せするといった治療のステップを踏むことが多い。

表1 DPP-4 阻害薬の比較

分類	シタグリプチン リン酸水和物	ビルダグリプチン	リナグリプチン	アログリプチン 安息香酸塩	テネリグリプチン臭化 水素酸塩水和物
代表的な 商品名	ジャヌビア錠 グラクティブ錠	エクア錠	トラゼンタ錠	ネシーナ錠	テネリア錠
効能・効果	2型糖尿病				
用法・用量	1回50mg 1日1回 最大100mg	1回50mg 1日2回 状態に応じて1日 50mg 1日1回	1回5mg 1日1回	1回25mg 1日1回	1回20mg1日1回 効果不十分な場合は 1回40mg1日1回
禁忌	本剤過敏症、重症ケトーシス、糖尿病性昏睡または前昏睡、1型糖尿病、 重症感染症、手術前後、重篤な外傷				
	—	重度の肝機能障害	—	—	—
排泄経路	尿中未変化体: 79-88%	糞中:15%、 尿中:85%	糞中:80%、 尿中:5%	尿中:72%	尿中:45.4%、 糞中:46.5%
消失 半減期	11.4h	1.77h	11.4h (累積係数から 算出)	17.1h	24.2h
腎機能 低下時の 減量	30 ≤ Ccr < 50 男性:1.5 < Cr ≤ 2.5 女性:1.3 < Cr ≤ 2.0 →1日1回25mg (最大50mg)	中等度以上 (Ccr:30~50ml/ min)・ 透析中の末期腎 不全患者 →1日1回50mg	不要	中等度腎機能障害患 者(男性Scr:1.4<~≤ 2.4、女性Scr:1.2<~ ≤2.0 or Ccr:30~ 50ml/min) →1日1回12.5mg 高度腎機能障害患 者(男性:>2.4、女性 >2.0、Ccr<30) →1日1回6.25mg	不要
海外での 承認	米国・EUなど 134カ国で発売	EU、韓国、 シンガポールを含む 132カ国で発売	米国・EUなど 96カ国で発売	米国等で発売	韓国、タイで発売

各薬剤の添付文書・インタビューフォームより一部改変 [1-3]

 比較のポイント

1 有効性

本章では代表的なシタグリプチン、ビルダグリプチン、リナグリプチンについて

述べる。3製剤は臨床試験において、それぞれプラセボに対して有意に空腹時血糖とHbA1cを低下することが示されている。プラセボとの比較試験では1日2回内服のビルダグリプチンがHbA1cの低下率が大きい。しかし、3製剤を直接的に比較した報告はない。DPP-4阻害薬同士を比較した報告は少ないが、シタグリプチン、ビルダグリプチン、アログリプチンを比較した試験ではHbA1cの変化量、HbA1c7.0%未満の達成率も3群ともに同等であった[5]。

2 副作用

DPP-4阻害薬は比較的低血糖を起こしにくい薬剤であるが、SU薬との併用で重症低血糖を起こす報告が相次いだことから日本糖尿病学会から注意喚起がなされている[6]。報告では重篤な低血糖を起こすケースの特徴として、高齢者・軽度腎機能障害、SU薬の高用量内服、SU薬ベースで他剤併用、シタグリプチン内服追加後早期に低血糖が出現することがあげられている。各製剤で共通している重大な副作用は、低血糖と腸閉塞である。ビルダグリプチンは国内外で重篤な肝機能障害が報告されており、DPP-4阻害薬の中で唯一禁忌の項目に重度の肝機能障害と記載されている。シタグリプチン、ビルダグリプチン、リナグリプチン、その他のDPP-4阻害薬のメタ解析において膵炎・がんのオッズ比に差がないことが報告されている[7, 8]。

3 相互作用

いずれの製剤も併用禁忌の薬剤はない。併用注意薬剤については添付文書に違いがある。シタグリプチンはジゴキシンとの併用でジゴキシンの血中濃度が上昇したとの報告があり、適切な観察が必要となっている。また、ビルダグリプチンはアンジオテンシン変換酵素阻害剤との併用で、血管浮腫の発現頻度が高くなった報告がある。そのほかの併用注意薬剤としては共通しており、糖尿病薬・血糖降下作用を増強・減弱する薬剤が添付文書に記載されている[1-3]。

4 薬物動態

DPP-4阻害薬の作用時間は、半減期により比較できる。半減期の長いシタグリプチンやリナグリプチンは1日1回内服であり、半減期の短いビルダグリプチンは1

日2回内服する製剤である。

　多くの DPP-4 阻害薬は腎排泄型薬剤であり、腎機能障害時には用量の調節が必要である。唯一リナグリプチンは、おもに胆汁排泄薬剤であるため腎機能低下による用量調節が不要である。

文献
1：インタビューフォーム ジャヌビア錠12.5mg,25mg,50mg,100mg 2020年12月改訂(第28版)
2：インタビューフォーム エクア錠50mg 2020年12月改訂(第18版)
3：インタビューフォーム トラゼンタ錠5mg 2020年11月(第17版)
4：日本糖尿病・生活習慣病ヒューマンデータ学会.糖尿病標準診療マニュアル第16版 公開日2020年4月1日
5：Takihata M, et, al.Comparative study of sitagliptin, vildagliptin and alogliptin in Japanese type 2 diabetic patients: the COSVA trial Comparative study of sitagliptin, vildagliptin and alogliptin in Japanese type 2 diabetic patients: the COSVA trial. Diabetes research and clinical practice, 2014, 106, S146-
6：インクレチン(GLP-1受容体作動薬とDPP-4阻害薬)の適正使用に関する委員会からお知らせ, http://www.fa.kyorin.co.jp/jds/uploads/photos/797.pdf,2021年2月27日アクセス
7：Monami M, et al.Safety of dipeptidyl peptidase-4 inhibitors: a meta-analysis of randomized clinical trials. Current Medical Research & Opinion Vol. 27, No. S3, 2011, 57–64
8：Monami M, et al.Dipeptidyl peptidase-4 inhibitors and pancreatitis risk: a meta-analysis of randomized clinical trials. Diabetes, Obesity and Metabolism 16: 48–56, 2014 PMID: 31870827

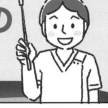

SGLT2 阻害薬
代表的SGLT2阻害薬の使い分け

服薬指導の場面

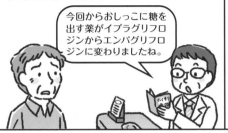

今回からおしっこに糖を出す薬がイプラグリフロジンからエンパグリフロジンに変わりましたね。

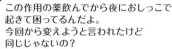
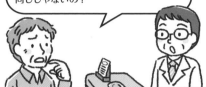

この作用の薬飲んでから夜におしっこで起きて困ってるんだよ。
今回から変えようと言われたけど同じじゃないの？

服薬指導のポイント

- SGLT2阻害薬のうちダパグリフロジンは慢性心不全、慢性腎臓病に対して適応をもつ
- イプラグリフロジン、ダパグリフロジンは1型糖尿病に対して適応をもつ
- 夜間頻尿の副作用は半減期が短い薬剤への変更で改善する可能性がある

薬効の概要

　日本では、イプラグリフロジンがSGLT2（ナトリウム・グルコース共輸送体：sodium glucose co-transporter 2）阻害薬として2014年に2型糖尿病に対して初めて承認された。消化・吸収されたグルコースは血液循環を介して腎臓に到達し、糸球体濾過を受けた後、近位尿細管のSGLT2を介して再吸収される。SGLT2阻害薬はこの過程を阻害することにより血液中の過剰なグルコースを体外に排出し、血糖降下作用を発揮する。また、インスリン非依存的に血糖降下作用を発現することから1型糖尿病患者に対しても臨床開発され、イプラグリフロジン

は 2018 年に1型糖尿病の適応も取得している。世界で初めて発売されたダパグリフロジンも 2014 年に2型糖尿病に対して承認され、2019 年に1型糖尿病の適応を取得した。さらに、ダパグリフロジンは、2020 年に標準治療を受けている慢性心不全患者に対する適応を取得している。2021 年 8 月には慢性腎臓病の適応も取得した。また、エンパグリフロジンは 2014 年 12 月に2型糖尿病に対する承認を得ており、2021 年 11 月には慢性心不全の適応追加見込みである。そのほか複数の成分が承認されており、日本では 2021 年 2 月時点で 6 成分が販売されている。

図1　SGLT2 阻害薬の作用機序

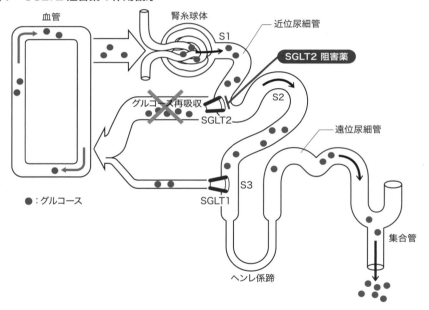

文献 1 より

薬物治療の位置づけ

「糖尿病標準診療マニュアル」[5] で推奨されているようにインスリン適応を常に考慮しつつ、食事・運動療法で改善がなければメトホルミンを開始するが、徐々に増量しても効果がみられない場合に DPP-4 阻害薬を上乗せする。DPP-4 阻害薬を上

乗せして数カ月以内に反応がなければさらに SU 薬、SGLT2 阻害薬や α -GI の投与を考慮する。ただし、心血管疾患の既往、心不全、微量アルブミン尿・タンパク尿、肥満を有するなど、SGLT2 阻害薬を考慮する理由がある場合には SU 薬に優先してよいと記載されている。ただし、やせ型、飲水が十分にできない症例などには使用は避けるべきであり、75 歳以上もしくは老年症候群（サルコペニア、認知機能障害、ADL（日常生活動作）低下など）のある 65 歳以上の高齢者は注意が必要でこれらの注意喚起「SGLT2 阻害薬の適正使用に関する Recommendation」[6]が糖尿病学会から発出されている。

　現在 SGLT2 阻害薬は基礎疾患として糖尿病をもたない慢性心不全や慢性腎不全に対する効果が臨床試験で示されてきており、糖尿病にとどまらずほかの領域での開発が進んでいる。2021 年 11 月時点でエンパグリフロジンは慢性心不全に対する適応の追加を予定している。また、ダパグリフロジンについては 2021 年 8 月に第Ⅲ相 DAPA-CKD 試験の結果[7]に基づき、慢性腎臓病への適応を取得した。

 ## 比較のポイント

1 有効性・適応症の違い

　現在販売されている 6 種の SGLT2 阻害薬は、国内の臨床試験において低血糖の発症頻度を増加させることなく HbA1c を有意に低下させ、体重も減少させたと報告されている[8-12]。また、メトホルミンやインスリン治療中の患者に併用しても、低血糖の発現頻度を増加させることなく単独投与とほぼ同様の血糖降下作用や体重減少が確認されている。

　表1に示す通り、2021 年 2 月時点では 2 型と 1 型糖尿病に対して適応をもつのはイプラグリフロジンとダパグリフロジンのみである。

　慢性心不全に適応を取得しているのはダパグリフロジンのみであり、糖尿病合併を問わない NYHA 心機能分類Ⅱ〜Ⅳ度で左室駆出率の低下した心不全（HFrEF）を対象とした DAPA-HF 試験[13]の結果を基に承認されている。同試験では標準治療にダパグリフロジン 1 日 1 回 10mg を追加することで、プラセボと比較して心不全の悪化および心血管死のリスクを低下させた。なお、左室駆出率の保たれた心不全（HFpEF）については有効性と安全性は確認されていないため、適応に注意が必要である。また、糖尿病の合併を問わない慢性腎臓病患者を対象とした

表1　SGLT2 阻害薬の比較

一般名	イプラグリフロジン L-プロリン錠	ダパグリフロジン プロピレングリコール水和物	エンパグリフロジン	カナグリフロジン 水和物
代表的な商品名	スーグラ錠	フォシーガ錠	ジャディアンス錠	カナグル錠
効能・効果	2型糖尿病 1型糖尿病	2型糖尿病 1型糖尿病 慢性心不全（標準治療を 受けている患者） 慢性腎臓病（末期腎不全または 透析施行中の患者を除く）	2型糖尿病	2型糖尿病
用法・用量	1日1回50mg朝食前・後 （最大100mg） 1型糖尿病は インスリン併用	1日1回5mg （最大10mg） 1型糖尿病はインスリン併用 慢性心不全、慢性腎臓病： 1日1回10mg	1日1回10mg 朝食前・後 最大量:25mg	1日1回100mg 朝食前・後
禁忌	本剤成分過敏症、重症ケトーシス、糖尿病性昏睡または前昏睡、重症感染症、 手術前後、重篤な外傷			
尿中未変化体 排泄率	約1%	2%未満	経口72時間値 21.3%	32.5%
肝代謝酵素	グルクロン酸抱合			
消失半減期	14.97h	12.9h	9.88h	10.2h
腎機能低下時の 対応[4]	Ccr>60：用量調節は必要ない 中等度腎機能障害（30<Ccr<60）：効果が十分に得られない可能性があり、慎重投与 高度腎機能障害（15<Ccr<30）：効果が期待できないため投与しない			
海外での承認	韓国・ロシアで2型糖尿病 1型糖尿病での取得はない	米国・オーストラリア含む 100カ国以上で発売	米国・EUなど 117カ国で発売	米国、欧州など 83カ国で発売

各薬剤の添付文書・インタビューフォームより一部改変 [1-3]

DAPA-CKD 試験 [7] では有意な腎・心保護作用が示されており、この結果をもと 慢性腎臓病への適応が拡大した。

　エンパグリフロジンは現在 EMPEROR-Reduced 試験 [14] の結果をもとに、HFrEF に対する承認申請をしており、2021 年 11 月に承認見込みである。なお、ダパグリフロジン、エンパグリフロジンの HFpEF に対する臨床試験も現在実施さ

れている。

2 副作用

SGLT2 でおもに報告されている副作用として低血糖、ケトアシドーシス、頻尿、脱水、皮膚症状、尿路・性器感染症があげられる。イプラグリフロジン、ダパグリフロジン、エンパグリフロジンの安全性を直接比較した大規模臨床試験はないが、重大な副作用は共通して低血糖、腎盂腎炎・外陰部および会陰部の壊死性筋膜炎・敗血症、脱水、ケトアシドーシスが報告されている[1-3]。また、イプラグリフロジンのみが頻度不明でアナフィラキシーショックが国内臨床試験をもとに記載されている。副作用の違いについては、SGLT サブタイプの選択性についての違いに着目されることがあるが結論はでていない。各製剤間の比較としては半減期も注目される点であり、どの製剤も1日1回内服の製剤であるが半減期は異なる。症例報告レベルであるが半減期の長い SGLT2 阻害薬から、半減期の短い製剤に切り替えたことで夜間頻尿の副作用が改善した報告もある[15]。

3 相互作用

イプラグリフロジン、ダパグリフロジン、エンパグリフロジンは併用禁忌の薬剤はない。相互作用は併用注意として糖尿病薬、血糖降下作用を増強・減弱する薬剤、利尿薬があり、内容は3剤すべてに共通している。3成分はおもにグルクロン酸抱合により代謝される。

4 腎機能低下時の対応

SGLT2 阻害薬はその作用機序から腎機能低下例では血糖降下作用が発揮しにくいとされており、腎機能低下例での使用は慎重に投与することとなっている。しかし、現在、慢性腎臓病に対する臨床試験が複数行われているため、適応によりその対応は変わってくることが予想される。

文献
1:インタビューフォーム スーグラ錠 25mg,50mg 2020年1月改訂(第11版)
2:インタビューフォーム　フォシーガ錠 5 mg,10mg　2020年11月改訂(第10版)
3:インタビューフォーム　ジャディアンス錠10mg,25mg　2020年7月改訂(第10版)
4:日本腎臓病薬物療法学会腎機能別薬剤投与方法一覧作成委員会:腎機能別薬剤投与量POCKETBOOK第3版
5:日本糖尿病・生活習慣病ヒューマンデータ学会.糖尿病標準診療マニュアル第16版 公開日2020年4月1日
6:日本糖尿病学会 SGLT2阻害薬の適正使用に関する Recommendation　2020年12月25日改訂
7:Hiddo J.L. Heerspink,et, al.Dapagliflozin in Patients with Chronic Kidney Disease. N Engl J Med
　　2020; 383:1436-1446
8:Kaku K, et al.Efficacy and safety of dapagliflozin monotherapy in Japanese patients with type
　　2 diabetes inadequately controlled by diet and exercise. Diabetes Obes Metab. 2014 Nov;16
　　(11):1102-10. PMID: 24909293
9:Kashiwagi A, et al. Randomized, placebo-controlled, double-blind glycemic control trial of novel
　　sodium-dependent glucose cotransporter 2 inhibitor ipragliflozin in Japanese patients with type
　　2 diabetes mellitus. J Diabetes Investig. 2014 Jul; 5(4): 382–391.　PMID: 25411597
10:Inagaki N, et al. Efficacy and safety of canagliflozin monotherapy in Japanese patients with
　　type 2 diabetes inadequately controlled with diet and exercise: a 24-week, randomized,
　　double-blind, placebo-controlled, Phase III study. Expert Opin Pharmacother. 2014 Aug;15
　　(11):1501-15　PMID: 25010793
11:Seino Y, et al. Efficacy and safety of luseogliflozin as monotherapy in Japanese patients with
　　type 2 diabetes mellitus: a randomized, double-blind, placebo-controlled, phase 3 study. Curr
　　Med Res Opin. 2014 Jul;30(7):1245-55. PMID: 24708292
12:Kaku K, et al.Efficacy and safety of monotherapy with the novel sodium/glucose
　　cotransporter-2 inhibitor tofogliflozin in Japanese patients with type 2 diabetes mellitus:
　　a combined Phase 2 and 3 randomized, placebo-controlled, double-blind, parallel-group
　　comparative study. Cardiovascular Diabetology volume 13, Article number: 65 (2014)
13:John J.V. McMurray,et al.Dapagliflozin in Patients with Heart Failure and Reduced Ejection
　　Fraction. N Engl J Med 2019; 381:1995-2008
14:M. Packer,et al. Cardiovascular and Renal Outcomes with Empagliflozin in Heart Failure. N Engl
　　J Med 2020; 383:1413-1424
15:生井一之 ほかのSGLT2阻害薬が夜間頻尿のため継続できず、トホグリフロジンに変更し、夜間頻尿改善、
　　HbAlc低下、体重も減少したインスリン併用の1例 Life　Style　Medicine　vol. 9　no3 2015

インスリン
超速効型インスリンの使い分け
リスプロ、アスパルト、グルリジン

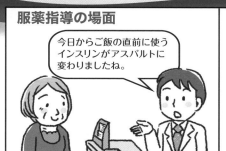

服薬指導の場面

今日からご飯の直前に使う
インスリンがアスパルトに
変わりましたね。

なんだか最近、指の力が弱くなってきて。
先生に相談したらインスリンの器具を変え
ましょうと言われました。
今までの製品が慣れてたんですけどこちら
のほうが使いやすいですか?

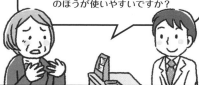

服薬指導のポイント

● HbA1c低下率を直接比較した試験はないが、3剤の有効性・安全性
に大きな差はない

● インスリングルリジンには他剤にない併用注意薬剤がある

● 各メーカーより特徴のあるデバイスが発売されており、患者にあった
使用しやすいデバイスを選択する

薬効の概要

　日本では超速効型インスリン製剤として、2001年にインスリンリスプロ、インス
リンアスパルトが承認され、2009年にはインスリングルリジンが発売されている。
各々の製剤に対してペン型製剤が発売され、その後も患者の利便性を考慮してさま
ざまな改良型デバイスが発売されている。3剤ともインスリンアナログ製剤で、一
部のアミノ酸配列を変化させたことで投与後速やかに吸収され効果を発揮するよう
に設計した薬剤である。

　インスリンリスプロ（リスプロ）はヒトインスリンB鎖28位のプロリンをリジンに、
B鎖29位のリジンをプロリンに置換したインスリンアナログで、製剤中では6量体
を構成し、皮下注射後に単量体へと解離する[1]（図1）。

図1　インスリンリスプロ

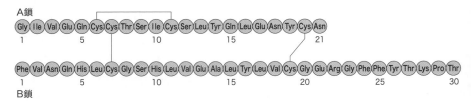

インスリンアスパルト（アスパルト）はヒトインスリンのB鎖28位のプロリン残基をアスパラギン酸に置換した製剤でインスリンリスプロと同様に速やかに吸収され短時間で消失する特徴をもつ[2]（図2）。

インスリングルリジン（グルリジン）はB鎖3位のアスパラギンをリジンに、29位のリジンをグルタミン酸に置換した製剤で、ほかの超速効型インスリンアナログで錯化剤として配合されている亜鉛を含まない製剤である（図3）。そのため、製剤中に単量体の割合が多く、吸収がより速やかだとされている[3]。しかし、その効果について臨床的なエビデンスはない。

図2　インスリンアスパルト

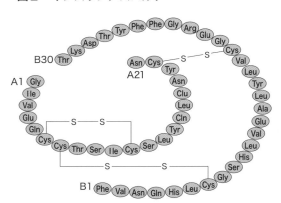

図3　インスリングルリジン

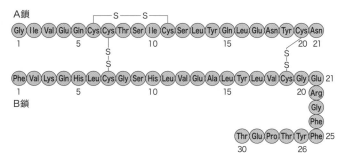

表1　超速効型インスリン製剤の比較

一般名	インスリンリスプロ（遺伝子組換え）	インスリンアスパルト（遺伝子組換え）	インスリングルリジン（遺伝子組換え）
代表的な商品名	ヒューマログ注ミリオペン	ノボラピッド注フレックスタッチ	アピドラ注ソロスター
効能・効果	インスリン療法が適応となる糖尿病		
用法・用量	通常、成人では1回2～20単位を毎食直前に皮下注射する		
禁忌	低血糖、本剤成分過敏症		
作用発現時間(hr)	15分未満	10～20分	15分未満
最大作用発現時間(hr)	0.5～1.5時間	1～3時間	0.5～1.5時間
作用持続時間(hr)	3～5時間		
使用期限	4週間		
妊婦への使用（旧FDA分類）	B（メタアナリシスあり）	B（RCTあり）	C（RCTなし）
注入時間（メーカー推奨）	5秒	6秒	6秒

各薬剤の添付文書・インタビューフォームより一部改変 [1-3]

薬物治療の位置づけ

　インスリン治療は、糖尿病において不足した内因性のインスリン分泌を補うことを目的とした治療であり、健常者の血中インスリン変動パターンを模倣する生理的な治療法である。日本糖尿病学会の「糖尿病診療ガイドライン2019 [4]」において、インスリン依存状態、高血糖性の昏睡（糖尿病性ケトアシドーシス、高浸透圧高血糖状態、乳酸アシドーシス）や食事療法でコントロールできない妊娠中の糖代謝異常では、インスリンの使用が絶対適応とされている。また、2型糖尿病では、食事療法、運動療法、およびインスリン以外の薬物療法によっても血糖コントロールができない場合や、高血糖による糖毒性を解除する目的でインスリン治療が行われる。「糖尿病標準診療マニュアル」[5]ではインスリンの導入はどの段階でも常に適応を考慮し、絶対適応もしくは相的適応にあてはまれば使用を開始することが推奨されている。

インスリン製剤の使い分けについて、インスリン製剤はその作用発現時間および作用持続時間に基づき区別されるが、超速効型インスリン製剤は生理的な食後の血糖上昇を抑制する追加インスリンを模倣した薬剤である。「糖尿病診療ガイドライン 2019」[4]には追加インスリン分泌の補充には速効型インスリン製剤または超速効型インスリン製剤が用いられ、超速効型インスリン製剤は速攻型インスリン製剤と比較して吸収が速く、生理的なインスリン分泌動態に近い効果が期待できると記載されている。ただし、超速効型インスリン製剤の具体的な使い分けについては明示されておらず、患者の適性に合わせて使用することが推奨されている。

 ## 比較のポイント

1 HbA1c 低下作用

超速効型インスリン製剤3成分を直接比較した臨床試験はない。成人1型糖尿病患者に対する HbA1c 低下率を比較した国内第Ⅲ相試験では、グルリジンがリスプロに対して非劣性であることが示されている[6]。また、海外第Ⅲ相試験で小児1型糖尿病患者に対する上記2剤の HbA1c 低下率についても非劣性が示されている[7]。

そのほか、超速効型インスリン製剤と速効型インスリンを比較した試験は複数あり、アスパルトは1型糖尿病患者を対象とした臨床試験において速効型インスリン（インスリン ヒト）よりも HbA1c を有意に低下させたと報告されている[8]。また、リスプロは1型糖尿病患者を対象とした CSII（持続皮下インスリン注入療法）で使用したランダム化非盲検クロスオーバー試験で速効型インスリンよりも HbA1c を有意に低下させた[9]。これらより、有効性に大きな差はないと考えられる。

2 副作用

インスリン療法の副作用症状として「糖尿病診療ガイドライン 2019」[4]には、インスリン投与による低血糖、あるいは症例により網膜症、神経障害の増悪を認めることがあり、長期的リスクには体重増加があることにも留意すべきと記載されているが、副作用頻度による使い分けについては言及されていない。ただし、速効型インスリンに比較し、超速効型インスリンの夜間低血糖の頻度は低いと記載されている。各超速効型インスリン製剤の添付文書では重大な副作用として低血糖、アナ

フィラキシーショックの記載があり、どれも頻度不明となっているが、グルリジンのみ低血糖発現頻度が 3.4% と記載されている。しかし、グルリジンとリスプロを比較した国内第Ⅲ相試験では、薬剤投与期間中の症候性低血糖の発現頻度はグルリジン 93.2%（123/132 例）、リスプロ 85.9%（116/135 例）であり、統計的な有意差はなかったと報告されている。同試験では 26 週間継続投与期および 52 週間投与期において有害事象の種類および発現頻度は類似していたと報告されている。そのほか、速効型インスリンと超速効型インスリンを比較した試験は複数あるが、各製剤とインスリンヒトでの比較では有害事象の発現頻度は同程度だったと報告されている。

3 デバイスの違い[10]

　超速効型インスリン製剤の剤形はバイアル製剤、カートリッジ製剤、プレフィルド / キット製剤が存在する。バイアル製剤はおもに入院患者に対して静脈内に投与するときや、CSII の場合に用いる。カートリッジ製剤は専用のインスリンペン型注入器に装着して使用する製剤である。使用するインスリン量が多い患者においては保管スペースの削減や医療費の軽減などの観点で有用とされる。プレフィルド / キット製剤は、現在主流で用いられている注入器と製剤が一体となった使い捨てタイプのインスリン製剤である。カートリッジの交換の必要性がなく操作も簡便なため利便性の高い製剤だが、カートリッジ製剤と比較すると高額であり、廃棄物自体が多くなるデメリットもある。

　広く使用されているキット製剤は患者の使いやすさを重視して選択することが望ましく、視覚障害をもつ患者ではダイヤル文字の大きい製剤が選択される。具体的にイノレット > フレックスタッチ > フレックスペン > ミリオペン・ソロスターとなる。ただし、各製薬会社が提供しているルーペを使用することで改善される場合もある。失明している場合には、単位数を音で確認する必要があるためフレックスペンなどクリック音やクリック感が大きい機種が推奨される。

　また、手指の障害がある場合には、注入圧が小さい機種が好まれる。注入圧の小さい順としては、フレックスタッチ < イノレット < ミリオペン・ソロスター < フレックスペンとなる。特にフレックスタッチは注入圧がもっとも小さく注入ボタンが単位数に合わせて伸びない特徴もあるため、手指機能に障害のある方や握力や手指の力が弱い方に適したデバイスであると考えられる。

4 妊婦への安全性

　日本では添付文書上、すべてのインスリン製剤は妊婦に対して慎重投与となっている。「糖尿病診療ガイドライン2019」[4]では、医療従事者が各インスリン製剤の利点・欠点を評価し、十分なインフォームドコンセントを行ったうえで治療方針を決定することが望ましいと記載されている。

　アスパルトおよびリスプロは、オーストラリア分類ではAとされているがグルリジンはオーストラリア分類2019でB3と記載されている。2003年の妊娠糖尿病患者（リスプロ、インスリンヒト）と糖代謝正常な妊婦の血糖プロファイルを比較したRCT（ランダム化比較試験）では、食事1時間後血糖はリスプロ群では糖代謝正常な妊婦の対象群と同程度であったが、インスリンヒト群では有意に高かった。また、新生児期の転帰、体格特性には両群間に有意な差はなかったことが報告されている[11]。

文献

1：インタビューフォーム ヒューマログ®注ミリオペン、注ミリオペンHD、注カート、注100単位/mL 2020年5月改訂（第24版）

2：インタビューフォーム ノボラピッド注フレックスタッチ、ペン、イノレット、ペンフィル、100単位/mL 2020年8月改訂（第13版）

3：インタビューフォーム アピドラ注ソロスター、注カート、注100単位/mL 2020年5月改訂（第8版）

4：日本糖尿病学会. 糖尿病診療ガイドライン2019. 南江堂2018年6月15日第1版

5：日本糖尿病・生活習慣病ヒューマンデータ学会.糖尿病標準診療マニュアル第16版 公開日2020年4月1日

6：Kawamori R, et al. Efficacy and safety of insulin glulisine in Japanese patients with type 1 diabetes mellitus. Diabetes Obes Metab. 2009 Sep;11(9):891-9. PMID: 19614947

7：Philotheou A, et al. Comparable efficacy and safety of insulin glulisine and insulin lispro when given as part of a Basal-bolus insulin regimen in a 26-week trial in pediatric patients with type 1 diabetes. Diabetes Technol Ther. 2011 Mar;13(3):327-34. PMID: 21291333

8：Home PD, et al. Insulin aspart vs. human insulin in the management of long-term blood glucose control in Type 1 diabetes mellitus: a randomized controlled trial. Diabet Med. 2000 Nov;17(11):762-70. PMID: 11131100

9：Raskin P, et al. A comparison of insulin lispro and buffered regular human insulin administered via continuous subcutaneous insulin infusion pump. J Diabetes Complications. Nov-Dec 2001;15(6):295-300. PMID: 11711322

10：いちばん適切な薬剤が選べる　同種同効薬ガイド2第2版.じほう.2017

11：Mecacci F, et al.Maternal metabolic control and perinatal outcome in women with gestational diabetes treated with regular or lispro insulin: comparison with non-diabeticpregnant women. ur J Obstet Gynecol Reprod Biol. 2003 Nov 10;111(1):19-24. PMID: 14557006

持効型インスリンの使い分け
グラルギン、デテミル、デグルデク

服薬指導の場面

> 今日から1日1回のインスリンがデグルデクに変わりましたね。

> はい。先生と相談して変えようということになりました。
> なかなか決まった時間に打てなくて……。
> これまでのインスリンとどう違うんですか?

服薬指導のポイント

- 持効型インスリン製剤3剤を直接比較した臨床試験はないが、それぞれを比較した試験がある
- インスリンデテミルは1日2回の用法が認められている製剤である
- インスリンデグルデクはほか2剤より作用持続時間が長く、1日のうちどの時間帯に投与してもよい

薬効の概要

　日本では持効型インスリン製剤として、2003年にインスリングラルギン、2007年にインスリンデテミル、2013年にインスリンデグルデクが承認された。すべての製剤がインスリンアナログ製剤であり、一部のアミノ酸構造を変化させたことで吸収が緩徐になり作用発現時間が遅く、ほぼ1日にわたり持続的な血糖降下作用を示すのが特徴である。

　インスリングラルギン(グラルギン)はヒトインスリンA鎖21位アスパラギンをグリシンに置換し、B鎖C末端のトレオニンにアルギニンを2つ延長させた構造を有する(**図1**)。それにより等電点がヒトインスリンの約pH5.5から約pH6.7に移行した

ことで皮下投与後生理的 pH にて沈殿し徐々に溶解、吸収されるため、1日1回の皮下投与でピークがなく安定した血糖降下作用を示す[1]。

インスリンデテミル（デテミル）はB鎖 30 位のトレオニンを除去し、29 位のリジンに直鎖飽和脂肪酸（ミリスチン酸）を付加した構造を有する（図2）。皮下注射後ミリスチン酸がアルブミンと結合することから投与部位からの吸収は緩徐となり、血中においては 98％以上がアルブミンと結合して平衡状態となるため緩徐な薬物動態および代謝作用を示す。pH が 7.20 ～ 7.60 に調整されているため、ほかの持効型インスリン製剤と比較して注射時の刺激が少ないとされている[2]。

インスリンデグルデク（デグルデク）はヒトインスリンB鎖 30 位のトレオニンを除き、B鎖 29 位のリジンにグルタミン酸をスペーサーとしてヘキサデカン二酸と結

図1　インスリングラルギン

図2　インスリンデテミル

図3　インスリンデグルデク

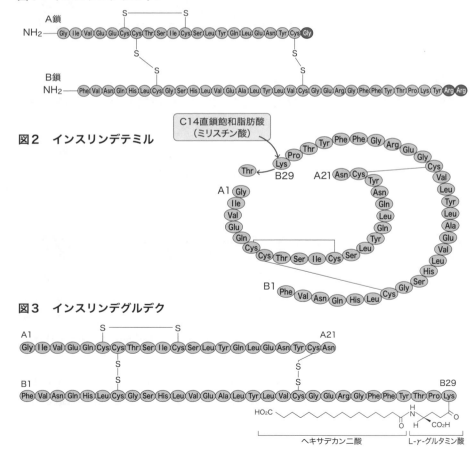

図4　持効型インスリン製剤の吸収過程の違い

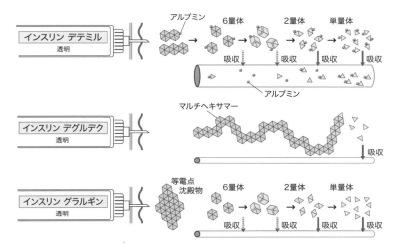

表1　持効型インスリン製剤の比較

一般名	インスリングラルギン（遺伝子組換え）	インスリンデテミル（遺伝子組換え）	インスリンデグルデク（遺伝子組換え）
代表的な商品名	ランタス注ソロスター	レベミル注フレックスペン	トレシーバ注フレックスタッチ
効能・効果	インスリン療法が適応となる糖尿病		
1日の投与回数	朝食前または就寝前 1日1回　皮下注射	1日1回:夕食前または就寝前 1日2回:朝食前および夕食前 または就寝前	1日1回　皮下注射
禁忌	低血糖、本剤成分過敏症		
作用発現時間（hr）	約1〜2	約1	— （定常状態で作用が持続する）
最大作用発現時間（hr）	明らかなピークなし	約3〜14	明らかなピークなし
作用持続時間（hr）	約24	約24	>42
使用期限	4週間を超えたものは 使用しないこと	6週間以内に使用すること	8週間以内に使用すること

各薬剤の添付文書・インタビューフォームより一部改変 [1-3]

合した構造を有する（**図3**）。皮下注射後、組織において可溶性で安定したマルチヘキサマーとして一時的に留まり、モノマーはマルチヘキサマーから徐々に解離するため、皮下投与部位から緩徐かつ持続的に血中へ移行することで42時間以上効果が実現するとされている[3]（**図4**）。

薬物治療の位置づけ

　インスリン製剤の使い分けについて、インスリン製剤はその作用発現時間および作用持続時間にもとづき区別されるが、持効型インスリン製剤は基礎分泌を補充する薬剤であると記載されているものの具体的な使い分けについては明示されておらず、患者の適性に合わせて使用することが推奨されている[4]。

 比較のポイント

1 HbA1c低下作用[5]

　3種類の持効型インスリン製剤を直接比較した臨床研究はないが、各製剤をそれぞれ比較した報告が存在する。グラルギンとデグルデクを比較した複数の試験で1型糖尿病、2型糖尿病どちらにおいてもHbA1cの低下率に有意な差はなかったと報告されている。また、グラルギンとデテミルの比較では1型糖尿病の成人を対象とした2つの試験で治療開始後26週、52週時点それぞれHbA1cのコントロールに有意な差はなかったとの報告がある。また、2型糖尿病においても7つの試験の報告から差がないとされている。デテミルとデグルデクの比較では、1型糖尿病の子ども・青年を対象とした試験と成人を対象とした2つの試験でHbA1cの低下に有意な差がなかったと報告されている。

2 副作用

　持効型インスリンの副作用は、超速効型インスリン製剤と比較して低血糖リスクは低いとされるが、注意は必要である。3剤の副作用を直接比較した臨床試験はない。また、各製剤間の添付文書の記載はデグルデクに体重増加の記載がある以外、重大な副作用・副作用の項に大きな違いはない。持効型インスリン製剤を比較したメタ解析[5]によると、グラルギンとデグルデクを比較した複数の試験で1型

糖尿病、2型糖尿病ともに体重増加に有意な差はなかったが、1型糖尿病患者では夜間低血糖はデグルデクで低かった。2型糖尿病においては重症低血糖、夜間低血糖ともにデグルデクで少なかったと報告されている。

1型糖尿病患者を対象としたグラルギンとデテミルの比較した試験では、体重増加、重症低血糖の頻度に差はなかったとされているが、2型糖尿病患者を対象とした複数の試験の結果では重症低血糖の頻度に差はなかったが、体重増加はデテミルで低かった。

デテミルとデグルデクの比較では、1型糖尿病の子ども・青年を対象とした試験と成人を対象とした2つの試験でいずれの試験でもデグルデクのほうが有意に体重増加が確認されたが、そのほかの低血糖頻度等の副作用についてはエビデンスが不十分であった。

③ 用法・作用持続時間の違い

持効型インスリンは通常1日1回投与であるが、デテミルは1日2回投与可能な製剤となっており、1日1回で血糖コントロール不十分な場合2回打ちが考慮される製剤である。また、デグルデクはほかの2剤と異なり、決まった時間であればどの時間に投与してもよく、作用持続時間も42時間以上と長い。そのため、個体内変動も小さく安定した血糖コントロールが可能だとされている[6]。

④ 妊婦への安全性

添付文書では、持効型インスリン製剤は妊婦授乳婦に対しては有益性投与でインスリンの需要量が変化しやすいため、注意して使用することが記載されている[1-3]。グラルギンを使用した1型糖尿病女性を対象とした2つの試験で217人の先天異常発生率は2.3%で、一般の発生率と差がなかったことが報告されている[7]。

デテミルは1型糖尿病の女性に対し、結晶性プロタミンインスリン群と比較した試験では周産期転帰、先天異常について同程度だったと報告されている[8]。

デグルデクは妊娠中使用に関する報告は少なく、妊娠初期にデグルデクを使用した2例で先天異常はなかったが低血糖症状を認め、問題なく回復したとの報告がある[9]。

文献

1：インタビューフォーム　ランタス注ソロスター、カート、100単位/mL　2020 年 11 月改訂（第 10 版）
2：インタビューフォーム　レベミル注フレックスペン、イノレット、ペンフィル　2020年9月改訂（第10版）
3：インタビューフォーム　トレシーバ注フレックスタッチ、ペンフィル　2020年6月改訂（第5版）
4：日本糖尿病学会. 糖尿病診療ガイドライン2019. 南江堂2018 年6月15日第1 版
5：Comparative effectiveness and harms of long-acting insulins for type 1 and type 2 diabetes: A systematic review and metaanalysis
6：粟田卓也 インスリン製剤の 変遷をたどる. メディカル・ジャーナル社 2013年12月16日発行　第1版第1刷
7：Durnwald CP,et al. Insulin analogues in the management of the pregnancy complicated by diabetes mellitus. Curr Diab Rep (2011) 11:28–34 PMID: 21072620
8：Hod M,et al. A randomized trial comparing perinatal outcomes using insulin detemir or neutral protamine Hagedorn in type 1 diabetes. J Matern Fetal Neonatal Med. 2014 Jan;27(1):7-13. PMID: 23617228
9：Milluzzo A,et al. Insulin degludec in the first trimester of pregnancy: Report of two cases. J Diabetes Investig. 2017 Aug 2;9(3):629-31 PMID: 28767190

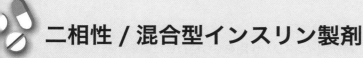

二相性 / 混合型インスリン製剤
代表的二相性インスリン製剤とライゾデグ配合注の使い分け

服薬指導の場面

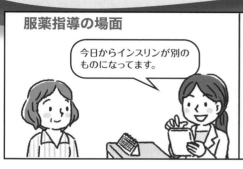

今日からインスリンが別のものになってます。

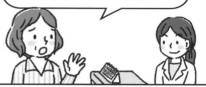

ほかのインスリンを使っていたんですが、混ぜるのを忘れて、低血糖になったことがありました。
今回のは混ぜなくてもいいんですか？？

服薬指導のポイント

- 二相性インスリン製剤は投与前に混和により懸濁する必要があるが、混合型インスリンは不要である

- ノボラピッド30ミックス注とライゾデグ配合注にHbA1cの変化について大きな差はないが、空腹時血糖はライゾデグ配合注のほうが低下させる

- 中等症以上の糖尿病においては強化インスリン療法が選択されるが、軽症等のインスリン導入で昼の投与がない二相性/混合型インスリン1日2回投与も選択肢になる

- 二相性/混合型インスリン製剤も複数メーカーから発売されているため、デバイスによる使いやすさは患者により異なる

薬効の概要

　日本では1989年にノボリン30R注フレックスペンが承認されて以降、複数の二相性 / 混合型インスリン製剤が発売されている。二相性 / 混合型インスリン製剤には、追加インスリンを模した超速効型・速効型インスリン作用と、基礎インスリ

ンを模した中間型・持効型インスリン作用をもち合わせた製剤がある。歴史的背景として、ヒトインスリンの普及した頃、生理的なインスリン分泌が食後の急速な追加分泌と持続的な基礎分泌からなることが明らかとなり、従来の1日1～2回の基礎インスリン注射療法より、毎食前の追加投インスリンと1日1～2回の基礎インスリンを投与する頻回注射療法が望ましく、ゴールドスタンダードになった背景がある。頻回投与が必要になったことで、注射回数を減らすために二相性／混合型インスリン製剤が開発されてきた。

　代表的な二相性インスリン製剤のノボラピッド30ミックスは、インスリンアスパルトを有効成分として、インスリンアスパルトにプロタミンを加えて一部分を結晶化させることにより、可溶性超速効型画分（インスリンアスパルト画分）と中間型画分（プロタミン結晶性インスリンアスパルト画分）を3：7の割合で含有する二相性のインスリンアナログである。このほかに組成の異なる配合の製剤が複数発売されており、患者に合わせて選択されている。これまで超速効型、持効型インスリンを組

図1　二相性／混合型インスリン製剤の作用プロファイルの違い

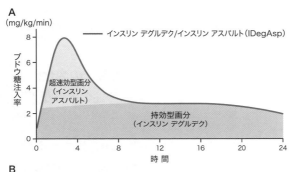

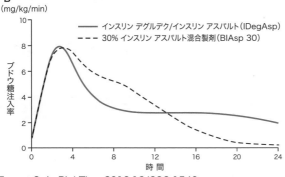

A：インスリン アスパルト由来の超速効型画分とインスリン デグルデク由来の持効型画分が各々保持されている
B：IDegAspと30％インスリン アスパルト混合製剤（BIAsp30：ノボラピッド®30ミックス）の比較

Expert Opin Biol Ther 2012,12:ISSO:1540

み合わせることは製剤の特性上困難であったが、インスリンアスパルトとインスリンデグルデクを配合溶解したライゾデグが 2015 年に承認された。ライゾデグは初めて超速効型インスリンアナログと持効型インスリンアナログを配合した製剤で、使用する前に懸濁の必要のない配合溶解型製剤である。

表1　代表的な二相性/混合型インスリン製剤　比較表

一般名	インスリン アスパルト プロタミン結晶性インスリンアスパルト（遺伝子組換え）	25%インスリンリスプロ 75%中間型インスリンリスプロ(遺伝子組換え)	インスリン デグルデク インスリン アスパルト（遺伝子組換え）
代表的な商品名	ノボラピッド30ミックス注フレックスペン	ヒューマログミックス25注ミリオペン	ライゾデグ配合注フレックスタッチ
効能・効果	インスリン療法が適応となる糖尿病		
1日の投与回数	1日1回：朝食直前 1日2回：朝食直・夕食直前	1日1回：食直前 1日2回：朝食直・夕食直前	1日1回：食直前 1日2回：朝食直・夕食直前
禁忌	低血糖、本剤成分過敏症		
作用発現時間(min)	10~20	<15	10
最大作用発現時間(hr)	1〜4	0.5〜6	1.2
作用持続時間(hr)	約24	18~24	>26
使用期限	4週間以内に使用	4週間以内に使用	4週間以内に使用

各薬剤の添付文書・インタビューフォームより一部改変 [1-3]

薬物治療の位置づけ

　インスリン治療は、糖尿病において不足した内因性インスリン分泌を補う目的で行う治療であり、健常者の血中インスリン変動パターンを模倣する生理的な治療法である。日本糖尿病学会の「糖尿病診療ガイドライン 2019」[4]において、インスリン療法はインスリン依存状態、高血糖性の昏睡（糖尿病性ケトアシドーシス、高浸透圧高血糖状態、乳酸アシドーシス）、食事療法でコントロールできない妊娠中の糖代謝異常ではインスリンの使用が絶対適応とされている。また、2型糖尿病では、食事療法、運動療法、およびインスリン以外の薬物療法によっても血糖コントロールができない場合や、高血糖による糖毒性を解除する目的でインスリン治療が行

われる。「糖尿病標準診療マニュアル」では、インスリンの導入はどの段階でも常に適応を考慮し、絶対適応もしくは相的適応に当てはまれば使用を開始することが推奨されている。

　インスリン製剤の使い分けについて、インスリン製剤はその作用発現時間および作用持続時間にもとづき区別される。二相性 / 混合型インスリン製剤については軽症例では中間型あるいは持効型溶解インスリン1回注射、あるいは二相性 / 混合型インスリンの朝・夕2回注射でも良好な血糖コントロールが得られる場合があるが、中等症以上では頻回注射による強化インスリン療法を含めたインスリン療法を行うと記載がある。軽症例に対する使用が考慮されるが各二相性 / 混合型製剤の具体的な使い分けについては明示されておらず、患者の適性に合わせて使用することが推奨されている。

 比較のポイント

1 HbA1c 低下作用

　二相性/混合型インスリン製剤同士で3剤を直接比較した試験はないが、ノボラピッド 30ミックス注とヒューマログミックス 25注は従来の速効型・中間型混合(3:7)ヒトインスリンと比較し、HbA1cの低下作用が非劣性であったことが確認されている[1, 2]。ライゾデグ配合注は2型糖尿病患者に対してノボラピッド 30ミックス注をどちらも1日2回朝食直前、夕食直前に投与した比較試験では、HbA1cについて有意な差はなかった。しかし、空腹時血糖の低下量はライゾデグ配合注で大きかったことが報告されている[5, 6]。

2 副作用

　低血糖などの副作用についても3剤を同時に比較した報告はないが、ノボラピッド 30 ミックス注と速効型・中間型混合 (3:7) ヒトインスリンを比較した試験では、低血糖症状の発現に有意な差はなかった[1]。ヒューマログミックス 25 注についても同様に速効型・中間型混合 (3:7) ヒトインスリンとの切り替えによる比較では、切り替え4週目に一過性に低血糖の発現が上昇したが、12 週時点において試験開始時からの低血糖発現頻度の増加は認められなかった[2]。ライゾデグ配合注

とノボラピッド 30 ミックス注との比較試験では、低血糖発現、夜間低血糖発現に、大きな差が認められなかった[5、6]。

③ 投与時の注意

　ノボラピッド 30 ミックス注とヒューマログミックス 25 注は、ともにプロタミンを配合した懸濁製剤であるため、毎回投与前には混和操作をする必要がある。製剤中には十分に混和できるようにガラス球が入っている。図2のようによく懸濁させて液が白く濁っていることを確認してから使用する。

　ライゾデグ配合注は超速効型インスリンアナログであるインスリンアスパルトと持効型インスリンアナログのインスリンデグルデクを配合した製剤であり、懸濁操作の必要なく投与することができる。

図2　二相性インスリン製剤の混和法

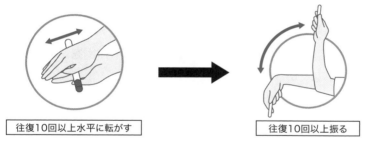

往復10回以上水平に転がす　　　往復10回以上振る

文献
1：インタビューフォーム　ノボラピッド®30ミックス注 フレックスペン®2020年8月改訂(第12版)
2：インタビューフォーム　ヒューマログ®ミックス25 注ミリオペンほか 2020年5月改訂(第24版)
3：インタビューフォーム　ライゾデグ配合注フレックスタッチ2020年8月改訂(第6版)
4：日本糖尿病学会. 糖尿病診療ガイドライン2019. 南江堂　2019年10月
5：Kaneko S. et al. Insulin degludec/insulin aspart versus biphasic insulin aspart 30 in Asian patients with type 2 diabetes inadequately controlled on basal or pre-/self-mixed insulin: a 26-week, randomised, treat-to-target trial. Diabetes Res Clin Pract, 2015; 107: 139-47 PMID: 25498130
6：Taneda S. et al.Insulin degludec/insulin aspart versus biphasic insulin aspart 30 twice daily in insulin-experienced Japanese subjects with uncontrolled type 2 diabetes: Subgroup analysis of a Pan-Asian, treat-to-target Phase 3 Trial. J Diabetes, 2017 ; 9 : 243-7 PMID: 27059529

代表的二相性インスリン製剤とライゾデグ配合注の使い分け

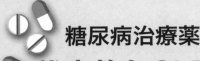

糖尿病治療薬

代表的なGLP-1作動薬の使い分け
エキセナチド、デュラグルチド、セマグルチド

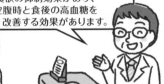

服薬指導の場面

今回からGLP-1受容体作動薬というインスリンではない注射薬が処方されています。食欲の抑制効果があり、空腹時と食後の高血糖を改善する効果があります。

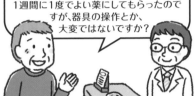

糖尿病の注射薬と聞いたから、てっきりインスリンだと思ったけど、インスリンではないのですね。1週間に1度でよい薬にしてもらったのですが、器具の操作とか、大変ではないですか?

服薬指導のポイント

● GLP-1受容体作動薬は血糖依存的に血糖降下作用を示すため、低血糖を起こしにくい

● 胃内容物排出抑制作用があり、空腹時・食後の両方のタイミングで血糖降下作用を示す

● 食欲抑制作用があるため、体重減少も期待できるが、消化器症状（下痢・便秘など）の副作用もみられる

● 薬剤ごとに、器具の取り扱いが大きく異なるため、操作の理解度を確実に確認する必要がある

● 併用できる内服薬が限定されていたり、初回の用量と維持量が異なるものに注意する

薬効の概要

　ヒトグルカゴン様ペプチド -1（GLP-1）は、消化管から分泌される内因性のホルモンの一種で、血糖値の依存的にインスリンを分泌させる働きをもつ。併せてグ

ルカゴンの分泌抑制作用をもち、インスリン感受性の向上や食欲抑制、胃内容物排泄低下により体重減少効果があるとされている。生体の GLP-1 は Dipeptidyl peptidase 4 (DPP-4) により生体内で速やかに分解されてしまうため、GLP-1 の作用を長時間持続できる GLP-1 受容体作動薬が開発された。

　2010 年代前半に、ビクトーザ（リラグルチド）を筆頭に、バイエッタ（エキセナチド）、リキスミア（リキシセナチド）が承認された。開発された製品は、連日投与が必要であったが、2012 年以降に、ビデュリオン（エキセナチド LAR）、トルリシティ（デュラグルチド）、2021 年にオゼンピック（セマグルチド）が承認となり、週1回投与製剤も複数販売されている。併せてリベルサス錠（セマグルチド）も承認され、注射薬以外の GLP-1 受容体作動薬も処方が可能となった。

図1　GLP-1 の働き

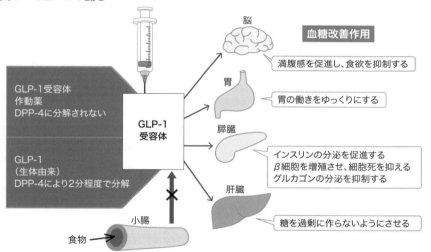

ここが知りたい！糖尿病診療ハンドブック ver.3より一部改変

薬物治療の位置づけ

　GLP-1 受容体作動薬は、インスリンの分泌を血糖依存的に促進するため、単独の投与では低血糖を起こしにくい。ほかの内服糖尿病薬と比較して、食欲抑制や胃内容物の排出抑制作用があるため、体重増加の最小化または体重減少が必要な場合に有効である。心血管イベントや腎障害の発生リスク低減に関するエビデンスも報告されており、合併症のリスクが高い患者にも投与が行われる。

表1　おもなGLP-1受容体作動薬の比較

一般名	リラグルチド	エキセナチド(LAR)	デュラグルチド	セマグルチド
商品名	ビクトーザ皮下注	ビデュリオン皮下注	トルリシティ皮下注	オゼンピック皮下注
販売開始	2010年6月	2015年5月 ※1	2015年9月	2020年6月
効能効果の注意	食事療法・運動療法で効果不十分の場合	食事療法・運動療法に加えSU薬、BG薬、TZ薬の単剤または併用で効果不十分の場合※2	食事療法・運動療法で効果不十分の場合	食事療法・運動療法で効果不十分の場合
用法	1日1回(朝or夕)	週1回		
用量変化	あり	なし	なし	あり
変化量詳細	開始用量　0.3mg 維持用量　0.9mg 最大用量　1.8mg			開始用量　0.25mg 維持用量　0.5mg 最大用量　1.0mg
針の着脱(針サイズ)	あり(A型針)	あり(23G)	なし(29G)	なし(29G)
懸濁の必要性	なし	粉末薬剤と懸濁用液を混和する必要あり	なし	なし
空打ち	あり	なし		
注意点	投与量を調節できる	混和時、手のひらに軽く打ち付けるように混和する必要がある	キャップを外す際に、針カバーが外れない場合ありキャップに関する指導が必要	注入ボタンはなく、押し当てることで注入開始される。注射器ごとに投与量が異なる
投与忘れ時	通常投与している時間から数時間以内であれば、投与する。それ以上時間が経っている場合は次の日に1日分を投与する	前回注射した日を含めて3日以上空けて投与すること	次回投与予定日までの期間が3日間(72時間)以上ある場合、気づいた時点で直ちに投与し、その後はあらかじめ定められた曜日に投与すること次回投与予定日までの期間が3日間(72時間)未満の場合、投与せず、次のあらかじめ定めた曜日に投与すること	次回投与までの期間が2日間(48時間)以上であれば、気づいた時点で直ちに投与し、その後はあらかじめ定めた曜日に投与すること次回投与までの期間が2日間(48時間)未満であれば、投与せず、次のあらかじめ定めた曜日に投与することなお、週1回投与の定めた曜日を変更する必要がある場合は、前回投与から少なくとも2日間(48時間)以上間隔をあけること

※1：2012年3月にシリンジ製剤として承認され、2015年5月にペン型製剤が販売開始された
※2：SU(スルフォニルウレア剤)、BG(ビグアナイド系薬剤)、TZ(チアゾリジン系薬剤)

各薬剤の添付文書・インタビューフォームより一部改変

内服糖尿病治療薬と比較して、投与の工程が複雑なため、器具の操作が理解できる患者に限られる。

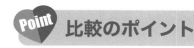

比較のポイント

1 血糖降下作用および体重減少作用

GLP-1 受容体作動薬は、およそ HbA1c 0.5 〜 1.4% の低下作用を有する。トルリシティ皮下注は海外承認用量と国内の承認用量が異なるため、海外の使用成績を確認する際は注意を要する。体重減少については、オゼンピック皮下注はSUSTAIN-6 試験において、1.0mg 投与群で 4.9kg 減少（ベースラインの平均体重 92.1kg から）させた報告がある（**表2**）。

表2　おもなGLP-1 受容体作動薬の添付文書に記載されているおもな副作用

一般名	リラグルチド	エキセナチド(LAR)	デュラグルチド	セマグルチド
商品名	ビクトーザ皮下注	ビデュリオン皮下注	トルリシティ皮下注	オゼンピック皮下注
低血糖	○	○	○	○
腎不全	−	○	○	○
膵炎	○	○（急性）	○（急性）	○（急性）
アナフィラキシー関連	−	○：アナフィラキシー反応、血管浮腫	○：アナフィラキシー、血管浮腫	−
腸閉塞	○	○	○	−
下痢・嘔吐	△	△	○（重度）	△

○：重大な副作用に記載あり　　△：その他の副作用に記載あり　　---：記載なし

各薬剤の添付文書・インタビューフォームより一部改変

2 副作用

GLP-1 受容体作動薬に共通している重大な副作用を**表3**に示す。下痢・嘔吐については、トルリシティ皮下注のみ重大な副作用として記載されている。オゼンピック皮下注については、販売開始からの期間が短いため、RMP も参考に、注意深く副作用の観察が必要になる。

3 相互作用（併用可能薬剤）

GLP-1 受容体作動薬は、ほかの糖尿病治療薬との併用により、血糖降下作用が増強される。特に SU 薬については、低血糖のリスクがより増大するため、SU 薬の減量を考慮する必要がある。いずれの薬剤においても DPP-4 阻害薬との併用については、有効性・安全性について認められていない。

ビデュリオン皮下注については、SU 薬、BG 薬、TZD 薬のみ併用可能であり、インスリンなどの併用は認められていない。加えて、胃内容物排出遅延に伴い、クマリン系薬剤（ワルファリンなど）や HMG-CoA 還元酵素阻害剤（ロバスタチンなど）を併用した場合、吸収に影響を与えるおそれがある。

4 心血管イベントの発生率

糖尿病治療の目的は、高くなった血糖値をコントロールし、合併症を防ぐことにあるため、血糖降下作用だけでなく、合併症の発生リスクの低減に注目する必要がある。GLP-1 受容体作動薬においても、心血管イベントを主要評価項目とした臨床試験が実施されている。表 3 に、おもな週1回投与の GLP-1 受容体作動薬の試験成績[1] を示す。

表3　週１回投与のGLP-1 受容体作動薬の試験成績

一般名	リラグルチド	エキセナチド(LAR)	デュラグルチド	セマグルチド
商品名	ビクトーザ皮下注	ビデュリオン皮下注	トルリシティ皮下注	オゼンピック皮下注
脳卒中	－	－	○	○
主要心血管イベント	○	－	○	○
心血管死	○			
複合腎アウトカム	○	－	○	○
全死亡	○	○	－	－

＊：p<0.05　vs. プラセボ　を○で評価

Marsico F, et al. Eur Heart J. 2020; 41: 3346-3358. 改変

文献
1：Marsico F, et al. Eur Heart J., 41: 3346-3358(2020)

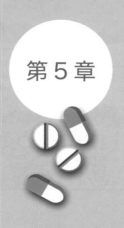

第5章

脂質異常症治療薬

脂質異常症治療薬

代表的な高脂血症治療薬の使い分け

スタチン、フィブラートなど

服薬指導の場面

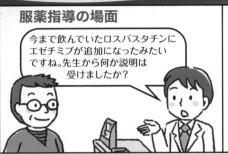

今まで飲んでいたロスバスタチンにエゼチミブが追加になったみたいですね。先生から何か説明は受けましたか？

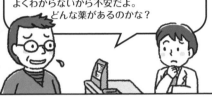

LDLコレステロール値が高いと言われました。食事指導も受けています。治療する薬もいろいろあるみたいだけど、よくわからないから不安だよ。どんな薬があるのかな？

服薬指導のポイント

● 脂質異常症は動脈硬化のリスク因子であり、生活習慣の改善と薬物療法によるコントロールが重要である

● 主として LDL コレステロールもしくはトリグリセライドを低下させる薬剤が使用される

● 服薬アドヒアランスと心血管疾患予防効果は関連するという文献もあり[1]、内服状況の確認は必要である

薬効の概要

　血液中の脂質の値が基準値から外れた状態を脂質異常症という[2]。脂質異常症が続くことで動脈硬化を引き起こし、動脈硬化性疾患の原因となることが知られている。そのため、動脈硬化性疾患予防の観点から、早期から脂質異常症の管理は重要な位置を占めている[3]。

　LDL コレステロール（LDL-C）、総コレステロール（TC）、総コレステロールから HDL-C を除いたコレステロール（non-HDL-C）、トリグリセライド（中性脂肪・TG）が高いほど、HDL コレステロール（HDL-C）が低いほど冠動脈疾患の発症

率が高いことが欧米のみならず、わが国においても疫学調査で示されている[1]。

　脂質異常症の診断基準値には、従来の LDL-C、HDL-C、TG に加えて non-HDL-C がある。基本的には空腹時採血をし、いずれかの基準に該当する場合に脂質異常症の診断となる（**表1**）。この基準は、動脈硬化発症リスクを判断するためのスクリーニング値であり、治療開始のための基準値ではないことが大前提である。

　脂質異常症治療は、スクリーニング、リスク評価後に脂質管理目標値が設定され、生活習慣病の是正や薬物治療が開始となる。

表1　脂質異常症診断基準（空腹時採血[*1]）

	分類	拡張期血圧 (mmHg)
LDL コレステロール	140mg/dL 以上	高 LDL コレステロール血症
	120-139mg/dL	境界域高 LDL コレステロール血症[*2]
HDL コレステロール	40mg/dL 未満	低 HDL コレステロール血症
トリグリセライド	150mg/dL 以上	高トリグリセライド血症
non-HDL コレステロール	170mg/dL 以上	高 non-HDL コレステロール血症
	150〜169	境界域高 non-HDL コレステロール血症

＊1 10時間以上の絶食を「空腹時」とする。ただし水やお茶などカロリーのない水分の摂取は可とする。
＊2 スクリーニングで境界域高 LDL-C血症、境界域高 non-HDL-C血症を示した場合は、高リスク病態がないか検討し、治療の必要性を考慮する。

薬物治療の位置づけ

　脂質異常症治療は、食事療法、運動療法といった生活習慣の改善が基本である。一次予防では、原則として一定期間の生活習慣の改善を行い、その効果を判定した後に薬物療法の適用を考慮する。冠動脈疾患の既往がある場合の二次予防では、管理目標値を設定して生活習慣の改善を行うとともに、薬物療法を行うことが望ましいとされる。

比較のポイント

　脂質異常症の治療薬は、主として LDL−C もしくは TG を低下させる。おもに LDL−C を低下させる薬剤として、HMG-CoA 還元酵素阻害薬（スタチン）、小

腸コレステロールトランスポーター阻害薬、陰イオン交換樹脂、プロブコールがある。また、TG を低下させる薬剤として、フィブラート系薬、多価不飽和脂肪酸、ニコチン酸誘導体がある。

　また、新しい機序の薬剤として日本では 2016 年に PCSK9 阻害薬と MTP 阻害薬が発売された。PCSK9 阻害薬は皮下注製剤であり、MTP 阻害薬は「ホモ接合体家族性高コレステロール血症」のみの適応であることに留意する（**表 2**）。

表2　脂質異常症治療薬の薬効による分類[1]

分類	LDL-C	TG	HDL-C	Non-HDL-C	代表的な薬剤
HMG-CoA 還元酵素阻害薬	↓↓〜↓↓↓	↓	-〜↑	↓↓〜↓↓↓	プラバスタチン、シンバスタチン、フルバスタチン、アトルバスタチン、ピタバスタチン、ロスバスタチン
小腸コレステロールトランスポーター阻害薬	↓↓	↓	↑	↓↓	エゼチミブ
陰イオン交換樹脂	↓↓	↑	↑	↓↓	コレスチミド、コレスチラミン
プロブコール	↓	-	↓↓	↓	プロブコール
フィブラート系薬	↓	↓↓↓	↑↑	↓	ベザフィブラート、フェノフィブラート、ペマフィブラート
多価不飽和脂肪酸	-	↓	-	-	イコサペント酸エチルオメガ-3脂肪酸エチル
ニコチン酸誘導体	↓	↓↓	↑	↓	ニコチン酸トコフェロール
PCSK9 阻害薬	↓↓↓↓	↓〜↓↓	-〜↑	↓↓↓↓	エボロクマブ、アリロクマブ
MTP 阻害薬	↓↓↓	↓↓↓	↓	↓↓↓	ロミタピド

文献
1：日本動脈硬化学会：動脈硬化性疾患予防ガイドライン2017年版,2017年6月30日
2：脂質異常症｜e-ヘルスネット（厚生労働省）（mhlw.go.jp）,2019年11月25日（最終更新日）
3：日本動脈硬化学会：動脈硬化性疾患予防のための脂質異常症診療ガイド2018年版,2018年6月26日

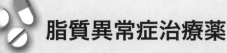

脂質異常症治療薬

ストロングスタチンと
スタンダードスタチンの使い分け

服薬指導の場面

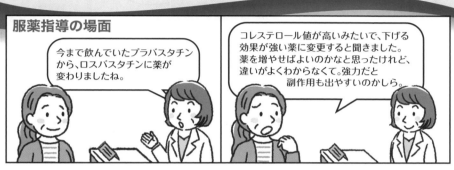

今まで飲んでいたプラバスタチンから、ロスバスタチンに薬が変わりましたね。

コレステロール値が高いみたいで、下げる効果が強い薬に変更すると聞きました。薬を増やせばよいのかなと思ったけれど、違いがよくわからなくて。強力だと副作用も出やすいのかしら。

服薬指導のポイント

● ストロングスタチンは、スタンダードスタチンに比べて LDL-C 低下作用が強力である

● ストロングスタチンは半減期が長く、服用タイミングを夕食後にこだわる必要はない

● 安全性に関しては、どちらのスタチンにおいても大きな差はない

薬効の概要

　HMG-CoA 還元酵素阻害薬（スタチン）は、コレステロール合成の律速酵素である HMG-CoA 還元酵素を拮抗的に阻害し、コレステロール合成を阻害する（図1）。ストロングスタチンは、その名の通り、スタンダードスタチンに比してLDL-C 低下作用が強力である。LDL-C 低下作用は、ロスバスタチンの通常量 5mg のほうがプラバスタチンの1日最大量 20mg よりも強力であるという報告がある[1]。

　薬効に関しては、「スタチンの 6%ルール」と呼ばれているように、スタチンを倍増しても単純に2倍の LDL-C 低下率が得られるわけではなく、6%程度の低

ストロングスタチンとスタンダードスタチンの使い分け

図1　スタチンの作用機序

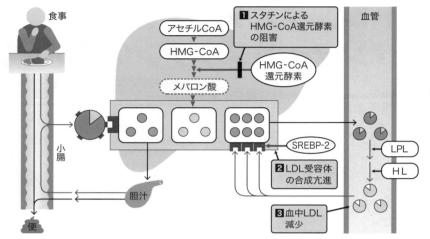

「薬がみえる　vol.2 第1版（株式会社 メディックメディア）」より改変

下にとどまることを理解しておく必要がある[2]。

薬物治療の位置づけ

　現在日本では6種類のスタチンが承認されており、LDL-C 値を下げる作用の強さで、スタンダード（**表1**）とストロング（ロスバスタチン、ピタバスタチン、アトルバスタチン：230 ページ参照）の2種類に分類される。スタンダード、ストロングにかかわらずスタチンは高 LDL-C 血症の第1選択薬であり、管理目標や併用薬により薬剤が選択される。

Point 比較のポイント

1 LDL-C 低下作用

　一般的には、LDL-C の管理目標値に応じて LDL-C を 20 ～ 30%低下させるスタンダードスタチンか、40 ～ 50%低下させるストロングスタチンを選択する。肝臓でのコレステロール生合成低下は、同時に VLDL（超低密度リポタンパク質）合成分泌の抑制を介して TG の低下ももたらす[3]が、その効果は 10 ～ 20% 程度である。

表1　スタンダードスタチンの比較表（ストロングスタチンの比較表は230ページ参照）

一般名		プラバスタチン	フルバスタチン	シンバスタチン
代表的な製品名		メバロチン	ローコール	リポバス
性質		水溶性	脂溶性	脂溶性
効能・効果		高脂血症、家族性高コレステロール血症	高コレステロール血症、家族性高コレステロール血症	高脂血症、家族性高コレステロール血症
用法用量		1日1〜2回 1日投与量：10mg	1日1回　夕食後 1回投与量：20〜30mg	1日1回 1回投与量：5mg
最大用量		20mg	60mg	20mg
半減期（hr）		2.7	1.3	1.3
禁忌	妊婦・妊娠可能性および授乳婦	○	○	○
	肝障害	−	重篤な肝障害	重篤な肝障害
	薬剤投与中	−	−	イトラコナゾール、ミコナゾール、ポサコナゾール、アタザナビル、サキナビルメシル酸塩、コビシスタットを含有する製剤、オムビタスビル・パリタプレビル・リトナビルを投与中の患者
代謝			肝代謝	
CYP代謝		関与なし	CYP2C9	CYP3A4
薬物間相互作用		少ない	注意	注意

各薬剤の添付文書・インタビューフォームより一部改変

2 血中半減期

　スタンダードスタチンの血中半減期が最大約3時間に対し、ストロングスタチンは10時間以上と非常に長い。そのため、プラバスタチンは1日1〜2回、フルバスタチンは夕食後の服用が必要となる。

3 スタチンの種類別の不耐（服用継続困難）頻度

スタチンの種類別の不耐（服用継続困難）頻度に関しては、少数の報告であるがスタチンの種類別の不耐頻度に差は認められないとされている[4]。

4 高齢者

高齢者においては、スタンダードスタチンのほうがストロングスタチンよりも望まれる。理由は、高齢になるにつれて薬剤の代謝／排泄能が低下してしまうことに加え、多剤服用に伴う副作用発生率の増加が懸念されるためである。そのため、スタンダードスタチンから開始し、3カ月経過してもコントロールがつかない場合はストロングスタチンへの変更を検討することとされている[5]。

高齢者に対するスタチン系薬剤の使用は、個別化が必要かと思われる。予後が1年以内と予想される患者に対するスタチン系薬剤の中止では、死亡や心血管イベントの増加はみられなかったという報告[6]がある。また、スタチン系薬剤は血管性認知症の予防効果があるとの研究[7]もあり、年齢だけではなく、患者個々に必要性を考慮した選択が求められる。

文献

1：Blasetto JW, et al. Efficacy of rosuvastatin compared with other statins at selected starting doses in hypercholesterolemic patients and in special population groups. Am J Cardiol. 2003;91(5A):3C-10C; discussion 10C. PMID: 12646336

2：Jones PH, et al. Comparison of the efficacy and safety of rosuvastatin versus atorvastatin, simvastatin, and pravastatin across doses (STELLAR* Trial). Am J Cardiol. 2003;92(2):152-60. PMID: 12860216

3：Bakker-Arkema RG, et al. Efficacy and safety of a new HMG-CoA reductase inhibitor, atorvastatin, in patients with hypertriglyceridemia. JAMA. 1996;275(2):128-33. PMID: 8531308

4：スタチン不耐に関する診療指針2018（スタチン不耐診療指針作成ワーキンググループ：日本肝臓学会、日本神経学会、日本動脈硬化学会、日本薬物動態学会）

5：Antoniou T, et al. Association between statin use and ischemic stroke or major hemorrhage in patients taking dabigatran for atrial fibrillation. CMAJ. 2017;189(1):E4-E10. PMID: 28246253

6：Kutner JS, et al. Safety and benefit of discontinuing statin therapy in the setting of advanced, life-limiting illness: a randomized clinical trial. JAMA Intern Med. 2015;175(5):691-700. PMID: 25798575

7：McGuinness B, et al. Statins for the treatment of dementia. Cochrane Database Syst Rev. 2014;(7):CD007514. PMID: 25004278

脂質異常症治療薬

ストロングスタチンの使い分け
ロスバスタチン、ピタバスタチン、アトルバスタチンなど

服薬指導の場面

今まで飲んでいたアトルバスタチンからピタバスタチンに変わりましたね。

爪の水虫治療でイトラコナゾールっていう薬が開始になったけれど、飲み合わせが悪いとかで薬を変えるって、先生から言われました。効果とかは同じですよね。

服薬指導のポイント

● ストロングスタチン3剤には、LDL-C 低下作用や副作用に大きな違いはない

● ロスバスタチンは、水溶性で用量幅が広く、CYP の影響をほとんど受けないため相互作用が少ない

● アトルバスタチンは、尿酸低下作用が示唆されている。また、配合剤も発売されている

● ピタバスタチンはロスバスタチンと同様に CYP の影響をほとんど受けない

薬効の概要

　ストロングスタチンの日本における販売状況は、2000 年 アトルバスタチン（商品名：リピトール）、2003 年 ピタバスタチン（商品名：リバロ）、2005 年 ロスバスタチン（商品名：クレストール）が承認されている。発売時期がもっとも古いアトルバスタチンは、世界的にも使用実績が豊富で広く使用されている[1]。

ロスバスタチンは水溶性、ピタバスタチンおよびアトルバスタチンは脂溶性の薬剤という違いがある。一般的に脂溶性の薬剤は細胞膜の透過性に優れており、組織移行性が高い反面、副作用が起こる可能性が高いことも念頭におく必要がある[1]。ストロングスタチンの比較は**表1**に示す。

表1　ストロングスタチンの比較（スタンダードスタチンは227ページ参照）

一般名		ロスバスタチン	ピタバスタチン	アトルバスタチン
代表的な商品名		クレストール	リバロ	リピトール
性質		水溶性	脂溶性	脂溶性
効能・効果		高コレステロール血症　家族性高コレステロール血症		
用法用量		1日1回　2.5mg	1日1回1～2mg	1日1回　10mg
最大用量		重症時:1日20mg	4mg	高コレステロール血症:20mg　家族性高コレステロール血症:40mg
半減期（hr）		20.2	11	9.4
禁忌	妊婦・妊娠可能性および授乳婦	○	○	○
	肝障害	肝機能低下	重篤な肝障害または胆道閉塞	肝機能低下
	薬剤投与中	シクロスポリン	シクロスポリン	グレカプレビル・ピブレンタスビル（マヴィレット）
代謝		胆汁排泄	肝代謝	肝代謝
CYP代謝		CYP2C9、CYP2C19（寄与は大きくない）	ほとんど関与なし（わずかにCYP2C9）	CYP3A4
薬物間相互作用		少ない	少ない	注意

各薬剤の添付文書・インタビューフォームより一部改変

薬効の位置づけ

「急性冠症候群診療ガイドライン 2018 年改訂版」では、二次予防における脂質代謝異常改善薬投与の推奨として、ストロングスタチンを忍容可能な最大用量で投与することが第1選択であり、推奨度はもっとも高いとされている（推奨クラスI、推奨レベルA）。国内のガイドラインにおいても、この3剤の使い分けについては明記されていない[4-6]。総じて、ストロングスタチン（ロスバスタチン、ピタバスタチン、アトルバスタチン）は、すべて高 LDL-C 血症の第1選択薬とされる。

 比較のポイント

❶ LDL-C 低下作用

　国内のストロングスタチン3剤の有効性を比較した試験では、ロスバスタチン（2.5mg）、アトルバスタチン（10mg）、ピタバスタチン（2mg）で 16 週間服用後の LDL-C の変化率に群間差はみられなかったという報告がある[2]。海外では、ロスバスタチン（5mg/10mg）は、アトルバスタチン（10mg）、プラバスタチン（20mg）、シンバスタチン（20mg）との直接比較で優位に LDL-C を低下させている[3]。

　ロスバスタチンは用量幅が広いため、LDL-C 値を大きく低下させる必要がある場合は有用だと思われる。スタチンの構造式を踏まえた基礎研究では、ロスバスタチンがコレステロール合成の律速酵素である HMG-CoA 還元酵素との結合力がもっとも強力であることが示唆されており[7]、LDL-C 低下作用を期待する場合はロスバスタチンを選択することが有用である可能性が高いと思われる。

❷ 副作用

　スタチン系薬の副作用として、横紋筋融解症、胃腸障害、肝機能障害、発疹、不眠などがある。

3 相互作用

　相互作用の観点では、前項にも示した通り、CYP 代謝の関与が大きく影響している。ストロングスタチンの中では、ピタバスタチンは CYP 代謝にほとんど関与せず（わずかに CYP2C9）、ロスバスタチンは CYP2C9・CYP2C19 で代謝されるが寄与は大きくない。一方、CYP3A4 で代謝されるアトルバスタチンは、同酵素で代謝される薬剤との併用には注意する必要がある。またロスバスタチン、ピタバスタチンは、免疫抑制薬のシクロスポリンと併用禁忌であることにも注意したい。

文献
1：児島悠史：薬局ですぐに役立つ薬の比較と使い分け100,羊土社,2019年9月10日第9刷発行
2：Saku K, et al. Randomized head-to-head comparison of pitavastatin, atorvastatin, and rosuvastatin for safety and efficacy (quantity and quality of LDL): the PATROL trial. Circ J. 2011;75(6):1493-505. PMID: 21498906
3：Blasetto JW, et al. Efficacy of rosuvastatin compared with other statins at selected starting doses in hypercholesterolemic patients and in special population groups. Am J Cardiol. 2003;91 (5A):3C-10C; discussion 10C. PMID: 12646336
4：日本動脈硬化学会：動脈硬化性疾患予防ガイドライン2017年版,2017年6月30日
5：日本循環器学会：急性冠症候群診療ガイドライン 2018年改訂版,2019年3月29日発行
6：日本老年医学会：高齢者脂質異常症 診療ガイドライン2017,2017年10月25日発行
7：Istvan ES, et al. Structural mechanism for statin inhibition of HMG-CoA reductase. Science. 2001;292(5519):1160-4.PMID: 11349148

脂質異常症治療薬
フィブラート系薬の使い分け

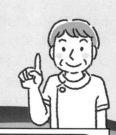

服薬指導の場面

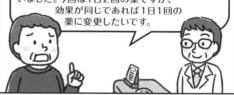

今回から高脂血症の薬が追加になりましたね。

中性脂肪が高くて、ベザフィブラートが処方されてました。同じような薬のフェノフィブラートを飲んでいる友人は、1日1回でよいと言っていました。今回は1日2回の薬ですが、効果が同じであれば1日1回の薬に変更したいです。

服薬指導のポイント

● フィブラート系薬は、「高トリグリセライド（TG）血症に対して最も効果的な薬剤」として位置づけられている

● 2018年に承認されたペマフィブラートは、ほかのフィブラート系薬と異なる作用機序を有している

● 最大用量におけるTG低下作用の比較は、フェノフィブラートとベザフィブラート、フェノフィブラートとペマフィブラートで同等であった

● TG低下作用以外の副次効果、1日の服用回数、代謝経路に応じた薬剤選択が推奨される

薬効の概要

　フェノフィブラート系薬は、肝臓において核内受容体（peroxisome proliferator-activated receptor a：PPARa）を活性化して種々のタンパク質の発現を調節することにより、脂質代謝を総合的に改善させ、血清コレステロール濃度と血清トリグリセライド（TG）濃度を低下させるとともに、血清HDL-コレステロール（HDL-C）を上昇させる[1]（図1）。2018年に承認されたペマフィブラー

トは PPAR αと結合し、その立体構造を変化させることで、TG 低下や HDL-C の合成促進に関わる遺伝子の発現を高めるように設計された選択的 PPAR αモジュレーターという特徴がある[2]。

2021 年1月時点で日本で承認されているフィブラート系薬は、クロフィブラート、フェノフィブラート、ベザフィブラート ペマフィブラートの4種類である。本項では、臨床での使用頻度を考慮し、フェノフィブラート、ベザフィブラート、ペマフィブラートの使い分けについて紹介する。

これらの3剤はいずれも日本では「高脂血症（家族性を含む）」の適応症で承認されている。重大な副作用に横紋筋融解症があり、妊婦に対しては禁忌である。1日の服用回数、排泄経路、海外での発売状況は**表1**の通りである。また、スタチンとの併用については横紋筋融解症のリスクが増加するため、腎機能に異常がある患者に対しては従来「原則禁忌」となっていたが、2018 年 10 月の添付文書改訂で、「原則禁忌」が削除となった。ただし、腎機能低下時の併用は注意が必要である[3]。

図1　フィブラート系薬の作用機序

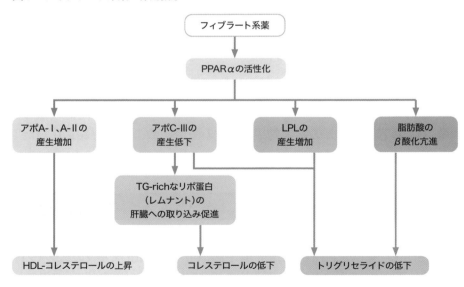

薬物治療の位置づけ

　高脂血症の治療は、生活習慣の改善、禁煙、食生活の見直しなどで効果不十分の場合に薬物治療が選択される。「動脈硬化性疾患予防ガイドライン2017年版」[4]において、フィブラート系薬は「高血症（TG）に対して最も効果的な薬剤」として位置づけられている。しかし、薬効群としての記載であり、各薬剤の使い分けについては明記されていない。

　「急性冠症候群ガイドライン2018年改訂版」[5]では、高TG血症が冠動脈疾患の危険因子であることは内外の疫学研究や観察研究で立証されており、高TG血症かつ低HDL-C血症ではフィブラート系薬とスタチンとの併用を考慮することが示されている。

 比較のポイント

1 有効性・安全性

　3剤を比較した臨床試験はないが、各薬剤の最大用量でTG低下作用の比較では、ベザフィブラート（400mg/日）はフェノフィブラート（160mg/日）と同等[1]、ペマフィブラート（0.4mg/日）はフェノフィブラート（160mg/日）と同等であったとの報告がある[2,6]。ただし、真のエンドポイントである心血管イベント抑制効果に関する検証はされていない。安全性については、各薬剤で禁忌、併用禁忌、併用注意を**表1**に示しているので、参考にしてほしい。

2 各ガイドラインでの記載

　フェノフィブラートはTG低下作用以外にも「高尿酸血症・痛風の治療ガイドライン第3版」[7]においては、「尿酸低下作用を有する」、「糖尿病診療ガイドライン2019」[8]では「糖尿病網膜症の進展抑制に有効である可能性がある」との記載がある。ベザフィブラートは「安定冠動脈疾患の血行再建ガイドライン2018年改訂版」[9]において、TG高値の患者の心筋梗塞再発・突然死に対する有用性

表1　フィブラート系薬一覧

一般名	フェノフィブラート	
代表的な製品名	トライコア／リピディル	
適応症	高脂血症（家族性含む）	
用法用量	1日1回106.6～160mgを 食後経口投与	
腎障害時の投与量	Scr:2.5mg/dL 以上または Ccr:40mL/min 未満	禁忌
	Scr:1.5mg/dL 以上 2.5mg/dL 未満	53.3mg 錠・67mg カプセル から 開始または投与間隔の延長
肝障害時の投与量	（肝機能検査異常）（肝障害の既往歴） 53.3mg 錠または 67mg カプセルから開始	
代謝・排泄｜おもな排泄経路	腎	
代謝酵素	関与なし	
禁忌｜妊婦・妊娠可能性のある婦人	○	
腎障害	Scr 値が 2.5mg/dL 以上または Ccr が 40mL/min 未満の患者	
肝障害など	肝障害、胆のう疾患のある患者	
薬剤投与中	―	
併用注意｜HMG-CoA 還元酵素阻害薬	○	
陰イオン交換樹脂	○	
その他	ワルファリンカリウム、HMG-CoA 還元酵素阻害薬 スルホニル尿素系血糖降下薬 、シクロスポリン	
海外での発売	あり	
海外のみで承認されている適応症	重度の高 TG 血症（英・米） スタチン禁忌または不耐性の混合型高脂血症・TG および HDL-C コントロール不良の心血管ハイリスクの混合型高脂血症（英） 原発性高コレステロール血症または混合型脂質異常症（米）	

ベザフィブラート		ペマフィブラート	
ベザトール SR		パルモディア	
高脂血症（家族性含む）		高脂血症（家族性含む）	
1日 400mg を 2 回に分けて 朝夕食後経口投与		1 回 0.1mg を 1 日 2 回朝夕に経口投与 （最大 1 回 0.2mg を 1 日 2 回）	
Scr:2.0mg/dL 以上	禁忌	Scr:2.5mg/dL 以上 または Ccr:40mL/min 未満	禁忌
1.5mg/dL < Scr < 2.0mg/dL または 50mL/ 分< Ccr < 60mL/ 分	1 回 200mg 1 日 1 回	1.5mg/dL < Scr < 2.0mg/dL または 40mL/ 分< Ccr < 60mL/ 分	慎重投与
―		Scr:2.5mg/dL 以上または Ccr:40mL/min 未満	
腎		肝	
関与なし		CYP2C8、CYP2C9、CYP3A4、CYP3A7 UGT1A1、UGT1A3 および UGT1A8	
○		○	
重篤な腎疾患のある患者 Scr 値が 2.0mg/dL 以上の患者 人工透析患者（腹膜透析を含む）		中等度以上の腎機能障害のある患者 （Scr 値が 2.5mg/dL 以上）	
重篤な腎疾患のある患者 Scr 値が 2.0mg/dL 以上の患者 人工透析患者（腹膜透析を含む）		中等度以上の腎機能障害のある患者 （Scr 値が 2.5mg/dL 以上）	
―		シクロスポリン、リファンピシリン	
○		○	
○		○	
ワルファリンカリウム、フルバスタチンナトリウム スルホニル尿素系血糖降下薬 ナテグリニド、インスリン、シクロスポリン		クロピドグレル硫酸塩、クラリスロマイシン HIV プロテアーゼ阻害剤、フルコナゾール 強い CYP3A 誘導剤	
あり		なし	
重度の高 TG 血症、スタチン禁忌または 不耐性の混合型高脂血（英）		―	

フィブラート系薬の使い分け

を示唆するデータ（サブグループ解析）が引用されている。

③ 代謝経路

　フェノフィブラート、ベザフィブラートはおもに腎排泄型に対し、ペマフィブラートは胆汁排泄型となっている。しかし、ペマフィブラートの審査報告書には、腎機能障害患者では正常腎機能被験者と比較して曝露量の上昇が認められたことから横紋筋融解症のリスクが否定できず、既存のフィブラート系薬と同様の注意喚起が妥当と判断された。そのため、腎機能障害が中等度以上（Scr：2.5mg/dL 以上）では禁忌、軽度（Scr：1.5mg/dL 以上 2.5mg/dL 未満）は慎重投与とされている[10]。

文献
1：インタビューフォーム トライコア錠 53.3mg, 80mg 2019年12月改訂（第7版）
2：インタビューフォーム　パルモディア錠0.1mg　2020年1月改訂（第11 版）
3：独立行政法人医薬品医療機器総合機構　審査報告書：https://www.pmda.go.jp/files/000226184.pdf（最終アクセス：2021年2月14日）
4：日本動脈硬化学会. 動脈硬化性疾患予防ガイドライン2017年版（2017年6月30日発行）
5：日本循環器学会. 急性冠症候群ガイドライン 2018年改訂版（2019年6月1日更新）
6：Arai H, et al. Efficacy and Safety of Pemafibrate Versus Fenofibrate in Patients with High Triglyceride and Low HDL Cholesterol Levels: A Multicenter, Placebo-Controlled, Double-Blind, Randomized Trial. J Atheroscler Thromb. 2018; 25 521-38. PMID:29628483
7：日本痛風・核酸代謝学会. 高尿酸血症・痛風の治療ガイドライン第 3 版 2019 年改訂（2018年12月28日発行）
8：日本糖尿病学会. 糖尿病診療ガイドライン 2019（2019年10月21日更新）
9：日本循環器学会. 安定冠動脈疾患の血行再建ガイドライン 2018 年改訂版（2019年5月15日更新）
10：独立行政法人医薬品医療機器総合機構. パルモディア錠0.1mg 審査報告書（平成29年5月17日）

高脂血症治療薬
ω-3 多価不飽和脂肪酸製剤の使い分け

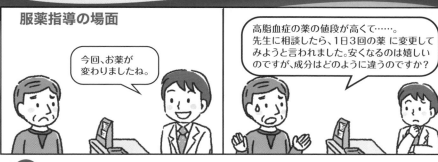

服薬指導の場面

今回、お薬が変わりましたね。

高脂血症の薬の値段が高くて……。先生に相談したら、1日3回の薬 に変更してみようと言われました。安くなるのは嬉しいのですが、成分はどのように違うのですか?

服薬指導のポイント

- 日本では ω-3 多価不飽和脂肪酸製剤として EPA 製剤 (EPA – E) と EPA/DHA 製剤 (ω-3 脂肪酸エチル) が発売されている
- EPA – E (1.8g/ 日) と ω-3 脂肪酸エチル (2g/ 日) は同等の TG 低下作用を有する
- EPA – E は1日3回服用に対し、ω-3 脂肪酸エチルは1日1〜2回服用で、ともに食直後の服用が必要である

薬効の概要

多価不飽和脂肪酸のなかでも鎖状に結合した3個目の炭素に二重結合があるものを ω-3 系、6 個目の炭素に二重結合があるものを ω-6 系という。イコサペンタエン酸 (EPA) とドコサヘキサエン酸 (DHA) は ω-3 系の不飽和脂肪酸であり、魚油などに多く含まれている[1]。

日本ではイコサペンタエン酸エチル (EPA – E) のみ含有するエパデールカプセル 300 が 1990 年に「閉塞性動脈硬化症に伴う潰瘍、疼痛および冷感の改善」の効能・効果で承認され、次いで 1994 年に「高脂血症」の効能・効果が追加承

認された。その後、服薬のしやすさを考慮した粒状軟カプセル製剤エパデールS
が剤形追加となっている[2]。2012年にはEPA－Eに加え、ドコサヘキサエン酸
エチル（DHA-E）を含有するω-3脂肪酸エチル（ロトリガ粒状カプセル）が「高
脂血症」の効能・効果で承認された。ω-3脂肪酸エチルは1994年9月にノル
ウェーで初めて承認され、現在、英国、ドイツ、フランス、米国、韓国など86
カ国において「高TG血症」の効能・効果で承認されている[3]（**表1**）。

　多価不飽和脂肪酸製剤は肝臓内での脂肪酸合成および超低密度リポタンパク
質の合成を抑制し、TGを低下させる。また、わずかながらHDL-C上昇効果も
有する。おもな副作用には下痢などの消化器症状や肝機能障害があるほか、抗
血小板作用を有するため出血傾向に注意が必要である[2,3]。

薬物治療の位置づけ

「動脈硬化性疾患予防ガイドライン2017年版」[4]では、多価不飽和脂肪酸製
剤のTG低下作用について示されている。また、高TG血症あるいは低HDL－
C血症を合併する脂質異常患者において、EPA製剤およびフィブラート系薬
のスタチンへの併用療法は、動脈硬化性疾患発症抑制に有効である（エビデン
スレベル:2、推奨レベル:B）と示されている。前述の通り、スタチンとフィブラー
ト系薬の併用は腎障害時には横紋筋融解症のリスクがあるため、スタチンと多
価不飽和脂肪酸製剤の併用も選択肢であろう。

表1　多価不飽和脂肪酸製剤

一般名		イコサペンタエン酸エチル	ω-3脂肪酸エチル
代表的な製品名		エパデールS	ロトリガ粒状カプセル2g
適応症	閉塞性動脈硬化症に伴う潰瘍	○	―
	疼痛および冷感の改善	○	―
	高脂血症	○	○
用法	用法用量	（高脂血症の場合）1回900mgを1日2回または1回600mgを1日3回，食直後	1回2gを1日1回、食直後
	最大用量	1回900mg、1日3回まで	1回2g、1日2回まで
禁忌	出血している患者	○	○
併用注意	抗凝固薬	○	○
	血小板凝集を抑制する薬剤	○	○
重要な副作用	肝機能障害・黄疸	○	○
	その他	―	―
海外での発売状況		発売されていない	米国、韓国等86カ国で発売*

*「高TG血症」（一部の国では、「心筋梗塞の再発予防」）の効能・効果で承認

 比較のポイント

1 有効性・安全性[5]

　ω-3脂肪酸エチル承認時の国内第Ⅲ相検証試験において、ω-3脂肪酸エチル（2g/日）、ω-3脂肪酸エチル（4g/日）、EPA－E（1.8g/日）を12週間服用した際のTG変化率を比較している。その結果、ω-3脂肪酸エチル（2g/日）とEPA－E（1.8g/日）が同等の結果となっている。なお、この試験において、EPA－E（1.8g/日）とω-3脂肪酸エチル（2g/日）は副作用発生率に大きな差はなかった。

2　ガイドラインに記載されているエビデンス

「動脈硬化性疾患予防ガイドライン 2017 年版」[4]では、日本において実施された JELIS 試験[6]の結果が引用されている。JELIS 試験は脂質異常を有する日本人約 18,000 人を対象とした大規模臨床試験で、プラバスタチン 10mg もしくはシンバスタチン 5mg 単独群と EPA −E1.8g 併用群の主要な冠動脈イベントの累積発生率を比較した結果、平均 4.6 年の観察で EPA −E 併用群は主要冠動脈イベントの有意な予防効果を示し、EPA − E の有用性が確認された。しかし、同ガイドラインでは、心筋梗塞や２型糖尿病合併のハイリスク患者においては、ω-3 多価不飽和脂肪酸製剤の投与による心血管イベント抑制効果は証明できなかったとの記載がある。

3　服用回数・経済性

EPA − E は１日３回服用に対し、ω-3 脂肪酸エチルは１日１〜２回服用であり、空腹時には吸収率が低下するため、ともに食直後の服用が必要となる。また、EPA − E は後発医薬品が発売されているが、ω-3 脂肪酸エチルは先発品のみである。長期間服用が必要な薬剤であるため、患者のアドヒアランスと経済性に応じた薬剤選択が望ましい。

文献
1：農林水産省ホームページ：https://www.maff.go.jp/j/syouan/seisaku/trans_fat/t_kihon/fatty_acid. html(最終アクセス2021年2月18日)
2：インタビューフォーム　エパデールS　2017年2月改訂(第4版)
3：インタビューフォーム　ロトリガ粒状カプセル2g　2020年7月改訂(第7版)
4：日本動脈硬化学会. 動脈硬化性疾患予防ガイドライン2017年版(2017年6月30日発行)
5：独立行政法人医薬品医療機器総合機構　ロトリガ粒状カプセル2g　審査報告書
6：Effects of eicosapentaenoic acid　on major coronary events in hypercholesterolaemic patients (JELIS): a randomized open-label, blinded endpoint　analysis. Lancet 2007; 369: 1090-1098. Mozaffarian D:JELIS, fish oil, and cardiac events. Lancet 2007; 369:1062-1063

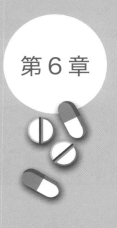

第6章

抗血栓薬

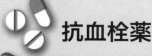

抗血栓薬
抗凝固薬と抗血小板薬の使い分け

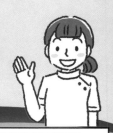

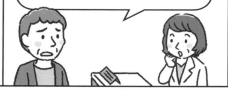

服薬指導の場面

今日からアスピリンに加えて血をさらさらにするエドキサバンが追加になったんですね。

そうなんです。心筋梗塞が落ち着いてきたと思ったら、今度は足の静脈が詰まってると言われまして。アスピリンだけじゃダメなんですか？

服薬指導のポイント

● 抗凝固作用をもつ内服薬にはワルファリンと直接経口抗凝固（DOAC：ダビガトラン、リバーロキサバン、アピキサバン、エドキサバン）があり、凝固カスケードに作用しておもに静脈系の血栓予防に用いられる

● 抗血小板薬は閉塞性動脈硬化症、心筋梗塞、脳梗塞など、おもに動脈硬化による血栓症に対して用いられる

薬効の概要

　血栓の生成を防止する抗血栓薬は、その作用機序から抗凝固薬と抗血小板薬に分けられる。

　抗凝固薬として、もっとも古くから使用されているワルファリンは、ビタミンKに似た構造を有し、肝臓におけるビタミンK依存性凝固因子の生成を阻害することによって血液凝固を抑制する（図1）。しかし、使用に際しては「プロトロンビン時間」を測定して投与量を決定する必要があり、個人差が大きく、薬物間相互作用も多いという問題があった。2011年に薬用量調節の必要がない直接トロンビン阻害薬であるダビガトラン、その後2011年に経口第Xa因子阻害剤である

図1　凝固カスケード

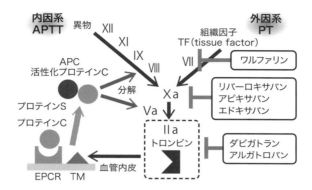

エドキサバン、2012年にリバーロキサ
バン、2013年にアピキサバンの販売
が開始され、その使い勝手のよさから
広く処方されるようになってきている。
抗凝固薬はおもに静脈系の血栓形成抑
制作用をもち、肺血栓塞栓症や下肢静
脈血栓症、非弁膜症性心房細動による
全身塞栓症の予防目的で使用されるが、
薬剤によって適応症が異なる。
　抗血小板薬は血小板凝集抑制作用を
もつ薬剤のことであり、おもに閉塞性
動脈硬化症、狭心症や心筋梗塞といっ
た虚血性心疾患、心原性を除く脳梗塞
などに対して処方される。抗血小板薬
でもっとも多く処方されているのはシク
ロオキシゲナーゼ阻害薬であるアスピ
リンであろう。アスピリンは高用量では
血小板凝集作用を示すが、低用量では
血小板凝集抑制作用を示し、投与量に
よって正反対の作用を現すという特徴
がある(アスピリンジレンマ)。ほかにも、

図2　動脈硬化の進展

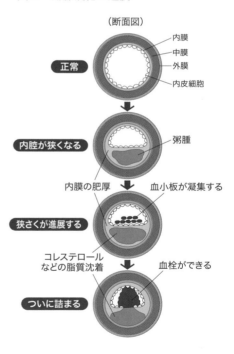

抗血小板作用をもつ代表的な薬剤として P2Y12 受容体拮抗薬（チクロピジン、クロピドグレル、プラスグレル、チカグレロル）があり、虚血性心疾患や心原性を除く脳梗塞に対して低用量アスピリンとの併用や、単剤で用いられる（詳細は、次項の**「チクロピジン、クロピドグレル、プラスグレル、チカグレロルの使い分け」**参照）。さらに、ホスホジエステラーゼ III 阻害薬であるシロスタゾール、プロスタサイクリン誘導体製剤であるベラプロスト、プロスタグランジン E1 誘導体製剤であるリマプロスト、5-HT$_2$（セロトニン）拮抗薬であるサルポグレラート、アデニル酸シクラーゼ活性作用をもつジピリダモールなども抗血小板作用をもっている。おもな適応症等については、**表1**の通りである。

表1　おもな抗血小板薬の比較（P2Y12 受容体拮抗薬を除く）

一般名	アスピリン	シロスタゾール	ベラプロスト
代表的な製品名	バイアスピリン	プレタール	ドルナー
効能・効果	○下記疾患における血栓・塞栓形成の抑制 ・狭心症 （慢性安定狭心症、不安定狭心症） ・心筋梗塞 ・虚血性脳血管障害 （一過性脳虚血発作(TIA)、脳梗塞） ○冠動脈バイパス術（CABG）あるいは経皮経管冠動脈形成術（PTCA）施行後における血栓・塞栓形成の抑制 ○川崎病（川崎病による心血管後遺症を含む）	○慢性動脈閉塞症に基づく潰瘍、疼痛および冷感等の虚血性諸症状の改善 ○脳梗塞（心原性脳塞栓症を除く）発症後の再発抑制	○慢性動脈閉塞症に伴う潰瘍、疼痛および冷感の改善 ○原発性肺高血圧症
おもな副作用	消化性潰瘍、喘息発作	頭痛、頻脈	頭痛、顔面紅潮、ほてり
併用禁忌	―	―	―
術前の休薬期間	7日	3日	1日

薬物治療の位置づけ（各種ガイドライン上での推奨）

1 脳梗塞

　脳梗塞は大きく「心原性脳梗塞」とアテローム性脳梗塞、ラクナ梗塞などの「非心原性脳梗塞」に分けられる。

　心原性脳梗塞とは、心房細動などが原因で心臓内に血栓が形成され、その血栓が血流に乗って脳の血管に到達し塞栓を起こす脳梗塞のことである。治療には抗凝固薬が用いられ、「脳卒中治療ガイドライン」[1]上ではダビガトラン、リバーロキサバン、アピキサバン、エドキサバンないしはワルファリンが推奨されている。頭蓋内出血を含め、重篤な出血合併症については、ワルファリンに比較して、ダ

リマプロスト	サルポクレラート	ジピリダモール
プロレナール	アンプラーグ	ペルサンチン
○閉塞性血栓血管炎に伴う潰瘍、疼痛および冷感等の虚血性諸症状の改善 ○後天性の腰部脊柱管狭窄症（SLR試験正常で、両側性の間歇性跛行を呈する患者）に伴う自覚症状（下肢疼痛、下肢しびれ）および歩行能力の改善	○慢性動脈閉塞症に伴う潰瘍、疼痛および冷感等の虚血性諸症状の改善	○狭心症、心筋梗塞（急性期を除く）、その他の虚血性心疾患、うっ血性心不全 ○ワルファリンとの併用による心臓弁置換術後の血栓・塞栓の抑制 ○次の疾患における尿タンパク減少：ステロイドに抵抗性を示すネフローゼ症候群
下痢、悪心・嘔気・嘔吐、潮紅・ほてり	嘔気、胸やけ	頭痛、嘔気、心悸亢進
－	－	アデノシン
1日	1〜2日	1〜2日

各薬剤の添付文書・インタビューフォームより一部改変

抗凝固薬と抗血小板薬の使い分け

ビガトラン、リバーロキサバン、アピキサバン、エドキサバンで明らかに少なく、まずはこれらの選択を考慮するよう勧められている。

非心原性脳梗塞とは心原性脳梗塞以外の脳梗塞のことで、治療には抗凝固薬ではなく抗血小板薬の投与を行うよう強く勧められている。同ガイドライン上では、シロスタゾール200mg/日、クロピドグレル75mg/日、アスピリン75～150mg/日がグレードA（強く勧められる）、チクロピジン200mg/日はグレードB（勧められる）で推奨されている。

2 肺血栓塞栓症および深部静脈血栓症

肺血栓塞栓症（PTE）と深部静脈血栓症（DVT）は関連した疾患である。「肺血栓塞栓症および深部静脈血栓症の診断、治療、予防に関するガイドライン」[2]では、肺動脈が血栓で閉塞するのがPTEであり、その塞栓源の約90％は下肢あるいは骨盤内の静脈で形成された血栓であるとされている。PTEは大きく「急性PTE」と「慢性PTE」に分けられ、急性PTEは新鮮血栓が塞栓子として肺動脈を閉塞する病態であり、慢性PTEは器質化血栓により肺動脈が狭窄、閉塞している病態である。

同ガイドライン上、急性PTEの血行動態が安定している場合、または中枢型のDVTには初期治療期・維持治療期に非経口抗凝固薬あるいはDOACを投与することが推奨されている。エドキサバンは非経口抗凝固薬による適切な初期治療後に投与し、リバーロキサバンおよびアピキサバンは一定期間の高用量による初期治療後に常用量にて投与する。ワルファリンを使用する場合は、PT-INR値1.5～2.5の範囲に調節する。急性PTEの抗凝固療法は、可逆的な危険因子がある場合には3カ月間、誘因のない静脈血栓塞栓症では少なくとも3カ月間の投与を行うことが推奨されている。

慢性PTEの中で多くの肺動脈に病変があり、その結果肺高血圧症（PH）を合併し、労作時の息切れなどの臨床症状が認められる症例を慢性血栓塞栓性肺高血圧症（chronic thromboembolic pulmonary hyper tension; CTEPH）という。すべてのCTEPHに対しエビデンスレベルは低いものの抗凝固療法を行うことが推奨されている。

末梢型DVTには画一的に抗凝固療法を施行しない。抗凝固療法を施行する場合は、3カ月までの抗凝固療法を行うことが推奨されている。

3 閉塞性動脈硬化症

　日本循環器学会の「末梢閉塞性動脈疾患の治療ガイドライン（2015 年改訂版）」[3]では症候性下肢閉塞性動脈硬化症患者に対して、脳心血管イベント予防のためにアスピリン（日本では承認外）とクロピドグレルの投与が、脳卒中二次予防のためにシロスタゾールを投与することが推奨されているが、根拠は弱くエビデンスの質は低い。また心不全のない間歇性跛行（しばらく歩くと下肢のだるさや痛みなどのために歩けなくなり、少しのあいだ休むと再び歩けるようになる症状）の患者に、シロスタゾールを投与することが推奨されている。

4 肺高血圧症

　「肺高血圧症治療ガイドライン 2017 年改訂版」[4]によると、安静時に右心カテーテル検査を用いて実測した肺動脈圧の平均値が 25mmHg 以上の場合に肺高血圧と定義される。さらに肺高血圧は 5 つの群（第 1 群：肺動脈性肺高血圧症、第 2 群：左心性心疾患に伴う肺高血圧症、第 3 群：肺疾患および / または低酸素血症に伴う肺高血圧症、第 4 群：慢性血栓塞栓性肺高血圧症、第 5 群：詳細不明な多因子のメカニズムに伴う肺高血圧症）に分類される。

　同ガイドライン上、特発性肺動脈性肺高血圧症・遺伝性肺動脈性肺高血圧症に対しては血管拡張作用を期待してベラプロストの内服を考慮してもよいとされているが、エビデンスレベルは低い。

5 腰部脊柱管狭窄症

　「腰部脊柱管狭窄症診療ガイドライン 2011」[5]によると、日本では腰部脊柱管狭窄症の定義について完全な合意は得られていないが、North American Spine Society (NASS) のガイドラインでは、「腰椎において神経組織と血管のスペースが減少することにより，腰痛はあってもなくてもよいが，殿部痛や下肢痛がみられる症候群と定義できる」とされている。

　同ガイドラインでは、リマプロストは神経性跛行ならびに両下肢のしびれを伴う馬尾症状を有する腰部脊柱管狭窄症の治療に短期間は有効であることが記載されているが、根拠は弱い。

6 川崎病

「川崎病急性期治療のガイドライン 2020 年改訂版」[6]によると、川崎病は乳幼児に好発する原因不明の血管炎で、冠動脈瘤などの心合併症をきたすため、小児の後天性心疾患の最大の原因であるとされている。急性期川崎病では血小板の増多と活性化、凝固線溶系の活性化が認められる。

同ガイドライン上、初期治療の 1st line では、発熱があれば免疫グロブリンの点滴静注とアスピリン 30 〜 50 mg/kg/ 日の中等量による標準治療が強く推奨されている。発熱がなければアスピリン3〜5 mg/kg/ 日（抗血小板用量）の経口投与のみでもよいが、注意深く経過観察し、微熱の持続・血液検査上の炎症反応の悪化・心エコー検査上の冠動脈瘤の徴候などがあれば、いわゆる「くすぶり型」と診断して免疫グロブリンの投与を考慮することが望ましいとされる。また初期治療後に解熱し、再発熱しない場合は、アスピリンを3〜5 mg/kg/ 日に減量し、2〜3カ月間使用することが推奨されている。

冠動脈瘤を合併しない症例には原則として抗凝固薬は不要だが、特に巨大瘤の症例では、抗血小板薬に加え抗凝固薬（ワルファリン）を併用することが推奨されている。12カ月未満では0.16 mg/kg/ 日、1歳以上から15歳未満では0.04 〜 0.10 mg/kg/ 日を1日1回投与し、PTINR 2.0 〜 2.5 を目標として薬用量を調節する。

文献
1：日本脳卒中学会　脳卒中治療ガイドライン2015　[追補2019]
2：日本循環器学会　肺血栓塞栓症および深部静脈血栓症の診断, 治療, 予防に関するガイドライン(2017年改訂版)
3：日本循環器学会　末梢閉塞性動脈疾患の治療ガイドライン(2015年改訂版)
4：日本循環器学会　肺高血圧症治療ガイドライン(2017 年改訂版)
5：監修　日本整形外科学会・日本脊椎脊髄病学会　腰部脊柱管狭窄症診療ガイドライン 2011
6：日本小児循環器学会　日本小児循環器学会川崎病急性期治療のガイドライン(2020年改訂版)

抗血栓薬

チクロピジン、クロピドグレル、プラスグレル、チカグレロルの使い分け

服薬指導の場面

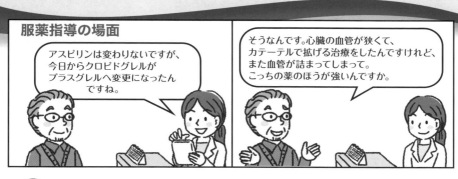

アスピリンは変わりないですが、今日からクロピドグレルがプラスグレルへ変更になったんですね。

そうなんです。心臓の血管が狭くて、カテーテルで拡げる治療をしたんですけれど、また血管が詰まってしまって。こっちの薬のほうが強いんですか。

服薬指導のポイント

● クロピドグレルはおもに CYP2C19 で代謝されて薬効をもつ活性代謝物となるが、日本人における CYP2C19 の poor metabolize の頻度は 18 ～ 23%と高いことが知られている[1]

● クロピドグレルと異なり薬効発現に個人差の出にくい P2Y12 阻害剤（チカグレロルまたはプラスグレル）を使用すると、虚血リスクが低下するが、出血リスクが高かったという研究結果も示されている

● 日本においてプラスグレルの適応症は経皮的冠動脈形成術 (PCI、図1) が適用される虚血性心疾患のみであり、脳梗塞への適応は取得していない（2021年1月現在）

● チカグレロルを PCI が適用される急性冠症候群に対し使用する際は、アスピリンを含む抗血小板剤2剤併用療法が適切である場合で、かつ、アスピリンと併用するほかの抗血小板剤の投与が困難な場合に限るとされている（2021年1月現在）

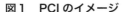

図1　PCI のイメージ

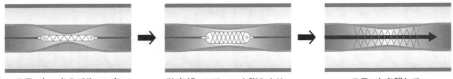

ステントつきのバルーンを　　　　　　狭窄部でバルーンを膨らませ、　　　　ステントを残して、
血管の狭窄部にもっていく。　　　　　ステントを広げる。　　　　　　　　　バルーンを抜く。

薬効の概要

　P2Y12 受容体拮抗薬は不可逆的に血小板の ADP 受容体サブタイプ P2Y12 に作用し、ADP（アデノシン２リン酸）の結合を阻害することにより、血小板の活性化に基づく血小板凝集を抑制する（**図2**）。おもに狭心症や心筋梗塞などの虚血性心疾患、脳梗塞（心房細動による心原性脳梗塞を除く）、閉塞性動脈硬化症の治療薬として用いられる。

　一番古くからある薬剤としてはチクロピジンがあげられるが、2002 年7月に血栓性血小板減少性紫斑病、無顆粒球症および重篤な肝障害の重大な副作用についての緊急安全性情報が出され、使用頻度は減少してきている。2006 年にはそれらの副作用を軽減したクロピドグレル、2014 年にプラスグレル、2017 年にチカグレロルが販売開始となった。前者3剤はすべてプロドラッグのため、代謝を受けてから活性代謝物になるが、それぞれ代謝経路が異なる。一方、チカグレロルは肝臓で代謝を受けることなく薬効を発揮することができる薬剤である。クロピドグレルは脳梗塞や閉塞性動脈硬化症の適応も有しているが、プラスグレル、チカグレロルは現時点で虚血性心疾患の適応のみとなっている（**表1**）。

図2　抗血小板薬の作用機序

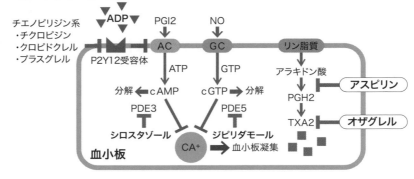

薬物治療の位置づけ

1 閉塞性動脈硬化症

　上記疾患に適応症をもつ P2Y12 受容体拮抗薬は、チクロピジンとクロピドグレルのみである。日本循環器学会の「末梢閉塞性動脈疾患の治療ガイドライン2015 年改訂版[10]」では症候性下肢閉塞性動脈硬化症患者に対して、脳心血管イベント予防のためにアスピリンと並んでクロピドグレルを投与することが推奨されているが、根拠は弱くエビデンスの質は低い。

2 虚血性心疾患

　冠動脈ステント留置後、P2Y12 受容体拮抗薬はステント内血栓症を防ぐために、アスピリン 81 〜 100mg を併用することが推奨されている。今まで P2Y12受容体拮抗薬を服用していない患者ではプラスグレルが推奨されており、プラスグレルの投与が困難な患者にはクロピドグレルが推奨される。チカグレロルはクロピドグレルと比較して統計的に優れた有効性と臨床的に許容される安全性が示されている（PLATO 試験[6]）が、アジア共同第III相試験における全集団および日本人部分集団で認められた有効性および安全性の結果は、いずれもクロピドグレルに比較して劣る傾向であった[7]。そのため、チカグレロルはプラスグレルおよびクロピドグレルの投与が困難な場合にのみに投与することが推奨されている。

　抗血小板薬2剤併用の期間については出血リスクや血栓リスクを考慮して決定され、その後は単剤に減薬される。アスピリンと P2Y12 受容体拮抗薬のどちらを残すかという問題に対しては、禁忌がない限り、無期限にアスピリン 81 〜162 mg/ 日を経口投与することが推奨されている。また、血栓リスクと出血リスクがともに高い患者に対しては抗血小板薬2剤併用療法を短期間で終了して、P2Y12 受容体拮抗薬単剤投与の継続を考慮するとされている。

　アメリカのガイドライン[11]では、PCI（経皮的冠動脈形成術）が適用されない患者において単独の抗血小板療法では、クロピドグレルよりもチカグレロルが推奨されている。また、PCI が施行された患者のうち出血性合併症のリスクが高くなく、脳卒中または一過性脳虚血発作の病歴がない場合、抗血小板薬併用療法後の単独療法においてはクロピドグレルよりもプラスグレルが推奨されている。

チクロピジン、クロピドグレル、プラスグレル、チカグレロルの使い分け

表1　P2Y12 受容体拮抗薬の比較

一般名	チクロピジン	クロピドグレル	
代表的な製品名	パナルジン	プラビックス	
効能・効果	○血管手術および血液体外循環に伴う血栓・塞栓の治療ならびに血流障害の改善 ○慢性動脈閉塞症に伴う潰瘍、疼痛および冷感などの阻血性諸症状の改善 ○虚血性脳血管障害（一過性脳虚血発作（TIA）、脳梗塞）に伴う血栓・塞栓の治療 ○クモ膜下出血術後の脳血管攣縮に伴う血流障害の改善	○虚血性脳血管障害（心原性脳塞栓症を除く）後の再発抑制 ○経皮的冠動脈形成術（PCI）が適用される下記の虚血性心疾患　急性冠症候群（不安定心症、非 ST 上昇心筋梗塞、ST 上昇心筋梗塞）安定狭心症、陳旧性心筋梗塞 ○末梢動脈疾患における血栓・塞栓形成の抑制	
適応症のイメージ			
用法用量	1日2〜3回食後 （1日投与量） 200 〜 600mg ※適応症により最大投与量が異なる	1日1回 （1日投与量※ローディングは除く） 50 〜 75mg ※適応症により投与量が異なる	
食事の影響	食後投与で AUC：20%増加	なし （ただし空腹時投与では消化器系の副作用が認められたことから空腹時の投与は避けることが望ましい）	
併用禁忌	−	−	
代謝経路	肝臓で CYP 代謝 （CYP2C9、CYP2C19、CYP3A4）	肝臓で CYP 代謝 （主に CYP2C19）	
腎機能低下時の減量	不要		
受容体の阻害	不可逆的	不可逆的	
効果発現時間	−	2〜8 時間	
術前の休薬期間	10〜14 日前	14 日間	
海外での承認	あり（欧州、米国）	あり（欧州、米国）	

プラスグレル	チカグレロル
エフィエント	ブリリンタ
経皮的冠動脈形成術（PCI）が適用される下記の虚血性心疾患 ○急性冠症候群（不安定狭心症、非 ST 上昇心筋梗塞、ST 上昇心筋梗塞） ○安定狭心症、陳旧性心筋梗塞	〈ブリリンタ錠 90mg〉 経皮的冠動脈形成術（PCI）が適用される急性冠症候群（不安定狭心症、非 ST 上昇心筋梗塞、ST 上昇心筋梗塞）（ただし、アスピリンを含む抗血小板剤2剤併用療法が適切である場合で、かつ、アスピリンと併用する他の抗血小板剤の投与が困難な場合に限る） 〈ブリリンタ錠 60mg〉 以下のリスク因子を1つ以上有する陳旧性心筋梗塞のうち、アテローム血栓症の発現リスクが特に高い場合 65 歳以上、薬物療法を必要とする糖尿病、2 回以上の心筋梗塞の既往、血管造影で確認された多枝病変を有する冠動脈疾患、または末期でない慢性の腎機能障害
1日1回 （1日投与量※ローディングは除く） 3.75mg	1日2回 （1回投与量※ローディングは除く） 120 〜 180mg ※適応症により投与量が異なる
空腹時投与で Cmax：約 3.3 倍 AUC：顕著な差なし	なし
―	○強い CYP3A 阻害剤（イトラコナゾール、ボリコナゾール、クラリスロマイシン、ネルフィナビル、リトナビル、コビシスタットを含む薬剤） ○強い CYP3A 誘導剤（リファンピシン、リファブチン、カルバマゼピン、フェノバルビタール、フェニトイン、セイヨウオトギリソウ含有食品）
小腸でエステラーゼにより代謝	肝臓で CYP 代謝 （主に CYP3A）
不要	
不可逆的	可逆的
30 分〜 4 時間	30 分〜 4 時間
14 日間	5 日間以上
あり（欧州、米国）	あり（欧州、米国）

チクロピジン、クロピドグレル、プラスグレル、チカグレロルの使い分け

各薬剤のインタビューフォーム [2-5]・日本循環器学会 2020年 JCSガイドライン　フォーカスアップデート版冠動脈疾患患者における抗血栓療法より一部改変 [12]

3 脳梗塞（心原性脳梗塞を除く）

　上記疾患に適応症をもつ P2Y12 受容体拮抗薬は、チクロピジンとクロピドグレルのみである。日本脳卒中学会の「脳卒中治療ガイドライン 2019 追補 [13]」では発症早期の軽症脳梗塞もしくは一過性脳虚血発作の亜急性期までの治療法として抗血小板薬 2 剤併用（おもにアスピリンとクロピドグレル）が推奨されている。また再発予防に対しもっとも有効な抗血小板療法としてシロスタゾール 200mg/日、クロピドグレル 75mg/ 日、アスピリン 75 〜 150mg/ 日がグレードA（強く勧められる）、チクロピジン 200mg/ 日はグレードB（勧められる）で推奨されている。

 比較のポイント

1 作用発現時間と効果の持続性

　クロピドグレルは代謝経路が複雑であり、活性体になるまでにいくつかの段階を経る必要があるため、血小板凝集抑制効果発現までに時間を要する。一方、プラスグレルは第 3 世代の P2Y12 受容体拮抗薬であり、クロピドグレルに比べ代謝経路が単純で、作用が迅速に発現する。さらにチカグレロルは作用発現に代謝活性化を必要としないため、さらなる迅速な血小板凝集作用が期待できる。

　また、クロピドグレルとプラスグレルの抗血小板作用は不可逆的であるのに対し、チカグレロルは可逆的なため術前の休薬期間が短くてすむというメリットがある。

2 遺伝子多型の影響

　クロピドグレルは、CYP2C19 で代謝されて初めて活性代謝物になる。そのため CYP2C19 の遺伝子多型による影響を受け、CYP2C19 の poor metabolizer（代謝活性欠損者）では活性代謝物に変換されず、血小板凝集抑制作用が期待できない。日本人は欧米人に比べ poor metabolizer の割合が高いとされており、18 〜 23％であることが知られている。一方、プラスグレルは CYP2C19 遺伝子多型の影響は少なく、チカグレロルは CYP2C19 遺伝子多型の影響はない。

③ 相互作用

　P2Y12 受容体拮抗薬には消化管出血のリスクがあるため、プロトンポンプ阻害薬などの攻撃因子抑制薬と併用されることが多い。プロトンポンプ阻害薬であるオメプラゾールは、CYP2C19 を阻害することが知られている。そのため併用するとクロピドグレルの活性代謝物の血中濃度が低下して、抗血小板作用が減弱するおそれがあるため、併用注意となっている。また、以前はクロピドグレルと肺動脈性肺高血圧症の治療薬であるセレキシパグは併用禁忌となっていたが、両剤併用時のセレキシパグの活性代謝物の濃度は単独投与時に比べ上昇したものの、重篤な副作用は認められなかったため、2020 年 6 月に併用注意へと添付文書が改訂された。

　チカグレロルは前述の通り、強い CYP3A 阻害剤や誘導剤とは併用禁忌になっている。

④ 心血管イベントの抑制作用と出血リスク

クロピドグレル vs プラスグレル[8]

　急性冠症候群のため PCI を予定された患者を対象にして実施された多施設、ランダム化、二重盲検試験の結果によると心血管イベントの発現率はクロピドグレル群 12.1%、プラスグレル群 9.9%とプラスグレル群が有意に少なかった(ハザード比 0.81、95%信頼区間 0.73-0.90、p < 0.001)。一方、致死的出血はクロピドグレル群 0.1%、プラスグレル群 0.4% (p = 0.002) とプラスグレル群で多かった。

　しかし本試験ではプラスグレルの投与量が日本の承認量と異なり、初回負荷投与 60mg/ 日、維持用量 10mg/ 日であることに注意して解釈する必要がある。

クロピドグレル vs チカグレロル[6]

　発症 24 時間以内に入院した ST 上昇型 / 非 ST 上昇型 ACS 患者を対象にして実施された多施設、ランダム化、二重盲検試験の結果によると心血管イベントの発生はクロピドグレ群 11.7%、チカグレロル群 9.8%とチカグレロル群において有意に抑制された (ハザード比 0.84、95% 信頼区間 0.77-0.92、p < 0.001)。

　一方、大出血はクロピドグレル群 11.2%、チカグレロル群 9.8% (p = 0.43)

と有意な差は認めなかった。冠動脈バイパス術に関連しない大出血や致死性脳内出血はチカグレロル群の方が多かった。

プラスグレル vs チカグレロル[9]

　急性冠症候群で受診し侵襲的評価が予定されている患者を対象にして実施された多施設、無作為化、非盲検試験の結果によると心血管イベントの発生はプラスグレル群 6.9%、チカグレロル群 9.3%（ハザード比 1.36、95% 信頼区間 1.09 〜 1.70、P ＝ 0.006）とプラスグレル群の方が有意に少なかった。

　一方、大出血はプラスグレル群 4.8%、チカグレロル群 5.4%（p=0.46）と有意な差は認めなかった。ただし、本試験は非盲検試験であり、評価者バイアスを考慮する必要がある。

1：久保田隆廣,千葉寛,伊賀立二：CYP2C19,CYP2D6,およびCYP2Cの遺伝子多型と人種差,薬物動態Xenobio. Metabol.and Disois.16(2):69-74、2001年
2：インタビューフォーム パナルジン®錠 2018年8月改訂（改訂第12版）
3：インタビューフォーム プラビックス®錠 2020年12月改訂（改訂第23版）
4：インタビューフォーム エフィエント®錠 2019年9月改訂（改訂第12版）
5：インタビューフォーム ブリリンタ®錠 2020年6月改訂（改訂第6版）
6: Wallentin L, Becker RC, Budaj A, et al. PLATO Investigators. Ticagrelor versus clopidogrel in patients with acute coronary syndromes. N Engl J Med 2009; 361: 1045–1057. PMID: 19717846
7: 医薬品医療機器総合機構　ブリリンタ、審査報告書（平成28年9月）
8: Wiviott SD, Braunwald E, McCabe CH, et al. TRITON-TIMI 38　Investigators. Prasugrel versus clopidogrel in patients with acute coronary syndromes. N Engl J Med 2007; 357: 2001–2015. PMID:17982182
9: Schüpke S, Neumann FJ, Menichelli M, et al. ISAR-REACT 5 Trial Investigators. Ticagrelor or Prasugrel in Patients with Acute Coronary Syndromes. N Engl J Med 2019; 381: 1524–1534. PMID: 31475799
10: 日本循環器学会　末梢閉塞性動脈疾患の治療ガイドライン（2015年改訂版）
11:2016 ACC/AHA Guideline Focused Update on Duration of Dual Antiplatelet Therapy in Patients With Coronary Artery Disease
12:日本循環器学会　2020 年 JCS ガイドライン フォーカスアップデート版　冠動脈疾患患者における抗血栓療法
13:日本脳卒中学会　脳卒中治療ガイドライン2015　［追補2019］

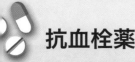

抗血栓薬

抗凝固薬ワルファリンと DOAC の使い分け

服薬指導の場面

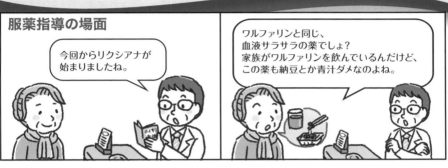

今回からリクシアナが始まりましたね。

ワルファリンと同じ、血液サラサラの薬でしょ？家族がワルファリンを飲んでいるんだけど、この薬も納豆とか青汁ダメなのよね。

服薬指導のポイント

● ワルファリンは弁膜症性心房細動（リウマチ性僧帽弁疾患および機械弁置換術）に対する唯一の薬剤

● 非弁膜症性心房細動では $CHADS_2$ スコア1点以上ですべてのDOAC が推奨、ワルファリンが考慮可

● DOAC は脳卒中および全身性塞栓症の発現率をワルファリンと非劣性、または同等以上に抑制する

● DOAC は大出血および頭蓋内出血の発現率がワルファリンより少ない

● DOAC と比較して、ワルファリンは併用薬や食事などの影響を強く受ける

● DOAC は高度腎機能低下患者に禁忌だが、ワルファリンは肝代謝のため注意して使用可能である

● ワルファリンは妊婦への投与禁忌だが、機械弁置換術後では使用を考慮することがある

薬効の概要

ワルファリンは 1962 年の発売以来、唯一の経口抗凝固薬として長年使用されてきた。しかし、近年では直接経口抗凝固薬（direct oral anticoagulant: DOAC）が静脈血栓塞栓症と非弁膜症性心房細動の第1選択薬として多く使用されている。現在わが国では4種類の DOAC が臨床使用されており、2011 年にダビガトラン（商品名：プラザキサ）、2012 年にリバーロキサバン（商品名：イグザレルト）、2013 年にアピキサバン（商品名：エリキュース）そして 2014 年にはエドキサバン（商品名：リクシアナ）が発売された。

ワルファリンは、ビタミンKの作用に拮抗することで肝臓におけるビタミンK依存性血液凝固因子（Ⅱ、Ⅶ、Ⅸ、Ⅹ因子）の生合成を抑制して、抗凝固作用を示す。ワルファリンの半減期は 55 〜 133 時間と非常に長いため[1]、その導入から定常状態に達するまでに7日〜1カ月程度を要する。しかし、定常状態に達すれば一度の飲み忘れによる血中濃度への影響は少ない。併用薬や食品による影響を強く受けるが、定期的に血液凝固能検査を行うことでその治療効果と副作用リスクについて客観的に評価することが可能である。

一方、DOAC は血液凝固因子を直接抑制することで抗凝固作用を示す。

表1　抗凝固薬の 適応症

	適応症			
	非弁膜症性心房細動患者における虚血性脳卒中および全身性塞栓症の発症抑制	血栓塞栓症（静脈血栓症、心筋梗塞症、肺塞栓症、脳塞栓症、緩徐に進行する脳血栓症等）の治療および予防	静脈血栓塞栓症（深部静脈血栓症および肺血栓塞栓症）の治療および再発抑制	膝関節全置換術、股関節全置換術、股関節骨折手術における静脈血栓塞栓症の発症抑制
ワルファリン		○		
ダビガトラン	○			
リバーロキサバン	○		○	
アピキサバン	○		○	
エドキサバン	○		○	○ （15mg、30mg のみ）

各薬剤の添付文書・インタビューフォームより一部改変

DOACの半減期は数時間程度と短く、その有効性を発揮させるには服薬コンプライアンスが重要となる。ワルファリンと異なり、DOACは用量調節のための定期的な血液凝固能検査が不要であるため、頻回な採血による身体への負担が少ないことが特徴である。

ワルファリンとDOACではその適応症が異なるため、注意が必要である（**表1**）。また、ワルファリンの薬価はDOACの10分の1以下と非常に安価であり、薬剤選択の際には経済的負担についても考慮する必要がある。

薬物治療の位置づけ

2020年改訂版の「不整脈薬物療法ガイドライン」[2]（以下、2020年改訂版）では、弁膜症性心房細動（valvular AF：VAF）自体が血栓塞栓症の高リスクのため、抗凝固療法の適応となる。DOACは、VAFに対しての有用性や安定性が示されておらず適応外であり、現時点でワルファリンのみが使用可能である。2013年版のガイドライン[3]（以下、2013年版）では、VAFの定義はリウマチ性僧帽弁疾患（おもに僧帽弁狭窄症）および人工弁（機械弁および生体弁）置換術の既往を有する心房細動とされていた。しかし、2020年改訂版では欧米のガイドラインに準じ、生体弁を「非弁膜症性」として取り扱うこととしており、注意が必要である。

非弁膜症性心房細動（non-valvular AF: NVAF）については、血栓塞栓症のリスク評価にスコアを用いることを推奨している。欧米ではCHA_2DS_2-VAS_cスコアが用いられているが、わが国では2013年版と同様に$CHADS_2$スコアが採用されている（**表2**）。これは、臨床使用における簡便性に加え、わが国の代表的なレジストリーの統合解析[4]において「年齢（65〜74歳）、血管疾患、女性」の項目が有意な危険因子ではなかったためである。2020年改訂では$CHADS_2$スコア1点以上ですべてのDOACが推奨され、ワルファリンが考慮可となる。また、そのほかのリスクとして、$CHADS_2$スコアに含まれない要因が1つ以上あればDOACまたはワルファリンが考慮可となる（**図1**）。

ワルファリンは併用薬や食品の影響を強く受けるため、定期的に血液凝固能検査を行い、維持投与量を調整する必要がある。血液凝固能検査には、試薬間、ロット間、および施設間などの差を補正するために標準化された値であるプロトロンビン時間国際標準比（PT-INR）が用いられる。2013年版では、NVAFにおけるPT-INR管理目標は2.0〜3.0（70歳未満）または1.6〜2.6（70歳以上）とされていたが、2020年改訂版では一次予防・血栓低リスク患者では年齢によらず1.6

表2　CHADS₂ スコアとCHA₂DS₂-VASc スコア

Congestive heart failure うっ血性心不全	1	Congestive heart failure/left ventricular dystunction うっ血性心不全 / 左室機能不全	1
Hypertension　高血圧	1	Hypertension　高血圧	1
Age≧75yrs　年齢 75 歳以上	1	Age≧75yrs　年齢 75 歳以上	1
Diabetes mellitus　糖尿病	1	Diabetes mellitus　糖尿病	1
Stroke/transient ischemic attack 脳卒中 / 一過性脳虚血発作 /	2	Stroke/transient ischemic attack/TE 脳卒中 / 一過性脳虚血発作 / 血栓塞栓症	2
		Vascular disease (prior myocardial infarction,peripheral artery disease or aortic plaque) 血管疾患（心筋梗塞既往、抹消動脈疾患、大動脈プラーク）	1
		Age65-74yrs　年齢 65-74 歳	1
		Sex category (i.e.female gender) 性別 : 女性	1

〜2.6、二次予防・血栓高リスク患者では2.0 〜3.0（70 歳未満）または1.6 〜2.6（70 歳以上）となった。なお、VAF におけるPT-INR 管理は2.0 〜3.0 で変更はない。

　抗凝固薬の代表的な副作用として、歯茎出血、鼻出血、皮下出血、血尿、血便、貧血などの出血傾向がある。2020 年改訂版では、重大な出血関連因子として「高齢（≧75 歳）、低体重（50kg 以下）、腎機能障害、抗血小板薬の併用」に加えて「管理不良な高血圧」をあげており、該当する患者の管理には特に注意する必要がある。

 比較のポイント

1 薬理作用

　血栓塞栓症の予防について、ワルファリンに対する DOAC の有効性が検討されている。NVAF の脳卒中および全身性塞栓症の発現率については、以下のような報告がある。国際的 RCT（ランダム化比較試験）である RE-LY 試験[5]のサブ解析では、ダビガトラン 300mg/ 日投与群はその発現率を有意に抑制し、220mg/ 日投与群は非劣性であった。ROCKET AF 試験[6]では、リバーロキサバン 20mg/ 日（日本では未承認の薬用量）投与群は非劣性であった。また、

ARISTOTLE 試験[7]では、アピキサバン 10mg/ 日投与群は有意にその発現率を抑制した。一方で、ENGAGE AF-TIMI48 試験[8]では、エドキサバン 30mg/ 日および 60mg/ 日投与群は非劣性であったが、エドキサバン 30mg/ 日投与群において脳梗塞の発現率が有意に増加した。現時点では、上述の通りダビガトラン300mg/ 日投与群およびアピキサバンのみがワルファリンに対して有意差をもつとされる。

2 副作用

前述の国際的 RCT[5]および国際大規模臨床試験[6-8]では、ワルファリンとDOAC の出血イベント発現率について検討されている。ダビガトランは、大出血の発現率がワルファリンと同等または少ないとされ、頭蓋内出血の発現率は有意に減少した[5]。リバーロキサバンは、大出血の発現率はワルファリンと同等であるが、頭蓋内出血の発現率を抑制した[6]。また、アピキサバン、エドキサバンは大出血および頭蓋内出血の発現率がワルファリンと比較して有意に減少した[7-8]。こ

図1　心房細動における抗凝固療法の推奨

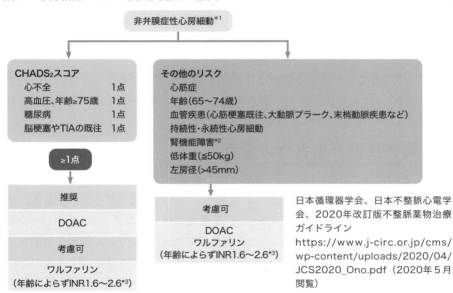

日本循環器学会、日本不整脈心電学会、2020年改訂版不整脈薬物治療ガイドライン
https://www.j-circ.or.jp/cms/wp-content/uploads/2020/04/JCS2020_Ono.pdf（2020年5月閲覧）

＊1:生体弁は非弁膜症性心房細動に含める
＊2:腎機能に応じた抗凝固療法については、2020年改訂版不整脈薬物治療ガイドライン
　　3.2.3どの DOAC を用いるかの選択および表 36（本冊子表 3）を参照
＊3:非弁膜症性心房細動に対するワルファリンの INR1.6～ 2.6の管理目標については、なるべく 2に近づけるようにする。脳梗塞既往を有する二次予防の患者や高リスク（CHADS$_2$スコア 3点以上）の患者に対するワルファリン療法では、年齢 70歳未満では INR2.0～ 3.0を考慮

のように、大出血および頭蓋内出血の発現率はワルファリンよりも低いことが示されているが、易出血性や消化管出血などの出血性合併症のリスクはワルファリンと同等であり、注意が必要である。

なお、ワルファリンには中和剤（ビタミンK）が存在するが、DOACにはダビガトラン特異的な中和抗体であるイダルシズマブ（商品名：プリズバインド）以外に中和剤は存在しない（Xa阻害薬の中和剤はわが国では未承認である）。そのため、検査値のみでなく、出血傾向などを十分に観察する必要がある。

③ 相互作用

ワルファリンは、光学異性体のラセミ体（S-ワルファリン、R-ワルファリン）である。S-ワルファリンはR-ワルファリンの約5倍強力な抗凝固作用を有するとされ、このS-ワルファリンの代謝に関与するCYP2C9を阻害する薬剤はワルファリンの薬効に大きな影響を与える[1]。このため、ワルファリン服用患者の併用薬には特に注意が必要である。納豆、クロレラ、青汁などのビタミンKを多く含む食品は、過量に摂取した場合には拮抗薬となりうる。また、セイヨウオトギリソウ含有食品はワルファリンの効果を減弱させるため、食生活や健康食品の摂取状況も重要な確認項目となる。アルコールは、慢性的な摂取により代謝酵素を誘導してワルファリンの効果を減弱させるが、過量摂取での肝機能低下による効果増強にも注意が必要である。一方、DOACはワルファリンと比較して相互作用が少なく、ビタミンKを多く含む食品の摂取は抗凝固作用を減弱させることはない。抗凝固薬を一概に「同じ」と考えている患者に対し、ワルファリンとの違いを指導する必要がある。詳細については次項参照。

④ 腎機能低下患者への投与

ワルファリンは100%肝代謝であるため、腎機能障害時にも注意して投与することは可能である。しかし、体内への蓄積により薬効が増強する恐れがある。また、透析患者では原則投与を控えるが、心房細動に対するカテーテルアブレーションの周術期や機械弁、脳梗塞の二次予防などではワルファリンの使用を考慮することがあり[2]、該当する患者には慎重な管理が必要となる。一方、アピキサバン以外のDOACは腎排泄が主体である。そのため、クレアチニンクリアランス（Ccr）＜15mL/分となる高度腎機能障害時には、すべてのDOACが禁忌となる。詳細については次項参照。

5 妊婦・授乳婦への投与

　ワルファリンは添付文書上、妊婦に対する投与禁忌とされる。妊娠第1三半期（妊娠0週0日〜13週6日まで）のワルファリン投与により、「胎児ワルファリン症候群」と称される先天異常の頻度が増加することが明らかとなっている[9]。そのため、妊娠第1三半期でのワルファリン使用は避けることが望ましいと考えられる。また、妊娠第2〜3半期のワルファリン投与により、胎児の頭蓋内出血が起こったとの症例報告も多数あり[10]、通常ワルファリンの使用は推奨されない。ただし機械弁置換術後では、母体の血栓形成リスクが高いためワルファリンの使用を考慮することがある。この場合、少なくとも妊娠第1三半期と分娩前（妊娠34〜36週まで）はヘパリン置換することが推奨される。

　また、授乳については添付文書上「授乳を避けること」とされているが、乳汁中に移行するワルファリンはごくわずかであるため、授乳婦にも安全に投与可能である[11]。ワルファリン25mg/日を7日間使用した場合においても、児の有害事象の報告はなかった[12]。一方、DOACは妊婦・授乳婦へのデータは不十分である。

文献
1：医薬品添付文書　ワーファリン錠　0.5mg, 1mg, 5mg ワーファリン顆粒0.2% 2019年7月改訂（第1版）
2：日本循環器学会, ほか. 2020年改訂版　不整脈薬物療法ガイドライン
3：日本循環器学会, ほか. 心房細動治療（薬物）ガイドライン（2013年改訂版）
4：Suzuki S, et al. Incidence of ischemic stroke in Japanese patients with atrial fibrillation not receiving anticoagulation therapy--pooled analysis of the Shinken Database, J-RHYTHM Registry, and Fushimi AF Registry. Circ J 2015; 79: 432–438. PMID: 25501800
5：Eikelboom JW, et al. Risk of bleeding with 2 doses of dabigatran compared with warfarin in older and younger patients with atrial fibrillation: an analysis of the randomized evaluation of long-term anticoagulant therapy (RE-LY) trial. Circulation 2011; 123: 2363–2372. PMID: 21576658
6：Vemulapalli S, et al. Blood pressure control and stroke or bleeding risk in anticoagulated patients with atrial fibrillation: results from the ROCKET AF Trial. Am Heart J 2016; 178: 74–84. PMID: 27502854
7：Rao MP, et al. ARISTOTLE Steering Committee and Investigators. Blood pressure control and risk of stroke or systemic embolism in patients with atrial fibrillation: results from the Apixaban for Reduction in Stroke and Other Thromboembolic Events in Atrial Fibrillation (ARISTOTLE) Trial. J Am Heart Assoc 2015; 4: e002015. PMID: 26627878
8：Edoxaban compared with warfarin in patients with atrial fibrillation and heart failure: insights from ENGAGE AF-TIMI 48. Eur J Heart Fail 2016; 18: 1153–1161. PMID: 27349698
9：Hall JG, et al. Maternal and fetal sequelae of anticoagulation during pregnancy. Am J Med. 1980; 68 (1): 122-140
10：Giuliana S, et al. Foetal cerebral hemispheric atrophy and porencephaly after intrauterine exposure to maternal warfarin for mechanical prosthetic heart valve. Prenat Diagn. 2008 Feb;28(2):157-159
11：日本産科婦人科学会. 産婦人科診療ガイドライン産科編2020. 2020年5月
12：Danielle S, et al. Warfarin Overdose in a Breast-feeding Woman. West J Emerg Med. 2011 May;12(2):216-7. PMID: 21691530

抗凝固薬ワルファリンとDOACの使い分け

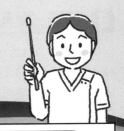

抗血栓薬
DOAC（直接経口抗凝固薬）
の使い分け

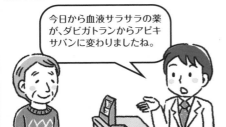

今日から血液サラサラの薬が、ダビガトランからアピキサバンに変わりましたね。

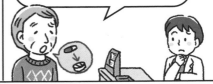

少し胃がむかむかしてるって言ったら、薬を変えてみましょうってね。カプセルから錠剤に変わるほかに、何か違いはあるんですかね？

Point 服薬指導のポイント

- 非弁膜症性心房細動（生体弁置換術含む）では、CHADS$_2$ スコア1点以上ですべての DOAC が推奨
- リバーロキサバンとエドキサバンは、ダビガトランよりも脳卒中および全身性塞栓症の発現率が高いとされる
- アピキサバンはほかの DOAC よりも消化管出血の発現率が少ない
- アピキサバンはおもに CYP3A4 により代謝されるため、腎機能低下時にも投与しやすい
- DOAC の妊婦授乳婦への投与について、現時点で十分な症例報告はなされていない

薬効の概要

　発売当初は新規経口抗凝固薬（novel oral anticoagulants：NOAC）と呼ばれていたが、2015 年の国際血栓止血学会の推奨により、現在は直接経口抗凝固薬（direct oral anticoagulant: DOAC）の名前で広く知られている[1]。DOAC は、その薬理学的作用点により大きく2つに分けられ、前項で紹介したよ

うに、わが国では現在4種類のDOACが臨床使用されている。

ダビガトラン（商品名：プラザキサ）は、直接トロンビン阻害薬に分類される。トロンビンの活性化部位に競合的かつ可逆的に結合してその活性を阻害することで、フィブリノゲンからフィブリンに変換するトロンビンの触媒反応を阻害して抗凝固作用を示す。一方、リバーロキサバン（商品名：イグザレルト）、アピキサバン（商品名：エリキュース）およびエドキサバン（商品名：リクシアナ）は第Xa因子活性化部位を可逆的に直接阻害し、プロトロンビンからトロンビンへの変換を阻害することで抗凝固作用を示す（**図1**）。

各DOACでは、適応症や1日の投与回数が異なる（**表1**）。また、ダビガトランはカプセル剤のため原則粉砕投与はできないが、ほかの3つのDOACについては錠剤の粉砕・経管投与が可能である[2]。2015年にはリバーロキサバンの細粒、2017年にはエドキサバンのOD錠が発売され、嚥下障害や経管栄養の患者への選択肢がますます広がっている。

図1　凝固カスケードにおける抗凝固薬の作用部位

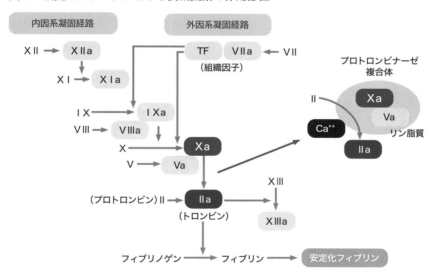

薬物治療の位置づけ

「心房細動治療（薬物）ガイドライン2013年改訂版」[3]では、CHADS$_2$スコア1点以上の非弁膜症性心房細動（non-valvular AF: NVAF）に対してダビガトラ

表1　抗凝固薬の 適応症

一般名	ダビガトラン	リバーロキサバン	
代表的な製品名	プラザキサ	イグザレルト	
作用機序	直接的 F Ⅱ a 阻害		
効能・効果	●非弁膜症性心房細動患者における虚血性脳卒中および全身性塞栓症の発症抑制	●非弁膜症性心房細動患者における虚血性脳卒中および全身性塞栓症の発症抑制 ●静脈血栓塞栓症（深部静脈血栓症および肺血栓塞栓症）の治療および再発抑制	
剤形	カプセル	錠剤、細粒	
1日の投与回数	2 回 （1 回投与量）150mg （減量時投与量）110mg	1 回 （1 回投与量）15mg （減量時投与量）10mg	
食事の影響	食後投与で AUC：20% 増加	なし （ただし空腹時投与では消化器系の副作用が認められたことから空腹時の投与は避けることが望ましい）	
併用禁忌	イトラコナゾール（経口）	HIV プロテアーゼ阻害薬、ヴィキラックス®、コビシスタット含有製剤、アゾール系抗真菌薬	
主要代謝経路	P- 糖タンパク質		
腎排泄率	80%	35%	
減量基準	以下のいずれかで減量を考慮 ・Ccr ＜ 50mL/ 分 ・P 糖蛋白阻害薬の併用 ・年齢 70 歳以上 ・消化管出血の既往	Ccr ＜ 50mL/ 分	
腎機能低下による禁忌	Ccr ＜ 30mL/ 分		
半減期	10.7 〜 11.8 時間	5.7 〜 12.6 時間	
海外での承認	あり	あり	

ンとアピキサバンは推奨、リバーロキサバンは考慮可であった。しかし、2020年改訂版の「不整脈薬物療法ガイドライン」[4]では、CHADS$_2$ スコア1点以上のNVAF に対してすべての DOAC が推奨されている。また、NVAF の定義の変更

アピキサバン	エドキサバン
エリキュース	リクシアナ
直接的作用型ＦＸa阻害	
●非弁膜症性心房細動患者における 虚血性脳卒中および全身性塞栓症の 発症抑制 ●静脈血栓塞栓症（深部静脈血栓症および 肺血栓塞栓症）の治療および再発抑制	●非弁膜症性心房細動患者における虚血性脳卒中および 全身性塞栓症の発症抑制 ●静脈血栓塞栓症（深部静脈血栓症および肺血栓塞栓症）の 治療および再発抑制 ●膝関節全置換術、股関節全置換術、股関節骨折手術に おける静脈血栓塞栓症の発症抑制（15mg、30mgのみ）
錠剤	錠剤、OD錠
2回 （1回投与量）5mg （減量時投与量）2.5mg	1回 （1回投与量）60mg （減量時投与量）30mg
空腹時投与で Cmax：約3.3倍 AUC：顕著な差なし	なし
－	－
CYP3A4、P-糖タンパク質	
27%	50%
以下の2つ以上に該当 ・血清Cr≧1.5mg/dL ・年齢80歳以上 ・体重60kg以下	以下のいずれかに該当 ・Ccr＜50mL/分 ・P糖蛋白阻害薬の併用 ・体重60kg以下
Ccr＜15mL/分	
6.12～8.11時間	4.9～19.2時間
あり	あり

各薬剤の添付文書・インタビューフォームより一部改変

により、生体弁置換術の既往を有する心房細動に対しても DOAC が推奨となっ
たことにも注意したい。

Point 比較のポイント

1 薬理作用

　前項で紹介したように、国際的RCT[5]（ランダム化比較試験）および国際大規模臨床試験[6-8]では、血栓塞栓症の予防についてワルファリンに対するDOACの有効性が検討されている。しかし、これらの結果から各DOACの有効性を単純に比較することは妥当ではない。対象患者集団が異なること、対照群がプラセボでなくワルファリンを投与していること、また解析手法が異なる点などがあげられるためである。

　DOACの間接的な比較については、2017年にネットワークメタ解析[9]が報告されている。この研究では、リバーロキサバン20mg/日（日本では未承認の用量）投与群およびエドキサバン60mg/日投与群は、ダビガトラン300mg/日投与群よりも脳卒中および全身性塞栓症の発現率が高いとされた。脳梗塞の発現率はすべてのDOACで同等とされた。

2 副作用

　DOACの代表的な副作用として出血傾向がある。なかでもダビガトランは上部消化器症状を起こしやすく、消化管出血などによる死亡例が報告されたため、安全性速報（ブルーレター）が発出された。これは、ダビガトランに含有される酒石酸の影響と考えられている。上部消化管症状の対策として、カプセルの食道滞留を回避するためコップ1杯程度の多めの水で服用するよう指導[10]、または服用タイミングを食後から食事の途中に変更する[5]ことで症状の改善が期待できる。

　前述のネットワークメタ解析[9]では、アピキサバン5mg/日投与群は、ほかの3つのDOACよりも消化管出血の発現率が少なかった。この研究では、脳卒中および全身の塞栓症、心筋梗塞、総死亡を含む有効性、また、大出血と消化管出血の安全性においてもアピキサバン10mg/日投与群が優れているとされる。DOACは定期的な血液凝固能検査が不要であり、頻回な採血による負担が少ない。しかし、ワルファリンのように効果・副作用を正確に評価できる指標が確立されていないことを考慮し、副作用発現にはより慎重な経過観察が必要となる。

3 相互作用

　DOACはワルファリンと比較して食事の影響を受けにくく、薬物相互作用の報告も少ない。しかし、その主要代謝経路からCYP3A4およびP-糖タンパクとの競合に注意する必要がある。CYP3A4およびP-糖タンパク阻害薬はDOACの作用を増強させ、出血リスクを上昇させるため、薬剤減量または禁忌とされるものが多い。現時点では、ダビガトランおよびリバーロキサバンのみが併用禁忌薬剤を有する（**表1**）。また、セイヨウオトギリソウ含有食品はDOACの効果を減弱させるため、併用薬と併せて健康食品の摂取状況の確認が重要である。

4 腎機能低下患者への投与

　各DOACの腎排泄率は大きく異なる。具体的には、アピキサバン27%、リバーロキサバン35%、エドキサバン50%そしてダビガトランは80%ともっとも高い。わが国の治験では、腎機能低下例における体内への蓄積を理由に、高度腎機能低下患者や透析患者に対するDOACは禁忌とされる。このため、ダビガトランはクレアチニンクリアランス（以下、Ccr）＜30mL/分で、ほかの3つのDOACはCcr＜15mL/分で禁忌となっている（**表1**）。

　アピキサバンはおもにCYP3A4により代謝されるため、ほかの3つのDOACと比較して腎排泄率が低く、腎機能低下時にも投与しやすい。また、腎機能、年齢、体重による減量規準が明確であることが特徴である。わが国では上述の通り高度腎機能低下時や透析患者には禁忌であるが、米国では2014年に透析患者への投与が承認されている[11]。

5 妊婦・授乳婦への投与

　添付文書上、ダビガトラン、アピキサバンおよびエドキサバンは妊婦に対して有益性投与、リバーロキサバンは投与禁忌である。DOACの妊娠時使用と先天異常の関連性について、現時点で十分な症例報告はなされていないが、DOACは分子量450〜750程度でヒトの胎盤を通過する可能性が高い。そのため、ガイドライン[12-13]では、妊婦判明後は速やかに低分子ヘパリンへ置換することが推奨されている。

　授乳については添付文書上、ダビガトランは「避けること」、アピキサバンおよ

びリバーロキサバンは「授乳しないことが望ましい」、そしてエドキサバンは「有益性を考慮」と文言が分かれる。DOAC の乳汁移行性についても現時点で十分な症例報告はなされていないが、乳汁中に移行するダビガトランまたはリバーロキサバンは、抗凝固作用を発現する薬用量よりもごくわずかであるとされる[14-15]。一方、アピキサバンは乳汁中で高濃度に検出された報告が1例[14]あり、代替薬の考慮が必要な可能性がある。

文献

1:G. D. Barnes, et al. Recommendation on the nomenclature for oral anticoagulants: communication from the SSC of the ISTH. J Thromb Haemost 2015; 13: 1154-6

2:錠剤・カプセル剤粉砕ハンドブック　第7版. じほう. 2015年

3:日本循環器学会, ほか. 心房細動治療(薬物)ガイドライン(2013年改訂版)

4:日本循環器学会, ほか. 2020年改訂版　不整脈薬物療法ガイドライン

5:Eikelboom JW, et al. Risk of bleeding with 2 doses of dabigatran compared with warfarin in older and younger patients with atrial fibrillation: an analysis of the randomized evaluation of long-term anticoagulant therapy (RE-LY) trial. Circulation 2011; 123: 2363–2372. PMID: 21576658

6:Vemulapalli S, et al. Blood pressure control and stroke or bleeding risk in anticoagulated patients with atrial fibrillation: results from the ROCKET AF Trial. Am Heart J 2016; 178: 74–84. PMID: 27502854

7:Rao MP, et al. ARISTOTLE Steering Committee and Investigators. Blood pressure control and risk of stroke or systemic embolism in patients with atrial fibrillation: results from the Apixaban for Reduction in Stroke and Other Thromboembolic Events in Atrial Fibrillation (ARISTOTLE) Trial. J Am Heart Assoc 2015; 4: e002015. PMID: 26627878

8:Edoxaban compared with warfarin in patients with atrial fibrillation and heart failure: insights from ENGAGE AF-TIMI 48. Eur J Heart Fail 2016; 18: 1153–1161. PMID: 27349698

9:José A López-López, et al. Oral anticoagulants for prevention of stroke in atrial fibrillation: systematic review, network meta-analysis, and cost effectiveness analysis. BMJ 2017;359:j5058

10:Takumi Y, et al. ダビガトランの服用方法が消化器系有害事象に及ぼす影響. 医療薬学 40(10) 618－624 (2014)

11:FDA NDA 202155/S-002 Approval Letter. https://www.accessdata.fda.gov/drugsatfda_docs/appletter/2014/202155orig1s002ltr.pdf　01/30/2014

12:Cohen N, et al. Management of direct oral anticoagulants in women of childbearing potential: guidance from the SSC of the ISTH. J Thromb Haemost 2016;14:1673-1676

13:日本産科婦人科学会. 産婦人科診療ガイドライン産科編2020. 2020年5月

14:Paul A, et al. Investigation of dabigatran secretion into breast milk: Implications for oral thromboprophylaxis in post-partum women. Am J Hematol. 2020 Jan;95(1):E10-E13. PMID: 31599003

15:Yating Z, et al. Are apixaban and rivaroxaban distributed into human breast milk to clinically relevant concentrations?. Blood. 2020 Oct 8;136(15):1783-1785. PMID: 32488251

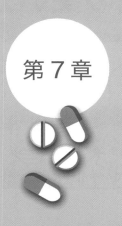

第 7 章

痛風・高尿酸血症治療薬

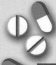

痛風・高尿酸血症治療薬
尿酸生成抑制薬と尿酸排泄促進薬の使い分け

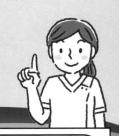

服薬指導の場面

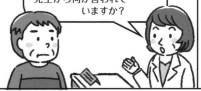

今日からベンズブロマロンが追加になりましたね。先生から何か言われていますか？

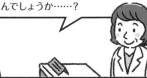

アロプリノールを飲んでいるんですが、先日の採血で腎臓の数値も少し悪くなってきたので、アロプリノールを減らして、薬を追加してみましょうと言われました。今まで飲んでいた薬とどう違うんですか？
あと、腎臓が悪いのに薬を追加してもいいんでしょうか……？

服薬指導のポイント

● 血清尿酸値が 7.0mg/dL 以上を高尿酸血症と定義し、生活指導とともに薬物療法も重要である

● 従来は尿酸産生過剰型には尿酸生成抑制薬、尿酸排泄低下型には尿酸排泄促進薬を使用することが推奨されてきたが、近年は尿酸生成抑制薬と尿酸排泄促進薬の併用療法の有用性や、尿酸排泄低下型にも尿酸生成抑制薬が有効であるとの報告もある

● 腎障害合併例に対しては尿酸生成抑制薬が第1選択であるが、アロプリノール少量にベンズブロマロンを併用する方法が検討されている

薬効の概要

　尿酸降下薬には、「尿酸生成抑制薬」、「尿酸排泄促進薬」、「尿酸分解酵素薬」がある。尿酸分解酵素薬であるラスブリカーゼ（商品名：ラスリテック）の適応は「がん化学療法に伴う高尿酸血症」のみであるため、本項では尿酸生成抑制薬、尿酸排泄促進薬の使い分けについて紹介する。

　尿酸生成抑制薬はキサンチンオキシダーゼを阻害、尿酸排泄促進薬は腎尿細

管における尿酸再吸収を抑制して尿酸排泄を促進することで、尿酸値を低下させる[1]。また、近年は尿酸の排泄機構、特に尿酸トランスポーターの解明が進み、腎臓の近位尿細管において尿酸の再吸収には Uratetransporter1（URAT1）が働いていることが明らかとなった。この URAT1 阻害作用を有するドチヌラドも 2020 年1月に承認されている[2]。日本で承認されている尿酸生成抑制薬、尿酸排泄促進薬は**表1**の通りである。各薬剤の効能・効果などは添付文書を参照してほしい。

　そのほか、ARB のロサルタン、アトルバスタチン、フェノフィブラート、SGLT2 阻害薬、GLP-1 受容体作動薬にも尿酸低下作用が報告されているが、適応は承認されていない[1]。

表1　尿酸降下薬一覧（1 より一部抜粋）

種類	代表的な薬（カッコは代表的な製品名）
❶ 尿酸生成抑制薬	アロプリノール（ザイロリック）、フェブキソスタット（フェブリク）、トピロキソスタット（ウリアデック、トピロリック）
❷ 尿酸排泄促進薬	プロベネシド（ベネシッド）、ベンズブロマロン（ユリノーム）
❸ URAT1 選択的阻害薬	ドチヌラド（ユリス）

薬物治療の位置づけ

　2019 年に改訂された「高尿酸血症・痛風の治療ガイドライン第3版」では、血清尿酸値が 7.0mg/dL 以上で痛風関節炎または痛風結節を有している場合、生活習慣の是正を原則に、薬物療法の対象となる。血清尿酸値は痛風関節炎の再発予防を目的として 6.0mg/dL 以下を目標とするが、痛風結節を有する症例に対しては 5.0m L/dL 以下にコントロールすることが結節の早期縮小に重要である。合併症を有する場合は無症状であっても血清尿酸値 8.0mg/dL 以上で薬物治療の対象となり、6.0mg/dL 以下を目標とする。

比較のポイント

1 病型分類による薬剤選択[1]

「高尿酸血症・痛風の治療ガイドライン第3版」において高尿酸血症の病型分類は、従来の「尿酸産生過剰型」と「尿酸排泄低下型」に加え、腸からの排泄低下により血清尿酸値が上昇する「腎外排泄低下型」の概念が追加されている。また、従来は尿酸産生過剰型には尿酸生成抑制薬（アロプリノール、フェブキソスタット）、尿酸排泄低下型には尿酸排泄促進薬（ベンズブロマロン）を使用することが推奨されてきた。しかし、近年は尿酸生成抑制薬と尿酸排泄促進薬の併用療法の有用性や、尿酸排泄低下型にも尿酸生成抑制薬が有効であるとの報告もある。

2 腎障害を合併する患者

腎障害を合併する高尿酸血症に対する介入研究は、ほとんどが尿酸生成抑制薬であるアロプリノールで実施されている。そのため、腎障害合併例に対しては尿酸生成抑制薬が第1選択である。ただし、アロプリノールは腎機能により投与量の調節が必要である。そのため、アロプリノール少量に加え、腎機能が低下しても比較的効果が認められる尿酸排泄促進薬のベンズブロマロン（25～50mg/日）を併用する方法が検討されている[1]。

近年、フェブキソスタットの慢性腎臓病（CKD）患者によるRCTも報告されていることから、「エビデンスに基づくCKD診療ガイドライン2018」においては、CKD患者に対する尿酸降下薬としてアロプリノールとフェブキソスタットが有用な可能性があることが示されている[3]。

3 尿路結石を合併する患者[1]

高尿酸血症や痛風に合併する尿路結石は、尿酸生成抑制薬や尿アルカリ化薬の適正使用が重要である。一方、尿酸排泄促進薬は、尿中尿酸排泄量を増加させるため、尿アルカリ化やプリン体の摂取制限が不十分な場合は尿酸結石の形成を促進させる。そのため、尿路結石を合併する患者には、原則として尿酸排泄促進薬を使用すべきではない。

4 心不全を合併する患者[1]

　心不全に対するアロプリノール投与により、血管内皮機能改善（血流改善）、左室駆出率の改善などの報告があるが、心不全患者の総死亡率や心血管死抑制の報告がない。しかし現時点では尿酸生成抑制薬、尿酸排泄促進薬も心不全の病態に影響する可能性はなく、どちらも安全に使えるといわれている。

5 各薬剤のリスク

　尿酸生成抑制薬のアロプリノールには皮膚障害リスク、フェブキソスタットには心血管イベントリスクが報告されている。また、メルカプトプリン水和物やアザチオプリンと併用に注意が必要である。一方、尿酸排泄促進薬であるベンズブロマロンは、2000年に厚生労働省より緊急安全性情報として劇症肝炎症例が報告された。そのため、投与開始後少なくとも6カ月間は必ず定期的な肝機能検査を行うこととされている。また、ベンズブロマロンはCYP2C9阻害作用があるため、ワルファリンなどとの相互作用に注意が必要である。

文献
1：日本痛風・核酸代謝学会ガイドライン改訂委員会: 高尿酸血症・痛風の治療ガイドライン（第3版）診断と治療社, 2019
2：インタビューフォーム ユリス錠　2020年5月作成（第1版）
3：日本腎臓学会. エビデンスに基づくCKD 診療ガイドライン2018. 2018 年6月15日第1 版

尿酸生成抑制薬と尿酸排泄促進薬の使い分け

痛風・高尿酸血症治療薬
フェブキソスタットと アロプリノールの使い分け

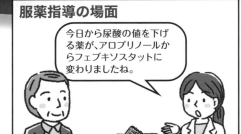

服薬指導の場面

今日から尿酸の値を下げる薬が、アロプリノールからフェブキソスタットに変わりましたね。

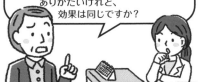

今の薬は1日3回飲むように言われてたけど、ついつい飲み忘れてしまって。
先生に相談したら、1日1回の薬に変更しましょうと言われました。1日1回なのはありがたいけれど、効果は同じですか？

服薬指導のポイント

● 尿酸降下作用はフェブキソスタットがアロプリノールとの比較で非劣勢もしくは優越性を示したとの報告がある

● アロプリノールは重篤な皮膚障害など副作用がフェブキソスタットより高い

● アロプリノールは腎機能に応じた用量の調整が必要だが、フェブキソスタットは不要である

● フェブキソスタットのほうがアロプリノールより心血管疾死亡のリスクが高いことが示唆されている

薬効の概要

　日本では尿酸生成抑制薬として、長らくアロプリノールが臨床で使用されてきたが、2011 年にフェブキソスタット、2013 年にはトピロキソスタットが承認された。3剤ともキサンチン酸化還元酵素（キサンチンオキシダーゼ：XOR）を阻害する尿酸生成阻害作用をもつが、作用機序が異なる。

アロプリノールと代謝物のオキシプリノールは、**ヒポキサンチンおよびキサンチンと拮抗することによって尿酸の生合成を抑制**する。一方、フェブキソスタットは **XORの作用を阻害することにより、尿酸産生を抑制**する。

図1　XOR 阻害薬の作用機序の違い

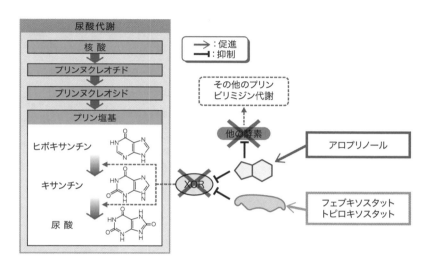

　アロプリノールが XOR の基質であるキサンチンと類似のプリン骨格に対して、フェブキソスタットは非プリン骨格であるため、XOR 以外のほかの核酸代謝酵素を阻害せず XOR に選択的な阻害活性を示す（**図1**）。トピロキソスタットはフェブキソスタットと同様に、非プリン骨格の選択的 XOR 阻害薬である。また、アロプリノールは腎排泄型に対し、フェブキソスタット、トピロキソスタットは腎排泄以外に尿中、糞中排泄経路があるため、中等度程度の腎機能障害症例においても使用しやすいという特徴がある。

　なお、3 剤は国内で承認されている効能・効果や海外での発売状況も異なるので、注意が必要である（**表1**）。

表1　XOR 阻害薬の比較

一般名	アロプリノール	フェブキソスタット	トピロキソスタット
代表的な製品名	ザイロリック	フェブリク	ウリアデック、トピロリック
性質	プリン体	非プリン体	非プリン体
効能・効果	下記の場合における高尿酸血症の是正痛風、高尿酸血症を伴う高血圧症	痛風、高尿酸血症がん化学療法に伴う高尿酸血症	痛風、高尿酸血症
1日の投与回数	1〜3回（1日投与量）200〜300mg	1回（1回投与量：痛風、高尿酸血症の場合）開始：10mg、維持：40mg、最大：60mg	2回（1回投与量）開始：20mg、維持：60mg、最大：80mg
併用禁忌	—	メルカプトプリン水和物、アザチオプリン	
排泄経路	尿中	尿中、糞中	
腎機能低下時の減量	必要	不要	
海外での承認	あり＊米国・英国では腎結石、腫瘍崩壊症候群（TLS）の効能・効果が承認	あり	なし

各薬剤の添付文書・インタビューフォームより一部改変

薬物治療の位置づけ

　アロプリノールとフェブキソスタットの使い分けについて、「高尿酸血症・痛風の治療ガイドライン第3版」[1]では「尿酸降下薬の選択は治療効果や副作用発現を考慮して病型に即した選択法が原則として推奨されてきたが、尿酸排泄低下型に対しても尿酸生成抑制薬のフェブキソスタットは良好な尿酸降下作用を示し、かつ安全に使用できることが示されたことから、腎負荷型（尿酸産生過剰型と腎外排泄低下型）、尿路結石の保有ないしは既往、また慢性腎臓病（CKD）ステージ4期以上の腎障害を合併する患者では尿酸生成抑制薬の投与が望ましい（略）」と記載されている。

「エビデンスに基づくCKD診療ガイドライン2018」[2]では、「現時点のエビデンスを総括すると、アロプリノールもしくは、フェブキソスタットが有用な可能性があり、その使用を提案する。腎機能低下例では副作用予防の観点からアロプリノールは減量が必要である」とある。つまり、日本のガイドラインでは、アロプリノールが腎排泄である点は記載されているが、フェブキソスタットとの使い分けについては明記されていない。

　一方、2020年に改訂された米国リウマチ学会によるガイドライン[3]では、治療薬の第1選択はアロプリノールである（強い推奨）と記載されている。

 比較のポイント

1 血清尿酸値低下作用

　アロプリノールとフェブキソスタットの血清尿酸値の降下作用を比較した臨床研究はいくつかあり、海外第III相試験では、アロプリノール群と比してフェブキソスタット40mg/日群で血清尿酸値6.0mg/dL以下を達成率で優越性を示したとする報告がある[4,5]。そのほかにもフェブキソスタットはアロプリノールに対して非劣性または優越性を示したとする報告があるが、試験によってフェブキソスタット80mg/日と日本の未承認用量であるため、評価には注意が必要である[6-8]。

2 副作用

　アロプリノールの副作用は、代謝産物であるオキシプリノールが原因の１つであるとされる。アロプリノールの添付文書には好酸球増多症、消化症状、肝機能障害、腎機能障害のほか、重篤な副作用として、中毒性表皮壊死融解症（Toxic Epidermal Necrolysis：TEN）、皮膚粘膜眼症候群（Stevens-Johnson syndorome：SJS）、再生不良性貧血、汎血球減少、無顆粒球症、血小板減少等が記載されている。

　TEN および SJS などの重症薬疹発症例のヒト白血球抗原（HLA：Human Leucocyte Antigen）型を解析した結果、51 例中すべての症例が HLA-B*5801 保有者であったとの報告がある。また、別の研究では、アロプリノールにより TEN および SJS を発症した日本人およびヨーロッパ人において、それぞれ 10 例中4例（40%）、27 例中 15 例（55%）が HLA-B*5801 保有者であったとの報告もある。HLA-B*5801 の保有率は漢民族では20〜30%に対し、日本人およびヨーロッパ人では１〜２%である。重度の腎機能障害を有する患者では、重症薬疹のリスクを高めるとの報告もある[9]。

　一方、フェブキソスタットの添付文書には副作用として、消化器症状、肝機能障害、血小板減少が記載されているが、アロプリノールと比較すると頻度は低い。また、高尿酸血症の成人患者を対象に、フェブキソスタットとアロプリノールの死亡率や副作用への影響を評価した報告では、皮膚有害反応については、フェブキソスタット群では、アロプリノール群に比べて皮膚有害反応が有意に少なかったと報告されている[8]。

3 相互作用

　アロプリノールは肝代謝酵素活性の低下作用により、ワルファリン半減期の延長や、シクロホスファミド水和物、シクロスポリン、フェニトインの代謝に影響することが報告されている。一方、フェブキソスタットは直接 XOR を阻害するため薬物相互作用は少ないと考えられているが、メルカプトプリン水和物、アザチオプリンは併用禁忌となっている。

4 心血管イベントの発生率

フェブキソスタットは FDA（アメリカ食品医薬品局）の承認審査において、アロプリノールやプラセボと比較して心血管イベント（CV）の発生率が高いことが示唆されていた。そのため、高 CV リスクの患者を対象にフェブキソスタットとアロプリノールの CV イベント発生率を比較する CARES 試験[10] が行われた。主要評価項目である複合 CV 発生率において、フェブキソスタット群はアロプリノール群に対し非劣勢であったが、副次評価項目の総死亡と CV 死亡の発現頻度はフェブキソスタット群のほうが高い結果となった。

この結果を受け、FDA ではフェブキソスタットがアロプリノールより死亡リスクが高いと警告している。一方、日本では PMDA（医薬品医療機器総合機構）の安全対策調査会で検討した結果、アジア民族の組み入れが3％であった CARES 試験でのアロプリノールとフェブキソスタットの CV リスク差が日本人に外挿可能か否かは不明であり、フェブキソスタットとアロプリノールのＣＶリスクまたは死亡リスクに差異はなかったとする人口ベースコホート研究が複数報告されていることを理由に、「重要な基本的注意」に記載が追加となっている[11]。

文献

1：日本痛風・核酸代謝学会ガイドライン改訂委員会: 高尿酸血症・痛風の治療ガイドライン（第3版）診断と治療社, 2019

2：日本腎臓学会. エビデンスに基づくCKD 診療ガイドライン2018. 2018年6月15日第1版

3：2020 American College of Rheumatology Guideline for the Management of Gout

4：Becker MA, et al. The urate-lowering efficacy and safety of febuxostat in the treatment of the hyperuricemia of gout: the CONFIRMS trial. Arthritis Res Ther.2010;12R63. PMID:20370912

5：Jackson RL, et al. The efficacy and safety of febuxostat for urate lowering in gout patients>/=65 years of age. BMC Geriatr. 2012; 12 11. PMID:22436129

6：Schumacher HR, Jr., et al. Effects of febuxostat versus allopurinol and placebo in reducingserum urate in subjects with hyperuricemia and gout: a 28-week, phase III, randomized,double-blind, parallel-group trial. Arthritis Rheum. 2008; 59 1540-8. PMID:18975369

7：Becker MA, et al. Febuxostat compared with allopurinol in patients with hyperuricemia and gout. N Engl J Med. 2005; 353 2450-61. PMID:16339094

8：インタビューフォーム フェブリク®錠10mg, 20mg, 40mg 2020年3月改訂（第8版）

9：Liu CW, et al. The net clinical benefits of febuxostat versus allopurinol in patients with gout or asymptomatic hyperuricemia - A systematic review and meta-analysis. Nutr Metab Cardiovasc
Dis. 2019; 29 1011-22. PMID:31378626

10: White WB, et al. Cardiovascular Safety of Febuxostat or Allopurinol in Patients with Gout. N Engl J Med. 2018; 378 1200-10. PMID:29527974

11: 医薬品等の安全性に係る調査結果報告書 令和元年6月26日 令和元年度第4回安全対策調査会

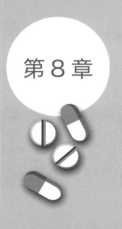

第 8 章

消化器系薬

消化性潰瘍治療薬

H₂ 受容体拮抗薬と PPI の使い分け

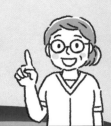

服薬指導の場面

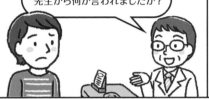

お薬が増えたんですね。
先生から何か言われましたか？

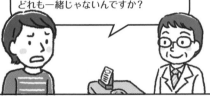

胃のムカムカが治まらないって話したら、
胃薬を増やしましょうって。
あれもこれも胃薬で、
どれも一緒じゃないんですか？

服薬指導のポイント

● 投与初期には H₂ 受容体拮抗薬よりも PPI（プロトンポンプ阻害薬）のほうが潰瘍治療率が高い傾向にあり、これは PPI によって速やかに潰瘍治癒が得られるという特性を表している

● 胃潰瘍、十二指腸潰瘍のどちらにおいても PPI のいずれかを第1選択薬とすることがガイドラインで推奨されている

● H₂ 受容体拮抗薬は腎機能に応じた用量の調整が必要だが、PPI は不要である

薬効の概要

　消化性潰瘍の臨床診断が可能となった当初は、強力な粘膜障害因子である胃酸の酸度を低下させることが治療に重要とされ、薬剤による酸中和を行うことが一般的な治療法とされていた。1966 年に H₂ 受容体の報告、1967 年にプロトンポンプの証明が行われ、胃酸分泌の病態解明が進んでいった。日本では 1981 年に初の H₂ 受容体拮抗薬（H₂RA）としてシメチジンが承認を受け、その後ラニチジン、ファモチジン、ロキサチジン、ニザチジンが順次承認、発売された。こ

れら H_2RA の出現により消化性潰瘍治癒率は劇的に上昇し、臨床で広く使用されてきた。1991年に承認されたオメプラゾールをはじめとするプロトンポンプ阻害薬（PPI）は、臨床試験において H_2RA を上回る胃酸分泌抑制効果や臨床効果を示した。H_2RA は胃粘膜壁細胞の H_2 受容体を遮断し、酸分泌を抑制する。PPI は胃粘膜壁細胞の $H+$ 分泌の最終段階である H^+ ／ K^+ -ATPase（プロトンポンプ）を阻害することでもっとも効果的に胃酸分泌を抑制する（図1）。また、H_2 受容体拮抗薬は腎排泄型に対し、PPI は肝臓で代謝されるため、腎機能障害症例においても用量調節が不要という特徴がある（表1）。

図1　消化性潰瘍治療薬の作用機序

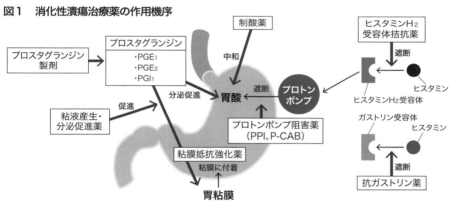

月刊ナーシング vol.39 No.7.2019より引用・改変

薬物治療の位置づけ

　消化性潰瘍の治療は、**図1**に示されるフローチャートに従って実施される。治療についてまとめると、合併症の有無、出血の有無を確認し、合併症や出血がある場合は外科的治療や内視鏡的止血治療を行う。合併症がない場合や、出血がない、もしくは止血が確認された場合は通常の潰瘍治療へと移行する。NSAIDs 使用の有無や H.pylori（ヘリコバクター・ピロリ菌）の除菌対象であるかどうかによっていくつか場合は分かれるものの、通常の潰瘍治療ではいずれにおいても薬物治療が必要となる。「消化性潰瘍診療ガイドライン 2020（改訂第3版）」[1]「胃食道逆流症 (GERD) 診療ガイドライン 2015（改訂第3版）」[2]「機能性消管疾患診療ガイドライン 2014（改訂第2版）」[3]「 H.pylori 感染の診断と治療のガイドライン 2016 改訂版」[4] では、出血性胃・十二指腸潰瘍、H.pylori 除菌治療、非除菌治療、薬物性潰瘍、非 H.pylori 非 NSAIDs 潰瘍、残胃潰瘍と分類されている。出血性胃・十二指腸潰瘍においては内視鏡治療後に治療成績を向上させるため、PPI の投与

表1 消化性潰瘍治療薬の種類と作用機序

分類			薬剤名	
酸分泌抑制薬	プロトンポンプ阻害薬		オメプラゾール エソメプラゾール ランソプラゾール ラベプラゾール	胃粘膜壁細胞の H^+ 分泌の最終段階であるプロトンポンプ(H^+／K^+-ATPase) を阻害することで、酸分泌を抑制する
	カリウムイオン競合型アシッドブロッカー		ボノプラザン	K^+ に競合して H^+／K^+ATPase を阻害し、酸分泌を抑制する
	H2 受容体拮抗薬		ファモチジン ラニチジン シメチジン ロキサチジン ニザチジン ラフチジン	胃粘膜壁細胞の H_2 受容体を遮断し、酸分泌を抑制するペプシン分泌抑制作用も有する
	抗コリン薬		ピレンゼピン	ムスカリン受容体のうち M_1 受容体を選択的に遮断し、酸分泌およびガストリン分泌を抑制する
			チキジウム ブチルスコパラミン プロパンテリウム ブトロピウム ピペリドレート	ムスカリン受容体(M_1〜M_3)を非選択的に遮断し、酸分泌抑制・ガストリン分泌抑制・鎮痙・消化管運動抑制などの作用を示す
	抗ガストリン薬		プログルミド	壁細胞や ECL 細胞のガストリン受容体を遮断することで、酸分泌を抑制する 胃粘膜保護作用や組織修復促進作用も示す
	局所麻酔薬		オキセサゼイン	胃幽門腺に存在する G 細胞からのガストリン遊離を抑制することで酸分泌を抑制する 胃粘膜局所麻酔作用により、胃潰瘍に伴う疼痛を抑制する作用も有する
	制酸薬		炭酸水素ナトリウム 乾燥水酸化アルミニウムゲル 合成ケイ酸アルミニウム 水酸化マグネシウム 酸化マグネシウム	胃散を中和し、胃散によるペプシノゲンの活性化を阻害し、ペプシンの消化力を抑制する
防御因子増強薬	プロスタグランジン（PG）製剤		ミソプロストール	PGE_1 誘導体製剤である。PG を補充することで、粘液分泌促進作用、粘膜血流増加作用、酸分泌抑制作用を示す
	組織修復・粘膜保護薬	粘膜抵抗強化薬	スクラルファート ポラプレジンク	粘膜表面に付着し、保護層を形成する
			アルギン酸	
			イルソグラジン	
			エカベトナトリウム	
		粘液産生・分泌促進薬	レバミピド テプレノン	PGE_2・PGI_2 産生促進作用などにより、粘液分泌促進作用、粘膜血流増加作用、酸分泌促進作用などを示す
		粘膜微小循環改善薬	セトラキサート	粘膜血流増加作用を有する 攻撃因子抑制作用を併せ持つ
			スルピリド	粘膜血流の停滞を改善する 胃粘膜成分を増加させる

を行うことを推奨している（強い推奨）。PPIとH₂RAではPPIのほうが再出血率は低かったものの、死亡率に関しては差がないとされている。ガイドラインでは患者の益を考慮し、PPIが優先となっている。*H.pylori* 除菌治療においてボノプラザン、アモキシシリンおよびクラリスロマイシンの3剤併用治療が記載されている（強い推奨）。胃潰瘍・十二指腸潰瘍に対する非除菌治療（初期治療）では治療薬の第1選択はPPIであり、第1選択薬としてPPIを選択できない場合はH₂受容体拮抗薬を第1選択とする（いずれも強い推奨）と記載されている。PPIが選択できない場合は、選択的ムスカリン受容体拮抗薬（塩酸ピレンゼピン）や一部の防御因子増強薬（スクラルファート、ミソプロストール）を提案することは弱い推奨にとどまっている。なお、非除菌治療の維持療法ではH₂受容体拮抗薬、スクラルファートが推奨されており胃潰瘍では1年、十二指腸潰瘍では2年の有効性が示されている。

　薬物性潰瘍はNSAIDs潰瘍と低用量アスピリン（LDA）潰瘍の治療に二分される。NSAIDs潰瘍の治療でNSAIDsを中止できる場合は中止し、中止が不可能な場合は第1選択薬としてPPIが推奨されている。潰瘍既往のある患者のNSAIDs服用時の再発予防に関してもPPIが第1選択薬とされている。LDA潰瘍の治療は、LDAを可能な限り休薬させずにPPIで治療することが推奨されており、LDA服用例での消化性潰瘍再発抑制に関してもPPIが推奨されている（H₂RAには保険適応がない）。

 比較のポイント

1 潰瘍治癒作用

　投与初期にはH₂RAよりもPPIのほうが潰瘍治癒率が高い傾向にあり、これはPPIによって速やかに潰瘍治癒が得られる特性を表している[5-8]。H₂RAであるシメチジンやラニチジンと一部の防御因子増強薬（スクラルファート、ミソプロストール）との間には潰瘍治癒率に差はみられない[9-15]。シメチジン、ファモチジン、ラニチジンはその他の防御因子増強薬（ゲファルナート）よりも潰瘍治癒率が高い[16-18]。

2 副作用

　H₂RAでは重篤な副作用報告として再生不良性貧血、汎血球現象、無顆粒球症、血小板減少といった血液障害、皮膚粘膜眼症候群（Stevens-Johnson syndorome：SJS）、中毒性表皮壊死融解症（Toxic Epidermal Necrolysis：

TEN）の報告がある。PPI に共通して報告されている重大な副作用は、アナフィラキシーショック、血液障害、肝機能障害、TEN、SJS などである。

③ 相互作用

　H₂RA の多くは腎排泄型の薬剤である。シメチジンは CYP3A4、CYP2D6 の阻害作用を有することが報告されている。また、酸分泌が抑制され、胃内 pH が低下することによる相互作用も有する。PPI および P-CAB に関係する相互作用には、酸分泌が抑制され胃内 pH が低下することによる相互作用、代謝酵素である CYP2C19 や 3A4 に関与する相互作用がある。

文献
1：日本消化器病学会. 消化性潰瘍診療ガイドライン2020. 2020年6月1日 第3版
2：日本消化器病学会. 胃食道逆流症(GERD)診療ガイドライン2015. 2015年10月6日 改訂第2版
3：日本消化器病学会.機能性消化管疾患診療ガイドライン2014. 機能性ディスペプシア(FD)2014年4月21日 改訂第2版
4：日本ヘリコバクター学会. H.pylori 感染の診断と治療のガイドライン2016改訂版. 2016年8月1日
5：Bate CM, et al : Randomised, double blind comparison of omeprazole and cimetidine in the treatment of symptomatic gastric uclea. Gut, 30(10) : 1323-1328, 1989 (PMID : 2684802)
6：Danish Omeprazole Study Group. Omeprazole and cimetidine in the treatment of uclers of the body of the stomach : double blind comparative trial. BMJ, 298(6674) : 645-647, 1989 (PMID: 2496791)
7：Lauritsen K : Omeprazole in the treatment of prepyloric ulcer : review of the results of the Danish Omeprazole Study Group. Scand J Gastroenterol Suppl, 166 : 54-57 ; discussion 74-75, 1989 (PMID: 2690332)
8：Lauritsen K, et al : Effect of omeprazole and cimetidine on prepyloric gastric ulcer : double blind comparative trial. Gut, 29(2) : 249-253, 1988 (PMID: 3278955)
9：Blum AL, et al : Sucralfate in the treatment and prevention of gastric ulcer : multicentre double blind placebo controlled study. Gut, 31(7) : 825-830, 1990 (PMID: 2196208)
10：Glise H, et al : Treatment of peptic ulcers -- acid reduction or cytoprotection? Scand J Gastroenterol Suppl, 140 : 39-47, 1987 (PMID: 3328284)
11：Hallerback B, et al : Short term treatment of gastric ulcer : a comparison of sucralfate and cimetidine. Gut, 27(7) : 778-783, 1986 (PMID: 3525336)
12：Herrerias-Gutierrez JM, et al : Sucralfate versus ranitidine in the treatment of gastric ulcer. Randomized clinical results in short-term and maintenance therapy. Am J Med, 86(6A) : 94-97, 1989 (PMID: 2660562)
13：Hjortrup A, et al : Two daily doses of sucralfate or cimetidine in the healing of gastric ulcer. A comparative randomized study. Am J Med, 86(6A) : 113-115,1989 (PMID: 2660552)
14：Gonvers JJ, et al : Gastric ulcer : a double blind comparison of 800 mcg misoprostol versus 300mcg ranitidine. Hepatogastroenterology, 34(5) : 233-235, 1987 (PMID: 3119449)
15：Shield MJ : Interim results of a multicenter international comparison of misoprostol and cimetidine in the treatment of out-patients with benign gastric ulcers. Dig Dis Sci, 30(11 Suppl) : 178S-184S 1985 (PMID: 3932052)
16：三浦邦彦、ほか：胃潰瘍に対するFPF1002(シメチジン)の臨床効果-多施設二重盲検試験. 臨床と研究, 60 : 1652-1666, 1983
17：三好秋馬、ほか：胃潰瘍に対するFamotidineの臨床評価-ゲファルナートを対象とした二重盲検法による検討. 診療と新薬, 20 : 2069-2088, 1983
18：竹本忠良,ほか：二重盲検法によるRanitidineの臨床的有用性の検討(第1報)-胃潰瘍を対象として. 臨床成人病, 13 : 123-142, 1983

消化性潰瘍治療薬
代表的なH₂受容体拮抗薬の使い分け
ファモチジン、シメチジンなど

服薬指導の場面

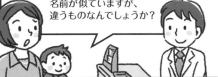

子どもを病院に連れていったら、胃薬と言ってロキサチジンが出ました。私が飲んでいるファモチジンと名前が似ていますが、違うものなんでしょうか？

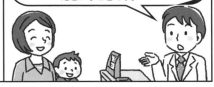

ロキサチジンとファモチジンは同じ系統の薬剤ですね。違う点としては、ロキサチジンはお子さんにも安心して飲んでいただけるよう、認められている薬剤だということです。

服薬指導のポイント

● H₂受容体拮抗薬の胃酸分泌抑制作用は即効性があり、日中よりも夜間の胃酸分泌に対する抑制効果が高い

● 酸分泌抑制作用以外に胃粘膜血流増加作用、防御因子増強作用、胃排出能促進作用をもつ薬剤もある

● H₂受容体拮抗薬は腎排泄型の薬剤が多く、投与量に注意が必要だが、肝代謝酵素の遺伝子多型による個体差がみられない

● 1日1回もしくは1日2回など、複数の用法をもつ薬剤があるが、用法の違いによる薬理学的作用に大きな差は認められていない

● H₂受容体拮抗薬は錠剤、カプセル剤、散剤、注射剤など剤形の選択肢が豊富である

薬効の概要

　日本では1981年に初のH₂RAとしてシメチジンが承認を受け、その後1984年にラニチジン、1985年にファモチジン、1986年にロキサチジン、1990年にニザチジン、2000年にラフチジンと順次承認、発売された。現時点でこれら6

種類の H_2RA が使用可能である。

　H_2RA は胃粘膜壁細胞の H_2 受容体を遮断し、酸分泌を抑制する。適応疾患には各薬剤で若干の違いがみられるが、それぞれの特徴を活かして臨床で広く用いられている（**表1**）。

薬物治療の位置づけ

「消化性潰瘍診療ガイドライン 2020（改訂第 3 版）」[1]では、非除菌治療と薬物性潰瘍の 2 項目に H_2RA についての記載がある。

　非除菌治療（初期治療）では治療薬の第 1 選択は PPI であるが、第 1 選択薬として PPI を選択できない場合は H_2RA を第 1 選択とする（いずれも強い推奨）と記載されている。薬物性潰瘍の項目では低用量アスピリン服用患者の消化管出血または潰瘍の再発予防に H_2RA の効果を認めたという報告があるものの、いずれの使用も保険適応外であり、弱い推奨にとどまっている。「胃食道逆流症（GERD）診療ガイドライン 2015（改訂第 2 版）」[2] では、酸分泌薬が GERD の治療に有効であり、強い推奨となっているが、高い治癒率と早期寛解の観点で PPI に軍配があがる。

「機能性消化管疾患診療ガイドライン 2014 – 機能性ディスペプシア（FD）」[3]では酸分泌抑制薬の使用が推奨されているものの、H_2RA、PPI のいずれも保険適応外であり、2 つの薬剤の効果に有意差は示されていない。

 比較のポイント

1 薬理作用

　夜間酸分泌抑制率では H_2RA のすべての薬剤が 70% 超と高い割合を占めるが、なかでもロキサチジンは 95.5% ともっとも高い抑制率であることが報告されている[10-14]。また、ラフチジン以外の薬剤は 24 時間酸分泌抑制率よりも夜間酸分泌抑制率のほうが高いが、ラフチジンは 1 日 2 回の投与において日中と夜間の酸分泌抑制率が同程度であったという報告がある[15]。

　ファモチジン、ロキサチジン、ニザチジンは胃潰瘍・十二指腸潰瘍ともにシメチジンと同様の内視鏡的治癒率が得られたという報告があり、ラフチジンはファモチジンと同等の内視鏡的治癒率が得られたとする報告がある。これらの結果より、H_2RA 間で消化性潰瘍の治癒率に差はないと考えられる。

表1　H₂受容体拮抗薬の比較

薬剤名		シメチジン	ラニチジン	ファモチジン	ロキサチジン	ニザチジン	ラフチジン
代表的な商品名		タガメット	ザンタック	ガスター	アルタット	アシノン	プロテカジン
酸分泌抑制薬	胃潰瘍・十二指腸潰瘍	1日800mg 2回（朝食後・就寝前）または4回（毎食後・就寝前）または1回（就寝前）	1回150mg 2回（朝食後・就寝前）または1回300mg 1回（就寝前）	1回20mg 2回（朝食後、夕食後または就寝前）または1回40mg 1回（就寝前）	1回75mg 2回（朝食後、夕食後または就寝前）または1回150mg 1回（就寝前）	1回150mg 2回（朝食後、就寝前）または1回300mg 1回（就寝前）	1回10mg 2回（朝食後、夕食後または就寝前）
	吻合部潰瘍					−	
	Zollinger-Ellison症候群	1日800mg 2回（朝食後・就寝前）または4回（毎食後・就寝前）			1回75mg 2回（朝食後、夕食後または就寝前）または1回150mg 1回（就寝前）		
	逆流性食道炎				1回75mg 2回（朝食後、夕食後または就寝前）または1回150mg 1回（就寝前）	1回150mg 2回（朝食後、就寝前）	1回10mg 2回（朝食後、夕食後または就寝前）
	上部消化管出血				−		
	急性胃炎・慢性胃炎の急性増悪期	1日400mg 2回（朝食後・就寝前）または1回（就寝前）	1回75mg 2回（朝食後・就寝前）または1回150mg 1回（就寝前）	1回10mg 2回（朝食後、夕食後または就寝前）または1回20mg 1回（就寝前）	1回75mg 1回（就寝前）	1回75mg 2回（朝食後、就寝前）	1回10mg 1回（夕食後または就寝前）
	麻酔前投薬	−	1回75mgを手術前日の就寝前、当日の麻酔導入2時間前	−	1回75mgを手術前日の就寝前、当日の麻酔導入2時間前または1回150mgを手術前日就寝前	−	1回10mgを手術前日の就寝前、当日の麻酔導入2時間前
小児適応		−	−	−	○	−	−
代謝・排泄		腎排泄	腎排泄	腎排泄	腎排泄	腎排泄	肝代謝
腎機能低下時の減量		必要	必要	必要	必要	必要	透析時のみ必要

各薬剤の添付文書・インタビューフォームより一部改変 [4-10]

2 副作用

H$_2$RA の副作用発現は 5% を超える頻度で生じる症状は報告されておらず、薬剤間で大きく異なる症状もない。しかし、重篤な副作用報告として再生不良性貧血、汎血球現象、無顆粒球症、血小板減少といった血液障害、皮膚粘膜眼症候群、中毒性表皮壊死融解症の報告があるため、注意が必要である。

3 相互作用

ラフチジンは肝代謝により消失する薬剤であり、ラフチジン以外の薬剤は腎排泄型の薬剤である。しかし、ラフチジンにおいても、透析患者には半量程度が目安となる。

また、シメチジンは CYP3A4、CYP2D6 の阻害作用を有することが報告されている。ゲフィチニブやダサチニブなどの薬剤と H$_2$RA を併用することで吸収が低下し、AUC が 60% 程度減少するという記載もあるため、注意が必要である。

文献
1:日本消化器病学会. 消化性潰瘍診療ガイドライン2020. 2020年6月1日 第3版
2:日本消化器病学会. 胃食道逆流症(GERD)診療ガイドライン2015. 2015年10月6日 改訂第2版
3:日本消化器病学会. 機能性消化管疾患診療ガイドライン2014. 機能性ディスペプシア(FD) 2014年4月21日 改訂第2版
4:インタビューフォーム タガメット®錠200mg, 400mg, 細粒20% 2019年9月改訂(第1版)
5:インタビューフォーム ザンタック®錠75mg, 150mg 2019年3月改訂(第18版)
6:インタビューフォーム ガスター®錠10mg, 20mg 2019年8月改訂(第1版)
7:インタビューフォーム アルタット®カプセル37.5mg, 75mg, 細粒20% 2020年6月改訂(第1版)
8:インタビューフォーム アシノン®錠75mg, 150mg 2020年9月改訂(第1版)
9:インタビューフォーム プロテカジン®錠5mg, 10mg 2019年9月改訂(第1版)
10:本郷道夫,ほか:24時間胃内pHモニターによるZL-101(Nizatidine)の胃酸分泌動態の検討-ZL-11 (Nizatidine)150mg BIDと300mg BIDの比較. 薬理と治療, 17(suppl-2):323-329, 1989
11:三好秋馬,ほか:ヒスタミンH2-受容体拮抗剤TZU-0460の胃酸分泌抑制作用<その4>夜間分泌抑制作用の検討. 薬理と治療, 13(3):1485-1494, 1985
12:白鳥敬子,ほか:十二指腸潰瘍患者におけるFamotidineの胃酸, 血中secretin, gastrinに対する作用-24時間胃内pHモニターによる検討-. 日本消化器病学会雑誌, 81(3):855-863, 1984
13:Gledhill T, et al:Single noctural dose of an H2 receptor antagonist for the treatment of duodenal ulcer. Gut, 24(10):904-908, 1983 (PMID: 6311692)
14:Pounder RE, et al:24-hour control of intragastric acidity by cimetidine in doundenal - ulcer patients. Lancet, 2(7944):1069-1072, 1975 (PMID: 53554)
15:谷礼夫,ほか:FRG-8813(Lafutidine)の24時間胃内pHモニターによる胃酸分泌動態の検討;FTG-8813 10mg, 20mg UIDと10mg BIDの比較. 臨床医薬, 11(8):1667-1678, 1995

消化性潰瘍治療薬
PPIやP-CABの使い分け

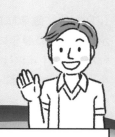

服薬指導の場面

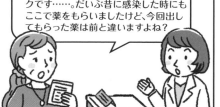

またピロリ菌に感染してしまってショックです……。だいぶ昔に感染した時にもここで薬をもらいましたけど、今回出してもらった薬は前と違いますよね?

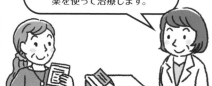

前回は2014年と記録に残っていますね。その時と比べると新しい薬が出ていますので、今回はその薬を使って治療します。

服薬指導のポイント

● 消化性潰瘍においては PPI および P-CAB のいずれかを第1選択薬とすることがガイドラインで推奨されている

● ボノプラザンは従来の PPI と異なり、胃酸による活性体への変換が必要ない薬剤である

● PPI は保険適応上、胃潰瘍などで8週間、十二指腸潰瘍で6週間の投与日数制限が設けられている

薬効の概要

　胃酸分泌に関わる最終段階は胃の壁細胞に存在する H^+ / K^+-ATPase（プロトンポンプ）であり、作動させるために必要な物質はアセチルコリン、ガストリン、ヒスタミンの3つである。それぞれの物質が受容体を介してプロトンポンプを活性化させるため、ヒスタミン受容体に着目し開発された H_2RA は消化性潰瘍治癒率を大きく向上させた。しかし、プロトンポンプ自体を効率よく阻害することができれば、より効果的に胃酸分泌を抑制することができる。

　1991 年に承認されたオメプラゾールをはじめとするプロトンポンプ阻害薬

（PPI）は、臨床試験においてH₂RAを上回る胃酸分泌抑制効果や臨床効果を示した。その翌年にはランソプラゾール、1997年にはラベプラゾールが承認された。2011年にはオメプラゾールの薬物動態および薬力学作用の個体間変動を小さくするために開発されたエソメプラゾールが承認され、2015年にはカリウムイオン競合型アシッドブロッカー（Potassium-Competitive Acid Blocker：P-CAB）とよばれるボノプラザンが承認された。ボノプラザンはPPIの一種ではあるが、カリウムイオンに競合してプロトンポンプを可逆的に阻害することで作用を発揮するという作用機序の違いと、既存のPPIよりも作用時間が長い点から、ほかの薬剤と区別してP-CABとよばれている。

　PPIには投与期間に制限が設けられており、胃潰瘍、吻合部潰瘍、逆流性食道炎では8週間、十二指腸潰瘍では6週間と用法・用量に記載されている。これは80～90%以上の治癒が得られる投与期間を根拠にしているものである。

薬物治療の位置づけ

　「消化性潰瘍診療ガイドライン2020（改定第3版）」[1]に記載の消化性潰瘍治療フローチャートでは、合併症の有無の判断や内視鏡的止血治療などを行った後に通常の潰瘍治療へと移行する。そこでいくつかの分岐はあるが、すべての場合においてPPIは治療の第1選択薬としてあげられている。「NSAIDs潰瘍予防フローチャート」、「低用量アスピリン（LDA）潰瘍予防フローチャート」においても、同様にPPIは第1選択薬となっている。

　「胃食道逆流症（GERD）診療ガイドライン2015（改訂第2版）」[2]において、GERDの診断となったいずれの場合でも、PPIは第1選択薬として強い推奨となっている。「機能性消化管疾患診療ガイドライン2014-機能性ディスペプシア（FD）」[3]にはPPIの使用に関する強い推奨があるものの、いずれにおいても保険適応外である。

 ## 比較のポイント

① 酸分泌抑制作用・潰瘍治癒作用

　「消化性潰瘍診療ガイドライン2020（改訂第3版）」[1]では、オメプラゾールとラベプラゾール、ボノプラザンとランソプラゾールとの間には、胃潰瘍治癒率に

表1 PPIとP-CABの比較

分類	第1世代 PPI			第2世代 PPI	P-CAB
製品名	オメプラゾール	ランソプラゾール	ラベプラゾール	エソメプラゾール	ボノプラザン
代表的な商品名	オメプラール	タケプロン	パリエット	ネキシウム	タケキャブ
効能・効果・投与量 — 胃潰瘍	20mg・8週間	30mg・8週間	10mg・8週間	（成人・小児）20mg・8週間	20mg・8週間
十二指腸潰瘍	20mg・6週間	30mg・6週間	10mg・6週間	（成人・小児）20mg・6週間	20mg・6週間
吻合部潰瘍	20mg・8週間	30mg・8週間	10mg・8週間	（成人・小児）20mg・8週間	－
Zollinger-Ellison症候群	20mg	30mg	10mg	（成人・小児）20mg	－
逆流性食道炎	20mg・8週間	30mg・8週間	10mg・8週間 最大1日2回投与可	（成人・小児）20mg・8週間	20mg・4週間 効果不十分の場合8週間
非びらん性胃食道逆流症	10mg・4週間	15mg・4週間	10mg・4週間	（成人・小児）10mg・4週間	－
NSAIDs・LDA投与時の胃潰瘍または十二指腸潰瘍の再発抑制	－	NSAIDs：15mg LDA：15mg	LDA：5mg 効果不十分の場合10mg	（成人のみ）NSAIDs：20mg LDA：20mg	NSAIDs：10mg LDA：10mg
H.pylori除菌	20mg×2 7日間	30mg×2 7日間	10mg×2 7日間	（成人のみ）20mg×2 7日間	20mg×2 7日間
小児	－	－	－	○	－
特徴	・遺伝子多型による個人差あり	・適応症がもっとも多い ・口腔内崩壊錠	・非酵素的還元反応で代謝 ・相互作用が少ない	・OPZの光学異性体 ・遺伝子多型による個体間変動がOPZよりも少ない ・懸濁用顆粒分包がある	・新規作用機序を有する ・酸による活性化が不要
経管投与	△（腸瘻は可）	○（水で懸濁）	△（腸瘻は可）	△（内容物の粉砕不可）	○（粉砕後）
代謝酵素	CYP 2C19、3A4	CYP 2C19、3A4	主に非酵素的還元反応 一部CYP 2C19、3A4	CYP 2C19、3A4	主にCYP3A4 一部CYP 2B6、2C19、2D6

各薬剤の添付文書・インタビューフォームより一部改変 4-9

表2　*H.pylori* の除菌薬

分類	代表的な商品名	酸分泌抑制薬	抗菌薬	
一次除菌	ボノサップ	ボノプラザン	アモキシシリン	クラリスロマイシン
	ラベキュア	ラベプラゾール		
二次除菌	ボノピオン	ボノプラザン		メトロニダゾール
	ラベファイン	ラベプラゾール		

差はみられないとされている。また、十二指腸潰瘍においては、オメプラゾールとランソプラゾール、オメプラゾールとラベプラゾールとの間で潰瘍治癒率に差はみられないとされている。十二指腸潰瘍において、ボノプラザンはランソプラゾールに対する非劣性は検証されていないものの、その臨床的な有効性とほかの酸関連疾患でランソプラゾールに対する非劣性が検証されていることから、十二指腸潰瘍の適応が承認されている。エソメプラゾールは国内での臨床試験はないが、胃酸関連疾患の代表的疾患である逆流性食道炎に対する臨床効果が確認されたことから胃潰瘍・十二指腸潰瘍の適応が承認されている。

　H.pylori（ピロリ菌）除菌治療において、ボノプラザン、アモキシシリンおよびクラリスロマイシンの3剤併用治療が記載されている（強い推奨）。以前の「消化性潰瘍診療ガイドライン2015」では、PPI、アモキシシリンおよびクラリスロマイシンの3剤併用治療が記載されていたが、クラリスロマイシンの耐性増加に伴い、一次除菌率の低下が報告されているため、弱い推奨となっていた。しかし、既存のPPIより強い酸分泌抑制を有するボノプラザンの登場により、推奨度合いの改訂に至った。ボノプラザンは従来のPPIと異なり、胃酸による活性体への変換が必要ない薬剤であり、7日間と限られた除菌治療期間の初日から最大効果を発揮するため、*H.pylori* に対する抗菌薬の作用を強め、従来のPPIよりも高い除菌率をもたらす[10]。

2 副作用

　PPIに共通して報告されている重大な副作用は、アナフィラキシーショック、血液障害、肝機能障害、中毒性表皮壊死融解症、皮膚粘膜眼症候群などである。

ボノプラザンはアナフィラキシーショック、肝機能障害の報告がないものの、臨床試験においてランソプラゾールと比較して血清ガストリン値が高い傾向があったと記載されている。

3 相互作用

　PPI および P-CAB に関係する相互作用には、酸分泌が抑制され胃内 pH が低下することによる相互作用、代謝酵素である CYP2C19 や 3A4 に関与する相互作用がある。

　すべての PPI・P-CAB がアタザナビル硫酸塩やリルピビリン塩酸塩との併用は禁忌とされており、これは胃内 pH が上昇することにより、薬剤の溶解性や吸収が低下し、血中濃度が低下することに起因する。同様の事例として併用注意ではあるものの、ゲフィチニブやダサチニブなどの薬剤と PPI を併用することで吸収が低下し、AUC が 40% 程度減少するという記載もあるため、注意が必要である。

　代謝酵素による相互作用としては、CYP2C19 の寄与率が高いオメプラゾール、エソメプラゾールでは同様の代謝酵素で代謝されるワルファリンなどの代謝・排泄を遅延させる。また、クロピドグレルは CYP2C19 により活性体となるが、オメプラゾールは CYP2C19 を阻害し、クロピドグレルの血中濃度を低下させ、作用を減弱させる。CYP3A4 で代謝されるボノプラザンはクラリスロマイシンなどの CYP3A4 阻害薬との併用により、ボノプラザンの血中濃度が上昇する可能性がある。

文献
1：日本消化器病学会. 消化性潰瘍診療ガイドライン2020. 2020年6月1日 第3版
2：日本消化器病学会. 胃食道逆流症（GERD）診療ガイドライン2015. 2015年10月6日 改訂第2版
3：日本消化器病学会. 機能性消化管疾患診療ガイドライン2014. 機能性ディスペプシア（FD）2014年4月21日 改訂第2版
4：日本ヘリコバクター学会. H.pylori感染の診断と治療のガイドライン2016改訂版. 2016年8月1日
5：インタビューフォーム オメプラール®錠10mg, 20mg 2020年8月改訂（第1版）
6：インタビューフォーム タケプロンOD®錠15mg, 30mg, 2020年1月改訂（第1版）
7：インタビューフォーム パリエット®錠5mg, 10mg, 20mg 2020年6月改訂（第2版）
8：インタビューフォーム ネキシウム®カプセル10mg, 20mg 2019年10月改訂（第1版）
9：インタビューフォーム タケキャブ®錠10mg, 20mg 2020年10月改訂（第2版）
10: Echizen H : The First-in-Class Potassium-Competitive Acid Blocker, Vonoprazan Fumarate : Pharmacokinetic and Pharmacodynamic Considerations. Clin pharmacokinet, 55(4) : 409-418, 2016 (PMID: 26369775)

PPIやP-CABの使い分け

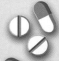

消化性潰瘍治療薬

代表的な防御因子増強薬の使い分け
スクラルファート、レバミピドなど

服薬指導の場面

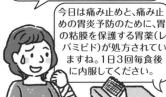

ちょっと捻挫しちゃいまして……。

今日は痛み止めと、痛み止めの胃炎予防のために、胃の粘膜を保護する胃薬(レバミピド)が処方されていますね。1日3回毎食後に内服してください。

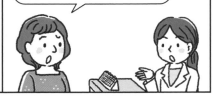

痛みが出たときに飲みたいので食事をとらずに飲んでいいですか。

服薬指導のポイント

● 「消化性潰瘍診療ガイドライン」[4]では初期治療において酸分泌治療薬や抗コリン薬が使用できない際に投与が検討される補助的な位置づけである

● スクラルファートは透析患者には禁忌である

● レバミピド、テプレノンには相互作用はないが、スクラルファートはキノロン系薬剤等と併用注意薬がある

● レバミピドに食事の影響はないが、テプレノンは食後内服が必須であり、スクラルファートは空腹時が推奨される

薬効の概要

　日本では、胃粘膜保護薬としてスクラルファートが 1968 年に胃潰瘍・十二指腸潰瘍の適応として承認された。1987 年には急性胃炎および慢性胃炎の急性増悪期の効能が追加されている。1984 年にテプレノンが胃潰瘍の効能効果で承認され、1988 年には急性胃炎、慢性胃炎の急性増悪期の胃粘膜病変(びらん、出血、

発赤、浮腫）の改善の効能が追加されている。また、1990 年にはレバミピドが胃潰瘍への適応で承認された。その後 1994 年に胃炎（急性胃炎、慢性胃炎の急性増悪期）の胃粘膜病変（びらん、出血、発赤、浮腫）の改善の適応が追加されている。

スクラルファートは炎症部位・潰瘍底の白苔中のたんぱく質と強力に結合し、保護層を形成することにより胃液の消化力から病変部位を化学的に保護し、治癒を促進すると考えられている。動物実験では胃液ペプシン活性抑制作用、制酸作用、再生粘膜の発育促進および血管増生、抗潰瘍および潰瘍治癒効果が認められている[1]。テプレノンも抗潰瘍作用、胃粘液増加作用、熱ショック蛋白誘導による細胞保護作用、胃粘膜プロスタグランジン増加作用などを示している[2]。レバミピドは胃潰瘍に対する抑制作用および治癒促進作用、胃炎に対する抑制作用及び治癒促進作用、胃粘膜プロスタグランジン増加作用、胃粘膜障害抑制作用、胃粘液量増加作用など複数の薬理作用をもつ薬剤である[3]。

図1　胃粘膜保護薬の薬理作用

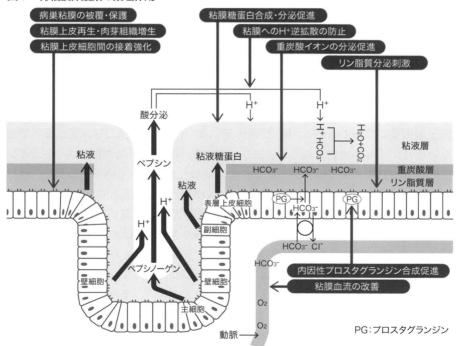

PG：プロスタグランジン

「EBMに基づく胃潰瘍診療ガイドライン」第 2 版より

表1　防御因子増強薬の比較

分類	スクラルファート水和物	テプレノン	レバミピド
代表的な商品名	アルサルミン	セルベックス	ムコスタ
効能・効果	①胃潰瘍、十二指腸潰瘍 ②急性胃炎、慢性胃炎の急性増悪期の胃粘膜病変の改善	①胃潰瘍 ②急性胃炎、慢性胃炎の急性増悪期の胃粘膜病変の改善	
用法・用量	1回10mLを1日3回内服	1回50mgを1日3回食後に内服	①1回100mgを1日3回朝夕就寝前内服 ②1回100mgを1日3回内服
禁忌	成分に対し過敏症の既往歴のある患者		
排泄経路	尿中・糞中	尿中・糞中・呼気中	尿中・糞中
腎機能低下時の減量	必要 HD：禁忌	不要	
海外での承認	あり	あり	あり

各薬剤のインタビューフォームより一部改変 [1-3, 13]

薬物治療の位置づけ

「消化性潰瘍診療ガイドライン 2020（改訂第3版）」[4]では、胃潰瘍に対する初期治療（非除菌治療）の第1選択薬はプロトンポンプ阻害薬（PPI）であり、防御因子増強薬については PPI、H_2 受容体拮抗薬（H_2RA）、抗コリン薬が投与できない場合に投与が検討されると記載されている。防御因子増強薬のガイドライン上の位置づけについては、あくまでも補助的な役割となっている。しかし、ヘリコバクター除菌後の活動期胃潰瘍に対しては酸分泌抑制薬と同様に、除菌治療後の胃潰瘍治癒効果が報告されている[5-8]。防御因子増強薬同士の比較試験は少なく直接3剤を比較した試験はないが、スクラルファートは単剤で H_2RA もしくは抗コリン薬と同等の潰瘍治癒率を有するエビデンスが示され[4]、本ガイドラインに記載されている。そのほかのレバミピド、テプレノンについては、酸分泌抑制薬と同等の潰瘍治癒率を有するというエビデンスはない。また、一部の防御因子増強薬を除き、H_2RA との併用により潰瘍治癒の上乗せ効果が得られるとの報告がある。

比較のポイント

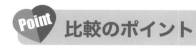

1 胃潰瘍初期治療時の有用性

スクラルファートは胃潰瘍の初期治療におけるプラセボとの比較で有意に潰瘍治癒率が高いことが示されている[9]。また、H_2RAとの比較ではスクラルファートは潰瘍治癒率に差がないと報告されている。テプレノンやレバミピドは、プラセボとの比較において胃潰瘍治癒効果に関するエビデンスは乏しい。胃潰瘍初期治療における酸分泌抑制薬と防御因子増強薬との併用療法は、いずれの薬剤もPPIとの上乗せ効果は示されていない。H_2RAと防御因子増強薬では一部の組み合わせで上乗せ効果が認められている。H_2RAとレバミピドでは、併用による潰瘍治癒の上乗せ効果はない[4]。

2 副作用

3剤の安全性を直接比較した臨床試験はなく、スクラルファートでは0.1～5%未満の頻度で便秘、嘔気の副作用が報告されている[1]。また、長期投与によるアルミニウム脳症、アルミニウム骨症、貧血などが添付文書に記載されている。テプレノンは0.1～5%未満の副作用としてAST・ALTの上昇が報告されており、重大な副作用として肝機能障害、黄疸が頻度不明として添付文書に記載されている[2]。

レバミピドの副作用として0.1%未満で発疹、掻痒感などの過敏症などが報告されている。

3 相互作用

いずれの製剤も併用禁忌の薬剤はない。併用注意薬剤についてはテプレノン、レバミピドは添付文書上記載がなく、スクラルファートには複数の併用注意が記載されている[1-3]。スクラルファートはアルミニウム製剤のため、ニューキノロン系抗菌薬と同時服用することで不溶性のキレートを形成し、消化管吸収の遅延または阻害を起こす。そのほかにもクエン酸製剤や血清カリウム抑制イオン交換樹脂、ジギタリス製剤、甲状腺ホルモン製剤、胆汁酸製剤、テオフィリン徐放性製剤、

キニジンなどが併用注意とされている。

4 用法

　レバミピドは食事により吸収の遅延傾向があるが生物学的利用率に影響はなく、食事に関係なく服用できる製剤である。また胃内 pH は、日中は食物摂取による中和作用で高いが、夜間就寝時に低値が続くことを考慮し、就寝前にレバミピドを服用することによって夜間就寝中に防御因子を増強させる意図のもと、臨床試験が実施され、胃潰瘍に対する用法は朝夕就寝前となっている[10]。

　テプレノンは、胃潰瘍患者に対して使用した試験では食後 30 分以内では空腹時内服を比較すると AUC は 36 ～ 50 倍に高くなることが示されており、食事の影響を考慮する必要があるため必ず食後に内服する[2]。スクラルファートの用法にはレバミピド同様に食事に関する記載はないが、作用機序は潰瘍底における基質タンパクとの結合による保護層の形成であるため、胃内に食物タンパクが存在すると希釈されてしまい薬効が低下することから、食前および就寝前の胃内空腹時内服がよいとされている[1]。

5 腎機能低下時の用法用量[13]

　テプレノンは尿中からの排泄が極めて少なく、腎機能低下患者であっても用量調整は不要である。レバミピドは腎機能低下時には血中濃度上昇の可能性があるが、用量調整は推奨されていない。スクラルファートはアルミニウムを含むため腎機能低下患者では慎重投与となっているが、透析患者では長期投与によりアルミニウム脳症などのリスクがあるため禁忌となっている。

6 妊婦への安全性

　添付文書上の記載ではスクラルファートは妊婦・授乳婦に対する記載はなく、テプレノンとレバミピドは有益性投与との記載がある。

　レバミピドにおいては、授乳について動物実験で乳汁中への移行が確認されているため、内服中は授乳を避けるよう記載されている。「妊娠と授乳（改訂2版）」[11]では、防御因子増強薬における流産率増加の報告はないと記載されている。また、テプレノンとレバミピドは妊娠初期の疫学研究はないが有害事象の報告もな

く、経験的に日本でよく使用されているため問題ないとされている。

　スクラルファートについては局所で作用し、血中にはほぼ吸収されないため胎児に影響はないと考えられ、乳汁中への移行もなく授乳期にも安全に使用できる。授乳中におけるレバミピドとテプレノンのリスクについて、疫学情報はないがリスクを証明する情報もなく、薬剤の性質上、乳児に影響は少ないと考えられている[12]。

文献
1：インタビューフォーム　アルサルミン細粒90%　内用液10%（2019年9月作成（第6版））
2：インタビューフォーム　セルベックスカプセル50mg細粒10%（2016年4月改訂（第10版））
3：インタビューフォーム　ムコスタ錠100mg（2017年2月改訂（第12版））
4：日本消化器病学会：消化性潰瘍診療ガイドライン2020　南江堂,2020年6月1日 改訂第3版
5：Terano A. et al. Rebamipide, a gastro-protective and anti-inflammatory drug, promotes gastric ulcer healing following eradication therapy for Helicobacter pylori in a Japanese population: a randomized, double-blind,placebo-controlled trial. J. Gastroenterol., 42(8), 690-693, 2007 PMID: 17701133
6：Hiraishi H, et al. Clinical trial: irsogladine maleate, a mucosal protective drug, accelerates gastric ulcer healing after treatment for eradication of Helicobacter pylori infection – the results of a multicentre, double-blind, randomized clinical trial (IMPACT study) Alimentary Pharmacology & Therapeutics Volume 31, Issue 8 p. 824-833
7：Higuchi K, et al. Sofalcone, a gastroprotective drug, promotes gastric ulcer healing following eradication therapy for Helicobacter pylori: a randomized controlled comparative trial with cimetidine, an H2-receptor antagonist. J Gastroenterol Hepatol. 2010 May;25 Suppl 1:S155-160. PMID: 20586860
8：Murakami K, et al. Comparison of the efficacy of irsogladine maleate and famotidine for the healing of gastric ulcers after Helicobacter pylori eradication therapy: a randomized, controlled, prospective study. Scandinavian Journal of Gastroenterology 2011;46:287-292
9：Lam SK, et al. Efficacy of sucralfate in corpus, prepyloric, and duodenal ulcer-associated gastric ulcers. A double-blind, placebo-controlled study. The American Journal of Medicine 1985;79:24-31 PMID: 3898832
10：ムコスタ錠100mg ドラッグインフォメーションQ&A https://www.otsuka-elibrary.jp/product/di/mc1/index.html 2021年2月23日アクセス
11：薬物治療コンサルテーション　妊娠と授乳　改訂第2版　南山堂2015年7月10日2版2刷
12：母乳とくすりハンドブック　改訂3版2017年3月31日発行
13：日本腎臓病薬物療法学会腎機能別薬剤投与方法一覧作成委員会：腎機能別薬剤投与量POCKETBOOK第3版

代表的な防御因子増強薬の使い分け　スクラルファート、レバミピドなど

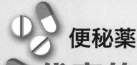

便秘薬

代表的下剤の使い分け
浸透圧性下剤、膨張性下剤、刺激性下剤など

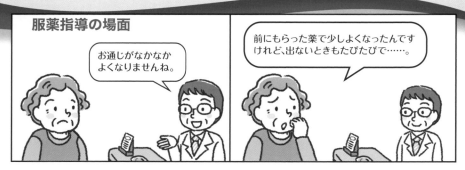

服薬指導の場面

お通じがなかなか
よくなりませんね。

前にもらった薬で少しよくなったんです
けれど、出ないときもたびたびで……。

服薬指導のポイント

● 浸透圧性下剤で自己調整しつつ、排便コントロールを行うことが基本となる

● 刺激性下剤の耐性を考慮する必要がある

● 高齢者に汎用される酸化マグネシウムは、長期連用による高 Mg 血症に注意が必要である

● 用法が食前・食後と決められている下剤もあるため、服用方法については十分な説明が必要である

薬効の概要

　慢性便秘症はその原因や病態を把握し、治療薬を適切に選択することが重要とされている。

　膨張性下剤であるポリカルボフィルカルシウムは消化管内で水分を吸水・保持して、減少した便中水分量を改善するとともに、膨潤して腸管を刺激することにより遅延した消化管内容物の輸送を改善する。

　浸透圧性下剤は、「塩類下剤」「糖類下剤」「浸潤性下剤」に分類されるが、共

通して内服後に腸内に水分分泌を引き起こすことで便回数を増加させる。

　代表的な塩類下剤である酸化マグネシウムは内服後、胃酸で塩化マグネシウムになり腸管内で炭酸水素マグネシウム、炭酸マグネシウムとなりその浸透圧で水分分泌を促し、便を軟化させることで排出を容易にする製剤である。

　刺激性下剤は内服後に活性体となり、大腸の筋層間神経叢に作用して大腸収縮を促進することで腸管からの水分吸収を抑制し、瀉下作用を示す薬剤である。代表的な刺激性下剤であるセンノシドは内服後、分解されることなく大腸に到達して腸内細菌により分解され、その後レインアンスロンに代謝されて大腸を刺激し、蠕動運動を促進することで排便を促す。

　上皮機能変容薬は、小腸粘膜上皮の機能を変容させることにより小腸での水分分泌を増加させ、便秘の症状を改善させる薬剤であり、近年では作用の異なる製剤が2種類発売されている。そのうちの1つであるルビプロストンは小腸上皮細胞の CIC-2 クロライドチャネルを活性化し、Cl イオンを消化管管腔に分泌することで消化管腔内の水分を増大させ排便を促す。

　胆汁酸トランスポーター阻害薬であるエロビキシバットも発売されている。エロ

図1　慢性便秘症治療薬の作用機序

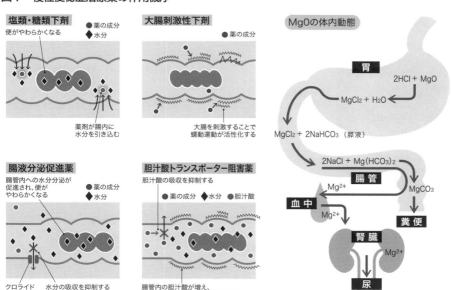

『これならわかる！看護に役立つくすりの知識』（ナツメ社）より引用

吉田製薬 HPより引用

ビキシバットは胆汁酸の再吸収に関わる胆汁酸トランスポーターを阻害する作用をもつ薬剤であり、回腸末端部で IBAT を阻害することで胆汁酸の再吸収を抑制し、大腸内に流入する胆汁酸の量を増加させ、排便を促す。

薬物治療の位置づけ

「慢性便秘症診療ガイドライン 2017」[1]において、慢性便秘症は「本来体外に排出すべき糞便を十分量かつ快適に排出できない状態」と定義されている。治療は保存的治療と外科的治療が用いられ、保存的治療には食習慣を含む生活習慣の改善、摘便などの理学療法、薬物療法がある。

薬物療法には数種類の異なった作用機序の薬剤が用いられる。保存的治療で

表1　代表的な慢性便秘症治療薬の比較

分類	膨張性下剤	浸透圧性下剤
一般名	ポリカルボフィルカルシウム	酸化マグネシウム
効能・効果	過敏性腸症候群における便通異常（下痢、便秘）および消化器症状	下記疾患における制酸作用と症状の改善 胃・十二指腸潰瘍、 胃炎（急・慢性胃炎、薬剤性胃炎を含む）、 上部消化管機能異常（神経性食思不振、 いわゆる胃下垂症、胃酸過多症を含む） 便秘症 尿路蓚酸カルシウム結石の発生予防
用法・用量（一部抜粋）	1 日量 1.5 〜 3.0g を 3 回に分けて、食後に水とともに経口投与	緩下剤として使用する場合：1 日 2g を食前または食後の 3 回に分割経口投与するか、または就寝前に 1 回投与
併用禁忌	なし	なし
排泄経路	糞中（消化管吸収されない）	―
腎機能低下時の減量	Ccr<60: 禁忌 （Ca 負荷による組織への沈着を助長する恐れ） HD: 腎機能正常者と同じ	Ccr<60: 慎重投与 （高 Mg 血症の恐れ）
発現時間・持続時間	小腸で投与後 8 時間まで結腸で 6 − 10 時間まで水分含量の増加（ラット）	投与量により 2 〜 9 時間以上で排便（ラット）

改善が認められず、便秘の病態評価で適応があれば外科的治療が行われる。慢性便秘症に対する内服薬治療では、おもにプロバイオティクス、膨張性下剤、浸透圧性下剤、刺激性下剤、上皮機能変容薬、消化管運動賦活薬、漢方薬が用いられ、外用薬としては坐薬や浣腸薬が用いられる。

 比較のポイント

1 治療アルゴリズム

　それぞれの分類薬同士を比較した試験はなく、「慢性便秘症診療ガイドライン2017」[1]では慢性便秘症の診断のうえ、原因となる病態分類を念頭において症状

刺激性下剤	上皮機能変容薬	胆汁酸トランスポーター阻害薬
センノシド	ルビプロストン	エロビキシバット水和物
便秘症	慢性便秘症 （器質的疾患による便秘を除く）	慢性便秘症 （器質的疾患による便秘を除く）
1日1回12〜24mgを 就寝前に経口投与 高度の便秘には、 1回48mgまで増量可	1回24μgを1日2回、 朝食後および夕食後に経口投与	10mgを1日1回食前に経口投与 最高用量は1日15mg
なし	なし	なし
糞中・尿中	糞中（約30%）・尿中（約60%）	糞中（ほぼ未変化体で排泄）
腎機能正常者と同じ	Ccr<30: 慎重投与 （活性代謝物 M3 が上昇するため 1日1回 24μg で開始が推奨） ＊HD 患者でも M3 は11% のみの上昇のため減量は不要	腎機能正常者と同じ
投与後8〜10時間で排便 （ヒト）	58.1% が 24 時間以内に自発排便 （国内第III相比較試験）	回腸における胆汁酸吸収抑制作用は 3 時間持続し 8 時間後には減弱

各薬剤のインタビューフォームより一部改変[4-6,8,10-11,14]

分類に従って診断・治療をすることが推奨されている。

　たとえば、薬剤性であれば薬剤の中止や変更、慢性便秘症治療薬の使用により改善が見込まれる硬便などによる排出困難であれば、水分を便に含ませる作用の薬剤を使用する。同ガイドラインでは浸透圧性下剤、および新薬である上皮機能変容薬を強く推奨（エビデンスレベルA）しており、刺激性下剤の推奨度は低く（エビデンスレベルB）記載されている。つまり、治療の基本は非刺激性下剤を連日服用し投与量の調節を行っても排便困難な場合のみ、頓用で刺激性下剤を使用することが望ましいとされている。特に日本においては保険診療の観点からも、安価な酸化マグネシウムから使用を開始することが推奨されており[2]、治療効果が不十分な場合や相互作用などにより併用が難しい場合にほかの非刺激性下剤を用いることが望ましい。

　なお、膨張性下剤に関しては適応症が「過敏性腸症候群における便通異常（下痢、便秘）および消化器症状」であり、便秘型過敏性腸症候群に対する有用性が報告され、同ガイドライン上もエビデンスレベルCとなっている。作用機序を考慮すると便形状を適正化し、便量を増やすことで排便しやすくなるため、便量が多い症例に対しては逆効果になる可能性があるが、便秘型過敏性腸症候群や便量が多くない慢性便秘症には有用な可能性がある。

2 副作用

　慢性便秘症に対する下剤は複数存在するため、それぞれの副作用の特徴を理解し使いわけることが必要である。

　酸化マグネシウムは腎機能低下患者に対しては高マグネシウム血症を引き起こす可能性がある。そのため、使用中は悪心・嘔吐、口渇、皮膚潮紅、傾眠、徐脈などの初期症状に注意し、定期的な血清マグネシウム濃度を測定することが推奨されている[3]。

　ポリカルボフィルカルシウムは、重篤な副作用の報告はないが 0.1〜2％ で発疹や掻痒感などの過敏症、白血球減少、嘔気・嘔吐などの消化器症状、AST および ALT の上昇などがある。また、服用時には途中でつかえてしまうと膨張して喉や食道を閉塞する危険性があるため、コップ1杯程度の十分量の水で服用する必要がある[4]。

　センノシドはおもな副作用として腹痛、下痢、腹鳴、悪心・嘔吐がある[5]。また、長期間のアントラキノン系薬剤の使用は大腸粘膜上皮細胞のアポトーシスを引き

起こし、大腸粘膜が黒色に変化する可能性があり、病的意義は不明だが刺激性下剤の長期連用の指標とされている[2]。

ルビプロストンは重篤な副作用の報告はない。おもな副作用として下痢、悪心、腹痛があり、頭痛や動悸、呼吸困難、腹部不快感がある[6]。悪心は若い女性に多いとの報告もある[7]。悪心の原因は明らかになっていないが、胃粘膜の分泌増加に関すると想定される。

エロビキシバットについても重大な副作用は報告されていないが、おもな副作用として腹痛、下痢が報告されている。そのほかの副作用としては5%以上で腹部膨満、1〜5%でAST・ALT上昇、悪心など、1%未満で頭痛、めまい、発疹などが報告されている[8]。

3 耐性

刺激性下剤は長期連用することで腸管運動の低下や腸内神経叢の障害を引き起こし、慢性的な腸管の弛緩・拡張を引き起こすとされており、連用により効果が減弱するとされている[1, 2]。

4 用法

酸化マグネシウムやセンノシドは、食事による影響を受けにくいが、ポリカルボフィルカルシウムは、酸によりカルシウムが脱離して十分な薬効を発揮することから、胃酸分泌がもっとも盛んな食後に投与することが定められている[4]。

ルビプロストンは、海外の臨床試験においておもな副作用である悪心の発現頻度が食前内服に比べ食後内服で低下したことから、食後内服とされている[6]。

エロビキシバットは、その作用機序から食事の刺激により胆汁酸が十二指腸に放出される以前に内服されていることが望ましいとの考えのもと、食前に設定されている[9]。

5 相互作用

酸化マグネシウムは併用禁忌の薬剤はないが、一部の抗菌薬などで相互作用が報告されており、併用注意の薬剤が複数ある。テトラサイクリン系、キノロン系抗菌薬では同時に併用することで難溶性キレートを形成し吸収が阻害される。また、ジ

ギタリス製剤やフェキソフェナジンではマグネシウムの吸着作用または消化管内・体液の pH 上昇による吸収・排泄に影響が示唆されている[10, 11]。

　ポリカルボフィルカルシウムとの併用は、酸化マグネシウムによる胃内 pH の上昇作用により効果が減弱する可能性がある。活性化ビタミンＤ製剤との併用は、マグネシウムの消化管吸収および腎尿細管からの再吸収が促進するため、高マグネシウム血症を起こす可能性があり注意が必要である。そのほか、添付文書への記載はないがプロトンポンプ阻害薬などの酸分泌抑制薬は胃内で酸化マグネシウムが胃酸と反応して塩化マグネシウムへと変化する過程を間接的に阻害するため、効果が減弱する可能性がある[4]。

　センノシドや上皮機能変容薬のルビプロストンの相互作用は、記載されていない[5, 6]。

　エロビキシバットに併用禁忌薬剤はないが、胆汁酸の再吸収を抑制する作用機序から、胆汁酸製剤であるウルソデオキシコール酸などの再吸収を阻害し、効果の減弱を引き起こす可能性がある。また、アルミニウム含有製剤のスクラルファートやコレスチミドなどは胆汁酸を吸着する作用をもつため、エロビキシバットの効果の減弱する恐れがある。そのほか、ジゴキシンやダビガトランエテキシラートはエロビキシバットの P- 糖タンパク質阻害作用により、血中濃度増加の可能性がある。また、ミダゾラムは機序不明だが、併用で効果の減弱が報告されている[8]。

6 妊婦授乳婦への使用

　酸化マグネシウムは添付文書に妊婦に関する記載はない。大量投与では子宮収縮を誘発する可能性はあるが、少量では妊婦に安全に使用できるとされている[12]。また、母乳を介した曝露により乳児の血中マグネシウム濃度に影響は与えないため、授乳中にも安全に服用できるとされている。

　ポリカルボフィルカルシウムは添付文書上、有益性投与となっている。体内動態を考慮すると全身循環に吸収されることがないとはいえないが、動物実験では催奇形性はなかったと報告されている[12]。また授乳中の服用は問題ないとされている[13]。

　ルビプロストンは添付文書上、動物実験で胎児への移行があることや動物実験による流早産の頻度増加があり、妊婦または妊娠している可能性のある女性には投与禁忌とされている。また授乳婦にも乳汁中の移行が報告されていることから、投与中の授乳は避けるよう記載されている。ただし、血漿中のルビプロスト

ン濃度はわずかにしか上昇しないことや、代謝物に活性がないことから乳児に有害事象が起こる可能性は低いとされている[13]。

　エロビキシバットは添付文書上、有益性投与となっているが、動物実験（ラット）にて大量経口投与により母体毒性ならびに出生児の生存性、成長および発達に影響が確認されている。また、動物実験にて乳汁中への移行が報告されているため、服用する場合は授乳を避ける必要がある。

文献
1：日本消化器病関連研究会　慢性便秘の診断・治療研究会：慢性便秘症診療ガイドライン2017　南江堂,2018年3月10日第4刷
2：令和版実地臨床で役立つ便秘診療マニュアル2020年10月8日第1版
3：日本老年医学会 日本医療研究開発機構研究費・高齢者の薬物治療の安全性に関する研究研究班：高齢者の安全な薬物療法ガイドライン2015　メジカルビュー社,2016年1月30日第2刷
4：インタビューフォーム　コロネル錠500mg,細粒83.3%　2017年9月改訂(第13版)
5：インタビューフォーム　プルゼニド錠12mg 2016年11月改訂(第5版)
6：インタビューフォーム　アミティーザカプセル12μg,カプセル24μg 2018年12月 改訂(第10版)
7：Tatsuya Abe, et al. Efficacy and Safety of Oral Lubiprostone in the Management of Chronic Constipation. Nippon Daicho Komonbyo Gakkai Zasshi　2016 Volume 69 Issue 1 Pages 6-10
8：インタビューフォーム　グーフィス錠5mg_2 添付文書　2020年3月改訂(第4版)
9：グーフィス®錠5mg　Q&A,https://www.eapharma.co.jp/medicalexpert/ethical/qa/20.html,2021年2月23日アクセス
10：インタビューフォーム　マグミット錠200mg,錠250mg,錠330mg,錠500mg　2017年7月改訂(第7版)
11：インタビューフォーム　酸化マグネシウム錠250mg,錠330mg「モチダ」2015年11月改訂 (第5版)
12：薬物治療コンサルテーション　妊娠と授乳　改訂第2版　南山堂2015年7月10日2版2刷
13：母乳とくすりハンドブック　改訂3版2017年3月31日発行
14：日本腎臓病薬物療法学会腎機能別薬剤投与方法一覧作成委員会：腎機能別薬剤投与量POCKETBOOK第3版

代表的下剤の使い分け　浸透圧下剤、膨張性下剤、刺激性下剤など

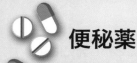

便秘薬

代表的な浸透圧性下剤の使い分け
酸化マグネシウムなど

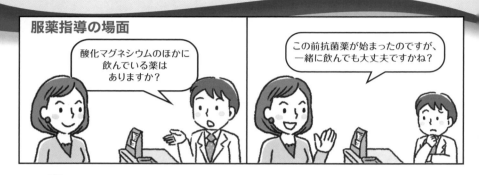

服薬指導の場面

酸化マグネシウムのほかに飲んでいる薬はありますか？

この前抗菌薬が始まったのですが、一緒に飲んでも大丈夫ですかね？

Point 服薬指導のポイント

● 酸化マグネシウムは腎臓で排出されるため、高齢者や腎機能障害患者では高マグネシウム血症に注意が必要

● 酸化マグネシウムは多くの薬との相互作用があるため、併用薬には注意が必要

● ポリエチレングリコールは欧米のガイドラインにおいて、小児の慢性便秘症に対する治療薬として記載されている。日本では2018年に2歳以上の小児から成人まで使用可能となった

薬効の概要

　日本における浸透圧下剤は、1950年に酸化マグネシウム、1975年にラクツロース、2018年にポリエチレングリコール（PEG）が収載された。

　浸透圧性下剤では、腸内で水分泌を起こすことで便回数を増加させる。大きく「塩類下剤」、「糖類下剤」、「浸透性下剤」に分類される。

　「塩類下剤」と「糖類下剤」は、腸内の浸透圧を高くして便の水分含量を増やす。日本で広く使用されている酸化マグネシウムは習慣性が少なく、長期間の投与も

可能である。糖類下剤で代表的なのはラクツロースで、大腸内の腸内細菌により有機酸を産生して浸透圧を高め、水分を腸内へと移動させる働きをする。有機酸については腸管内の蠕動運動を高めるとの報告があり、さらにラクツロースから産生される水素、メタンガスについても大腸壁の蠕動運動の関与が期待される。

　また、高分子化合物（PEG）に分類されるモビコール®は、ポリエチレングリコール（マクロゴール）を主成分とした製剤である。欧米で先行して発売され、日本でも、2018年に2歳以上の小児から成人まで使用可能となった。

　PEGは、薬物自体が水分を保持して便に水を運ぶことで便を柔らかくする機序となっており、服用してからの効果発現のタイミングが穏やかなのが特徴で、水に溶かして飲む薬剤のため、個々に合わせた用量の調製がしやすいという利点もある[1、2]。

図1　浸透圧性下剤の作用機序の違い

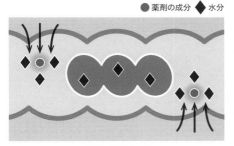

塩類・糖類下剤
腸内の浸透圧を高くして腸管に水分を移行させて、
便の水分含有量を増やしやわらかくする

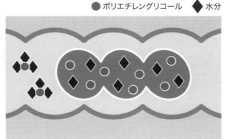

ポリエチレングリコール
水分を保持したポリエチレングリコールが
便に水を運び、便をやわらかくする

EAファーマ株式会社「便秘治療が変わる -増え続ける患者、新たな治療選択」
https://www.eben.jp/medical/02_perspectives/

薬物治療の位置づけ

「慢性便秘症診療ガイドライン2017」[3]では、「慢性便秘症に対して浸透圧性下剤は有用であり、使用することを推奨する。ただし、マグネシウムを含む塩類下剤使用時は、定期的なマグネシウム測定を推奨する」と記載されており、エビデンスレベルAとなっている。

　塩類下剤（酸化マグネシウム）は日本では古くから使用されているが、大規模な比較試験は行われておらず、「American College of Gastroenterology（ACG）診療ガイドライン」では推奨度Bにとどまっている[3、4]。また、「腎機能障害のある

表1 浸透圧性下剤の比較

分類	酸化マグネシウム	ラクツロース	ポリエチレングリコール
代表的な商品名	マグミット	ラグノス	モビコール
効能・効果	便秘症（制酸剤・カルシウム結石の発生予防にも適応あり）	・慢性便秘症 ・産婦人科術後の排ガス・排便の促進 ・小児における便秘の改善（高アンモニア血症に伴う症状改善の適応もあり）	慢性便秘症（器質的疾患による便秘を除く）
1日の投与回数	1日3回または、就寝前に1回（1日投与量）	・小児における便秘症改善 　1日3回 ・産婦人科術後の排ガス・排便の促進 　1日2回	初回は1日1回、以降1日1〜3回
併用禁忌	なし	なし	なし
排泄経路	主に糞中	CO_2として呼気中に排泄	糞便
腎機能低下時の減量	あり	なし	なし
海外での承認	なし	なし（ラクツロース製剤としての発売はあり）	あり

各薬剤の添付文書・インタビューフォームより一部改変

患者」、「高齢者」には慎重投与となっているため注意が必要である。

　一方、糖類下剤（ラクツロース）は米国消化器病学会の「便秘診療ガイドライン」によると、便回数と硬便を改善するのに有効であると判定されている[3、7]。また、「ACG便秘診療ガイドライン」では推奨度Aとなっている[3、8]。

　ラクツロースは日本では成人慢性便秘症での保険適応はなかったが、2018年9月に生理的腸管機能改善薬として、成人慢性便秘症の適応を有する製剤が発表された。小児の薬物治療においては、原則として浸透圧性下剤から治療を開始すると記載されている。乳児期にはラクツロース、乳児期以降にはラクツロースやマグネシウム製剤が使用されることが多い[10]。

　PEGは、日本ではおもに大腸鏡前処置の腸管洗浄に使用されているが、欧米では慢性便秘の治療薬としてもっとも一般的に使用されている。ACG診療ガイドラインでは、推奨度Aとなっており[4]、米国消化器学会の便秘診療ガイドライ

ンにおいても有効性が記載されている[5]。日本においても、厚生労働省の「医療上の必要性の高い未承認薬・適応外薬検討会議」において本剤の有効性が注目され、特に小児の便秘症が重症化すること、欧米のガイドラインには小児の慢性便秘症に対する治療薬として記載されていることから、医療上の必要性が高いと判断されている[9]。

 ## 比較のポイント

1 有効性・安全性

　酸化マグネシウムは腎臓で排出されるため、高齢者や腎機能障害患者では高マグネシウム血症に注意が必要である。腎不全患者では高マグネシウム血症が報告されており、日本でも高齢者のコホート研究において、腎機能障害者が酸化マグネシウムを服用すると血清マグネシウムが上昇することが報告され[3、5]、「高齢者の安全な薬物治療ガイドライン2015」では、腎機能障害を有する高齢者には酸化マグネシウムを投与しないよう強く推奨している[3、6]。

　ラクツロースは非吸収性の糖類を服用することによって、浸透圧性の下痢を生じることがある。非吸収糖が腸内細菌によって変化を受けガスを生じるため、腹部膨満感も起きやすいと考えられる。

　PEGでの重大な副作用にアナフィラキシーショックがあるが、マクロゴール4000を含有する類薬において重篤なアナフィラキシーの報告があるため、設定されている[11]。

2 相互作用

　酸化マグネシウムでは多くの相互作用があるため、注意が必要である（P.311参照）。ラクツロースにはα-グルコシダーゼ阻害薬との併用で消化器系副作用が増強される可能性がある[12]。PEGには併用注意薬はない[11]。

3 小児への投与

　小児の便秘症に対する下剤の効果に関する2つのシステマティック・レビューでは、PEGがプラセボ、ラクツロース、酸化マグネシウムより効果的であること、

食物繊維の排便回数に与える影響はプラセボと同等であることが示されている。しかし、ほとんどの研究はプラセボとの比較がされていない、臨床的および統計学的に不均一である、観察期間が短い、バイアスの存在、などの問題点がある[10]。

4 透析患者への投与

透析患者への酸化マグネシウム製剤の投与は、高マグネシウム血症をきたしやすいため、慎重投与とされている。一方、ラクツロースや PEG はガイドラインでも推奨度の高い浸透圧性下剤に分類されている。ラクツロース製剤はスティックタイプで携帯しやすく、服用時間に制限がないため透析のタイミングに合わせて服用しやすいという特徴がある。PEG は水に溶かして服用するが、適切な量の水分に溶かした場合、その水分は腸管で吸収されないため水分量としてカウントする必要はない[13]。

文献
1：EAファーマ株式会社「便秘治療が変わる-増え続ける患者、新たな治療選択」https://www.eben.jp/medical/02_perspectives/
2：持田製薬株式会社「モビコール配合内用剤」Information」http://www.mochida.co.jp/dis/medicaldomain/gastroenterology/movicol/info/index.html
3：日本消化器病学会関連研究会　慢性便秘の診断・治療研究会.慢性便秘症診療ガイドライン2017.株式会社南江堂.2018年10月10日第1刷発行
4：American College of Gastroenterology Chronic Constipation Task Force.An Evidence-Based Approach to the Management of Chronic Constipation in North America.Am J Gastroenterol 2005;100:S1-S22
5：斎藤昇.高齢入院患者の血清マグネシウム値への腎機能障害と酸化マグネシウム投与の影響.日本老年医学会雑誌 2011;48:263-270
6：日本老年医学会.高齢者の安全な薬物療法ガイドライン2015.メジカルビュー社.東京.2015
7：Bharucha AE,Pemberton JH,Locke GR 3rd.American Gastroenterological idiopathic constipation:systematic review on constipation.Gastroenterology 2013;144:218-238
8：Ford A,Suares N.Effect of laxatives and pharmacological therapies in chronic idiopathic constipation:systematic review and meta-analysis.Gut 2011;60:209-218
9：鳥居明.浸透圧性下剤.日本内科学会雑誌108巻.p38.2019
10：日本小児栄養消化器肝臓学会、日本小児消化器機能研究会.小児慢性機能性便秘症診療ガイドライン.診断と治療者,2013
11：インタビューフォーム　モビコール®配合内用剤.2019年12月改訂(第4版)
12：インタビューフォーム　ラグノス®NF経口ゼリー分包12g.2019年2月改訂(第3版)
13：令和版　実臨床で役立つ　便秘診療マニュアル.p104-106.協和企画.2020

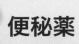

便秘薬
代表的な刺激性下剤の使い分け
センノシドとピコスルファート

服薬指導の場面

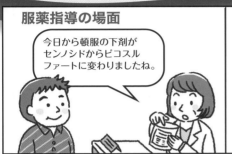

今日から頓服の下剤がセンノシドからピコスルファートに変わりましたね。

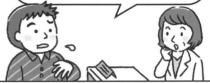

前のセンノシドはおなかが痛くなっちゃって。同じ1日1回でよいみたいなんですが、ピコスルファートのほうがおなかは痛くならないんですか？

服薬指導のポイント

● 一般的にピコスルファートはセンノシドよりも腸管に対する刺激性が少なく、効果もマイルドなのが特徴である

● ピコスルファートナトリウム内用液は年齢ごとに滴下量が決められており、小児慢性機能性便秘症診療ガイドラインにおいては、浸透圧下剤による治療が無効な例に対して、刺激性下剤が有効な場合がある（推奨度B）としている

● エビデンスが乏しいことからアメリカやヨーロッパのガイドラインでもアントラキノン系薬（センノシド）に関する推奨グレードは記載されていない

● 日本ではアントラキノン系薬のセンノシドが多用されているが、慢性便秘症に対するその有用性を検討したランダム化比較試験はこれまでに行われていない

● センノシドの長期投与は耐性や依存性、大腸メラノーシスを引き起こす恐れがある

薬効の概要

　アントラキノン系のセンナは古くから緩下剤として知られた生薬であったが、1961 年に医療用医薬品として発売された。ジフェニール系のピコスルファートは日本において 1980 年、滴剤形緩下剤が発売され、1990 年には錠剤も追加発売された。

　アントラキノン系のセンノシドは、おもに大腸で加水分解され、生成されたレインアンスロンが大腸粘膜や腸内神経叢を直接刺激して、大腸蠕動を引き起こし、便通を促進し、粘膜上皮に作用し細胞の水分・ナトリウムの吸収を阻害する作用がある[1]。

　ジフェニール系のピコスルファートナトリウムは、腸内細菌叢由来のアリルスルファターゼにより発生したジフェニール体が大腸粘膜を刺激することで、腸管蠕動運動を亢進させることにより排便を促しているため、通常内服後の7〜12 時間で効果を発揮するとされている。また、腸管粘膜での水分吸収抑制作用により軟便化作用を示し、この大腸蠕動運動亢進と水分吸収抑制作用の2つの薬理作用で効果を発揮すると考えられている。

表1　アントラキノン系の便秘薬の比較

分類	センノシド	ピコスルファート
代表的な商品名	プルゼニド	ラキソベロン
効能・効果	便秘症	《内用液・錠共通》 ・各種便秘症・術後排便補助 ・造影剤（硫酸バリウム）投与後の排便促進 《内用液のみ》 ・手術前における腸管内容物の排除 ・大腸検査（X 線・内視鏡）前処置における腸管内容物の排除
1日の投与回数	1日1回 （1 日投与量）12-24mg （最大投与量）48mg	1日1回
併用禁忌	ー	ー
排泄経路	糞および尿中	糞中
腎機能低下時の減量	なし	なし
海外での承認	なし（一般用医薬品としての販売はあり）	あり

各薬剤の添付文書・インタビューフォームより一部改変

薬物治療の位置づけ

現在まで、刺激性下剤に対するプラセボ薬を用いて比較検討した臨床試験の報告のほとんどは、ジフェニール系薬剤に関するものであり、ピコスルファートナトリウムに関する有効性を証明したプラセボ二重盲検試験やシステマティックレビューが欧米からいくつか報告されている[2]。また、アジアの神経消化器病学会のプライマリケアにおける便秘治療アルゴリズムでも、生活習慣などの改善で効果不十分な場合には、次に浸透圧下剤と同様に刺激性下剤の頓服、あるいは併用による使用が推奨されている[3]。一般的に、ジフェニール系薬はアントラキノン系薬よりも腸管に対する刺激性が少なく、効果もマイルドなことが特徴であるため、海外での評価も低くないことが知られている[1]。

日本ではアントラキノン系の刺激性下剤が多用されているが、慢性便秘症に対するその有用性を検討したランダム化比較試験はこれまでに行われていない[4]。

慢性便秘症診療ガイドラインにおいても、刺激性下剤に関しての推奨の強さやエビデンスレベルは高くなく、あくまでも頓用または短期間での投与が推奨されている[4]。また、エビデンスが乏しいことから、アメリカやヨーロッパのガイドラインでもアントラキノン系薬に関する推奨グレードは記載されていない[1]。

 比較のポイント

1 副作用

センノシド、ピコスルファートの両剤とも、もっとも多い副作用として腹痛がある。特にセンノシドのインタビューフォームには、「急性腹症が疑われる患者、痙攣性便秘のある患者」は禁忌と記載されている。急性腹症が疑われる患者では、腸粘膜を刺激することによる蠕動の反射的亢進により症状が悪化することがある。また、痙攣性便秘の患者では、副交感神経の過緊張などによる大腸の痙攣収縮によって起こる便秘に刺激性下剤を投与すると、腹痛を増悪する恐れがある[5]。ピコスルファートの添付文書にも、「腸管に閉塞のある患者またはその疑いのある患者（大腸検査前処置に用いる場合）」は禁忌とされている。これは、腸管蠕動運動の亢進により腸管の閉塞による症状が増悪し、腸管穿孔に至る恐れがあるためである[6]。

また、刺激性下剤は長期連用により耐性や習慣性の副作用が知られている。

特に長期間のアントラサイクリン系薬の連用は、大腸粘膜上皮細胞のアポトーシスを引き起こし大腸粘膜が黒色に変化する。この変化の病的意義は明らかではないが、所見は刺激性下剤の長期連用の指標であり、しばしば大腸内視鏡検査時に散見される。薬を中止すると、一般的に黒色変化は改善すると考えられている[1]。

2 小児への投与

ピコスルファートナトリウム内用液は小児への適応があるが、センノシドはないため注意が必要である。「小児慢性機能性便秘症診療ガイドライン」[7]においては、浸透圧下剤による治療が無効な例に対して、刺激性下剤が有効な場合がある（推奨度B）としている。

乳児期、幼児期ではピコスルファートの使用頻度が高く、学童期以降ではセンノシドも使用頻度が高くなっており、適切な量を投与すれば、その効果と安全性は明らかであると考えられている。しかし、これらの薬剤は海外で使用されることは少なく、国内での報告もほとんどないため、その効果にエビデンスを求めることは難しい。

3 妊婦・授乳婦への投与

センノシドは妊婦には「原則禁忌」となっているが、投与した場合は子宮収縮を誘発して、流早産の危険性があるので、大量に服用しないように指導する必要がある[5]。また、妊娠と薬情報センターにおいて授乳中に安全に使用できると考えられる薬にセンノシドとピコスルファートの記載があり、授乳中は両薬剤とも使用できると考えられる[8]。

文献
1：令和版　実臨床で役立つ　便秘診療マニュアル.p132-136.協和企画.2020
2：Mueller-Lissner S,et al. Multicenter, 4-week, double-blind, randomized, placebo-controlled trial of sodium picosulfate in patients with chronic constipation.Am J Gastroenterol.2010.Apr;105(4):897-903.PMID: 20179697
3：Kok-Ann Gwee,et al.Primary Care Management of Chronic Constipation in Asia: The ANMA Chronic Constipation Tool.J Neurogastroenterol Motil.2013 Apr;19(2):149-160.PMID:23667746
4：日本消化器病学会関連研究会　慢性便秘の診断・治療研究会.慢性便秘症診療ガイドライン2017.p69.株式会社南江堂.2018年10月10日第1刷発行
5：インタビューフォーム　プルゼニド錠®12mg.2016年11月改訂(第5版、継承に伴う改定)
6：インタビューフォーム　ラキソベロン®内用液0.75%,ラキソベロン®錠2.5mg.2010年4月(改訂第5版)
7：日本小児栄養消化器肝臓学会、日本小児消化器機能研究会.小児慢性機能性便秘症診療ガイドライン.p55-59.診断と治療者,2013
8：国立成育医療研究センター　妊娠と薬情報センター.http://www.ncchd.go.jp/kusuri/lactation/index.html

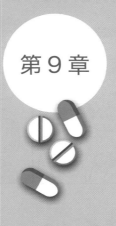

第 9 章

呼吸器系薬

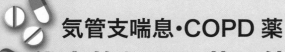

気管支喘息・COPD 薬
代表的な吸入薬の使い分け
ICS、ICS/LABA、SABA、LABA、LAMA

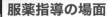
服薬指導の場面

今日から吸入薬がフルチカゾンプロピオン酸エステルからフルチカゾンプロピオン酸エステル／ホルモテロールの配合剤に変わりましたが、最近、調子はいかかですか？

少し暖かくなってから息のしづらさがあります。いままでのとだいぶ形が違うみたいだけれど、大丈夫かしら……。

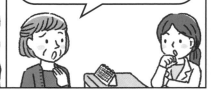

服薬指導のポイント

● 気管支喘息・慢性閉塞性肺疾患（COPD）の吸入治療はステロイド薬、抗コリン薬、β_2刺激薬に分類され、疾患によって各薬剤の優先順位が異なる

● 喘息、COPD の治療成績は吸入アドヒアランスに大きく影響を受けるため、患者の特性を考慮した薬剤選択、継続的な吸入指導が治療成功のカギとなる

● 吸入薬は局所療法に分類されるため内服に比べて全身作用は少ないが、特有の副作用には注意が必要

薬効の概要

　気管支喘息とは、気道が慢性的に炎症を起こしている状態を指し、軽症時は容易に発作から改善するが、発作を繰り返すことで気道壁が徐々に肥厚（リモデリング）し、発作を起こしやすくなる。重症患者では喘息発作を契機として喘息死に至ることがある。治療目標は限りなく正常に近い呼吸機能を得て、健常人と変わらない生活を送ることであり、適切な吸入治療によりコントロール可能な疾

患と位置づけられている。

　COPDは、タバコを主とする有害物質を長期に吸入曝露することで生じた肺の炎症性疾患のことを指し、気管支喘息とは異なり進行性の疾患である。治療目標は症状・QOLの改善、増悪の予防であり、進行を遅らせることが重要になる。また、近年新たに定義された気管支喘息とCOPDの合併症（asthma and COPD overlap：ACO）は両者の病態を合併した疾患であり、各疾患のなかでも予後不良とされてきた。

　上記3疾患ともに用いられる吸入薬は、吸入副腎皮質ステロイド（ICS）、長時間作用型β₂刺激薬（Long Acting β_2 Agonist：LABA）、短時間作用型β₂刺激薬（Short Acting β_2 Agonist：SABA）、長時間作用型抗コリン薬（Long Acting Muscarinic Antagonist：LAMA）、短時間作用型抗コリン薬（Short Acting Muscarinic Antagonist：SAMA）に分類され、優先順位は疾患ごとに異なる。また、吸入薬の含有されたデバイスは多岐にわたり、患者の理解力、握力、吸気力等を考慮した薬剤選択が望まれる。ICS/LABAやLABA/LAMA、ICS/LABA/LAMAなどさまざまな合剤も開発されており、患者個々に合わせた治療がさらに発展してきている。

薬物治療の位置づけ

● 気管支喘息

　気管支喘息の病態は気道炎症が主であり、「喘息予防・管理ガイドライン2018」[1]では気管支喘息安定期の治療の中心はICSとされている。重症度に応じて治療ステップが設定され、ステップごとの方針に従って薬剤を併用していくことが推奨されている（表1、図1）。

表1　未治療患者の重症度分類、治療ステップ

	軽症間欠型相当	軽症持続型相当	中等症持続型相当	重症持続型相当
症状の頻度	週1回未満	週1回以上 （毎日ではない）	毎日	毎日
夜間症状の頻度	月2回未満	月2回以上	週1回以上	しばしば出現
日常生活・睡眠への影響	なし	月1回以上 妨げられる	週1回以上 妨げられる	日常的に制限 される
その他	症状は軽度・短い		発作治療薬を 毎日必要とする	治療中でも しばしば増悪する
↓	↓	↓	↓	↓
治療強度	ステップ1	ステップ2	ステップ3	ステップ4

図1　各治療ステップと治療薬の推奨

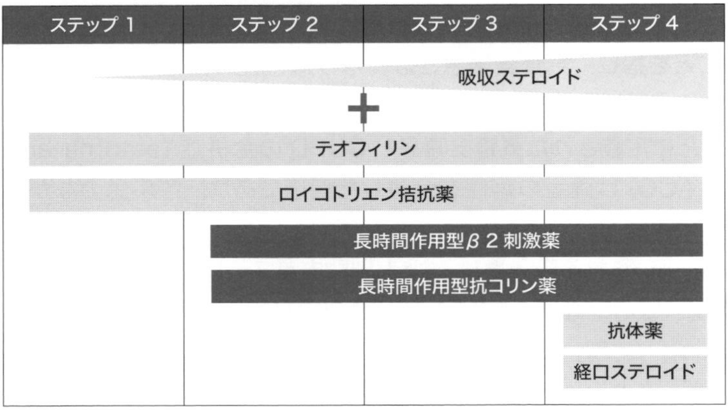

ステップ 1
ステップ 2
ステップ 3
ステップ 4
吸収ステロイド
+
テオフィリン
ロイコトリエン拮抗薬
長時間作用型β 2 刺激薬
長時間作用型抗コリン薬
抗体薬
経口ステロイド

● COPD

COPD における薬物療法の中心は、気管支拡張薬（抗コリン薬、β_2 刺激薬、メチルキサンチン）である。「COPD 診断と治療のためのガイドライン 2018」[2] にて推奨される安定期 COPD 薬物治療のアルゴリズムは**図2**に示した通りであり、気管支喘息と各薬剤の位置づけが異なっている。

SABA は SAMA に比べ効果発現時間が速く、アシストユースとしては SABA のほうが優れると考えられている。

図2　安定期COPD の重症度に応じた管理

管理法
吸入ステロイド薬
長時間作用型抗コリン薬・β 2 刺激薬の併用
（テオフィリンの追加）
長時間作用型抗コリン薬またはβ 2 刺激薬
（必要に応じて短時間作用性気管支拡張薬）
疾患の
進行
軽傷
重症

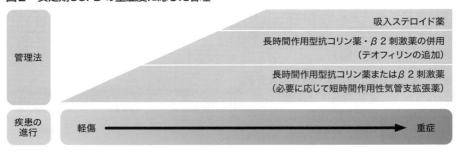

● ACO

「喘息と COPD のオーバーラップ診断と治療の手引き 2018」[3] では、ICS と気管支拡張薬を併用することが明記されている。新規症例では中等量の ICS ＋

LABA または ICS+LAMA で開始し、重症度に応じて ICS + LABA + LAMA のトリプルセラピーを行うことが推奨される。気管支喘息・COPD での既治療例では、まだ使用していない LAMA や ICS を追加し、3剤併用とすることで症状改善が見込まれるとされている。いずれの症例においても、治療方針は下記の重症度に応じた方針で同様である（表2）。

表2　ACO の重症度に応じた薬物治療

	グレード1	グレード2	グレード3	グレード4
基本治療	ICS（低用量）/ LABA あるいは ICS（低用量）+ LAMA	ICS（中用量）/ LABA あるいは ICS（中用量）+ LAMA	ICS（中～高用量）/LABA + LAMA	ICS（中～高用量）/LABA + LAMA
追加治療 上記治療で効果不十分な場合に、いずれか1剤、あるいは複数を併用する	－	テオフィリン LTRA	テオフィリン LTRA（痰の多い場合）マクロライド去痰薬	テオフィリン LTRA IgE 抗体 IL-5 抗体 経口ステロイド薬 酸素療法
発作治療	吸入 SABA 頓用*			

ICS:吸入ステロイド薬、LABA:長時間作用性β2刺激薬、LAMA: 長時間作用型抗コリン薬、
LTRA:ロイコトリエン受容体拮抗薬、SABA:短時間作用性β2刺激薬

＊ブデソニド /ホルモテロール配合剤で長期管理を行っている場合には、同剤を発作治療にも用いることができる。治療を合わせて1日8吸入までとするが、一時的に1日合計 12吸入まで増量可能である。ただし、1日8吸入を超える場合は、速やかに医療機関を受診するよう患者に説明する。

 比較のポイント

1 ICS

　ステロイド骨格を有した薬剤であり、種々のサイトカイン産生を抑制することで気管支喘息、COPD における気道の炎症を抑制する。また、β_2 受容体を増加する作用があるため、併用するβ刺激薬の効果を高める作用もある。体内循環に入らず、局所的な作用のため全身性の副作用は内服、経静脈に比べ著明に少ないが、口腔カンジダ、嗄声など局所療法特有の副作用には注意が必要である。また、COPD においては肺炎発症リスクの上昇が報告されている。

2 LABA ・SABA

　β_2 刺激薬は気管支平滑筋の β_2 受容体を刺激し、細胞内の cAMP 濃度を増

代表的な吸入剤の使い分け　ICS、ICS/LABA、SABA、LABA、LAMA

加、気管支平滑筋を弛緩させる。さらに、気道での繊毛運動を促し、気道分泌液を排泄させる。SABA は作用発現時間が短く、気管支喘息における発作時の症状・COPD における労作時の呼吸困難を速やかに寛解する。LABA は SABA を改変し脂溶性を高めたものであり、長時間滞留するため作用がその間持続する。LABA は定時吸入を行うことで気管支喘息発作、COPD の病勢進行を抑制する目的で使用される。また、β_2 刺激薬はステロイドの核内移行を促進するため、併用する ICS の効果を高める作用もある。経口薬、貼付薬に比べ頻度は少ないが、β_1 刺激作用による振戦、動悸、頻脈、低カリウム血症を認めることがある。

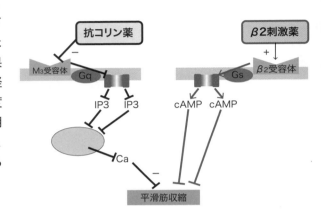

3 LAMA・SAMA

　気管支にある M_3 受容体はアセチルコリンによって刺激され、IP3 を産生することでカルシウムの濃度を高め、気管支平滑筋を収縮させる。抗コリン薬は M_3 受容体をブロックし、アセチルコリンによる刺激を遮断することで気管支平滑筋収縮を抑制する。副作用は口渇が最多である。また、重篤な心疾患では慎重投与であり、閉塞隅角緑内障・排尿障害を伴う前立腺肥大症の患者に対しては禁忌である。COPD は高齢患者が多く、併存疾患を多数有していることが少なくないため、病歴の聴取は重要である。

文献
1：一般財団法人日本アレルギー学会　喘息ガイドライン専門部会:喘息予防・管理ガイドライン2018.協和企画, 2018
2：一般財団法人日本呼吸器学会:COPD診断と治療のためのガイドライン2018. メディカルレビュー社, 2018
3：一般財団法人日本呼吸器学会:喘息とCOPDのオーバーラップ診断と治療の手引き2018. メディカルレビュー社, 2018

気管支喘息・COPD 薬

代表的な吸入薬
ICS、LABAの使い分け

服薬指導の場面

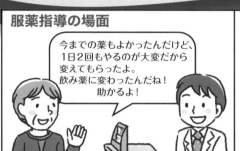

今までの薬もよかったんだけど、1日2回もやるのが大変だから変えてもらったよ。飲み薬に変わったんだね！助かるよ！

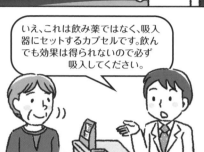

いえ、これは飲み薬ではなく、吸入器にセットするカプセルです。飲んでも効果は得られないので必ず吸入してください。

服薬指導のポイント

● 吸入薬には複数のデバイスがあり、手技の煩雑さ、吸気速度、用法などで使い分ける必要がある

● 吸入薬は長期間の使用による慣れ、病勢の進行による吸気力の低下などにより、十分な治療効果が得られなくなっている可能性があるため、定期的な手技などの確認が重要である

● デバイスによって吸入をサポートする補助具があり、積極的に活用することで吸入効果を高めることができる

薬効の概要

　ICS、LABA の作用機序は前項に記載した通りである。代表的な ICS/LABA 配合剤の特徴については**表1**に記載した。

　ICS は肺や気管支の組織内に拡散した後細胞膜を通過し、細胞質内のグルココルチコイド受容体へ結合することでさまざまな作用を介して抗炎症作用を示す。ブデソニド（BUD）は投与量の一部が脂肪酸エステルとして気道組織に保持される特有の動態を示し、細胞内リパーゼによって徐々に脂肪酸エステルから遊離さ

れるため、長時間作用性を示す。各 ICS とグルココルチコイド受容体との親和性（RRA）を比較すると、フルチカゾンフランカルボン酸エステル（FF）がもっとも強い受容体との結合力をもつことがわかる[1]（**図1**）。

β_2 刺激薬は気管支平滑筋の細胞膜上 β_2 受容体に結合し、気管支平滑筋弛緩作用を示す。サルメテロール（SM）は SABA であるサルブタモールに置換基（疎水性の長い炭素鎖）を付加したもので、置換基が β_2 受容体の非活性部位に結合した状態で基本骨格部位が β_2 受容体の活性部位と結合・解離を繰り返すことで作用が長時間持続する[2]。ホルモテロール（HM）は置換基の疎水性が中程度であり、サルブタモールの約160倍、SM の約1/25 である。疎水性の大部分が細

表1　副腎皮質ステロイド、気管支拡張薬の比較

商品名	フルティフォーム	アドエア
ICS	フルチカゾンプロピオン酸エステル（FP）	フルチカゾンプロピオン酸エステル（FP）
LABA	ホルモテロール（HM）	サルメテロール（SM）
効能・効果	気管支喘息	気管支喘息、COPD（125 エアゾール、250 ディスカスのみ）
1日の投与回数	1日2回	1日2回
粒子径[1]	3.1～3.6μm	2.7～3.5μm 4.4μm
デバイス	pMDI	pMDI ディスカス
サポート器具	フルプッシュスペーサー	スペーサー なし

＊ SMART療法の場合、発作発現時に1吸入する。数分経過しても発作が持続する場合には、さらに追加で1吸入する。必要に応じてこれを繰り返すが、1回の発作発現につき、最大6吸入までとする。維持療

胞膜のリン脂質に保持され、徐々に放出されることで長時間作用性を示すのと同時に、細胞膜外の親水性部位がβ_2受容体と速やかに相互作用できることから速やかな作用発現も期待できる。この特性が SMART 療法に反映されている。

　ビランテロール（VI）も HM と同様に疎水性の置換基を有する。ヒト肺切片を用いた in vitro 試験において SM よりもさらに長期の収縮抑制傾向を示したことから、1日1回投与で承認されている[3]。

　インダカテロール（IA）は SABA であるプロカテロールに疎水性の置換基を付加したものであり、臨床試験において作用が 24 時間持続することが示されている[4]。

シムビコート	レルベア	アテキュラ
ブデゾニド（BUD）	フルチカゾンフランカルボン酸エステル（FF）	モメタゾンフランカルボン酸エステル（MF）
ホルモテロール（HM）	ビランテロール（VI）	インダカテロール（IA）
気管支喘息 COPD	気管支喘息 COPD（100 のみ）	気管支喘息
1日2回＊	1日1回	1日1回
2.2〜4μm 2.4μm	フルチカゾン：4.0μm ビランテロール：2.7μm	-
タービュヘイラー	エリプタ	ブリーズヘラー
グリップサポーター	なし	スマートフォン連動センサー

法と頓用吸入を合計した本剤の1日の最高量は、通常8吸入までとするが、一時的に1日合計12吸入まで増量可能。

各薬剤の添付文書・インタビューフォームより一部改変

図1 デキサメタゾン（DEX）を100としたときのRRA

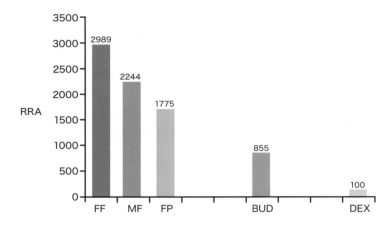

薬物治療の位置づけ

　気管支喘息は ICS の登場とともに著しい治療成績の改善を認めるが、依然として喘息死をゼロにすることはできていない。さらに、喘息死の半数は治療が成功していないといわれている。治療成功の可否は吸入薬のアドヒアランスが大きな要因となる。中等症以上に対しては ICS と LABA の併用療法が行われていたが、異なるデバイスを複数使用することでアドヒアランスの維持は困難であった。

　COPD 患者における ICS の使用は ACO など限定されているが、コントロールに難渋している症例に使われることが多い。COPD 患者では気道が慢性的に閉塞しているため、薬剤の吸入力が低下しているケースが多い。また、患者は高齢者がほとんどであり、複数のデバイスの扱い方を習得することは困難である。

　アドエア（FP/SM）は気管支喘息、COPD に適応を有する世界初の ICS と LABA の配合剤である（COPD の適応は 125 エアゾール、250 ディスカスのみ）。デバイスでコントローラーを完結できることから、アドヒアランスの向上が期待される。また、メタ解析で気管支喘息患者に対して FP/SM 配合剤が FP 単剤、HM 単剤を別々に吸入する群に比べて朝のピークフロー値を有意に改善させることが示された[5]。

　シムビコート（BUD/HM）はアドエアに次いで発売された ICS/LABA 配合剤である。コントローラーとしてシムビコートを使用している場合はリリーバーとしても使用可能なため、さらなるアドヒアランスの向上が期待できる。Global Initiative for Athma（GINA）による 2020report[6] では、シムビコートのリリー

バーとしての使用は、SABAの単独投与を回避できるという点から使用が推奨されている。

　フルティフォーム（FP/HM）は加圧噴霧式定量吸入器（pMDI）製剤であり、吸気力が低下した患者に対して効果が期待される。BUD/HMと同様にHMが含有されているが、SMART療法のようなリリーバーとしての適応は有していない。適応は気管支喘息のみである。

　レルベア（FF/VI）は新規薬剤であるビランテロールを含有したICS/LABA配合剤である。1日1回で効果が得られ、操作が簡便な点が特徴である。

　アテキュラ（MF/IA）は、ICS/LABAからICS/LABA/LAMA配合剤へステップアップ、またはその逆の場合において類似デバイスを使用できるようエナジア（MF/IA/グリコピロニウム臭化物）と同時に開発された。FF/VIと同様に1日1回の吸入で効果が期待できるが、適応は気管支喘息のみである。

 比較のポイント

1 デバイスの操作性

　デバイスによって手技や使用時の注意点などが異なる。そのため、薬剤師は薬理作用の違いだけでなく、各デバイスの特徴を理解して患者に説明することが大切である。各薬剤のデバイスの操作性はメーカー作成資料などを参考にしてほしい。

2 適正使用サポート

　1で紹介したデバイス特性の欠点を補う補助具やサポートツールは多くある。アドヒアランスに支障をきたすデバイスの課題でも、ツールを用いることで改善できるのであれば、積極的に使用することが推奨される。

3 吸入感・嗄声・咳

　アドエア、レルベア、アテキュラは乳糖を含有するため吸入後に甘みを感じるが、シムビコートは乳糖がごく微量しか含まれないためほとんど無味である。

ディスカス、エリプタは DPI であり、pMDI と比較して吸気力不足による薬剤の口腔内沈着リスクが高い。嗄声や口腔カンジダのリスクがあり、吸入後のうがいは必須である。また、粒子径が大きいため吸入後にむせることがある。pMDI は粒子径が小さく、アドエア 、アルティフォームともに噴霧剤の代替フロンが含有されているため口腔内の沈着リスクは比較的低く、嗄声・口腔カンジダのリスクも低い。しかし、吸入後のうがいは必要である。吸入に適した粒子径は 0.8 ～ 3μg とされており、0.8μg を下回る粒子径の薬剤は呼気と共に排出される[7]。そのため、DPI 製剤以上に息止めは重要である。また、代替フロンや FP/HM に含まれる無水エタノールによって咽頭が刺激され、咳嗽を誘発することがある（コールドフレオン現象）。症状が継続する患者では、薬剤変更の要因となり得る。

　ブリーズヘラーは、吸入後に透明なカプセルの中が空になっていることを「見て」、吸入中にカラカラとカプセルが回っている「音を聞き」、吸入薬に含まれた乳糖の「甘みを感じる」という 3 つの感覚を用いて吸入の可否を確認できる点から、グッドデザイン賞を受賞している。

4 肺炎

　肺炎は、COPD の増悪因子の 1 つである。COPD 患者において、FP/SM の使用により肺炎リスクが上昇したと報告されている。本報告では肺炎による死亡率の上昇はみられなかったが、注意が必要である[8]。また、FP は BUD と比較して肺胞マクロファージの抑制が強く、脂溶性が高いため粘膜の滞留時間が長く、有意に肺炎の発症リスクが高いことが報告されている[9]。

文献

1:H Derendorf: Molecular and clinical pharmacology of intranasal corticosteroids: clinical and therapeutic implications、Allergy. 63(10):1292-300、2008(PMID: 18782107)

2:インタビューフォーム　アドエア®100,250,500ディスカス　50,125,250エアゾール2020年3月改訂(第18 版)

3:審査報告書 レルベア®100,200エリプタ 平成25年9月2日

4:インタビューフォーム　オンブレス®　吸入用カプセル150μg 2020 年1月改訂(第9版)

5:Harold S: Enhanced synergy between fluticasone propionate and salmeterol inhaled from a single inhaler versus separate inhalers、J Allergy Clin Immunol:112(1):29-36. 2003 (PMID: 12847476)

6:Gloibal Initiative for Chronic Obstructive Lung Disease:2021GLOBAL STRATEGY FOR PREVENTION,DIAGNOSIS AND MANAGEMENT OF COPD

7:Aerosol consensus statement. Consensus Conference on Aerosol Delivery、Chest:100(4):1106-9. 1991 (PMID: 1914568)

8:Peter M.A: Salmeterol and Fluticasone Propionate and Survivalin Chronic Obstructive Pulmonary Disease、Engl J Med: 22;356(8):775-89、2007(PMID: 17314337)

9:BMJ. 2013 May 29;346:f3306. doi: 10.1136/bmj.f3306. PMID: 23719639

代表的な吸入薬　ＩＣＳ、ＬＡＢＡの使い分け

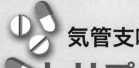

気管支喘息・COPD薬
トリプルセラピー
(ICS/LABA/LAMA)の使い分け

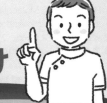

服薬指導の場面

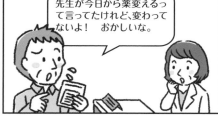

先生が今日から薬変えるって言ってたけれど、変わってないよ！ おかしいな。

形がそっくりで間違えやすいのですが、名前が変わっていますよ。今までの薬より1つ成分が増えて3成分入った吸入剤になっています。

服薬指導のポイント

● ICS/LABA/LAMAのトリプルセラピーは、2剤併用で効果不十分な気管支喘息、COPDに対して更なるステップアップとして使用される

● 2剤と比較し優越性が示されているが、有害事象のリスクも増加するため注意が必要である

● 3剤併用となる患者はいずれの疾患においても呼吸状態の低下がみられていることが多く、吸入回数を減らせることはアドヒアランス向上のため重要である

薬効の概要

　気管支喘息においては、ICS（吸入ステロイド剤）＋LABA（長時間作用型β_2刺激薬）併用療法を行っていてもコントロール不十分な場合にLAMA（長時間作用型抗コリン薬）を追加したトリプルセラピーが推奨されている。COPD（慢性閉塞性肺疾患）においては、LABA＋LAMA併用療法を行っていても十分なコントロールが得られない患者が一定数いる。そのうち、変動性の発作症状や呼気中一酸化窒素濃度（FeNO）高値などがみられ、ACOと診断される患者に対して

は、ICS を追加したトリプルセラピーが推奨されている。

　現在、日本で承認されている ICS/LABA/LAMA の3剤配合剤を**表1**に示す。ICS、LABA に関しては前項で述べた通りである。

　抗コリン薬は気管支平滑筋におけるムスカリン3（M_3）受容体とアセチルコリンの結合を競合的に阻害し、収縮を抑制する。また、リンパ球やマクロファージなど炎症細胞にも M_3 受容体の存在は認められることから、気管支喘息においては抗炎症作用にも関与している可能性も考えられている。さらに、喘息の増悪因子であるライノウイルス、RS ウイルスへの感染に関しても抑制的に働く可能性が示唆されている[1]。

　グリコピロニウム（GP）とウメクリジニウム（UMEC）の直接の比較は行われていないが、両剤とも吸入抗コリン薬として長年使用されてきたチオトロピウム（TIO）との比較がされている。試験管内（in vitro）の薬理試験では、GP の M_2 受容体に対する M_3 受容体の結合選択性が TIO に比べて高く、また M_3 受容体に 50% 結合するまでの時間を比較すると TIO に比べて大幅に早く、作用発現時間も早いことが想定されている[2]。

　臨床でも、COPD 患者に対して GP を吸入した患者は TIO を吸入した患者に比べて5分後の FEV_1 が良好であり、早期から効果が発現することが報告されてい

表1　ICS/LABA/LAMA 比較表

商品名	テリルジー	ビレーズトリ	エナジア
ICS	フルチカゾンフランカルボン酸エステル（FF）	ブデソニド（BUD）	モメタゾンフランカルボン酸エステル（MF）
LABA	ビランテロール（VI）	ホルモテロール（HM）	インダカテロール（IA）
LAMA	ウメクリジニウム（UMEC）	グリコピロニウム（GP）	グリコピロニウム（GP）
規格	100 / 200	―	中用量／高用量
効能・効果	COPD（100のみ）、気管支喘息	COPD	気管支喘息
1日の投与回数	1日1回	1日2回	1日1回
デバイス	エリプタ	pMDI	ブリーズヘラー
サポート器具	なし	スペーサー	スマートフォン連動センサー

各薬剤の添付文書・インタビューフォーム・メーカー HPより一部改変

る[3]。長期的な効果は本試験や GP 承認時の国際共同第 II 相試験において TIO と差がないとされている。UMEC は in vitro の薬理試験で M_2 受容体に対する M_3 受容体の結合選択性が TIO に比べて高いため、M_3 選択性が高いとされている。GP の薬理試験とは試験条件が異なることが考えられ、結合選択性についての比較は困難である。作用発現時間は、マウスを用いた生体内試験（in vivo）において最大収縮抑制を示した時間が TIO は投与後 5 時間であったのに対し、UMEC は投与後 30 時間であったことから、作用発現時間は TIO に比べて緩やかであると考えられている[4]。

　抗コリン薬はいずれも副作用として口渇、消化器症状、排尿障害、眼圧上昇などの抗コリン性の副作用を有する。排尿障害を有する前立腺肥大症、閉塞隅角緑内障患者は禁忌に該当する。特に腎機能障害患者では抗コリン薬の AUC（血清中濃度曲線下面積）が上昇することが明らかであり、副作用にはより注意が必要である。

薬物治療の位置づけ

　気管支喘息に対する ICS/LABA、COPD に対する LABA/LAMA でコントロールが不十分である場合に、一剤加えることでさらなる効果が期待されている（COPD における ICS の使用は ACO 患者のみに推奨される）。抗コリン薬と β_2 刺激薬の併用に関して、in vitro では GP と VI の併用により相加作用以上の効果が報告されている[5]。ICS と抗コリン薬の併用に関しては、併用することで cAMP 濃度が上昇することが明らかになっており、Gsa-cAMP-PKA カスケードの活性化を経て相加作用以上の効果を生じていると考えられている[6、7]。

　テリルジー（FF/UMEC/VI）は COPD に対する世界初の 3 剤配合吸入薬であり、コントロール不能な COPD 患者において治療成功のために必須とされている高いアドヒアランスの達成が期待された。承認時は COPD のみの適応であったが、2020 年に気管支喘息に対する適応も取得した。

　ビレーズトリ（BUD/GP/HM）はビベスピ（GP/HM）とともに開発され、エアロスフィアと呼ばれる担体に薬剤を接着する新規の薬剤輸送システムを有する。薬剤結晶と比較して多孔性粒子は比重が軽いことから、肺の中枢から末梢の深部に到達可能であるとされている。また、担体がリン脂質で構成されていることから肺・気道表面との親和性が良好であり、肺・気道表面への沈着も良好であるとされている。BUD の含有量は、用量反応性を検討する海外第二相試験にてもっとも有効性を認め、安全性も低用量と変化がみられなかった 320μg に設定され

ている。これは既存の ICS（BUD/HM）としての BUD と 1 日量で同量である。
適応は 2021 年 3 月時点では COPD のみである。

　エナジア（MF/GP/IA）は気管支喘息に対する世界初の 3 剤配合吸入薬であり、
前項のアテキュラ（MF/IA）と同時に発売された。エナジアの発売時までは気管
支喘息に適応を有する ICS/LABA は、1 剤を除いてすべて 1 日 2 回投与であった
ことから、エナジアとアテキュラ の 1 日 1 回投与はアドヒアランス向上が期待され
る。また、気管支喘息に対しては初のブリーズヘラー製剤であることも特徴である。

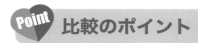 **比較のポイント**

1 ３剤併用への切り替え時の手技獲得

　各デバイスの操作性に関しては前項で述べた通りである。

　テリルジー®はレルベアなどと同じエリプタ製剤であり、同剤からスイッチする
場合には手技を新たに獲得せず使用できる。

　ビレーズトリは pMDI であり、吸気力の低下した COPD 患者に対してアドヒア
ランスの向上が期待されるが、LAMA、LABA/LAMA 配合剤には pMDI が存在
しないため、切り替えの際には pMDI の適正確認、吸入指導が必須である。同時
発売されたビベスピはビレーズトリと同様 pMDI である。エナジアはブリーズヘラー
製剤であるため、同剤からスイッチする場合には手技を新たに獲得せず使用できる。
従来の気管支喘息治療薬にはブリーズヘラー製剤は存在しなかったが、本剤と同
時に発売された MF/IA は同様にブリーズヘラー製剤であるため切り替え時のデバ
イスの指導は不要である。

2 吸入感・嗄声・咳

　テリルジー®は他エリプタ製剤と同様の吸気力で吸入できるよう設計されてお
り、乳糖を含有する点も同様であり、感覚はエリプタを使用する他剤と大きく変
わらない。ビレーズトリは pMDI であり、噴霧のために代替フロンを含有する点
は同様である。しかし、エアロスフィアはエタノールを含有していないことからコー
ルドフレオン現象のリスク減少の可能性があり、臨床での報告は現時点ではない。
使用中、徐々にアクチュエーター内に薬剤が沈着してしまうため、週 1 回の水洗
が推奨されている。本剤はボンベを外してもカウンターの異常は生じない。エナ
ジアは GP/IA と同じように使用できるよう設計されている。スマートフォン連動

センサーも使用可能である。

3 規格

　3剤配合吸入薬のうち、規格が複数あるものと1規格のみのものがある。配合剤の欠点は用量調節の不自由さであり、複数規格を有することでこの課題を克服できる。3剤配合剤に限らず2剤配合吸入薬にもあてはまるが、複数規格を有していても一部の薬剤のみ用量を変更しているため、ほかの規格は代替とならないことに注意が必要である（例：レルベア200を1日1回1吸入している患者がレルベア100を1日1回2吸入すると、VIが2倍量投与され、過量となる）。テリルジー®はFFの用量で100μgと200μgの2規格有する。200μgは気管支喘息のみの適応になる。これはレルベアと同様であり、COPDにおいて高用量のICSが推奨されていないことに由来する。VI/UMECは1規格のみであり、用量はテリルジー®100のVI、UMECと同量であることからも、本剤の適応が従来の2剤配合吸入薬に準じていることがわかる。

　ビレーズトリは1規格のみである。これは既存のGP/HMと同量である。エナジアは気管支喘息の適応を有するため、2規格を有する。MFの用量で中用量（MFが80μg）、高用量（MFが160μg）がある。いずれもアテキュラと同様の用量であるが、アテキュラには320μgがあるため、80μgを低用量、160μgを中用量、320μgを高用量としており、同じ名称でも含有量が異なる。しかし、アテキュラと比較してエナジアではMFの微粒子量が増加傾向にあり、in vitro試験ではMF/IA/GP80μgでIA/GP160μg、MF/IA/GP160μgでIA/GP320μg相当のMFが得られるよう調節されているとのことで、名称ごとで力価は同一とされている[7]。

文献
1：太田進：長時間作用性吸入抗コリン薬、Medical Practice33巻12号 Page1961-1965、2016
2：審査報告書 シーブリ®吸入用カプセル50μg 平成24年9月11日
3：Chapman KR et al：A blinded evaluation of the efficacy and safety of glycopyrronium, a once-daily long-acting muscarinic antagonist, versus tiotropium, in patients with COPD: the GLOW5 study、BMC Pulmonary Medicine:14(4)、2014
4：審査報告書　アノーロ®エリプタ7，30吸入用 平成26年5月16日
5：M. Cazzola et al: Pharmacological characterisation of the interaction between glycopyrronium bromide and indacaterol fumarate in human isolated bronchi, small airways and bronchial epithelial cells、Respir Res.17: 1-15、2016（PMID: 27296533）
6：M. Cazzola et al: Interaction between corticosteroids and muscarinic antagonists in human airways、Pulmonary Pharmacology & Therapeutics 36 1-9、2016 （PMID: 26656790）
7：審査報告書　エナジア®吸入用カプセル中用量、高用量　令和2年6月4日

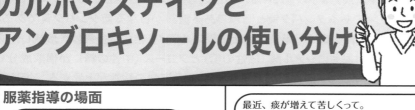

去痰薬
カルボシステインと
アンブロキソールの使い分け

服薬指導の場面

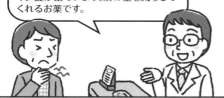

いつもの吸入薬に追加で、カルボシステイン錠が出ています。痰の量を減らしてくれるお薬です。

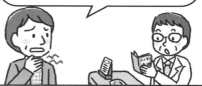

最近、痰が増えて苦しくって。そういえば去年インフルエンザになったときも痰の薬（アンブロキソール）をもらったけれど、これと違う薬ですよね？

服薬指導のポイント

● 喀痰治療薬の作用は「気道分泌物の産生・分泌抑制」と、「分泌物排除の促進」の2種類に大別でき、喀痰の性状や原疾患の病態にもとづいて使い分ける

● 慢性気管支炎や気管支拡張症など、湿性咳嗽の場合には喀痰調整薬が用いられる

● カルボシステイン、アンブロキソールは 慢性閉塞性肺疾患（COPD）の増悪を予防することが示されている

薬効の概要

　喀痰とは、下気道から気道外に喀出された気道分泌物の総称である。喀痰治療薬とは、喀痰調整薬（去痰薬）のみを指すものではなく、気道分泌物の産生あるいは分泌の抑制作用、および分泌物のクリアランスの促進作用を有する呼吸器疾患治療薬が含まれる。「咳嗽・喀痰の診療ガイドライン2019」では、喀痰調整薬は作用機序の違いにより粘液溶解作用（アセチルシステイン）、粘液修復作用（カルボシステイン）、粘液潤滑作用（アンブロキソール）、気道杯細胞過形成抑制（気

道分泌細胞正常化）作用などに分類される。

　気道分泌物（痰）は水が約94％、粘性成分であるムチンが約5％で構成され、ムチンは主鎖であるタンパク質と側鎖である糖鎖からなる糖タンパク質である。主鎖であるタンパク質は、単量体同士でジスルフィド結合し多量体を形成し、側鎖の末端の糖はおもにシアル酸（酸性の糖）とフコース（中性の糖）が構成成分であり、シアル酸／フコース比が低下すると、気道分泌物の粘性が上昇する[2]（**図1**）。

　カルボシステインはフコースの濃度を減少させ、ほとんどすべての喀痰、特にβ_2交感神経刺激薬を投与している気管支ぜんそく患者に有用である。

　アンブロキソールはサーファクタントを増加させ、気道上皮を覆っている気道液のゾル層とゲル層との間に存在しているサーファクタントの層を厚くし、痰の気道粘膜の粘着性を低下させる。

　カルボシステインとアンブロキソールの比較を**表1**に示す。

　日本および中国で実施された臨床試験 PEACE study において、カルボシス

図1　痰の粘性成分

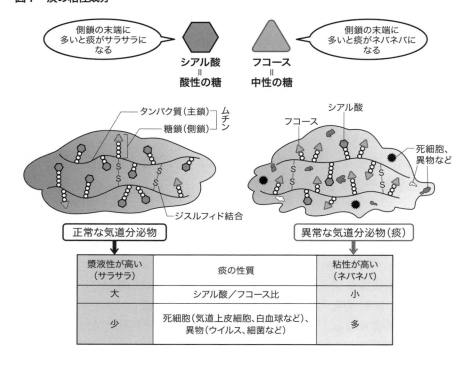

表1　去痰薬の比較

一般名	カルボシステイン	アンブロキソール
代表的な商品名	ムコダイン	ムコソルバン
効能・効果	下記疾患の去痰 上気道炎、急性気管支炎、 気管支喘息、慢性気管支炎、 気管支拡張症、肺結核 慢性副鼻腔炎の排膿 滲出性中耳炎の排液	下記疾患の去痰 急性気管支炎、気管支喘息、 慢性気管支炎、気管支拡張症、 肺結核、塵肺症、 手術後の喀痰喀出困難 慢性副鼻腔炎の排膿
1日の投与回数	3回 （1回投与量）500mg	3回 （1回投与量）15mg ＊徐放錠の場合は1日1回45mg
排泄経路	尿中	腎臓
腎機能低下時の減量	必要なし	必要なし
海外での承認	あり	あり

各薬剤の添付文書・インタビューフォームより一部改変

テインの COPD 患者に対する急性増悪の抑制効果が示されたとともに、患者の QOL を改善することも認められている[3]。この効果には、去痰作用のみならず抗炎症作用・抗オキシダント作用が関係していると考えられている[4]。

またアンブロキソールも同様に、重症の COPD 患者の増悪を有意に減少させることが示されている[8]。

薬物治療の位置づけ

日本呼吸器学会が発刊した「咳嗽・喀痰の診療ガイドライン 2019」は世界初の喀痰診療ガイドラインとなっており、喀痰調整薬は喀痰の性状や原疾患の病態に基づいて使い分けることで喀痰症状の改善が期待できるとされている。粘液性喀痰に対しては、気道分泌細胞正常化薬、喀痰溶解薬、粘液修復薬、粘液潤滑薬などが用いられる。一方、漿液性喀痰に対しては、粘液修復薬や粘液潤滑薬が用いられる。喀痰治療薬の投与に際しては、基本的に1剤から開始し、効果が乏しい場合には他剤に変更、または併用を考慮すると記載されている[1]。

Point 比較のポイント

1 湿性咳嗽の非特異的治療

　湿性咳嗽の治療は咳自体の抑制ではなく、気道過分泌の抑制と痰の喀出促進を目的とする。嚢胞性線維症に対しカルボシステイン1日3回群と、アンブロキソール1日3回群を比較したところ、80日間の投与で痰の粘稠度や弾性は両群ともに改善したものの差がなかったが、咳スコアはカルボシステイン群でのみ有意に改善した[5、6]。

　また、喘息患者14例におけるカルボシステイン500mg、アンブロキソール15mgおよびプラセボの1日3回、4週間投与のクロスオーバー試験で、カルボシステインは有意にカプサイシン咳受容体感受性を改善させたとの報告がある[5、7]。

2 剤形

　カルボシステインは錠剤、ドライシロップ、細粒、シロップ剤が発売されている。一方、アンブロキソールは、錠剤、ドライシロップ剤、シロップ剤に加え、1日1回投与の徐放カプセル、徐放OD錠も発売されている。患者のアドヒアランスに応じた薬剤選択も比較のポイントである。

文献
1：咳嗽・喀痰の診療ガイドライン2019
2：薬がみえる vol.3　呼吸器総論 去痰薬（喀痰調整薬）Page109
3：Zheng JP et al:Effect of carbocisteine on acute exacerbation of chronic obstructive pulmonary dieses（PEACE Study）: a randomized placebo-controlled study.Lancet 371 : 2013-2018,2008
4：巽 浩一郎　COPD治療における去痰薬の意義（AYUMI 最新のCOPD治療－大規模臨床試験の結果から）　医学のあゆみ231巻4号p293-297 2009年
5：咳嗽に関するガイドライン第2版
6：Caramia G, Gagliardini R, Ruffini E, et al. The management of cystic fibrosis with carbocysteine lysine salt: single-blind comparative study with ambroxol hydrochloride. J Int Med Res 1995; 23: 284-93.
7：Ishiura Y, Fujimura M, Yamamori C, et al. Effect of carbocysteine on cough reflex to capsaicin in asthmatic patients. Br J Clin Pharmacol 2003; 55: 504-10
8：Malerba M.Ponticiello A,Radaeli A,etal.EHect of twelve-months therapy with oral ambroxol in poeventing exacerbations in patients with COPD. Double-blind,randomized,multicenter,placebo-controlled study（The AMETIST Trial）. Pulm Pharmacol Ther.2004;17:27-34

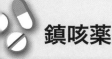

鎮咳薬

代表的な鎮咳薬の使い分け
コデイン、チペピジン、デキストロメトルファン

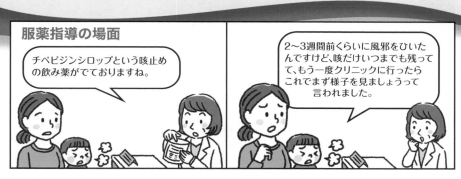

服薬指導の場面

チペピジンシロップという咳止めの飲み薬がでておりますね。

2～3週間前くらいに風邪をひいたんですけど、咳だけいつまでも残ってて、もう一度クリニックに行ったらこれでまず様子を見ましょうって言われました。

服薬指導のポイント

● 咳嗽は生体防御反応の1つであるため、安易な抑制は推奨されず、原因疾患の鑑別とそれに対する治療が重要である

● 鎮咳薬は中枢性鎮咳薬（麻薬性・非麻薬性）と末梢性鎮咳薬に分類され、中枢性鎮咳薬は注意すべき副作用が多い

● 麻薬性鎮咳薬は年齢によって禁忌に該当する場合があり、対象患者の年齢に注意する

薬効の概要

　咳嗽とは、気道内に貯留した分泌物や異物を気道外に排除するための生体防御反応である。気道壁表層の咳受容体の刺激が迷走神経を介して延髄咳中枢に伝達され、咳嗽が発生する。病的咳嗽反応には、咳受容体の感受性を亢進する経路と気道平滑筋収縮を介する経路があり、また中枢神経の関与も想定されている[1]。

　現在、日本で使用されている中枢性鎮咳薬は、大きく分けて「麻薬性鎮咳薬」と「非麻薬性鎮咳薬」に大別される。

表1　中枢性鎮咳薬の薬理作用[2]

分類	一般名	商品名	依存性	呼吸抑制	気管支弛緩作用	去痰作用	喘息への適応
麻薬性	コデイン	コデインリン酸塩	●	●	×	×	×
非麻薬性	デキストロメトルファン	メジコン	×	●	×	×	×
	ジメモルファン	アストミン	×	×	×	×	×
	チペピジン	アスベリン	×	×	×	●	×
	クロペラスチン	フスタゾール	×	×	●	×	×

表2　鎮咳薬の比較

一般名	コデイン	チペピジン	デキストロメトルファン
代表的な商品名	コデインリン酸塩	アスベリン	メジコン
効能・効果	各種呼吸器疾患における鎮咳・鎮静 疼痛時における鎮痛 激しい下痢症状の改善	下記疾患に伴う咳嗽および喀痰喀出困難 感冒、上気道炎（咽喉頭炎、鼻カタル）、急性気管支炎、慢性気管支炎、肺炎、肺結核、気管支拡張症	下記疾患に伴う咳嗽 感冒、急性気管支炎、慢性気管支炎、気管支拡張症、肺炎、肺結核、上気道炎（咽喉頭炎、鼻カタル）気管支造影術および気管支鏡検査時の咳嗽
1日の投与回数	3回 （1回投与量） 20mg	3回 （1日投与量） 成人：60〜120mg 小児（1歳未満）：5〜20mg 小児（1歳以上3歳未満）：10〜25mg 小児（3歳以上6歳未満）：15〜40mg	1〜4回 （1回投与量） 15〜30mg
併用禁忌	ー		
排泄経路	尿中	尿中、糞中	
腎機能低下時の減量	必要	不要	
海外での承認	あり	なし	あり

各薬剤の添付文書・インタビューフォームより一部改変

麻薬性鎮咳薬としてコデインが、非麻薬性鎮咳薬としてチペピジン、デキストロメトルファンが臨床の現場においてよく使用されている。

　コデインはモルヒネの誘導体であり、別名メチルモルヒネという。投与されたコデインの約 5 〜 15% が肝薬物代謝酵素 CYP2D6 によってモルヒネに変換され、これが延髄の咳中枢に作用し、咳反射を抑制することで鎮咳作用を示すとされている。また、コデイン自体も同様に延髄の咳中枢に作用し鎮咳作用を示すとされているが、その効果はモルヒネの 1/8 〜 1/9 程度と考えられている。また気管支喘息発作中や、慢性肺疾患に続発する心不全患者には投与禁忌である[4]。

　チペピジンは延髄の咳中枢を抑制し、咳の感受性を低下させることで鎮咳作用を示す。そのほか、気管支腺分泌を亢進させ、気道粘膜腺毛上皮運動を亢進させることで去痰作用も併せもつ[3]。デキストロメトルファンは延髄の咳中枢に作用し、咳反射を抑制する。デキストロメトルファンはオピオイド作動薬のレボルファノールのメチル化体の d 異性体であるが、鎮痛作用などの麻薬としての作用はない。鎮咳作用の効果はコデインの約 1/2 程度と考えられている[4]。

薬物治療の位置づけ

　「喀痰・咳嗽の診療ガイドライン 2019」によると、咳を主要評価項目とした研究は少なく、妥当性が未確立な咳 VAS（視覚的アナログスケール：Visual Analogue Scale）や咳スコアを用いた研究がほとんどであるなど、咳の治療に関するエビデンスは質・量ともに十分とはいえないとされている。

　咳嗽は持続期間により、3 週間未満の急性咳嗽、3 週間以上 8 週間未満の遷延性咳嗽、8 週間以上の慢性咳嗽に分類される。さらに喀痰を伴わないか、少量の粘液性喀痰のみを伴う乾性咳嗽と、喀痰を伴い、喀痰を喀出するために生じる湿性咳嗽に分類される。急性咳嗽の場合、かぜ症候群を含む呼吸器感染症が原因である事が多い。一方で遅延性・慢性咳嗽の原因疾患は咳喘息、アトピー咳嗽、咽頭アレルギー、胃食道逆流症（GERD）、感染後咳嗽などが考えられる。

　咳嗽の治療にあたっては、まず上記のように持続期間から咳の分類を行い、原因疾患の鑑別を行う。鑑別を行わずに、安易に対症療法として鎮咳薬を投与することは推奨されず、鑑別された疾患に即した治療法と鎮咳薬の投与を行う必要がある。慢性気管支炎や気管支拡張症など、湿性咳嗽の場合には喀痰調整薬が用いられる[1]。

　麻薬性鎮咳薬は非麻薬性鎮咳薬よりも鎮咳作用が強いとされているが、便秘、

呼吸抑制、悪心、嘔吐などの副作用が認められ注意を要するため、非麻薬性鎮咳薬が優先して使用されている。また2017年にはFDA（アメリカ食品医薬品局）は呼吸抑制の危険性から、12歳未満の小児へのコデインリン類を含む医薬品の使用を禁忌とし、これを受けて日本でも2018年末までに同成分を含む医薬品の12歳未満の小児への投与は禁忌となった。

　上記の注意点を踏まえ、患者の年齢、咳症状の重症度を考慮に入れたうえで薬剤の選択が求められる。

 比較のポイント

1 鎮咳作用

● 急性咳嗽

　2014年コクラン・システマティックレビューでは、市販薬で次のように検討されている。これらにより、急性咳嗽にはあまり鎮咳薬の効果は期待できない可能性がある[6]。

表3

成人	コデイン vs プラセボ	2つのRCT	いずれもプラセボと比べ同等
	デキストロメトルファン 30mgを1回 vs プラセボ	1つのRCT	同等
		2つのRCT	19 ～ 36% 改善
			12 ～ 17% 改善
小児	コデイン vs デキストロメトルファン vs プラセボ	1つのRCT	コデイン、デキストロメトルファンはプラセボと比べ同等
	デキストロメトルファン vs プラセボ	3つのRCT	同等

● 慢性咳嗽

　2013年のメタ解析[7]では偽薬に比べコデインとデキストロメトルファンに有意な鎮咳効果があったが、咳の評価方法の妥当性に加え、多くの研究が基礎疾患（COPD、喘息など）のある患者が対象であるなどの問題点が指摘されているため、有効性は一貫していないとガイドラインではされている[1]。

　チペピジンはランダム化比較試験による臨床試験データは存在せず、インタビューフォームでは鎮咳作用はイヌ、気管支腺分泌促進作用はウサギ、気道粘膜

腺毛上皮運動亢進作用は、ハトの実験結果しかなくヒトへの薬効は証明されていない[5]。

2 副作用

　コデインは、頻度不明の連用による薬物依存や耐性、また呼吸抑制に注意が必要である（慢性咳嗽におけるモルヒネとプラセボの試験において、実薬で便秘40%、眠気25%の副作用を認めた）[1]。

　デキストロメトルファンは、頻度不明の悪心・嘔吐、めまい、頭痛、便秘がみられ、チペピジンは、食欲不振1.1%、便秘0.5%がみられる。

3 相互作用

　コデインはインタビューフォームより中枢神経抑制剤と併用すると、相加的に呼吸抑制や低血圧の増強が報告されている。抗コリン作動性薬剤は抗コリン作用増強により、麻痺性イレウスに至る重篤な便秘または尿貯留が起こる恐れがある。

　チペピジンは、薬物相互作用は少ないと考えられており、インタビューフォームに記載はない。デキストロメトルファンは中枢のセロトニン濃度を上昇させるためセロトニン症候群が現れる恐れがあり、MAO（モノアミン酸化酵素）阻害剤とは併用禁忌で、セロトニン作用薬とは併用注意になっている。またCYP2D6で代謝されるため、CYP2D6を阻害する薬剤（キニジン、アミオダロン、テルビナフィン等）との併用は血中濃度上昇に注意が必要である。

4 妊婦・授乳婦への投与

　妊娠中の投与に関して、コデインは短期間服用しても危険度が上昇するとは考えにくいが、長期間の使用は避けるようにとされている。また、コデインは胎盤を通過し、胎児に移行する。そのため胎児が呼吸抑制を起こすことがあるので、内服する時は注意する。また分娩前のコデインの使用により、出産後新生児の離脱症状を起こした例があるので分娩前は投与しないようにする。

　チペピジン、デキストロメトルファンは服用しても危険度が高くならないとされており、なかでもデキストロメトルファンは、臨床使用歴が長く、安全性が高いとされている。

授乳中の内服に関して、コデインは乳児にモルヒネが移行し中毒を起こす可能性があるため、母親に眠気などの症状が生じた場合や乳児の哺乳が悪い場合は、服用を中止するとされている。デキストロメトルファン、チペピジンに関しては、疫学情報はないが、乳児に適応をもち、乳汁中へ移行したとしても問題にならないとされている[8]。

文献
1:咳嗽・喀痰の診療ガイドライン2019
2:中枢性鎮咳薬　こどもの咳嗽診療ガイドブック、ニューロペプタイド研究会(編)、診断と治療社、p118-119,2011.5
3:アスベリン　インタビューフォーム
4:NEW薬理学、p339・p416
5:チャイルドヘルスVol.22No3　小児保健・医療　第9回鎮咳薬・去痰薬の選択
6:福士元春:薬のデギュスタシオン　製薬メーカーに頼らずに薬を勉強するために　17鎮咳剤の比較:130-135 金芳堂 2015年
7:Yancy　WS　Jr.McCrory　DC,Coeytaux RR,et al. Efficacy and tolerability of treatments for chronic cough:a systematic review and meta-analysis.Chest.2013;144:1827-38
8:母乳とくすりハンドブック　改訂3版

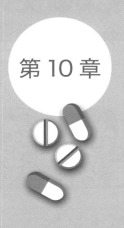

第 10 章

骨粗鬆症治療薬

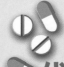

骨粗鬆症治療薬
代表的な
骨粗鬆症治療薬の使い分け

服薬指導の場面

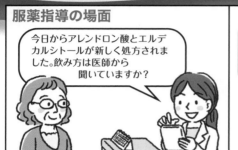

今日からアレンドロン酸とエルデカルシトールが新しく処方されました。飲み方は医師から聞いていますか?

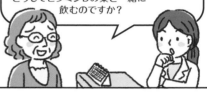

はい、聞きました。
アレンドロン酸は飲み方がいつも飲んでいる薬と違うので気をつけます。
どうしてビタミンDの薬と一緒に飲むのですか?

 Point

服薬指導のポイント

● 骨粗鬆症治療薬は、骨吸収抑制薬（ビスホスホネート、抗RANKL抗体、SERM、カルシトニン）、骨形成促進薬（副甲状腺ホルモン、抗スクレロスチン抗体）、それ以外の薬剤（活性化ビタミンD_3、ビタミンK_2）に分類される

● 閉経後骨粗鬆症に対しては、おもに骨吸収抑制薬が用いられている

● 高齢者の場合、骨吸収抑制薬で治療しても治療反応性が十分でないことがあり、活性型ビタミンD_3製剤を併用することで骨密度増加および骨折抑制効果が高まることが報告されている

薬効の概要

　骨粗鬆症治療薬は、骨吸収抑制薬（ビスホスホネート、抗RANKL抗体、SERM:選択的エストロゲン受容体モジュレーター、カルシトニン）、骨形成促進（副甲状腺ホルモン、抗スクレロスチン抗体）、それ以外の薬剤（活性化ビタミンD_3、ビタミンK_2）に大きく分類され、それぞれ作用機序が異なる。本項では経口剤を中心に紹介する。

P-C-P 骨格を有するビスホスホネートは酵素による分解を受けず、生体内で代謝されにくい。骨に取り込まれたビスホスホネートは、破骨細胞による骨吸収の際の酸性環境下で波状縁から特異的に破骨細胞に取り込まれる。その結果、窒素含有ビスホスホネートを取り込んだ破骨細胞はアポトーシス（細胞の自然死）に至り、骨吸収機能が抑制される。

　SERM は乳房や子宮では抗エストロゲン作用をもち、骨や脂質代謝に関してはエストロゲン様作用を発揮するため、閉経によりエストロゲンの分泌量が低下し、骨吸収能が高まった患者に有効である。

　副甲状腺ホルモンのテリパラチドは前駆細胞から骨芽細胞への分化促進および骨芽細胞のアポトーシス抑制作用を有しており、骨梁並びに皮質骨の内膜・外膜面において骨芽細胞機能が活性化され、破骨細胞機能を上回るため骨新生が誘発される。

　活性型ビタミンD_3製剤は小腸からのカルシウム吸収促進を介したカルシウム代謝調節作用と副甲状腺ホルモンの生成・分泌抑制などを有している。ビタミンK_2のメナテトレノンは骨芽細胞に直接作用し、骨基質タンパク質であるオステオカルシンのγ-カルボキシグルタミン酸残基を生成するとともに、骨形成を促進する。同時に骨吸収を抑制する作用も有する。

　代表的な骨粗鬆症治療薬について特徴を示す（**表1**）。

薬物治療の位置づけ

　骨粗鬆症は骨密度が低下し、骨折危険性が増大した状態である。「骨粗鬆症の予防と治療ガイドライン 2015 年版」[1]では、骨粗鬆症の治療と予防の目的は、骨折を予防し、骨格の健康と QOL の維持改善を図ることとしている。

　骨粗鬆症薬の有効性について、ガイドラインに一覧が記載されている[1]（**表2**）。本ガイドライン発行後に国内で発売された抗スクレロスチン抗体は、投与12 カ月で骨密度は腰椎で 13.3%、大腿骨近位部全体で 6.8%、大腿骨頸部で 5.2% 上昇、さらに骨折抑制はプラセボ群と比較すると新規形態的椎体骨折を 73%、非椎体骨折を 25%、臨床骨折を 36% 抑制し、高い骨密度上昇効果と骨折抑制効果を示すことが知られている[2]。

　年齢が若く、既存骨折を有しない比較的骨折リスクが低い患者に対して、長期投与が見込まれる場合は SERM、活性型ビタミン D_3 製剤が第1選択薬となる。長期にわたる骨吸収亢進で大腿骨近位部骨折リスクが高い患者には、アレンドロ

表1　代表的な骨粗鬆症治療薬の比較

作用	骨吸収抑制作用が主			
分類	ビスホスホネート	抗 RANKL 抗体	SERM	カルシトニン
一般名	アレンドロン酸	デノスマブ	ラロキシフェン	エルカトニン
代表的な商品名	ボナロン錠	プラリア皮下注	エビスタ錠	エルシトニン注
効能・効果	骨粗鬆症	骨粗鬆症 関節リウマチに伴う 骨びらんの進行抑制	閉経後骨粗鬆症	骨粗鬆症における疼痛
用法・用量	1回 5mg： 1日1回経口 1回 35mg：1週に 1回経口	骨粗鬆症 1回 60mg：6カ月に 1回皮下投与 関節リウマチに伴う 骨びらんの進行抑制 1回 60mg：6カ月に 1回、進行がみられる 場合は3カ月に1回 皮下投与	1回 60mg： 1日1回経口	1回 10 エルカトニン 単位：週2回筋肉内 投与

作用	骨形成促進が主		それ以外	
分類	副甲状腺ホルモン	抗スクレロスチン抗体	活性型ビタミン D_3	ビタミン K_2
一般名	テリパラチド （遺伝子組換え）	ロモソズマブ	エルデカルシトール	メナテトレノン
代表的な商品名	フォルテオ皮下注	イベニティ皮下注	エディロール カプセル	グラケーカプセル
化学構造式	34 個のアミノ酸 からなるポリペプチド	分子量約 149,000 の ヒト化モノクローナル 抗体		
効能・効果	骨折の危険性の高い 骨粗鬆症	骨折の危険性の高い 骨粗鬆症	骨粗鬆症	骨粗鬆症における骨量・ 疼痛の改善
用法・用量	1回 20μg： 1日1回皮下投与	1回 210mg：1カ月に 1回、12カ月皮下投与	1回 0.5〜0.75μg： 1日1回経口	1回 15mg： 1日3回経口

各薬剤の添付文書・インタビューフォームより一部改変

ン酸やリセドロン酸といったビスホスホネート製剤が第1選択薬となり、多数の骨折を有し、高齢者である場合は抗 RANKL 抗体のデノスマブや副甲状腺ホルモンのテリパラチド、抗スクレロスチン抗体のロモソズマブの投与を考慮する。

　併用療法については、アレンドロン酸とビタミン D_3 製剤のアルファカルシドールの併用が骨折リスクの高い骨粗鬆症の新規椎体骨折を抑制し、荷重長管骨骨折を抑制したとの結果が報告されている[5]。逐次投与として、テリパラチドは投与期間が2年間に制限されているため、ビスホスホネートやデノスマブなどの骨吸収抑制薬による治療継続が必要であるが、テリパラチド投与後どの時点で追加するかについては明確なデータはない[1]。ロモソズマブは投与期間が1年間に制限されており、テリパラチドと同様に投与終了後にはビスホスホネートやデノスマブなどによる治療継続が必要となる。

　慢性腎臓病（CKD）を有する場合、薬剤選択に注意が必要となる。ビスホスホネート製剤の代謝は腎臓依存性であり、腎機能低下による体内蓄積で骨代謝の過剰抑制が起こる可能性がある。SERM は CKD 患者での AUC 増加が報告されている[3,4]。活性型ビタミン D_3 製剤は血清カルシウム上昇が起こりやすいため、CKD 患者では注意が必要である。抗 RANKL 抗体のデノスマブは腎機能低下患者では、血清カルシウム低下をきたしやすい。

 比較のポイント

1 骨密度増加作用・骨折抑制作用

「骨粗鬆症の予防と治療ガイドライン 2015 年版」[1]には骨粗鬆症治療薬の有効性グレードが記載されており（**表2**）、大腿骨近位部骨折の抑制効果があるのは結合型エストロゲン、アレンドロン酸、リセドロン酸、デノスマブである。ただし、結合型エストロゲンは骨粗鬆症に保険適応外である。

2 副作用

　ビスホスホネート製剤の副作用の1つに顎骨壊死がある。国内のポジションペーパー[6]によると、ビスホスホネート製剤を3年以上投与している場合や顎骨壊死の危険因子を有する例について、骨折リスクが高くない場合、侵襲的歯科処置時（抜歯など）の休薬が望ましいとされている。長期投与が見込まれる患者に

表2　骨粗鬆症治療薬の有効性グレード

分類	薬物名	骨密度	椎体骨折	非椎体骨折	大腿骨近位部骨折
カルシウム薬	L-アスパラギン酸カルシウム	B	B	B	C
	リン酸水素カルシウム				
女性ホルモン薬	エストリオール	C	C	C	C
	結合型エストロゲン[*1]	A	A	A	A
	エストラジオール	A	B	B	C
活性型ビタミンD$_3$薬	アルファカルシドール	B	B	B	C
	カルシトリオール	B	B	B	C
	エルデカルシトール	A	A	B	C
ビタミンK$_2$薬	メナテトレノン	B	B	B	C
ビスホスホネート薬	エチドロン酸	A	B	C	C
	アレンドロン酸	A	A	A	A
	リセドロン酸	A	A	A	A
	ミノドロン酸	A	A	C	C
	イバンドロン酸	A	A	B	C
SERM	ラロキシフェン	A	A	B	C
	バゼドキシフェン	A	A	B	C
カルシトニン薬[*2]	エルカトニン	B	B	C	C
	サケカルシトニン	B	B	C	C
副甲状腺ホルモン薬	テリパラチド（遺伝子組換え）	A	A	A	C
	テリパラチド酢酸塩	A	A	C	C
抗RANKL抗体薬	デノスマブ	A	A	A	A
その他	イプリフラボン	C	C	C	C
	ナンドロロン	C	C	C	C

＊1：骨粗鬆症は保険適用外
＊2：疼痛に関して鎮痛作用を有し、疼痛を改善する(A)

薬物に関する「有効性の評価(A、B、C)」
骨密度上昇効果
　　A：上昇効果がある
　　B：上昇するとの報告がある
　　C：上昇するとの報告はない

骨折発生抑制効果(椎体、非椎体、大腿骨近位部それぞれについて)
　　A：抑制する
　　B：抑制するとの報告がある
　　C：抑制するとの報告はない

おいては副作用の観点から注意が必要である。

　SERMの重要な副作用として深部静脈血栓症があり、長期臥床や肥満、悪性腫瘍の患者などではリスクが高くなっているため、注意しなければならない。

活性型ビタミン D_3 の副作用として高カルシウム血症があり、添付文書には定期的に血清カルシウム値を測定することが記載されており[7]、2020 年 10 月には「PMDA からの医薬品適正使用のお願い」も発出されている[8]。腎機能障害、悪性腫瘍、原発性副甲状腺機能亢進症などの高カルシウム血症の恐れのある患者では、特に注意が必要である。

③ ステロイド性骨粗鬆症の場合

　「ステロイド性骨粗鬆症の管理と治療ガイドライン」[9]では治療アルゴリズムが記載されており、薬物療法において第1選択薬はアレンドロン酸、リセドロン酸である。代替治療薬としてテリパラチド、イバンドロン酸、アルファカルシドール、カルシトリオールがあるが、ビタミン D_3 製剤の中でも高い骨密度上昇効果と骨折抑制効果が認められているエルデカルシトールは、ステロイドによる尿中カルシウム排泄増加を助長する可能性があることから勧められていない。

④ 男性骨粗鬆症の場合

　SERM はエストロゲン受容体に作用するため、男性の骨粗鬆症には使用しない。適応としても閉経後の女性の骨粗鬆症に限定されている。

文献
1：骨粗鬆症の予防と治療ガイドライン作成委員会: 骨粗鬆症の予防と治療ガイドライン2015年版. ライフサイエンス出版株式会社, 東京, 2015
2：Cosman F, et al. Romosozumab Treatment in Postmenopausal Women with Osteoporosis. N Engl J Med. 2016; 375 1532-43. PMID:27641143
3：インタビューフォーム ビビアント®錠20mg 2020年9月改訂（第9版）
4：インタビューフォーム エビスタ®錠60mg 2019年7月改訂（第9版）
5：Orimo H, et al. Effects of alendronate plus alfacalcidol in osteoporosis patients with a high risk of fracture: the Japanese Osteoporosis Intervention Trial(JOINT)-02. Curr Med Res Opin. 2011; 27 1273-84. PMID:21554143
6：Yoneda T, et al. Bisphosphonate-related osteonecrosis of the jaw: position paper from the Allied Task Force Committee of Japanese Society for Bone and Mineral Research, Japan Osteoporosis Society, Japanese Society of Periodontology, Japanese Society for Oral and Maxillofacial Radiology, and Japanese Society of Oral and Maxillofacial Surgeons. J Bone Miner Metab. 2010; 28 365-83. PMID:20333419
7：添付文書 エディロール®カプセル0.5μg, 0.75μg 2019年10月改訂
8：PMDAからの医薬品適正使用のお願い. No.13, 2020年10月：エルデカルシトールによる高カルシウム血症と血液検査の遵守. https://www.pmda.go.jp/files/000237206.pdf. 最終アクセス年月日:2021年2月24日
9：Suzuki Y, et al. Guidelines on the management and treatment of glucocorticoid-induced osteoporosis of the Japanese Society for Bone and Mineral Research: 2014 update. J Bone Miner Metab.2014;32 337-50. PMID:24818875

代表的な骨粗鬆症治療薬の使い分け

活性型ビタミンD₃薬
アルファカルシドールと
エルデカルシトールの使い分け

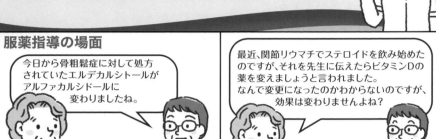

服薬指導の場面

今日から骨粗鬆症に対して処方されていたエルデカルシトールがアルファカルシドールに変わりましたね。

最近、関節リウマチでステロイドを飲み始めたのですが、それを先生に伝えたらビタミンDの薬を変えましょうと言われました。なんで変更になったのかわからないのですが、効果は変わりませんよね?

服薬指導のポイント

● 単剤で比較した場合、エルデカルシトールはアルファカルシドールに比べ、高い骨密度上昇効果と骨折抑制効果が認められている

● エルデカルシトールはアルファカルシドールに比べ、QOL改善効果が高い

● ステロイド性骨粗鬆症に対しビタミンD₃製剤を用いる場合、尿中カルシウム排泄増加を助長する可能性があることからエルデカルシトールは勧められない

薬効の概要

　脂溶性ビタミンであるビタミンDは、肝臓で25位の炭素が水酸化されて25ヒドロキシビタミンDに代謝され、ビタミンD結合タンパクとともに血中を循環する。その後、腎臓で1α、$25(OH)_2D$（活性型ビタミンD）に代謝される。1α、$25(OH)_2D$は、ホルモンとしてビタミンD受容体に結合することでその転写因子としての活性化をもたらし、細胞外液中のカルシウム・リン酸濃度の調節に寄与する。

骨粗鬆症治療薬としてのビタミンDには「天然型」と「活性型」があるが、日本ではおもにカルシトリオール、アルファカルシドール、エルデカルシトールの3種類の活性型ビタミンD_3製剤が骨粗鬆症の治療に用いられている。

　カルシトリオールはビタミンD_3の最終活性化物である。アルファカルシドールはカルシトリオールのプロドラッグで、肝臓で25位が水酸化されカルシトリオールに変換される。エルデカルシトールは活性型ビタミンD_3製剤の特徴であるカルシウム代謝改善および骨代謝改善作用に着目し、骨粗鬆症治療薬として、より強力な骨量増加作用をもたせることを目的として合成されたカルシトリオールの誘導体である。

　アルファカルシドール、カルシトリオールは、小腸からのカルシウム吸収促進作用を有する。一方で、エルデカルシトールはカルシウム吸収促進作用に加え、強い骨代謝改善作用を有すると考えられている（図1）。

　エルデカルシトールは、ほかの活性型ビタミンD_3製剤に比べてビタミンD_3結合タンパクに対する親和性が強く、血中半減期は約3倍長い。

　各薬剤の特徴について**表1**に示す。

図1　活性型ビタミンD_3製剤の作用の違い

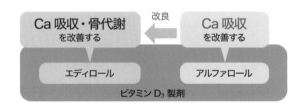

薬物治療の位置づけ

　活性型ビタミンD_3製剤は、単体では骨折抑制効果は弱い。しかし、ビタミンD不足はほかの骨粗鬆症治療薬の効果を減弱させるため、ほかの薬物との併用が有用である。アレンドロン酸治療中の骨粗鬆症における前向き研究でもビタミンD不足は荷重長管骨骨折の危険因子であり、ビスホスホネート治療中にビタミンD不足に関連して起こったと考えられる荷重長管骨骨折は、アルファカルシドールの併用で有意に抑制されたと報告されている[2]。

　アルファカルシドールとエルデカルシトールの使い分けについて、「骨粗鬆症の

表1　活性型ビタミンD₃製剤の比較

代表的な商品名	カルシトリオール	アルファカルシドール	エルデカルシトール
	ロカルトロール	アルファロール ワンアルファ	エディロール
効能・効果	骨粗鬆症慢性腎不全、副甲状腺機能低下症、くる病・骨軟化症におけるビタミンD代謝異常に伴う諸症状（低カルシウム血症、しびれ、テタニー、知覚異常、筋力低下、骨痛、骨病変等）の改善		骨粗鬆症
1日の投与回数	骨粗鬆症：2回 その他：1回 （1日投与量） 骨粗鬆症：0.5μg 慢性腎不全：0.25〜0.75μg 副甲状腺機能低下症、その他：0.5〜2.0μg	1回 （1回投与量） 慢性腎不全、骨粗鬆症：0.5〜1.0μg 副甲状腺機能低下症、その他：1.0〜4.0μg	1回 （1回投与量） 0.5〜0.75μg
半減期	16.2 時間	17.6 時間	53.0 時間
推奨グレード　骨密度		B	A
推奨グレード　椎体骨折		B	A
推奨グレード　非椎体骨折		B	B
推奨グレード　大腿骨近位部骨折		C	C

各薬剤の添付文書・インタビューフォーム、「骨粗鬆症の予防と治療ガイドライン（2015年版）」[1]より一部改変※推奨グレード
【骨密度上昇効果】　A：上昇効果がある　B：上昇するとの報告がある　C：上昇するとの報告はない
【骨折発生抑制効果】　A：抑制する　B：抑制するとの報告がある　C：抑制するとの報告はない

予防と治療ガイドライン 2015」[1]では、エルデカルシトールはアルファカルシドールよりも優れた骨密度上昇効果および骨折抑制効果を示したことから、エルデカルシトールのほうが有効性の効果が高いと述べられている。

　一方、ステロイド性骨粗鬆症について、「ステロイド性骨粗鬆症の管理と治療ガイドライン」[3]では「エルデカルシトールはステロイド性骨粗鬆症に対する臨床試験のデータはなく、またステロイドによる尿中カルシウム排泄増加を助長するリスクも否定できないことから推奨しない」と述べられており、アルファカルシドールおよびカルシトリオールは推奨度B（第1選択薬が禁忌などで使用できない、早

期不耐容である、あるいは第1選択薬の効果が不十分であるときの代替薬として使用する）、エルデカルシトールは推奨度C（現在のところ推奨するだけの有効性に関するデータが不足している）となっている。

QOLの改善について、包括的尺度であるSF-36を用いてアルファカルシドールとエルデカルシトールを比較したところ、エルデカルシトールは1、2、3年のいずれの評価時点においてもアルファカルシドールを上回るQOL評価が得られている[4]。

 ## 比較のポイント

1 骨密度上昇効果および骨折抑制効果

骨密度上昇効果について、アルファカルシドールとエルデカルシトールの比較試験で投与3年後の腰椎骨密度がアルファカルシドール群で0.11%の上昇であったのに対し、エルデカルシトール群では3.42%上昇した。さらに、大腿骨近位部骨密度もアルファカルシドール群では2.3%低下したのに対し、エルデカルシトール群では0.4%上昇し、有意差を認めた[5]。

エルデカルシトールは骨密度増加や骨折抑制効果が高いため、単独使用でも効果が期待される。一方、ほかの活性型ビタミンD_3製剤は他剤との併用で十分な効果を発揮する可能性が高い。

2 患者背景

骨粗鬆症に対する効果はエルデカルシトールのほうがアルファカルシドールより強いが、ステロイド性骨粗鬆症に対する推奨度はアルファカルシドールのほうが高い[3]。

エルデカルシトールの適応は骨粗鬆症のみであるのに対し、アルファカルシドール、カルシトリオールはくる病や骨軟化症、副甲状腺機能低下症などビタミンD補充目的に対して適応を有する。

3 剤形

内服薬としてカルシトリオールおよびエルデカルシトールはカプセル剤が発売されているが、アルファカルシドールは錠剤・カプセル剤・内用液の剤形がある。嚥下困難な患者においてはアルファカルシドールの内用液が使用しやすい。

文献

1：骨粗鬆症の予防と治療ガイドライン作成委員会: 骨粗鬆症の予防と治療ガイドライン2015年版. ライフサイエンス出版株式会社, 東京, 2015

2：Orimo H, et al. Effects of alendronate plus alfacalcidol in osteoporosis patients with a high risk of fracture: the Japanese Osteoporosis Intervention Trial(JOINT)-02. Curr Med Res Opin. 2011; 27 1273-84. PMID:21554143

3：Suzuki Y, et al. Guidelines on the management and treatment of glucocorticoid-induced osteoporosis of Japanese Society for Bone and Mineral Research:2014 update. 2014;32 337-350. PMID:24818875

4：Hagino H, et al. Eldecalcitol reduces the risk of severe vertebral fractures and improves the health-related quality of life in patients with osteoporosis. J Bone Miner Metab: 2013; 31 183-9. PMID:23129180

5：Matsumoto T, et al. A new active vitamin D3 analog, eldecalcitol, prevents the risk of osteoporotric fractures: a randomized, active comparator, double-blind study. Bone: 2011; 49 605-12. PMID:21784190

ビスホスホネート製剤

代表的なビスホスホネート製剤の使い分け（用法用量による違い）

服薬指導の場面

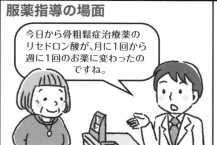

今日から骨粗鬆症治療薬のリセドロン酸が、月に1回から週に1回のお薬に変わったのですね。

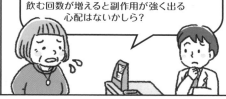

カレンダーに服薬日を書いているけど、月に1回だとどうも忘れちゃって。先生に相談して、週に1回の薬に変えてもらったの。飲む回数が増えると副作用が強く出る心配はないかしら？

服薬指導のポイント

● アレンドロン酸、リセドロン酸は、複数のガイドラインにおいて第1推奨薬である

● アレンドロン酸、リセドロン酸は、高齢者にも安全に使用できる

● リセドロン酸、エチドロン酸は、骨ページェット病の適応を有する

● 薬剤によっては1日1回、1週間に1回、4週間に1回など、用量により内服方法が異なる

薬効の概要

　日本では1996年にエチドロン酸が周期的間歇投与の用法で承認され、その後2001年にアレンドロン酸、2002年にリセドロン酸が1日1回の用法で承認された。1日1回製剤は毎朝起床時にコップ1杯の水で飲み、その後30分は横にならないという服用方法であったことから、患者によっては服薬を継続できず、治療を中断するケースが認められた。2006年にアレンドロン酸、2007年にリセドロン酸が週1回製剤を発売し、現在は4週に1回もしくは月1回の製剤も発売されている。

ビスホスホネートはヒドロキシアパタイトと結合して破骨細胞に取り込まれる。その結果、窒素含有ビスホスホネートを取り込んだ破骨細胞はアポトーシス（細胞の自然死）に至り、骨吸収機能が抑制される（図1）。国内のビスホスホネート製剤はすべてに「骨粗鬆症」の適応をもつが、「骨ページェット病」の適応を有するのはエチドロン酸およびリセドロン酸のみである。また、エチドロン酸は「脊髄損傷後、股関節形成術後における初期および進行期の異所性骨化の抑制」の適応を有している。ミノドロン酸は国内のみで承認されている（表1）。アレンドロン酸、ゾレドロン酸、リセドロン酸は、海外でグルココルチコイド誘発性骨粗鬆症に適応がある。

図1　ビスホスホネートの作用機序

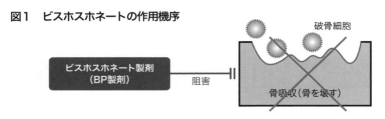

薬物治療の位置づけ

「骨粗鬆症の予防と治療ガイドライン 2015」[1]では、大腿骨近位部骨折リスクが高い患者にはアレンドロン酸、リセドロン酸の両薬物が第1選択薬としてあげられている。ゾレドロン酸を除く各薬剤の骨密度の上昇効果、椎体骨折の抑制効果、非椎体骨折の抑制効果、大腿骨近位部骨折の抑制効果の4項目すべてにおいてもっとも高い評価を受けたのはアレンドロン酸、リセドロン酸である。

エチドロン酸は、第1世代に分類されるが、安全域はほかの薬剤に比べて狭く、骨粗鬆症に有用な骨吸収抑制作用発現の2倍程度の用量で骨軟化症を引き起こす可能性があるため、使用には注意が必要となる。

ミノドロン酸は、「もっとも強力な骨吸収抑制作用を有する」と評価されているものの、非椎体骨折および大腿骨近位部骨折を抑制するとの報告はない」と述べられている。

イバンドロン酸は大腿骨近位部骨折を抑制するとの報告がないとされており、「ステロイド性骨粗鬆症の管理と治療ガイドライン 2014」[2]においても「一次予防に関するデータは少数例でしかなく、第1選択薬が使用できないときの代替治療薬」と位置づけている。

臨床効果のほかに、ビスホスホネート薬では、内服方法が各薬剤で異なるこ

とが特徴である。服薬遵守率が不足すると、骨折の抑制率が低下することが知られている[3]。各薬剤によって1日1回、1週に1回、4週に1回、1カ月に1回の用法があり、患者の生活リズムに合わせた選択が必要である。また、食道炎を予防するために内服後立位または座位を保持する必要があるが、アレンドロン酸、ミノドロン酸、リセドロン酸は30分であるのに対し、イバンドロン酸は60分保持しなければならない。

表1　代表的なビスホスホネート製剤（内用剤）の比較

		アレンドロン酸	ミノドロン酸	リセドロン酸	イバンドロン酸
		ボナロン、フォサマック	リカルボン、ボノテオ	アクトネル、ベネット	ボンビバ
効能・効果		骨粗鬆症	骨粗鬆症	骨粗鬆症 骨ページェット病	骨粗鬆症
用法・用量		1回 5mg：1日1回 1回 35mg：1週に1回	1回 1mg：1日1回 1回 50mg：4週に1回	1回 2.5mg：1日1回 1回 17.5mg：1週に1回 1回 75mg：1カ月に1回	1回 100mg：1カ月に1回
服用時に立位または座位を保持する時間		30分			60分
妊婦		－	禁忌	禁忌	－
高度な腎機能障害		－	禁忌	禁忌	禁忌
推奨グレード	骨密度	A	A	A	A
	椎体骨折	A	A	A	A
	非椎体骨折	A	C	A	B
	大腿骨近位部骨折	A	C	A	C
	ステロイド性骨粗鬆症	A	C	A	B
海外での承認		あり	なし	あり	あり

各薬剤の添付文書・インタビューフォーム、骨粗鬆症の予防と治療ガイドライン（2015年版）[1]より一部改変※推奨グレード
【骨密度上昇効果】　A：上昇効果がある　B：上昇するとの報告がある　C：上昇するとの報告はない
【骨折発生抑制効果】　A：抑制する　B：抑制するとの報告がある　C：抑制するとの報告はない

Point 比較のポイント

1 骨密度上昇および骨折抑制効果

　アレンドロン酸およびリセドロン酸は非椎体骨折および大腿骨近位部骨折も抑制する[1, 4]。ミノドロン酸は非椎体骨折および大腿骨近位部骨折を抑制するとの報告はないと述べられている[1]。イバンドロン酸についても大腿骨近位部骨折を抑制するとの報告はないとされている[1]。

2 適応症

　すべての薬剤が「骨粗鬆症」の適応を有しているが、エチドロン酸およびリセドロン酸は「骨ページェット病」の適応がある。エチドロン酸は「脊髄損傷後、股関節形成術後における初期および進行期の異所性骨化の抑制」の適応を有している。

3 内服回数

　薬剤の種類によって1日1回製剤、週1回製剤、4週もしくは1カ月に1回製剤がある。アレンドロン酸の1日1回製剤と週に1回製剤の1年以上服薬継続率を比較した試験では、週1回製剤の方が良好な成績が得られている[5]。

4 腎機能低下時

　腎機能低下時、ビスホスホネート製剤は半減期の延長やAUCの増加が指摘されているが、高度な腎障害時にはリセドロン酸とエチドロン酸は禁忌に該当するため注意が必要である。

文献
1：骨粗鬆症の予防と治療ガイドライン作成委員会: 骨粗鬆症の予防と治療ガイドライン2015年版. ライフサイエンス出版株式会社, 東京, 2015.
2：Suzuki Y, et al. Guidelines on the management and treatment of glucocorticoid-induced osteoporosis of Japanese Society for Bone and Mineral Research:2014 update. 2014;32 337-350. PMID:24818875
3：Adachi I, et al. The association between compliance and persistence with bisphosphonate therapy and fracture risk: A review. BMC Musculoskeletal Disorders. 2007; 8 97-102. PMID:17897451
4：日本老年医学会: 高齢者の安全な薬物療法ガイドライン2015. 株式会社メジカルビュー社, 東京, 2015
5: Solomon DH, et al. Compliance with osteoporosis medications. Arch intern Med. 2005; 165 2414-9. PMID:16287772

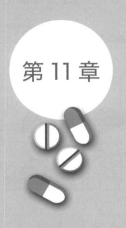

第 11 章

泌尿器系薬・腎疾患治療薬

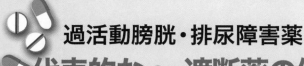

過活動膀胱・排尿障害薬
代表的なα₁遮断薬の使い分け
タムスロシン、ナフトピジルなど

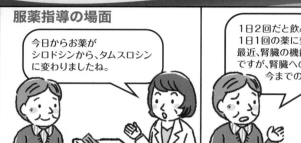

服薬指導の場面

今日からお薬が
シロドシンから、タムスロシン
に変わりましたね。

1日2回だと飲み忘れてしまうので、
1日1回の薬に変えてもらいました。
最近、腎臓の機能が落ちていると言われたの
ですが、腎臓への負担は大きい薬でしょうか。
今までの薬と効果は同じですか？

服薬指導のポイント

● タムスロシン、ナフトピジル、シロドシンの有効性は同等である

● 眼関連手術の際には術中虹彩緊張低下症に注意が必要である

● シロドシンは射精障害の発現頻度が高い

● タムスロシンは薬物間相互作用が少ない

● タムスロシン、ナフトピジルは腎機能による用量調節が不要である

薬効の概要

　α₁遮断薬は、前立腺や尿道括約筋などのα₁受容体に結合し交感神経系の伝達を遮断することにより、それらの筋緊張を緩和し、尿道内圧の上昇を抑制して排尿障害を改善する（図1）。

　α₁受容体には、α₁A、α₁B、α₁Dの3種類のサブタイプが存在しており、α₁Bは血管に多く、α₁A、α₁Dは前立腺に多く発現している。タムスロシン、ナフトピジル、シロドシンはα₁Aおよびα₁D受容体への親和性が高い薬剤であり[1]、非選択性の薬剤と比較して、心血管系の副作用が少ないため、前立腺肥大に伴う排尿障害の治療薬として汎用されている。

どの薬剤も、前立腺肥大に伴う排尿障害のみに適応を有しているが、用法など
が異なるため注意が必要である（**表1**）。

図1　α_1遮断薬作用機序

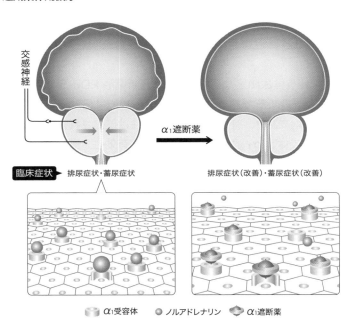

代表的なα_1遮断薬の使い分け　タムスロシン、ナフトピジルなど

交感神経

α_1遮断薬

臨床症状　排尿症状・蓄尿症状　　　排尿症状（改善）・蓄尿症状（改善）

α_1受容体　　ノルアドレナリン　　α_1遮断薬

ユリーフ IF　インタビューフォームより一部改変

表1　α_1遮断薬の比較

	タムスロシン	ナフトピジル	シロドシン
代表的な商品名	ハルナール	フリバス	ユリーフ
効能・効果	前立腺肥大症に伴う排尿障害		
1日の投与回数	1回（1日投与量）0.1〜0.2mg	1回（1日投与量）25〜75mg	2回（1日投与量）2〜4mg
排泄経路	尿中、糞中	糞中	尿中、糞中
肝機能低下時の減量	不要	不要	必要
腎機能低下時の減量	不要	不要	必要
海外での承認	あり	あり	あり

各薬剤の添付文書・インタビューフォームより一部改変

薬物治療の位置づけ

　米国泌尿器学会のガイドラインでは、中等度から重度の症状がある患者への治療の第1選択として薬物療法があげられている[2]。一方、日本の男性下部尿路症状・前立腺肥大症診療ガイドラインでは、下部尿路症状・障害が前立腺肥大によるものと考えられ、治療希望がある場合、行動療法や薬物療法を行うことを推奨している[3]。

　前立腺肥大に伴う排尿障害などには、α_1遮断薬やPDE-5阻害薬の使用が推奨されている。α_1遮断薬であるタムスロシン、ナフトピジル、シロドシンは推奨カテゴリーAの薬剤であり、有効性および安全性は確立されている[3]。

　同ガイドラインでは、α_1遮断薬の種類による有効性・安全性の違いはあるかとのCQに「α_1遮断薬の種類により有効性に明らかな違いはないが、個人差は

図2　泌尿器科専門医向け診療アルゴリズム

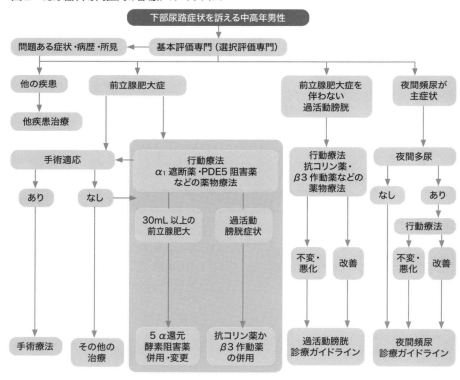

男性下部尿路症状・前立腺肥大症診療ガイドラインより一部改変

存在する。めまい・起立性低血圧、射精障害、術中虹彩緊張低下症などの副作用は、α_1遮断薬の種類により頻度は異なる」と記載しているが、タムスロシン、ナフトピジル、シロドシンの使い分けについては明記されていない[3]。

 比較のポイント

1 有効性

　タムスロシン、ナフトピジル、シロドシンの有効性を比較検討した試験がいくつか存在する。タムスロシンとシロドシンを比較した試験では、同等の有効性が示された[4]。シロドシンとナフトピジルを比較した試験では、シロドシンで評価項目の有意な改善を認めた[5、6]。また、3剤を比較した試験では、有効性は同等と結論づけられており[7]、報告によって結果が若干異なるものの、どの薬剤も同等の有効性と考えられている。

2 副作用

　α_1遮断薬のおもな副作用として、起立性低血圧や易疲労性、射精障害、鼻づまり、頭痛、眠気などがある。タムスロシン、ナフトピジル、シロドシンはサブタイプ非選択的α_1遮断薬と比較して、血圧低下などの副作用発現の頻度は低いが、射精障害や術中虹彩緊張低下症の発現に注意が必要である。

　そのなかでも、シロドシンはほかの2剤と比較して射精障害の頻度が有意に高かったとの報告があり、注意が必要である[7]。また、タムスロシンやナフトピジルの使用経験がある患者において、術中虹彩緊張低下症の発症が報告されており、眼関連手術の際には注意が必要となる[8]。そのような患者が眼関連の手術を予定していた場合は、α_1遮断薬の使用経験があることを眼科医に伝えているか、確認することが重要である。

3 相互作用

　タムスロシン、ナフトピジル、シロドシンの3剤に共通して、降圧作用の増強の危険があるため、降圧薬やPDE-5阻害薬は併用注意である。また、ナフトピジ

ルは同様の理由で利尿薬とも併用注意である。シロドシンは CYP3A4 により代謝されるため、CYP3A4 阻害作用を有する抗真菌薬と併用注意であり、タムスロシンがもっとも薬物間相互作用が少ない。

4 肝・腎機能低下時の投与量

　ナフトピジルの排泄経路は主として糞中であり、腎機能による用量調節は不要である。また、肝機能低下時の用量に関しても定められてはいないが、肝機能障害患者に投与した際に、正常例と比較して Cmax が2倍、AUC が4倍になったとの報告があり、副作用発現には注意が必要である[9]。

　タムスロシンおよびシロドシンの排泄経路は糞中および尿中である。シロドシンは肝・腎機能低下時では血中濃度が上昇する可能性があるため、1回 2mg からの開始を考慮するように記載されている[1]。一方、タムスロシンは肝・腎機能低下時では血中濃度が上昇する可能性があると記載されているが、用量調節については定められてない[10]。

文献
1:インタビューフォーム ユリーフ®錠/OD錠2mg, 4mg 2016年8月改訂(第9版)
2:Kevin T, et al. American Urological Association Guideline: Management of Beniggh Prostatic Hyperplasia (BPH). https://www.auanet.org/guidelines/benign-prostatic-hyperplasia-(bph)-guideline/benign-prostatic-hyperplasia-(2010-reviewed-and-validity-confirmed-2014)-pdf
3:日本泌尿器学会: 男性下部尿路症状・前立腺肥大症診療ガイドライン, 2017年4月20日発行
4:Yokoyama T, et al. Comparison of Two Different α1-Adrenoceptor Antagonists, Tamsulosin and Silodosin, in the Treatment of Male Lower Urinary Tract Symptoms Suggestive of Benign Prostatic Hyperplasia: A Prospective Randomized Crossover Study. Low Urin Tract Symptoms. 2012; 4: 14-18. PMID: 26676453
5:Yamaguchi K, et al. Silodosin versus naftopidil for the treatment of benign prostatic hyperplasia: a multicenter randomized trial. Int J Urol 2013; 20: 1234-1238. PMID: 23731168
6:Shirakawa T, et al. Silodosin versus naftopidil in Japanese patients with lower urinary tract symptoms associated with benign prostatic hyperplasia: a randomized multicenter study. Int J Urol 2013; 20: 903-910. PMID: 23252453
7:Yokoyama T, et al. Effects of three types of alpha-1 adrenoceptor blocker on lower urinary tract symptoms and sexual function in males with benign prostatic hyperplasia. Int J Urol 2011; 18: 225-230. PMID: 21272091
8:Oshika T, et al. Incidence of intraoperative floppy iris syndrome in patients on either systemic or topical alpha(1)-adrenoceptor antagonist. Am J Ophthalmol 2007; 143: 150-151. PMID: 17188051
9: インタビューフォーム フリバス®錠/OD錠25mg, 50mg 2020年2月改訂(第19版)
10: インタビューフォーム ハルナール®D錠0.1mg, 0.2mg 2020年3月改訂(第12版)

代表的な抗コリン薬の使い分け
ソリフェナシン、イミダフェナシンなど

服薬指導の場面

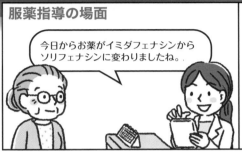

今日からお薬がイミダフェナシンから
ソリフェナシンに変わりましたね。

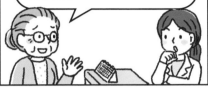

朝ごはんを食べないので、朝食後のお薬
を飲み忘れてしまって……。
今までのお薬とどのような違いがあるの
でしょうか。

服薬指導のポイント

- ソリフェナシン10mg はほかの抗コリン薬よりも有効性が高い可能性がある
- イミダフェナシンは夜間頻尿改善においてもっともエビデンスがある
- イミダフェナシンはもっとも忍容性が高かったとの報告がある

薬効の概要

　過活動膀胱の原因となる膀胱平滑筋の収縮は、おもにムスカリン受容体を介して調節されている。そのため、過活動膀胱の治療には抗コリン薬が有用であり、臨床現場で頻用されている。

　抗コリン薬（イミダフェナシン、ソリフェナシン、プロピベリン）は、主として膀胱平滑筋において、ムスカリン M_3 受容体拮抗作用を示すことにより、膀胱の過緊張状態を抑制し、過活動膀胱における尿意切迫感、頻尿および切迫性尿失禁を改善する（図1）。また、イミダフェナシンは、ムスカリン M_1 受容体拮抗作用により膀胱の神経終末からのアセチルコリン遊離抑制作用を有すると考えられている[1]。

基本的には、糞中・尿中に排泄されるため、腎・肝機能障害患者では低用量での開始となるが、プロピベリンに関しては明記されていない。なお、3剤は国内で承認されている効能・効果や海外での発売状況も異なるので注意が必要である（表1）。

図1　抗コリン薬の作用機序

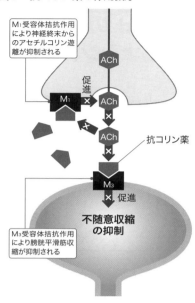

ウリトス　インタビューフォームより一部改変

表1　抗コリン薬の比較

	ソリフェナシン	イミダフェナシン	プロピベリン
代表的な商品名	ベシケア	ウリトス、ステーブラ	バップフォー
効能・効果	過活動膀胱における尿意切迫感、頻尿および切迫性尿失禁	過活動膀胱における尿意切迫感、頻尿および切迫性尿失禁	過活動膀胱における尿意切迫感、頻尿および切迫性尿失禁　下記疾患または状態における頻尿、尿失禁　神経因性膀胱、神経性頻尿、不安定膀胱、膀胱刺激状態（慢性膀胱炎、慢性前立腺炎）
1日の投与回数	1回（1日投与量）5〜10mg	2回（1日投与量）0.2〜0.4mg	1〜2回（1日投与量）20〜40mg
排泄経路	糞中、尿中	糞中、尿中	糞中、尿中
肝機能低下時の減量	必要	必要（Child-PughC では禁忌）	不要
腎機能低下時の減量	必要	必要	不要
海外での承認	あり	なし	あり
後発品	あり	なし	あり

各薬剤の添付文書・インタビューフォームより一部改変

薬物治療の位置づけ

　米国泌尿器学会のガイドラインにおいて、過活動膀胱治療の1st line は行動療法であり、薬物療法は 2nd line として位置づけられている[2]。日本の「過活動膀胱診療ガイドライン（第2版）」においても、同様の位置づけである[3]。

　過活動膀胱に対する薬物療法として、日本のガイドラインにおいて、前立腺肥大を伴わない過活動膀胱には、抗コリン薬やβ_3受容体刺激薬の使用が推奨され

図2　診療アルゴリズム

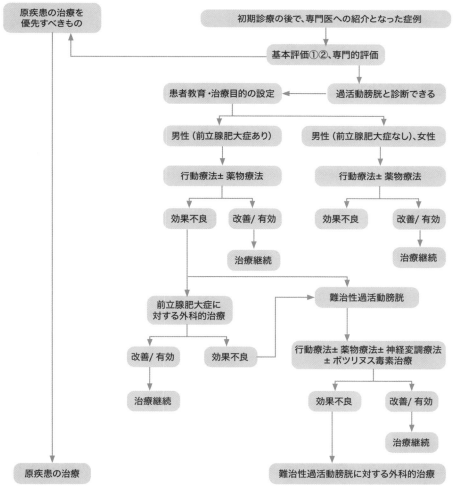

過活動膀胱診療ガイドライン（第2版）より一部改変

代表的な抗コリン薬の使い分け　ソリフェナシン、イミダフェナシンなど

第11章　泌尿器系薬・腎疾患治療薬　375

ている[3、4]。抗コリン薬は以前から広く使用されており、β₃受容体刺激薬と比較して、有効性や安全性を検証した報告が多く存在する。

　日本の「過活動膀胱診療ガイドライン（第2版）」および「女性下部尿路症状診療ガイドライン（第2版）」において、ソリフェナシン、イミダフェナシン、プロピベリンは、どれも推奨グレードAとして記載されている薬剤である[3、5]。しかし、「女性下部尿路症状診療ガイドライン（第2版）」には、「抗コリン薬間の種類、用量、剤形により、効果や副作用に差がみられるとの報告はあるが、優劣について評価した報告はない」との記載があり、それらの使い分けについて明記されていない[5]。

 比較のポイント

1 有効性

　過活動膀胱における抗コリン薬の有効性は、自覚症状や尿失禁回数のベースラインからの変化率、平均排尿回数のベースラインからの変化率、時間あたりの排尿回数・尿失禁回数・切迫尿失禁回数、QOL などを評価項目として比較検討されている。試験により評価項目が異なるため、単純な比較は難しいが、ソリフェナシン、イミダフェナシン、プロピベリンを比較した試験はいくつか存在しており、どれも同等の有効性または非劣性が証明されている[6-10]。そのなかでも、抗コリン薬およびβ₃刺激薬の有効性を相対的に比較するメタ解析において、ソリフェナシンは低用量（5mg）では、ほかの抗コリン薬と同様にミラベグロンと同等の有効性だったが、高用量（10mg）では有意に高い改善効果（排尿回数、切迫性尿失禁回数）が認められている[11、12]。また、イミダフェナシンは、過活動膀胱患者の夜間頻尿回数、QOLや睡眠の質を改善したとの報告があり、もっとも夜間頻尿にエビデンスを有している薬剤である[13]。

2 副作用

　抗コリン薬で発現頻度の高い副作用は、口渇、口内乾燥、便秘、尿閉、肝機能障害などがある。ソリフェナシン、イミダフェナシン、プロピベリンを比較したメタ解析では、イミダフェナシンはソリフェナシンおよびプロピベリンと比較して、全有害事象において忍容性が高かったとの報告があり、安全性の高い薬剤である[14]。

③ 相互作用

　おもにソリフェナシン、イミダフェナシン、プロピベリンは肝臓で代謝を受ける薬剤である。そのため、ソリフェナシンでは CYP 阻害薬、イミダフェナシンでは CYP 阻害薬および誘導薬とは併用注意であるが、プロピベリンはそれらの薬剤との相互作用は報告されておらず、もっとも薬物間相互作用が少ない。

文献

1：インタビューフォーム　ウリトス®錠/OD錠、0.1mg 2020年6月改訂 (第16版)
2：Gormley EA, et al. DIAGNOSIS AND TREATMENT OF OVERACTIVE BLADDER (Non-Neurogenic) IN ADULTS:AUA/SUFU GUIDELINE.https://www.auanet.org/guidelines/overactive-bladder-(oab)-guideline.pdf
3：日本排尿機能学会/日本泌尿器科学会: 過活動膀胱診療ガイドライン[第2版], 2015年4月30日発行
4：日本泌尿器学会: 男性下部尿路症状・前立腺肥大症診療ガイドライン, 2017年4月20日発行
5：日本排尿機能学会/日本泌尿器科学会: 女性下部尿路症状診療ガイドライン[第2版], 2019年9月30日発行
6：Yokoyama T, et al. Long-term safety and efficacy of two different antimuscarinics, imidafenacin and solifenacin, for treatment of overactive bladder: a prospective randomized controlled study. Urol Int. 2013; 90: 161-167. PMID:23207959
7：Homma Y, et al. A randomized, double-blind, placebo- and propiverine-controlled trial of the novel antimuscarinic agent imidafenacin in Japanese patients with overactive bladder. Int J Urol. 2009; 16: 499-506. PMID:19389083
8：Yamaguchi O, et al. Randomized, double-blind, placebo- and propiverine-controlled trial of the once-daily antimuscarinic agent solifenacin in Japanese patients with overactive bladder. BJU Int. 2007; 100: 579-587. PMID:17669143
9：Nazir J, et al. Comparative efficacy and tolerability of solifenacin 5mg/day versus other oral antimuscarinic agents in overactive bladder: A systematic literature review and network meta-analysis. Neurourol Urodyn. 2018; 37: 986-996. PMID:29140559
10：Madhuvrata P, et al. Which anticholinergic drug for overactive bladder symptoms in adults (Abstract). Cochrane Database Syst Rev. 2012; 1 CD005429. PMID:22258963
11：Maman K, et al. Comparative efficacy and safety of medical treatments for the management of overactive bladder: a systematic literature review and mixed treatment comparison. Eur Urol. 2014; 65: 755-765. PMID:24275310
12：Kelleher C, et al. Efficacy and Tolerability of Mirabegron Compared with Antimuscarinic Monotherapy or Combination Therapies for Overactive Bladder: A Systematic Review and Network Meta-analysis. Eur Urol. 2018; 74: 324-333. PMID:29699858
13：日本排尿機能学会/日本泌尿器科学会: 夜間頻尿診療ガイドライン[第2版], 2020年5月25日発行
14：Huang W, et al. Efficacy and safety of imidafenacin for overactive bladder in adult: a systematic review and meta-analysis. Int Urol Nephrol. 2015; 47: 457-464. PMID:25636812

代表的な抗コリン薬の使い分け　ソリフェナシン、イミダフェナシンなど

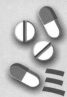

過活動膀胱・排尿障害薬

ミラベグロンとビベグロン の使い分け

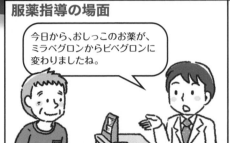

服薬指導の場面

今日から、おしっこのお薬が、ミラベグロンからビベグロンに変わりましたね。

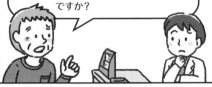

肝臓の機能が下がってしまったみたいで、今までの薬が使えないって先生に言われました。
新しいお薬と今までのお薬の効果は同じですか?

服薬指導のポイント

● ビベグロンはミラベグロンより薬物間相互作用が少ない

● ビベグロンは肝・腎機能によって用量調節が不要である

● ミラベグロンは重度の肝機能障害患者には禁忌である

● ミラベグロンとビベグロンの有効性および安全性を直接比較した試験はない

● ミラベグロンはビベグロンと比較して、抗コリン薬との比較試験が多く、エビデンスが蓄積している

薬効の概要

　過活動膀胱に対する薬物治療には、抗コリン薬が広く用いられてきた。抗コリン薬は口渇や便秘などの副作用発現のリスクがあるため、その他の作用機序をもつ薬剤の開発が進められ、β_3受容体刺激薬が創薬された。そして2011年にミラベグロンが国内で保険承認となり、2018年にビベグロンが保険承認となった。

　ミラベグロン、ビベグロンは膀胱平滑筋に存在するβ_3受容体を選択的に刺激し、膀胱弛緩作用を増強させることで、正常な蓄尿期の状態へ近づけ、過活動

膀胱における尿意切迫感、頻尿、切迫性尿失禁を改善する[1, 2]（**図1**）。

図1　β₃受容体刺激薬の作用機序

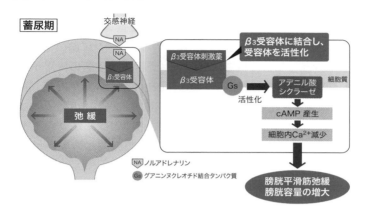

ベオーバ　インタビューフォームより一部改変

ミラベグロンとビベグロンの使い分け

ビベグロンはミラベグロンと比較して薬物間相互作用が少ないため、基礎疾患があり、多くの薬剤を使用している患者において使用しやすいという特徴がある。また、ミラベグロンは、腎・肝機能障害を有する患者では、血中濃度が上昇する恐れがあるため、減量を要するが、ビベグロンは用量調節が不要である（**表1**）。

表1　β₃受容体刺激薬の比較

	ミラベグロン	ビベグロン
代表的な商品名	ベタニス	ベオーバ
効能・効果	過活動膀胱における尿意切迫感、頻尿および切迫性尿失禁	
1日の投与回数	1回（1日投与量）25〜50mg	1回（1日投与量）50mg
警告	あり（生殖可能な年齢への投与は可能な限り避けること）	なし
併用禁忌	フレカイニド、プロパフェノン	―
排泄経路	尿中・糞中	尿中・糞中
肝機能低下時の減量	必要	不要
腎機能低下時の減量	必要	不要
海外での承認	あり	なし

各薬剤の添付文書・インタビューフォームより一部改変

薬物治療の位置づけ

　米国泌尿器学会のガイドラインにおいて、過活動膀胱治療の 1st line は行動療法であり、薬物療法は 2nd line として位置づけられている[3]。日本の「過活動膀胱診療ガイドライン（第2版）」においても同様の位置づけである[4]。

　過活動膀胱に対する薬物療法として、日本のガイドラインにおいて、前立腺肥大を伴わない過活動膀胱には、抗コリン薬やβ_3受容体刺激薬の使用が推奨されている[4, 5]。β_3受容体刺激薬は抗コリン薬と比較して新しい薬剤だが、有効性は抗コリン薬とほぼ同等とされており、抗コリン作用に基づく副作用が少ないことから、安全面では優れているとされている[6]。また、抗コリン薬が効果不十分または有害事象などで継続困難な場合には、β_3受容体刺激薬への変更が治療選択肢の1つとして推奨されている[4]。

　日本の「過活動膀胱診療ガイドライン（第2版）」では、ミラベグロンが推奨グレードAとして記載されており、「女性下部尿路症状診療ガイドライン（第2版）」においては、ミラベグロン、ビベグロンともに推奨グレードAとして記載されている薬剤である。しかし、両剤を直接比較した試験はなく、その使い分けについて明記されていない[4, 6]。

 ## 比較のポイント

1 有効性

　ミラベグロンとビベグロンの有効性を直接比較した試験はないが、ミラベグロンは抗コリン薬と比較検討した報告が複数あり、ビベグロンと比較して有効性および安全性に関するエビデンスが蓄積されている[7, 8]。また、ミラベグロンは抗コリン薬との併用投与の有効性および安全性が複数報告されており[9, 10]、抗コリン薬単独で効果が不十分な場合の治療選択肢の1つとして推奨されているが[4, 6]、ビベグロンと抗コリン薬との併用療法については十分な検証はされていない。

2 副作用

　ミラベグロンとビベグロンの安全性を直接比較した試験はない。一般的に、抗コリン薬と比較して発現頻度は低いとされているが、β_3受容体刺激薬の副作用

として、便秘や口内乾燥が1〜5％程度で報告されている。重大な副作用として、ミラベグロンでは尿閉と高血圧が記載されているが、ビベグロンでは尿閉のみである[1,2]。

　また、副作用ではないが、「生殖可能な年齢の患者への本剤の投与はできる限り避けること。動物実験（ラット）で、精嚢、前立腺および子宮の重量低値あるいは萎縮など生殖器系への影響が認められ、高用量では発情休止期の延長、黄体数の減少に伴う着床数および生存胎児数の減少が認められている」との警告がミラベグロンのみ記載されている[1]。

3 相互作用

　ミラベグロン、ビベグロンは CYP3A4 および P-糖タンパク質の基質であると考えられており、抗真菌薬などの CYP 阻害薬やリファンピシンなどの CYP 誘導薬との併用に注意が必要である。また、ミラベグロンは CYP2D6 および P-糖タンパク阻害作用を有するため、心電図の波形異常である QT 延長を引き起こす可能性があるフレカイニドやプロパフェノンとの併用は禁忌である。そのほか、三環系抗うつ薬やジゴキシンなど併用注意の薬剤がビベグロンと比較して多い[1,2]。

4 肝・腎機能低下時の投与量

　ミラベグロンは中等度の肝機能障害（Child-Pugh 分類 B）患者では、AUC（薬物血中濃度一時間曲線下面積）や Cmax（最高血中濃度）が上昇するため、25mg/回から開始が必要であり、重度の肝機能障害（Child-Pugh 分類 C）患者では禁忌である。また、同様の理由で重度の腎機能障害（Ccr30mL/min 未満）患者では、25mg/回から開始が必要である[1]。ビベグロンは肝・腎機能障害による用量調節は設定されていないが、重度の肝機能障害のある患者には血中濃度が上昇する恐れがあると記載されており、注意が必要である[2]。

文献

1：インタビューフォーム ベタニス®錠25mg, 50mg 2019年12 月改訂（第15版）

2：インタビューフォーム ベオーバ®錠 50mg 2020年7月改訂（第5版）

3：Gormley EA, et al. DIAGNOSIS AND TREATMENT OF OVERACTIVE BLADDER（Non-Neurogenic）IN ADULTS:AUA/SUFU GUIDELINE.https://www.auanet.org/guidelines/overactive-bladder-(oab)-guideline.pdf

4：日本排尿機能学会/日本泌尿器科学会：過活動膀胱診療ガイドライン[第2版], 2015年4月30日発行

5：日本泌尿器学会：男性下部尿路症状・前立腺肥大症診療ガイドライン, 2017年4月20日発行

6：日本排尿機能学会/日本泌尿器科学会：女性下部尿路症状診療ガイドライン[第2版], 2019年9月30日発行

7：Maman K, et al. Comparative efficacy and safety of medical treatments for the management of overactive bladder: a systematic literature review and mixed treatment comparison. Eur Urol. 2014; 65: 755-765. PMID:24275310

8：Kelleher C, et al. Efficacy and Tolerability of Mirabegron Compared with Antimuscarinic Monotherapy or Combination Therapies for Overactive Bladder: A Systematic Review and Network Meta-analysis. Eur Urol. 2018; 74: 324-333. PMID:29699858

9：Drake MJ, et al. Efficacy and Safety of Mirabegron Add-on Therapy to Solifenacin in Incontinent Overactive Bladder Patients with an Inadequate Response to Initial 4-Week Solifenacin Monotherapy: A Randomised Double-blind Multicentre Phase 3B Study (BESIDE). Eur Urol. 2016; 70: 136-145. PMID:26965560

10：Yamaguchi O, et al. Long-term safety and efficacy of antimuscarinic add-on therapy in patients with overactive bladder who had a suboptimal response to mirabegron monotherapy: A multicenter, randomized study in Japan (MILAI II study). Int J Urol. 2019; 26: 342-352. PMID:30548692

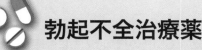

勃起不全治療薬
PDE-5阻害薬の使い分け
シルデナフィル、バルデナフィルなど

服薬指導の場面

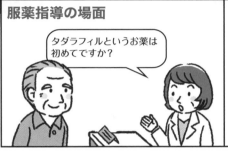

タダラフィルというお薬は初めてですか？

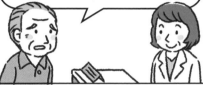

いつまでも現役でいたくて先生に相談したら、お薬があるって出してくれました。普段からいろいろな薬を飲んでいるのだけど飲み合わせは大丈夫ですか？

服薬指導のポイント

● 初期治療の失敗の多くは、不適切な服薬指導にあり、適切な指導が重要である

● 現時点ではシルデナフィル、タダラフィル、バルデナフィルの有効性および安全性に差はないとされている

● タダラフィルは食事の影響を受けない

● 3剤とも重度の肝障害には禁忌である

● バルデナフィルは血液透析患者に禁忌である

● 服用後、4時間を超えて勃起が持続する場合は、治療が必要である

薬効の概要

　世界初の勃起不全治療薬であるシルデナフィルは、抗狭心症薬として開発が進められていた薬剤である。しかし、臨床試験において有効性を示せず、陰茎勃起の副作用が報告された。それを契機に勃起不全治療薬の開発が進められた。

　勃起は陰茎の非アドレナリン非コリン作動性神経終末や海綿体内皮細胞から遊

離される NO を介して、陰茎海綿体血管平滑筋が cGMP の増加とともに弛緩し、陰茎海綿体の血流が増加し発現する。勃起不全治療薬は、PDE-5 阻害作用によって、陰茎の動脈および海綿体の平滑筋内の cGMP 量を増加させ、陰茎を勃起させる（**図1**）。

　日本では 1999 年にシルデナフィルが初めて勃起不全治療薬として承認され、2004 年にバルデナフィル、2007 年にタダラフィルが承認となった。どれも PDE-5 阻害作用を有する薬剤であるが、食事の影響や併用禁忌薬など、薬剤ごとに異なるため注意が必要である（**表1**）。

図1　PDE-5 阻害薬の作用機序

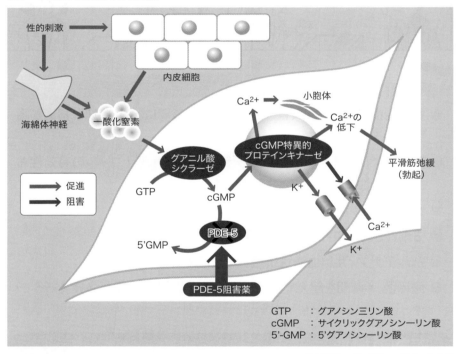

シアリス　インタビューフォームより

表1　PDE-5阻害薬の比較

	シルデナフィル	バルデナフィル	タダラフィル
代表的な商品名	バイアグラ	レビトラ	シアリス
効能・効果	勃起不全	勃起不全	勃起不全
1日の投与回数	1回（1日投与量）25～50mg	1回（1日投与量）開始10mg、最大20mg	1回（1日投与量）開始10mg、最大20mg
食事の影響	あり食後でCmaxとAUC低下	あり	なし
併用禁忌	硝酸薬、sGC刺激剤、アミオダロン	硝酸薬、sGC刺激剤、抗HIV薬、抗真菌薬、抗不整脈薬	硝酸薬、sGC刺激剤
排泄経路	糞中	糞中	糞中・尿中
肝機能低下時の減量	必要	不要	必要
剤形	錠剤、ODフィルム	錠剤	錠剤
海外での承認	あり	あり	あり
後発品	あり	あり	あり

各薬剤の添付文書・インタビューフォームより一部改変

薬物治療の位置づけ

　勃起不全は一般的にその病因により、器質性、心因性、混合性に大別される。また、肥満や喫煙など12の因子がリスクファクターと報告されており、治療方針を決めるためにそれらを把握することが重要である。

　PDE-5阻害薬による薬物治療は、欧州や日本の勃起不全に関するガイドライン[1, 2]において1st lineの1つとして推奨されている。また、薬物治療だけではなく、運動療法など生活習慣への介入が治療効果を高めるとの報告もあり、併せて行うことが推奨されている[2]。

　日本では、シルデナフィル、バルデナフィル、タダラフィルの3種類の薬剤が使用可能だが、有効性および安全性は同等[3]とされており、患者個々の性活動性、嗜好性などを鑑みて薬剤を決定する。

　PDE-5阻害薬による治療は適切な服薬指導を行うことが極めて重要である。

初期治療の失敗例の多くは不適切な服薬指導とされており、PDE-5 阻害薬無効例に再度十分な教育を行うことで、約半数は有効となる[4、5]。

　服用後、性的刺激が必須であることや食事の影響など患者が正しく理解できるように指導を行う必要がある。

図2　ＥＤ治療のアルゴリズム

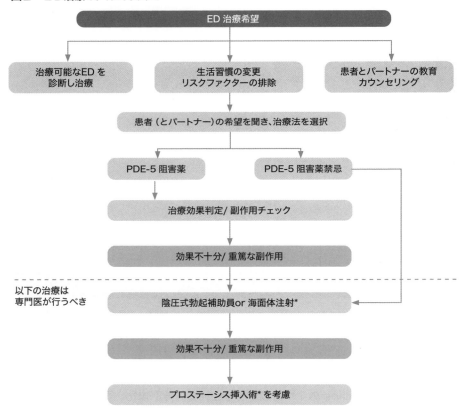

＊日本未承認　「ED診療ガイドライン（第３版）」より一部改変

1 有効性

International Consultation for Sexual Medicine（ICSM）による報告では、シルデナフィル、バルデナフィル、タダラフィルを直接比較するために有用な二重盲検や三重盲検は行われておらず、有効性および安全性の有意な差はないと結論されている[3]。また、直接比較した大規模臨床試験ではないものの、有効性や安全性を調査したメタアナリシスがいくつか報告されているが、結果はさまざまである[6-8]。この結果は、研究の規模や薬剤用量の違いなど影響していると考えられているが、日本のガイドラインでは、いずれも同等の有用性と考え、患者選択に任せることを強く推奨している[2]。作用時間の観点では、タダラフィルは服用30分後から36時間で性交に成功したとの報告があり、ほかの2剤と比べて長時間作用が持続する薬剤である[9]。

2 副作用

PDE-5阻害薬による頻度の高い副作用として、頭痛やほてり、消化不良、鼻閉、眼症状などがあげられる。機序は不明だが、タダラフィルでは背部痛の発現頻度が高く、特徴的な副作用である。どれも一過性かつ軽度だが、重篤で不可逆性の可能性もある副作用として、日本のガイドラインでは、非動脈炎性前部虚血性視神経症、突発性難聴、前立腺がんがん術後の prostate-specific antigen（PSA：前立腺特異抗原）再発、メラノーマ、持続勃起症などがあげられている[2]。

その中の持続勃起症は「性的刺激・性的興奮と無関係である勃起が4時間を超えて持続している状態」と定義されており、虚血性持続勃起症の場合、何らかの処置が必要とされている[10]。

上記でも記載したが、安全性においても PDE-5阻害薬の3剤を直接比較した試験はない。

3 相互作用

PDE-5阻害薬と薬物間相互作用を考えるうえで重要な薬剤は、硝酸薬、sGC刺激薬、α遮断薬、CYP阻害・誘導薬、抗不整脈薬である。

まず、硝酸薬および sGC（可溶性グアニル酸シクラーゼ）刺激薬はシルデナフィル、バルデナフィル、タダラフィルの 3 剤に共通して禁忌の薬剤であり、併用によって cGMP が増加し、過度な血圧低下が起きる可能性がある。

　α 遮断薬も併用によって血圧低下の可能性があるため、シルデナフィルおよびバルデナフィルでそれぞれ 25mg と 10mg から開始する必要がある。タダラフィルは α 遮断薬併用時の開始用量は定められていない。

　次に、CYP 阻害・誘導薬に関して、PDE-5 阻害薬は主として CYP3A4 によって代謝されるため、併用によって血中濃度の上昇や低下が起きる可能性がある。特に、バルデナフィルは抗 HIV 薬や抗真菌薬と併用禁忌のため注意が必要である。また、バルデナフィルとタダラフィルは CYP 阻害作用を有する薬剤との併用時は最大 5mg、10mg と用量制限がある。

　最後に抗不整脈薬は、機序は明らかになっていないが、併用によって QTc 延長が起きる可能性がある。唯一タダラフィルは抗不整脈薬との相互作用がないとされている。

4　肝機能低下時の投与量

　PDE-5 阻害薬はおもに CYP にて代謝を受ける薬剤である。

　シルデナフィルは、軽度から中等度の肝機能障害患者（Child-Pugh 分類 A、B）に投与した際に、健常者と比較して AUC がそれぞれ 47% と 85% 増加するとの報告があり、25mg から開始が必要となる。また、重度の肝機能障害患者では安全性が確認されていないことから禁忌である[11]。

　バルデナフィルは中等度の肝機能障害患者（Child-Pugh 分類 B）に投与した際に AUC および Cmax が、健常者に比べて、約 2.3 〜 2.6 倍に増加したことから、中等度の肝機能障害のある患者では、5mg を開始用量とし、最大量は 10mg と定められている。また、代謝および排泄経路から重度の肝機能障害のある患者ではさらに血中濃度が増加する恐れがあるため禁忌である[12]。

　タダラフィルは、軽度から中等度の肝機能障害患者（Child-Pugh 分類 A、B）に投与した際に、健常者と比較して AUC は健常者とほぼ同等であったが、最大量は 10mg と定められている。また、重度の肝機能障害患者では、安全性が確認されていないため禁忌である[13]。

5 腎機能低下時の投与量

　PDE-5阻害薬はおもに糞中に排泄される薬剤だが、腎機能障害のある患者で AUC や Cmax の上昇が確認されており、注意が必要である。

　シルデナフィルは、軽度から中等度の腎機能障害患者（Ccr = 30 〜 80 mL/min）では、血漿中シルデナフィルの Cmax および AUC は健常者と比較して有意差を認めなかったため、用量調節は不要だが、重度の腎機能障害患者（Ccr < 30 mL/min）では Cmax および AUC ともに健常者より約2倍高い値を示したため、25mg から開始が必要となる[11]。

　バルデナフィルは中等度以上の腎機能障害患者（Ccr ≦ 50 mL/min）において、未変化体の AUC および Cmax は、健常者と比較して 1.2 〜 1.4 倍とやや高い値を示したが、Ccr と AUC あるいは Cmax との間に有意な相関は認められなかったため用量調節は不要である。しかし、血液透析が必要な腎機能障害の患者では安全性が確認されていないため禁忌である[12]。

　タダラフィルは軽度から中等度の腎機能障害患者（Ccr = 31 〜 80mL/min）において、血漿中タダラフィルの AUC および Cmax は健常者と比較して、それぞれ約 100% および 20 〜 30% 増加したため、最大量は 10mg と定められている。また、中等度の腎機能障害患者では5mg から開始し、10mg を投与する場合は投与間隔を 48 時間以上空ける必要がある。重度の腎機能障害患者、または血液透析を受けている患者では、AUC および Cmax の増加が認められたため、最大量は 5mg となっている[13]

文献

1：Hatzimouratidis H, et al. EAU Guidelines on Erectile dysfunction, Premature Ejaculation, Penile Curvature and Priapism. European Association of Urology (EAU).https://uroweb.org/guideline/male-sexual-dysfunction-2016-3.pdf

2：日本性機能学会/日本泌尿科学会. ED診療ガイドライン[第3版].2018年1月15日　第3版

3：Hatzimouratidis K, et al. Pharmacotherapy for erectile dysfunction: recommendations from Fourth International Consultation for Sexual Medicine (ICSM2015). J Sex Med. 2016; 13: 465-488

4：Gruenwald I, et al. Positive effect of counseling and dose adjustment in patients with erectile dysfunction who failed treatment with sildenafil. Eur Urol. 2006; 50: 134-140

5：Hatzichristou D, et al. Sildenafil failures may be due to inadequate patient instructions and follow-up: a study on 100 non-responders. Eur Urol. 2005; 47: 518-523

6：Chen L, et al. Phosphodiesterase5 inhibitors for the treatment of erectile dysfunction: a trade-off network meta-analysis. Eur Urol. 2015; 68: 674-680

7：Yuan J, et al. Comparative effectiveness and safety of oral phosphodiesterase type5 inhibitors for erectile dysfunction: a systematic review and network meta-analysis. Eur Urol. 2013; 63: 902-912

8：Tsertsvadze A, et al. Oral phosphodiesterase-5 inhibitors and hormonal treatments for erectile dysfunction: a systematic review and meta-analysis. Ann Intern Med. 2009; 151: 650-661

9：Brock GB, et al. Efficacy and safety of tadaladfil for the treatment of erectile dysfunction: results of integrated analyses. J Urol. 2002; 168: 1332-1336

10：Kirkham APS, et al. MR imaging of nonmalignant penile lesions. Radiographics. 2008; 28: 837-853

11：インタビューフォーム バイアグラ®錠、ODフィルム25mg, 50mg　2021年2 月改訂（第17版）

12：インタビューフォーム レビトラ®錠、5mg, 10mg, 20mg　2021年2月改訂（第18版）

13：インタビューフォーム シアリス®錠、5mg, 10mg, 20mg　2021年2月改訂（第10版）

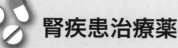

腎疾患治療薬
代表的な高カリウム血症治療薬の使い分け

服薬指導の場面

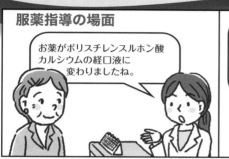

お薬がポリスチレンスルホン酸カルシウムの経口液に変わりましたね。

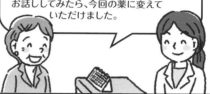

最初の散剤に比べたら、ゼリーは飲みやすかったです。でも、持ち運ぶときにかさばるのとスプーンが必要なのが面倒だと先生にお話ししてみたら、今回の薬に変えていただけました。

服薬指導のポイント

● ポリスチレンナトリウムは吸着能が高く服用量を減らせる可能性があるが、ナトリウム貯留に伴う高血圧・浮腫・腎不全に注意が必要である

● ポリスチレンカルシウムは高血圧の患者にも使用しやすいが、カリウムと置換したカルシウムが体内に吸収される恐れがあるため高カルシウム血症に注意が必要である

● いずれもイレウスの患者には禁忌である

● 服薬アドヒアランス、ポリファーマシー、経済的負担、基礎疾患（イレウス、便秘）、患者の嗜好などに基づいた薬剤選択が必要である

薬効の概要

　国内で使用可能なカリウム吸着薬は、ポリスチレンスルホン酸ナトリウム（製品名：ケイキサレート）、ポリスチレンスルホン酸カルシウム（製品名：カリメート）、ジルコニウムシクロケイ酸ナトリウム（製品名：ロケルマ）の3剤である。

　1950年に交換基としてカルボキシル基をもった H型および NH_4型の陽イオン交換樹脂を臨床応用されたが、アシドーシスの発症が問題となった。その後

Na 型陽イオン交換樹脂（Na 型レジン）であるケイキサレートが開発された。次いでナトリウムの体内貯留を認めない Ca 型レジンであるカリメートが発売された。いずれも結腸付近でカリウムイオンがナトリウムイオンまたはカルシウムイオンと交換され、そのまま糞便中に排泄されることでカリウムを体外へ除去し、血中カリウム値が低下する[1]（**図1**）。

　これらは非水溶性の陽イオン交換樹脂であるために口の中での違和感（熱感、ザラザラ感、樹脂臭）があり、服用後もザラザラ感や樹脂臭が長く残る。このため、患者は水分制限を受けているときでも服用時に多量の水を摂取せざるを得ない。これらの理由により、服薬コンプライアンスの悪いことが従来から指摘されていた。それを改善するべくドライシロップ剤、経口液剤、ゼリー剤が開発され、嗜好に応じてフレーバーの有無を選択できるようになった。

　これまで長らくポリスチレンスルホン酸ナトリウムやポリスチレンスルホン酸カルシウムが臨床で使用されてきたが、2020 年にジルコニウムシクロケイ酸ナトリウム（商品名：ロケルマ）が承認された。同剤は腸管内で K と Na、水素イオ

図1　カリウム吸着薬の作用機序の違い

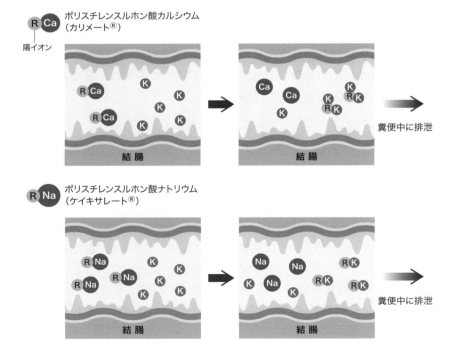

ンとを交換することで作用を発揮するK吸着薬である。1日1回、食事と関係なく服用できることが特徴的である（透析患者は非透析日のみ服用）。非ポリマーであり、水で膨張しないため便秘をきたしにくいとされている。

　なお、これら3剤は国内で承認されている効能・効果や海外での発売状況も異なるので注意が必要である（**表1**）。

表1　高カリウム血症治療薬の比較

	ポリスチレンスルホン酸ナトリウム	ポリスチレンスルホン酸カルシウム		ジルコニウムシクロケイ酸ナトリウム水和物
代表的な商品名	ケイキサレート	カリメート	アーガメイト	ロケルマ
効能・効果	急性および慢性腎不全による高カリウム血症	急性および慢性腎不全に伴う高カリウム血症		高カリウム血症
剤形	散剤 ドライシロップ剤 ※散剤は注腸投与可能	散剤 ドライシロップ剤 経口液剤 ※散剤は注腸投与可能	ゼリー剤 顆粒剤	懸濁用散剤
1日の投与回数	2～3回 （1日投与量） 散剤：30g （1回量を水15～25mLで懸濁） ドライシロップ剤：39.24g ＜注腸＞（散剤） 1回30gを水または2%メチルセルロース溶液100mLに懸濁して注腸	2～3回 （1日投与量） 散剤：15～30g （1回量を水30～50mLで懸濁） ドライシロップ剤：16.2～32.4g 経口液剤：75～150g ＜注腸＞（散剤） 1回30gを水または2%メチルセルロース溶液100mLまたは5%ブドウ糖液に懸濁して注腸	2～3回 （1日投与量） ゼリー剤：75～150g 顆粒剤：16.8～33.6g	1回 （1回投与量：非透析患者） 開始：10g （1日3回　2～3日間）、 維持：5g、最大：15g （1回投与量：透析患者） 維持：5g、最大：15g ※非透析日に投与
併用禁忌		―		
排泄経路		糞中		
腎機能低下時の減量		不要		
海外での承認	あり	散剤・経口液剤：あり	ゼリー剤：あり	あり

各薬剤の添付文書・インタビューフォームより一部改変

第11章　泌尿器系薬・腎疾患治療薬　393

薬効の概要

　高カリウム血症の原因は、カリウムの過剰摂取・カリウムの細胞内から細胞外への移動・カリウム排泄量の低下があげられる[2]。CKD（慢性腎臓病）はステージが進行すると腎機能の低下と代謝性アシドーシスにより、血清カリウム値は上昇する。さらに、CKD が高度に進行すると致死的な高カリウム血症となるため、カリウム摂取量の厳格な制限をしたうえで定期的に血清カリウム値の確認が必要である。「CKD 診療ガイドライン 2018 年版」においては、総死亡率・心血管疾患（CVD）発症抑制のために、CKD における管理目標値は 4.0 ～ 5.4mEq/L が設定されている[3]。

　透析患者の適性血清K濃度について報告はあるものの統一された基準はない。しかし、血液透析患者において 5.6 mEq/L を超えると致死性不整脈の発現率が上昇する報告があり[4, 5]、透析患者も透析前血清K濃度を同様に管理することが妥当と考えられる。

　高カリウム血症の治療は、心電図異常と臨床症状の有無から緊急性のある治療と緊急性のない治療に大別される。心電図異常と臨床症状（徐脈、低血圧）のある場合は、緊急治療の適応となる。

　緊急性がない場合は、食事療法が基本である。食事療法でカリウム制限を行うのみでは管理ができない場合、ループ利尿薬や陽イオン交換樹脂などの薬物療法を併用する。陽イオン交換樹脂は便秘をきたすことがあるため少量より開始し、血清カリウム値に合わせて用量調節を行うよう推奨されている。

　一方、ZS（ジルコニウムシクロケイ酸ナトリウム水和物）は高用量で開始するため用法に注意が必要である。日本のガイドラインでは、ポリスチレンスルホン酸ナトリウム、ポリスチレンスルホン酸カルシウムの使い分けについては明記されておらず、Na や Ca などの電解質バランスを考慮して選択することが望ましいと考えられる。

　また、薬物により高カリウム血症が起こることがあり、CKD では注意が必要である（ACE 阻害薬、ARB、直接的レニン阻害薬、MR 拮抗薬、β遮断薬、ジギタリス製剤、NSAIDs など）。CKD では、これらの薬剤は少量から開始し、血清カリウムと Cr（クレアチニン）をモニタリングし用量調節を行い、高カリウム血症の増悪時には原因薬剤を中止するよう推奨されている[6]。

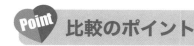

1 効果

　血清カリウム抑制剤のイオン親和性はナトリウムがもっとも高く、ついでカリウム、カルシウムの順となる。各薬剤のインタビューフォームによれば、ポリスチレンスルホン酸ナトリウムのカリウム交換容量を測定すると、ポリスチレンスルホン酸ナトリウム1g あたり 2.81 ～ 3.45mEq のカリウムと交換する（日局）[7]。ポリスチレンスルホン酸カルシウムは in vitro で1g あたり 1.36 ～ 1.82mEq のカリウムと交換すると記載がある。以上のことから、理論上ではポリスチレンスルホン酸ナトリウムがイオン交換に優れており、服用量を減量できると考えられる。

　透析患者を対象とした第Ⅲ相臨床試験において、ポリスチレンスルホン酸カルシウム投与群において、透析患者では透析間の血清カリウム値上昇が有意に抑制された。非透析例では血清カリウム値の低下が認められた。透析例および非透析例におけるカリウム低下作用は、ポリスチレンスルホン酸ナトリウムとの有意差がないことが示されている。

2 副作用

　いずれも便秘・悪心などの消化器症状が発現しやすく、イレウスの患者には禁忌である。ポリスチレンスルホン酸ナトリウムでは下痢にも注意が必要である。排便コントロールが重要となるが、ポリスチレンスルホン酸ナトリウムはソルビトールとの併用で腸粘膜壊死や結腸壊死の報告があるため、使用には注意が必要である[8]。

　ポリスチレンスルホン酸ナトリウム、カリウムと交換したナトリウムによる浮腫、高血圧、心不全の発現および悪化の恐れがある。ポリスチレンスルホン酸カルシウムはカルシウム塩であり、カリウムと交換したカルシウム吸収のため高カルシウム血症をきたす恐れがある[8]。

3 相互作用

　いずれも併用禁忌の薬剤はない。アルミニウム、マグネシウムまたはカルシウムを含有する製剤との併用に関して血清カリウム抑制剤のもつ陽イオンと上記製剤の陽イオンが交換され、効果が減弱する可能性がある。また、カリウム低下に伴いジギタリス製剤の作用増強をきたすおそれがあるため、服用中の患者では中

毒症状の発現がないか注意が必要である。

4 剤形

　散剤は溶解後注腸可能であり、緊急性のある高カリウム血症にも使用できる利点がある。しかし、樹脂が水に不溶性で細かい粒子であるため、服用後も口の中に砂をかむような不快感が残る。また、そのまま服用すると気管に入りむせ返る、あるいは口の中で吸水し湿潤熱を発するため灼熱感を感じるなど、患者が服用しにくいと感じることが多い。それを改善するべく、さまざまな剤形やフレーバーの薬剤が開発された。

　ケイキサレートドライシロップは懸濁不要でありフレーバーがついているため服用感が改善されている。1包あたりのポリスチレンスルホン酸ナトリウムは散剤の半量であり、より細かく用量調節できる。

　カリメート経口液も同様に懸濁不要であり、持ち運びが便利なスティック包装である。フレーバーなし・オレンジフレーバー・りんごフレーバーの3種類から選択できる。

　ポリスチレンスルホン酸 Ca 経口ゼリーは、飲水量を減らせるメリットがある[9]。フレーバーで味を改善することができるが、りんごパウダーを含むため、りんごアレルギーの場合はフレーバー使用不可である。

　剤形により携帯しやすさ・飲み込みやすさ・飲水の要不要が異なる。患者の嗜好・生活スタイルを踏まえた提案がアドヒアランスの向上につながると考えられる。

文献
1:インタビューフォーム　カリメート散,ドライシロップ92.59%,経口液20%　2020年9月改訂(第20版)
2:病気がみえる vol.8 腎・泌尿器　第3版　2019年10月　90-95
3:日本腎臓学会. エビデンスに基づくCKD 診療ガイドライン2018. 2018年6月15日第1版
4: Serum and Dialysate Potassium Concentrations and Survival in Hemodialysis Patients. Clin J Am Soc Nephrol 2: 999-1007, 2007
5: Serum potassium levels and mortality in hemodialysis patients. Am J Nephrol 2016;44:179–186
6:医師・コメディカルのための慢性腎臓病生活・食事指導マニュアル 2015年11月11日第1版
7:インタビューフォーム　ケイキサレート散,ドライシロップ76% 2013年2 月(改訂第6版)
8 志内敏郎:4.カリウム抑制薬　透析ケア 2018年　vol.24 no.6　60-63
9: 高嶋孝次郎:血液透析患者における アーガメイトゼリーおよびカリメートの比較検討　Jpn. J. Pharm. Health Care Sci. 30(9)584-587 (2004)

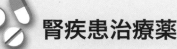

腎疾患治療薬
代表的な高リン血症治療薬の使い分け

服薬指導の場面

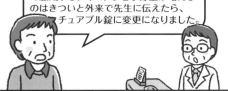

入院したときにリンが高くて錠剤から顆粒に変わりましたが、飲水制限もあるので服用するタイミングと水分量が増えるのはきついと外来で先生に伝えたら、チュアブル錠に変更になりました。

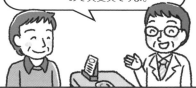

そうだったんですね。チュアブル錠は噛んだ後に一時的に歯が茶色くなることがありますが、食事や歯磨きで取れるので大丈夫ですよ。

Point 服薬指導のポイント

● リン降下作用は炭酸ランタン＞スクロオキシ水酸化鉄＞クエン酸第二鉄≒沈降炭酸カルシウム＞セベラマー≒ビキサロマーとされている

● 沈降炭酸カルシウムや炭酸ランタンでは高Ca血症や金属蓄積による毒性発現に注意を要する

● セベラマー・ビキサロマーは便秘の頻度が高いため、排便コントロールが重要である

● クエン酸第二鉄水和物・スクロオキシ水酸化鉄は黒色便や下痢・便秘を起こす場合がある

● 沈降炭酸カルシウム・炭酸ランタン・クエン酸第二鉄水和物は食直後に、セベラマー・ビキサロマー・スクロオキシ水酸化鉄は食直前に内服する

薬効の概要

　リン吸着薬は、食物由来のリン酸イオンと結合して便中へのリン排泄を促進することにより、消化管からのリン吸収を抑制し、血中リン濃度を低下させる薬剤で、「金属含有」と「非金属含有」に大別される。

図1　日本で使用されてきたリン吸着薬の開発の歴史（鉄含有リン吸着薬開発の歴史）

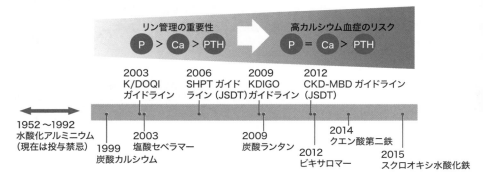

　金属含有リン吸着薬に用いられる金属としては、アルミニウム・カルシウム・ランタン・鉄があるが、アルミニウム化合物は体内への蓄積が問題となり、わが国では1992年に透析患者への投与が禁止された。1999年以降、沈降炭酸カルシウムがリン吸着薬として汎用されているが、カルシウム負荷が血管石灰化を助長させる可能性がある。そのため、非カルシウム含有リン吸着薬として、ポリマー製剤である塩酸セベラマーが開発されて2003年より使用されている。その後、酸を含有せず、水分の吸収が少ない合成ポリマー系リン吸着薬であるビキサロマーが開発され、2012年より使用されている[1]。

　合成ポリマー系吸着薬は、金属含有リン吸着薬に比べてリン吸着能が弱いという課題があった。それを解決すべく開発されたのが炭酸ランタンであり、国内では2009年より発売となった。その後、生理的に必要な元素である鉄を含有した新たなリン吸着薬が開発された。2014年にクエン酸第二鉄が、2015年よりスクロオキシ水酸化鉄が使用可能となっている。

　いずれも消化管からほとんど吸収されず、肝腎機能に応じた用量調節は不要である。リン管理においては服薬コンプライアンスの遵守が重要であり、服用タイミングや副作用に対する指導が重要である。

薬物治療の位置づけ

　高リン血症は二次性甲状腺機能亢進症の引き金になるだけではなく、血管石灰化を介して心血管疾患・死亡のリスクをもたらす。高リン血症のコントロールの基本は十分な透析と食事制限であり、それでも高リン血症を認める場合にリン吸着薬を使う[3]。

2017 年に改訂された KDIGO（国際的腎臓病ガイドライン機構）のガイドラインにおいては、保存期 CKD（慢性腎臓病）・透析期いずれにおいても進行性または持続性に高値を示す高リン血症の場合に、正常範囲を目標に低下させるよう推奨されている。一方、日本の透析患者の場合は「CKD-MBD（慢性腎臓病に伴う骨ミネラル代謝異常）ガイドライン」において透析前リン値：3.5 ～ 6.0 mg/mL が管理目標値として推奨されている[2]。保存期 CKD 患者の場合は「CKD 診療ガイドライン」において「高リン血症を伴う保存期 CKD 患者において死亡を減らす可能性があるので、リン吸着薬の使用を考慮してもよい」と記載されている。なお、現時点では明確な管理目標の提示は困難であるため、正常範囲を目標に低下させるよう推奨している[4]。

　薬剤の使い分けについては、KDIGO においては過剰なカルシウム負荷に伴う血管石灰化助長への懸念から、カルシウム含有リン吸着薬の投与量を制限することが望ましいと記載されている。「CKD 診療ガイドライン 2018」でも、保存期 CKD においてカルシウム非含有リン吸着薬のほうがカルシウム含有リン吸着薬よりも、死亡、血管石灰化進行の抑制効果を有する可能性があるため使用を考慮してもよいと記載されている。その根拠となったデータでは、透析・保存期ともに非含有リン吸着薬のほうが予後良好という結果が示されている[5]。ただし、国内では保存期 CKD で使用できないセベラマーによるものである点と、わが国では食事からのカルシウム摂取量が欧米に比較して明らかに少ない点に注意が必要である。以上より、日本の保存期 CKD 患者に対してカルシウム非含有リン吸着薬を推奨するエビデンスは十分とは言いきれないとされている[6]。

　鉄含有リン吸着薬との使い分けについては現時点でガイドライン上に記載されておらず、今後の報告が待たれる[2-4, 6]。また、保存期 CKD と透析患者で適応が異なるため、注意が必要である。国内で保存期 CKD への適応が承認されている経口リン吸着薬としては、炭酸カルシウム、炭酸ランタン水和物、ビキサロマー、クエン酸第二鉄水和物の4種類がある。

表1　高リン血症治療薬の比較

一般名	沈降炭酸カルシウム	炭酸ランタン	セベラマー	
代表的な商品名	カルタン	ホスレノール	レナジェル、 フォスブロック	
効能・効果	保存期および透析中の慢性腎 不全患者の高リン血症の改善	慢性腎臓病患者における 高リン血症の改善	透析中の慢性腎臓病患者に おける高リン血症の改善	
剤形	錠剤 OD錠 細粒	OD錠 チュアブル錠 顆粒分包	錠剤	
1日の投与回数	3回　食直後 （1日投与量） 最大：3g	1回　食直後 （1回投与量） 開始：250mg 最大：750mg	3回　食直前 （1回投与量） 維持：1～2g 最大：3g	
併用禁忌	—			
排泄経路	—	糞中		
腎機能低下時の減量	不要			
海外での承認	なし	あり	あり	

 比較のポイント

1 血清リン値低下作用

　臨床試験成績などから、吸着薬の吸着能は炭酸ランタン＞炭酸カルシウム≒クエン酸第二鉄＞セベラマー塩酸塩≒ビキサロマーであり、その効力比は3:1.5:1　と推測される[7]。リン吸着効果についてそれぞれのリン吸着薬の力価を塩酸セベラマーに換算すると、スクロオキシ水酸化鉄500mgは塩酸セベラマー1500mgの力価に相当するとされており、炭酸ランタンに次ぐ効果を有するとされている[8]。リン吸着薬処方錠数の増加にともない服薬アドヒアランスが低下し、血清リン高値と関連するという報告もある[9]。力価が強いとされるランタンやスクロオキシ水酸化鉄への変更は、リンのコントロールが不良である場合に、消化器症状の忍容性や鉄過剰の有無を考慮したうえで、錠数減少を図るために提案することを考慮してもよいと考えられる。

ビキサロマー	クエン酸第二鉄水和物	スクロオキシ水酸化鉄
キックリン	リオナ	ピートル
慢性腎臓病患者における 高リン血症の改善	慢性腎臓病患者における 高リン血症の改善	透析中の慢性腎臓病患者における 高リン血症の改善
カプセル剤 顆粒剤	錠剤	顆粒分包 チュアブル錠
3回　食直前 （1回投与量） 開始：500mg 最大：2,500mg	3回　食直後 （1回投与量） 開始：500mg 最大：2,000mg	3回　食直前 （1回投与量） 開始：250mg 最大：1,000mg
	—	
	糞中	
	不要	
なし	あり	あり

文献 5 より一部改変

　血清リン値の低下作用を比較した臨床研究は、血液透析患者についてはいくつかある。国内の第Ⅲ相臨床試験において、セベラマー・炭酸ランタンは対照群である沈降炭酸カルシウムと、ビキサロマー・クエン酸第二鉄・スクロオキシ水酸化鉄の対照群であるセベラマーとそれぞれ非劣性であることが証明されている[10-14]。腹膜透析患者や保存期 CKD 患者については各薬剤とプラセボとの比較にはなるが、プラセボと比較して有意にリンを低下させたことから承認されている[10-14]。

2　副作用

　カルシウム含有リン吸着薬では高カルシウム血症が問題となる。甲状腺機能低下症ではカルシトニンの分泌が低下しており、高カルシウム血症の発現リスクが高まるため禁忌である。そのほか、血管石灰化への影響が用量依存的に増強するため、3g/ 日未満での使用が推奨されている[15]。

カルシウム非含有リン吸着薬では消化管障害が問題となることが多い。開始時や増量時には症状増悪がないか確認を行うことが重要である。炭酸ランタンでは嘔気・嘔吐が問題となる。空腹時に増強するため、必ず食直後に内服するように指導する。チュアブル錠を10回以上咀嚼することで副作用は軽減するが、咀嚼が困難な場合には、顆粒やOD錠の選択が望ましい[16]。また、消化管粘膜への沈着の報告があり、長期投与による臓器への蓄積の影響については今後も十分に注視する必要がある[17]。

　鉄を含有するリン吸着薬では、鉄の影響で黒色便となる。そして、下痢などの消化器系副作用は投与後数日で出現することから、少量から開始して副作用を確認しながら徐々に増量することが望ましい[18]。併用している下剤があれば、減量や中止についてあらかじめ説明しておくのがよいと考えられる。そして鉄が一部吸収されるため、血清フェリチンなどを定期的に測定し、鉄過剰に注意する。また、ヘモグロビンなどを定期的に測定し、特に赤血球造血刺激因子製剤（ESA）を併用する場合には過剰造血に注意する[17]。また、スクロオキシ水酸化鉄のチュアブル錠は噛み砕くと歯が一時的に茶色くなる。食事の摂取や歯磨きで着色は落ちるが、あらかじめ情報提供を行ったほうがよい。

　ポリマー系の薬剤では便秘や腹部膨満感が問題となり、腸閉塞の患者には禁忌である。セベラマー塩酸塩ではリン酸との結合に伴い塩酸が分泌されるため、アシドーシスにも注意が必要である。ビキサロマーはセベラマーと比較して膨潤性が低い。そのため便秘の副作用が少ないとされているが[19]、腸管穿孔の報告もあるため注意が必要である。

❸ 相互作用

　いずれも併用禁忌の薬剤はない。スクロオキシ水酸化鉄以外の金属塩型製剤は併用薬剤とキレートを形成しやすく、併用薬剤の吸収低下をもたらす可能性がある。スクロオキシ水酸化鉄や非金属塩型製剤における相互作用は、イオン結合や水素結合による機序が考えられており、これらはキレート作用ではない。これらの機序により、リン吸着薬は併用薬剤の吸収低下という相互作用を有する[15]。

　沈降炭酸カルシウムはテトラサイクリン系、ニューキノロン系抗菌薬、カリウム吸着薬の効果を減弱させる。また、胃内pHによってその効果が左右されるため、胃酸分泌抑制薬の併用時あるいは胃切除術施行後にはその効果が減弱することに注意が必要である[2]。炭酸ランタンもテトラサイクリン系、ニューキノロン系抗

菌薬に加えて甲状腺ホルモン製剤の吸収を低下させる。クエン酸第二鉄・スクロオキシ水酸化鉄ではテトラサイクリン系、甲状腺ホルモン製剤、セフニジル、抗パーキンソン病薬、エルトロンボパグオラミンの吸収低下を起こす。

　セベラマーはシプロフロキサシンやレボチロキシンのほか、脂溶性ビタミンや葉酸塩の吸収を阻害する。そのため、長期投与時には補充を考慮する必要がある[16]。ビキサロマーはエナラプリル、アトルバスタチン、ARB（バルサルタン、カンデサルタン、テルミサルタン、オルメサルタン、イルベサルタン）などの効果を減弱させる恐れがあるため注意を要する。

4 服用のタイミング

　薬剤によって効果的な服用タイミングが異なるため、注意が必要である。

　沈降炭酸カルシウム・炭酸ランタン・クエン酸第二鉄水和物は食直後に内服する。沈降炭酸カルシウム・炭酸ランタンは、空腹時に内服するとそれぞれ高カルシウム血症や悪心・嘔吐のリスクがあるためである。クエン酸第二鉄は比表面積が大きく溶解速度が大きいという特徴がある[13]。食事に含まれるリン酸と結合することで血清リン濃度を低下させることから、毎食直後とすることで効果を最大限発揮すると考えられたため、食直後の内服が推奨されている[13]。

　セベラマー・ビキサロマー・スクロオキシ水酸化鉄は、食直前に内服する。セベラマー・ビキサロマーは服用タイミングが遅れれば、食物の大部分がリンの主たる吸収部位である十二指腸に到達してしまい、期待される薬効が発揮されない懸念があることから、食直前の内服が推奨されている[20]。スクロオキシ水酸化鉄は消化管内でスクロースとデンプンが消化された後、多核性の酸化水酸化鉄の配位子とリン酸が結合し、消化管からのリン吸収を抑制する作用機序であり、食直前に内服することで効果を最大限発揮すると想定されたため、食直前となっている[21]。

文献

1:徳本正憲.鉄含有リン吸着薬開発の歴史 腎・高血圧の最新治療 2019年VoL8 No.1 5-10

2:日本透析医学会.慢性腎臓病に伴う骨・ミネラル代謝異常の診療ガイドライン.日本透析医学会雑誌.45:301-356. 2012

3: KDIGO 2017-KDIGO-CKD-MBD-GL-Update Kidney International Supplements (2017) 7, 1-59

4:日本腎臓学会. エビデンスに基づくCKD 診療ガイドライン2018. 2018 年6月15日第1版

5:Sophie A Jamal.Effect of calcium-based versus non-calcium-based phosphate binders on mortality in patients with chronic kidney disease- an updated systematic review and meta-analysis Lancet 2013; 382: 1268–77

6:山縣邦弘ら.腎障害進展予防と腎代替療法へのスムーズな移行CKDステージ G3b~5 診療ガイドライン2017 (2015追補版) 日腎会誌 2017;59(8):1093-1216

7:秋澤忠男.透析患者におけるリン管理の意義とリン吸着薬の特徴 Therapeutic Research Vol.35 No.3 2014 285

8:本田浩一.新規高リン血症改善薬スクロオキシ水酸化鉄の使用経験 腎・高血圧の最新治療 VoL8 No.1 32-37

9:伊藤恭子ら.リン吸着薬処方錠数の増加は服薬アドヒアランス低下およびリン管理不良と関連する 透析会誌 49(7):475~482, 2016

10:インタビューフォーム レナジェル錠250mg 2020年1月改訂(第13版)

11:インタビューフォーム ホスレノール OD錠250mg,顆粒250mg,チュアブル250mg 2020年1月改訂 (第1版)

12:インタビューフォーム キックリンカプセル250mg, キックリン顆粒86.2% 2020年3月改訂(第16版)

13:インタビューフォーム リオナ錠250mg 2020年4月改訂(第10版)

14:インタビューフォーム ピートルチュアブル錠 250mg,500mg,ピートル顆粒分包 250mg,500mg 2018 年11月(改訂第5版)

15:永野伸郎,伊藤恭子,筒井貴朗:沈降炭酸カルシウム 薬局2018VoL69,No.1 52-59

16:三宅健文.リン吸着薬で注意すべき薬物有害事象と薬物相互作用 薬局2018VoL69,No.1 92-97

17:小田朗, 風間順一郎.合併症管理に強くなる!透析患者の薬の使い方[透析患者に臨床でよく使用する薬の使い方] リン管理 月間薬事 2020年 vol.62 no.16 67-70

18:小岩文彦, 河嶋英里.クエン酸第二鉄・スクロオキシ水酸化鉄 薬局2018VoL69,No.1 73-78

19:谷口圭一.新規高リン血症治療薬ビキサロマー(キックリンカプセル)の薬理学的特性および臨床試験成績 日薬理誌(Folia Pharmacol. Jpn.)2013年 141, 333~337

20:審査報告書 レナジェル 、レナジェル錠 250mg,フォスブロック錠 250mg 2003年1月31日

21:新医薬品の「使用上の注意」の解説 ピートルチュアブル錠 250mg,500mg,ピートル顆粒分包 250mg,500mg 2018 年11月改訂

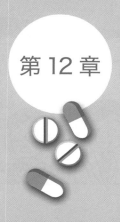

第 12 章

炎症・免疫・アレルギー薬

抗リウマチ薬
代表的な抗リウマチ薬の使い分け

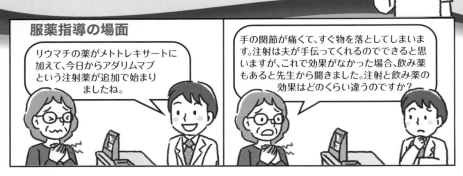

服薬指導の場面

リウマチの薬がメトトレキサートに加えて、今日からアダリムマブという注射薬が追加で始まりましたね。

手の関節が痛くて、すぐ物を落としてしまいます。注射は夫が手伝ってくれるのでできると思いますが、これで効果がなかった場合、飲み薬もあると先生から聞きました。注射と飲み薬の効果はどのくらい違うのですか？

服薬指導のポイント

● メトトレキサート（MTX）を含む従来型抗リウマチ薬（csDMARDs）の効果が不十分である場合、生物学的抗リウマチ薬（bDMARDs：TNFα阻害薬、IL-6阻害薬、T細胞共刺激阻害薬）、もしくは分子標的合成抗リウマチ薬（tsDMARDs：JAK阻害薬）の追加が推奨される

● bDMARDsとtsDMARDsの有効性は同等と考えられている

● MTXはアンカードラッグであり、治療抵抗性であったとしても以降の治療で併用することが原則である

● MTX治療抵抗性の関節リウマチに対し、MTX併用下においてJAK阻害薬バリシチニブは抗TNF抗体アダリムマブよりも有効性が高いことが報告されている

● bDMARDs、tsDMARDsともに感染症の副作用が共通しているが、JAK阻害薬では帯状疱疹の発症頻度が高い

薬効の概要

　抗リウマチ薬（DMARDs）は従来型抗リウマチ薬（csDMARDs）、生物学的抗リウマチ薬（bDMARDs：TNFα阻害薬、IL-6阻害薬、T細胞共刺激阻害薬）、分子標的合成抗リウマチ薬（tsDMARDs:JAK阻害薬）の3つに大きく分類される。

　csDMARDsの歴史は、注射金製剤やペニシラミンといった古典的csDMARDsに始まり、ブシラミンやサラゾスルファピリジンなどの免疫抑制剤が登場し、現在はMTXが関節リウマチ治療におけるアンカードラッグとして位置づけられている。

　メトトレキサート（MTX）は1988年、FDA（アメリカ食品医薬品局）でDMARDsとして承認され、日本では1999年に承認された。当初、承認用量の上限は8mg/週であり、添付文書上の適応はほかのcsDMARDsで効果が得られない症例となっていた。その後、日本リウマチ学会は日本における16mg/週までの増量の有効性と安全性について厚生労働省に提出し、2011年より16mg/週までの投与が可能となった。MTXは葉酸代謝を阻害することにより核酸・タンパク合成を抑制する免疫抑制薬である。

　bDMARDsは現在、サイトカインの一種で腫瘍壊死因子と呼ばれるTNFの作用を抑えるTNF阻害薬としてインフリキシマブ、エタネルセプト、アダリムマブ、ゴリムマブ、セルトリズマブペゴルの5種類、IL-6阻害薬としてトシリズマブ、サリルマブの2種類、T細胞共刺激阻害薬としてアバタセプトが発売されている。各薬剤の詳細な薬理作用については、次項の**「代表的な自己注射製剤の使い分け　エタネルセプト、アダリムマブなど」**を参照。

　tsDMARDsは現在、JAK（ヤヌスキナーゼ）阻害薬が承認されている。関節リウマチの病態に関与するサイトカインの多くは、JAK-STAT（signal transducers and activator of transcription）経路を介して遺伝子の転写を制御している。これまでJAK1、JAK2、JAK3、tyrosine kinase 2（TKY2）と7種類のSTATが同定されており、それぞれの組み合わせにより異なるサイトカインで誘導される多様なシグナルを伝達する[1]（**図1**）。

　JAK阻害薬はJAKのATP結合部位に競合的に結合してリン酸化を阻害することで細胞内シグナル伝達を抑制し、サイトカイン刺激による生物学的活性を抑える。JAK阻害薬はbDMARDsとは異なり、理論上、複数のサイトカインを同時に阻害することができる。現在5種類のJAK阻害薬が日本で承認されている。JAK阻害薬の特徴について**表2**に示す。

表1 csDMARDs の比較

一般名	免疫調整薬			
	金チオリンゴ酸Na	ペニシラミン	ブシラミン	サラゾスルファピリジン
代表的な商品名	シオゾール	メタルカプターゼ	リマチル	アザルフィジンEN
投与量	1回10mgから開始し漸増毎週もしくは隔週1回筋注	1日100mgから開始し漸増	1回100mg1日3回（効果が得られた場合1日100~300mg）	1回500mg1日2回
おもな副作用	皮疹、タンパク尿	皮疹、腎機能障害、味覚異常	皮疹、タンパク尿、肝機能障害、口内炎	皮疹、悪心・嘔吐、肝機能障害

図1 サイトカインとJAK の組み合わせ

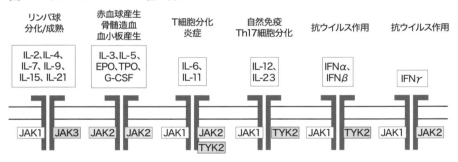

薬効の位置づけ

　日本リウマチ学会 (JCR) [2]、欧州リウマチ学会 (EULAR) [3]、米国リウマチ学会 (ACR) [4] の診療ガイドラインおよびリコメンデーションは相互に類似しており、関節リウマチについて世界的に一定のコンセンサスを得ているといえる。「関節リウマチ診療ガイドライン 2020」[2]では治療目標を「関節リウマチの疾患活動性の低下および関節破壊の進行抑制を介して、長期予後の改善、特に QOL の最大化と生命予後の改善を目指す」としている。

　関節リウマチの初期治療 (Phase I) において、第1選択薬は MTX である。MTX が禁忌あるいは MTX に不応の場合には MTX 以外の csDMARDs を

免疫抑制薬				
イグラチモド	ミゾリビン	メトトレキサート	レフルノミド	タクロリムス
ケアラム	ブレディニン	リウマトレックス	アラバ	プログラフ
1回25mg 1日1回を4週間投与し、1回25mg 1日2回に増量	1回50mg 1日3回	1週あたり6mgより開始（最大16mg/週）	1回100mg 1日1回の3日間投与から開始し、維持量として1回20mg 1日1回 1回20mg 1日1回からの開始も可	1回3mg 1日1回夕食後 高齢者には1回1.5mg 1日1回夕食後から開始し、1回3mg 1日1回まで増量可
肝機能障害、腹痛、皮疹	消化器障害、皮疹	肝機能障害、口内炎	肝機能障害、下痢、脱毛、皮疹、高血圧	腎機能障害、肝機能障害、血圧上昇

各薬剤の添付文書・インタビューフォームより一部改変

使用することが勧められており、国内ガイドラインではブシラミン、サラゾスルファピリジン、レフルノミド、タクロリムス、イグラチモドが推奨されている。欧州では、サラゾスルファピリジンもしくはレフルノミドが推奨されている。通常csDMARDs は寛解導入を目指して使用されるが、直接の抗炎症作用は少ないために効果発現に1〜2カ月を要する。そのため、症状によっては効果が発揮されるまで非ステロイド性抗炎症薬（NSAIDs）や少量ステロイドを併用する場合がある。これらは csDMARDs の効果が発現するまで使用し、効果が確認できれば漸減中止する。

「関節リウマチ治療におけるメトトレキサート（MTX）診療ガイドライン 2016」[5] では MTX を通常6〜8mg/週で開始し、効果不十分であれば4週ごとに週2mg増量、10〜12mg/週まで増量後も十分な効果が得られない場合は、個々のリスク・ベネフィットのバランスを考えながら最大 16mg/週までの漸増や MTX をアンカーとしてほかの csDMARDs や bDMARDs、tsDMARDs との併用療法が推奨されている。csDMARDs を使用しても3カ月以内に改善および6カ月以内に目標達成ができなかった場合、Phase II に移行する。

Phase II において、欧州リウマチ学会[3] では予後不良因子（リウトイド因子 / ACPA 陽性、高い疾患活動性、早期からの関節破壊、2剤以上の csDMARDs 無効）がある場合は bDMARDs または JAK 阻害薬を追加する。予後不良因

表2 JAK 阻害薬の比較

	トファシチニブ	バリシチニブ
代表的な商品名	ゼルヤンツ	オルミエント
分子式	$C_{16}H_{20}N_6O \cdot C_6H_8O_7$	$C_{16}H_{17}N_7O_2S$
JAK選択性	JAK1>JAK3=JAK2	JAK1=JAK2
血中濃度半減期	2〜3時間	6〜7時間
投与量	1回5mg 1日2回	1回4mg 1日1回
主要代謝・排泄経路	肝代謝	腎排泄
用法用量の注意	重度肝障害は禁忌 中等度肝障害は減量 重度腎障害は減量	重度腎障害は禁忌 中等度腎障害は減量

子がない場合は次の csDMARDs に変更または追加を行う。bDMARDs は現在 TNF 阻害薬5種類（インフリキシマブ、エタネルセプト、アダリムマブ、ゴリムマブ、セルトリズマブペゴル）、IL-6（インターロイキン-6）阻害薬2種類（トシリズマブ、サリルマブ）、T 細胞共刺激阻害薬としてアバタセプトが承認されている。MTX 併用下であれば bDMARDs の有効性はほぼ同等と考えられている。tsDMARDs である JAK 阻害薬は現在5種類（トファシチニブ、バリシチニブ、ペフィシチニブ、ウパダシチニブ、フィルゴチニブ）が承認されており、JAK に対する阻害活性はそれぞれの薬剤である程度特徴を有するが、有効性に明確な違いは認めていない。Phase II の治療にて3カ月以内に改善および6カ月以内に目標達成ができなかった場合、Phase III に移行する。

　Phase III では bDMARDs または tsDMARDs の変更が行われ、同様に3カ月以内に改善および6カ月以内に目標達成ができなかった場合は、さらにほかの bDMARDs または tsDMARDs に変更していく。

ペフィシチニブ	ウパダシチニブ	フィルゴチニブ
スマイラフ	リンヴォック	ジセレカ
$C_{18}H_{22}N_4O_2 \cdot HBr$	$C_{17}H_{19}F_3N_6O \cdot 1/2H_2O$	$C_{21}H_{23}N_5O_3S \cdot C_4H_4O_4$
JAK3>JAK1=TYK2=JAK2	JAK1	JAK1>TYK2=JAK2
3.7〜7.5時間	8〜12時間	6時間
1回150mg 1日1回	1回15mg 1日1回	1回200mg 1日1回 状態に応じて 1回100mg 1日1回
肝代謝	肝代謝	腎排泄
重度肝障害は禁忌 中等度肝障害は投与の必要性を慎重に 考慮したうえで減量	重度肝障害は禁忌	重度肝障害は禁忌 末期腎不全は禁忌 重度・中等度腎機能障害は減量

各薬剤の添付文書・インタビューフォームより一部改変

比較のポイント

1 効果

　csDMARDsについてはMTXを第1選択薬とし、効果不十分の場合にさまざまな薬剤を併用する。csDMARDsを2剤以上併用する場合、MTXとほかのcsDMARDsが選択されることが多い。

　MTXを十分量（10〜12mg/週）継続的に使用して3〜6カ月経過しても治療目標に達しない場合は、生物学的製剤を併用することが選択肢の1つである。MTX併用下においてbDMARDsの有効性はほぼ同等とされているが、副作用などの理由によりbDMARDs単剤で治療を行う場合、トシリズマブはTNF阻害薬に比べて有効性が高いといわれている[6,7]。

　tsDMARDsの有効性はbDMARDsと同等と考えられており、tsDMARDsの中でも有効性は同等と考えられている。MTX治療抵抗性の関節リウマチに対して、バリシチニブはTNF阻害薬のアダリムマブに比べ、有意に高い併用効果が示されている[8]。

2 副作用

MTX の重大な副作用として骨髄抑制、薬剤性肺障害、重症感染症、リンパ増殖性疾患があげられる。骨髄抑制は MTX 濃度依存性であることから、増量は慎重に行うべきである。また、腎機能障害、70 歳以上の高齢者、葉酸欠乏、多剤（5剤以上）の併用、低アルブミン血症、脱水が因子としてあげられている[5]。MTX とレフルノミドの併用は EULAR[3] で推奨されているが、両薬剤の併用により免疫抑制作用が強力になる。さらに間質性肺炎、骨髄抑制、肝障害の副作用が重複することから、レフルノミドによる間質性肺炎の発現率が高いわが国[9]では慎重に適応症例を選択する必要がある。

bDMARDs に共通する副作用として、感染症がある。高齢、呼吸器疾患併存、副腎皮質ステロイド併用が重篤な感染症のおもなリスク因子であることが明らかとなっており[10-12]、慎重に適応を判断する必要がある。また、トシリズマブでは IL-6 阻害作用により炎症反応が抑制され、発熱や倦怠感など発現しづらくなることから感染症の発見が遅れることもあるため、注意しなければならない。

JAK 阻害薬についても bDMARDs と同様に感染症が増加することが知られているが、そのなかでも帯状疱疹が特異的に増加する。高齢者で併用ステロイドの使用量が多いほどリスクが高くなる。第 I、II、III 相および長期試験でトファシチニブを投与した関節リウマチ患者の重篤な感染症の発現率（/100 人·年）は 2.7 で、帯状疱疹は 3.9 であった[13]。さらに、日本人を対象とした長期投与試験では帯状疱疹の発現率は 7.4 と高いことが報告されている[14]。

3 代謝・排泄経路

JAK 阻害薬について、薬剤により代謝・排泄経路が異なる。トファシチニブ、ペフィシチニブ、ウパダシチニブはおもに肝代謝、バリシチニブ、フィルゴチニブはおもに腎排泄であるため、患者の肝・腎機能を考慮し、薬剤を選択する。

文献

1： Romain Muller. JAK inhibitors in 2019, synthetic review in 10 points. Eur J Intern Med. 2019; 66 9-17. PMID:31178258

2：一般社団法人日本リウマチ学会: 関節リウマチ診療ガイドライン2020. 診断と治療社, 東京, 2021

3： Smolen JS, et al. EULAR recommendations for the management of rheumatoid arthritis with synthetic and biological disease-modifying antirheumatic drugs: 2019 update. Ann Rheum Dis. 2020; 79 685-99. PMID:31969328

4： Singh JA, et al. 2015 American College of Rheumatology Guideline for the Treatment of Rheumatoid Arthritis. Arthritis Rheumatol. 2016; 68 1-26. PMID:26545940

5：一般社団法人日本リウマチ学会: 関節リウマチ治療におけるメトトレキサート(MTX)診療ガイドライン2016年改訂版. 羊土社,東京, 2016　58 3319-29, PMID:18975346

6： Buckley F, et al. Comparative Efficacy of Novel DMARDs as Monotherapy and in Combination with Methotrexate in Rheumatoid Arthritis Patients with Inadequate Response to Conventional DMARDs: A Network Meta-Analysis. J Manag Care Spec Pharm. 2015; 21 409-23, PMID:25943002

7： Jansen JP, et al. Comparative efficacy of biologics as monotherapy and in combination with methotrexate on patient reported outcomes (PROs) in rheumatoid arthritis patients with an inadequate response to conventional DMARDs--a systematic review and network meta-analysis. Health Qual Life Outcomes. 2014; 12 102, PMID:24988902

8： Taylor PC, et al. Baricitinib versus Placebo or Adalimumab in Rheumatoid Arthritis. N Engl J Med. 2017; 376 652-62. PMID:28199814

9： Inokuma S. Leflunomide-induced interstitial pneumonitis might be a representative of disease-modifying antirheumatic drug-induced lung injury. Expert Opin Drug Saf. 2011; 10 603-11. PMID:21410426

10： Koike T, et al. Postmarketing surveillance of safety and effectiveness of etanercept in Japanese patients with rheumatoid arthritis. Mod Rheumatol. 2011; 21 343-51. PMID:21264488

11： Koike T, et al. Safety and effectiveness of adalimumab in Japanese rheumatoid arthritis patients: postmarketing surveillance report of 7740 patients. Mod Rheumatol. 2014; 24 390-8. PMID:24252049

12： Koike T, et al. Effectiveness and safety of tocilizumab: postmarketing surveillance of 7901 patients with rheumatoid arthritis in Japan. J Rheumatol. 2014; 41 15-23. PMID:24187110

13： Cohen SB, et al. Long-term safety of tofacitinib for the treatment of rheumatoid arthritis up to 8.5 years: integrated analysis of data from the global clinical trials. Ann Rheum Dis. 2017; 76 1253-62. PMID:28143815

14： Yamanaka H, et al. Tofacitinib, an oral Janus kinase inhibitor, as monotherapy or with background methotrexate, in Japanese patients with rheumatoid arthritis: an open-label, long-term extension study. Arthritis Res Ther. 2016; 18 34. PMID:26818974

代表的な抗リウマチ薬の使い分け

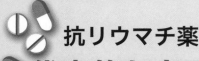

抗リウマチ薬

代表的な自己注射製剤の使い分け
エタネルセプト、アダリムマブなど

服薬指導の場面

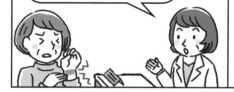

今日からトシリズマブという自己注射のお薬に変わりましたね。

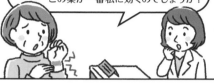

メトトレキサートという薬を飲んでいたのですが、吐き気がつらくて……。先生に相談したらこの注射に変更しましょうと言われました。注射の薬はほかにもあるとうかがったのですが、この薬が一番私に効くのでしょうか?

服薬指導のポイント

● メトトレキサート併用下であれば生物学的製剤の有効性はほぼ同等とされている

● 何らかの理由でメトトレキサートが使用できない場合、トシリズマブが推奨される

● エタネルセプトは週1〜2回、アダリムマブは2週に1回、トシリズマブは皮下注の場合2週に1回(1週間隔まで短縮可)、静注の場合4週間に1回と薬剤により投与間隔が異なる

● 共通する副作用として感染症の発現があるが、トシリズマブ使用時には発熱や倦怠感などの症状や CRP(C反応性タンパク)の上昇が抑えられ、感染症の発見が遅れることがあるため注意が必要である

薬効の概要

　抗リウマチ薬として用いられる生物学的抗リウマチ薬(bDMARDs)は、TNF阻害薬、IL-6阻害薬、T細胞共刺激阻害薬の3種類に大きく分類される(**図1**)。米国および欧州では、ヒトBリンパ球表面に存在する分化抗原 CD20 に対する

抗体製剤であるリツキシマブも用いられているが、国内では適応がない。

TNF 阻害薬は、現在5種類が国内で承認されている。関節リウマチに対し 2003 年にインフリキシマブが初めて発売され、その後エタネルセプト、アダリムマブ、ゴリムマブ、セルトリズマブペゴルと続いている。TNF はサイトカインの1つで腫瘍壊死因子と呼ばれるが、関節リウマチの関節では TNF が大量に産生

図１　bDMARDs の作用機序の違い

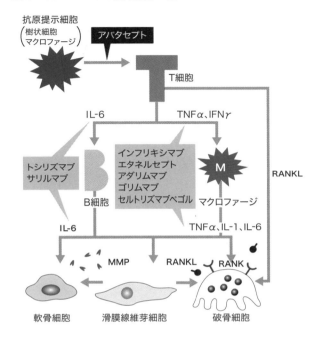

され、腫れや痛みなどの炎症や関節の破壊に大きく関わっている。TNF 阻害薬には「モノクローナル抗体」と「受容体製剤」の２種類があり、抗 TNF αモノクローナル抗体として、キメラ抗体のインフリキシマブ、完全ヒト抗体のアダリムマブおよびゴリムマブ、ヒト化抗 TNF α抗体の Fc 部分をポリエチレングリコール（PEG）で置換した抗体様タンパク製剤であるセルトリズマブペゴル、受容体製剤として可溶性 TNF 受容体２分子と IgG の Fc 部分を融合させた融合タンパク製剤のエタネルセプトに分類される。これらの製剤の作用機序は可溶性 TNF αの中和が主であるが、インフリキシマブ、アダリムマブおよびゴリムマブは抗体依存性細胞介在性細胞障害活性（ADCC）および補体依存性細胞障害活性（CDC）を有するため、TNF 産生細胞のアポトーシス誘導作用が考えられる。

IL-6 阻害薬は現在、トシリズマブとサリルマブの２種類が承認されている。関節リウマチでは、サイトカインの１つである IL- 6の過剰産生が起こることが知られている。IL- 6は関節内で増生した滑膜細胞やリンパ球から産生され、免疫反応をさらに増強させ白血球の増加や貧血などを起こし、発熱や倦怠感などの炎症反応や骨・軟骨の破壊を引き起こす。IL- 6阻害薬は、IL- 6が受容体に結合する

のをブロックすることで炎症に由来するさまざまな症状を抑え、関節破壊の進行を抑制する。トシリズマブは静注と皮下注製剤、サリルマブは皮下注製剤が発売されている。

T細胞共刺激阻害薬は現在、アバタセプトが承認されている。関節リウマチでは抗原提示細胞によるT細胞の活性化が起こり、活性化したT細胞が関節炎を誘導する。アバタセプトはT細胞の活性化に必要な共刺激シグナルを遮断し、T細胞の活性化を阻害することで関節炎が抑えられる。

エタネルセプト、アダリムマブ、トシリズマブについてそれぞれ薬剤の特徴を示す（表1）。

表1　エタネルセプト、アダリムマブ、トシリズマブの比較

一般名	エタネルセプト	アダリムマブ	トシリズマブ
代表的な商品名	エンブレル	ヒュミラ	アクテムラ
標的分子	TNFα/β	TNFα	IL-6
構造	IgG-Fc融合タンパク	完全ヒト抗体	ヒト化抗体
作用機序	TNFαの中和	TNFαの中和 TNFα産生細胞の障害	TNFαの中和
投与方法	皮下注		皮下注/静注
半減期	約4日	約14日	皮下注:約2日 静注:約6日
投与間隔	週1～2回	2週に1回	皮下注:2週に1回 （1週間隔まで短縮可） 静注:4週間に1回
国内の発売年	2005年	2008年	2008年

各薬剤の添付文書・インタビューフォームより一部改変

薬効の位置づけ

「関節リウマチ診療ガイドライン2014」[1]において、メトトレキサートなどの従来型抗リウマチ薬（csDMARDs）による治療で十分に効果が得られない患者に対しては、bDMARDsを開始することが推奨されている。また、「関節リウマチに対

するTNF阻害薬使用の手引き」[2]では、「既存の抗リウマチ薬による治療歴のない場合でも、罹病期間が6カ月未満では、DAS28-ESRが5.1超（high disease activity）で、さらに予後不良因子（RF陽性、抗CCP抗体陽性または画像検査における骨びらんを認める）を有する場合には、MTXとの併用による使用を考慮する」とある。国内ガイドライン[1]では、最初のbDMARDsが奏効しない場合は、ほかのbDMARDsに変更を行いながら治療目標の達成を目指すとされている。二次無効の原因の1つに薬剤に対する中和抗体の産生があり、その場合もほかのbDMARDsに切り替えることが多い。米国リウマチ学会（ACR）[3]、欧州リウマチ学会（EULAR）[4]のガイドラインと相互に類似しており、関節リウマチの治療については世界的に一定のコンセンサスを得ていると考えられる。

エタネルセプト、アダリムマブ、トシリズマブの使い分けについて、国内のガイドライン[1]では優先順位は設定されていない。これは薬剤間の治療効果比較が非劣性しか証明されていないことによる。ただし、これはMTX併用下における有効性であり、何らかの理由でMTXが併用できずbDMARDs単剤の治療となる場合は、IL-6阻害薬のトシリズマブが選択されることが多い。トシリズマブは単剤で使用してもMTX併用とほぼ同等の効果を示すことが知られている[5]。また、MTX非併用下において、トシリズマブはアダリムマブに比べ有効性が高く[6]、「EULAR recommendation 2016 update」ではトシリズマブが推奨されている。

 比較のポイント

1 MTX非併用下の効果

bDMARDsを使用する際はMTXの併用が推奨されるが、副作用などの理由によりbDMARDs単剤で治療を行う場合、トシリズマブが推奨される。MTXで効果不十分な生物学的製剤を使用したことがない中等度から重度の関節リウマチの患者に対し、MTXにトシリズマブを併用した群（併用群）とMTXからトシリズマブ単独療法へ切り替えた群（単独群）に分けて24週後の有効性を比較したところ、寛解率は併用群40.4%、単独群では34.8%と有意差はなくほぼ同等であった[5]。また、MTXに対する忍容性が低い、もしくはMTXでの治療

継続が適切でない高い活動性を有する患者を対象としてトシリズマブとアダリムマブ単独投与の症状改善効果を比較した試験では、24週時点のDASスコア変化の平均値はトシリズマブ群−3.3と、アダリムマブ−1.8に比べ有意に大きく、トシリズマブの優越性が示された[6]。

2 投与方法・投与間隔

エタネルセプト、アダリムマブは皮下注のみ、トシリズマブは皮下注と静注の製剤がある。自己注射の手技に問題がなく、症状が安定している場合、投与間隔が2週間に1回のアダリムマブもしくはトシリズマブが選択されることが多い。また、皮下注の場合、各薬剤にシリンジ型もしくはペン型があり、患者ごとに投与のしやすさを考慮し選択することもある。エタネルセプトは半減期が短く、中止することで早く効果が切れること、投与量調節が可能であることから高齢者で使用することも多い[7]。

3 感染症の副作用

注意すべき副作用の1つに感染症がある。重篤な感染症としてエタネルセプトでは肺炎1.5%、敗血症0.2%、アダリムマブでは肺炎2.7%、敗血症0.3%、トシリズマブでは肺炎3.3%、敗血症0.6%などが報告されている[8-10]。重篤な感染症のおもなリスク因子として高齢、呼吸器疾患併存、副腎皮質ステロイド併用が明らかとなっている[11-13]。トシリズマブではIL-6阻害作用により炎症反応が抑制され、発熱や倦怠感など発現しづらくなることから感染症の発見が遅れることもあり注意が必要である。

文献

1：一般社団法人日本リウマチ学会: 関節リウマチ診療ガイドライン2014. メディカルレビュー社, 東京, 2014
2：関節リウマチ(RA)に対するTNF阻害薬使用の手引き 2020年2月1日改訂版　一般社団法人日本リウマチ学会
3：Singh JA, et al. 2015 American College of Rheumatology Guideline for the Treatment of Rheumatoid Arthritis. Arthritis Care Res(Hoboken). 2016; 68 1-25. PMID:26545825
4：Smolen JS, et al. EULAR recommendations for the management of rheumatoid arthritis with synthetic and biological disease-modifying antirheumatic drugs: 2013 update. Ann Rheum Dis. 2014; 73 492-509. PMID:24161836
5：Dougados M, et al. Adding tocilizumab or switching to tocilizumab monotherapy in methotrexate inadequate responders: 24-week symptomatic and structural results of a 2-year randomised controlled strategy trial in rheumatoid arthritis (ACT-RAY). Ann Rheum Dis. 2013; 72 43-50. PMID:22562983
6：Gabay C, et al. Tocilizumab monotherapy versus adalimumab monotherapy for treatment of rheumatoid arthritis (ADACTA): a randomised, double-blind, controlled phase 4 trial. Lancet. 2013; 381 1541-50. PMID:23515142
7：Kodama S, et al. Efficacy and safety of etanercept in rheumatoid arthritis patients over 75 years of age. Clin Rheumatol Rel Res. 2017; 29 238-50
8：インタビューフォーム エンブレル®皮下注50mgペン1.0mL, 皮下注25mgペン0.5mL, 皮下注50mgシリンジ1.0mL, 皮下注25mgシリンジ0.5mL, 皮下注用25mg, 皮下注用10mg 2020年3月改訂(第29版)
9：インタビューフォーム ヒュミラ®皮下注20mgシリンジ0.2mL, 皮下注40mgシリンジ0.4mL, 皮下注80mgシリンジ0.8mL, 皮下注40mgペン0.4mL, 皮下注80mgペン0.8mL 2020年11月改訂(第28版)
10：インタビューフォーム アクテムラ®点滴静注用80mg, 200mg, 400mg, 皮下注162mgシリンジ,オートインジェクター 2021年1月改訂(第27版)
11：Koike T, et al. Postmarketing surveillance of safety and effectiveness of etanercept in Japanese patients with rheumatoid arthritis. Mod Rheumatol. 2011; 21 343-51. PMID:21264488
12：Koike T, et al. Safety and effectiveness of adalimumab in Japanese rheumatoid arthritis patients: postmarketing surveillance report of 7740 patients. Mod Rheumatol. 2014; 24 390-8. PMID:24252049
13：Koike T, et al. Effectiveness and safety of tocilizumab: postmarketing surveillance of 7901 patients with rheumatoid arthritis in Japan. J Rheumatol. 2014; 41 15-23. PMID:24187110

代表的な自己注射製剤の使い分け　エタネルセプト、アダリムマブなど

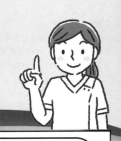

潰瘍性大腸炎
メサラジン経口製剤の使い分け

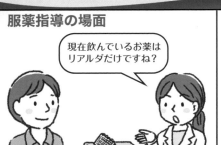

現在飲んでいるお薬はリアルダだけですね?

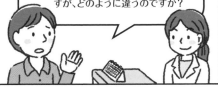

はい。1回4錠飲んでいるんですが、大きくて飲みにくいです。このお薬は割ったり、かみ砕いたりしてはいけないんですよね? 以前、ペンタサという薬を飲んでいたのですが、どのように違うのですか?

服薬指導のポイント

● メサラジン製剤は潰瘍性大腸炎、クローン病の寛解導入療法および寛解維持療法に重要な薬剤である

● 潰瘍性大腸炎に使用されるメサラジン経口剤は3製剤(ペンタサ、アサコール、リアルダ)であり、腸内での薬物放出部位、旧最大量と服用回数が異なる

薬効の概要

潰瘍性大腸炎はおもに大腸粘膜を侵し、びらんや潰瘍を形成する原因不明の非特異性炎症性疾患である。一方、クローン病は繊維化や潰瘍を伴う肉芽腫性炎症性病変からなり、口腔から肛門までの消化管のどの部位にも起こりうる同じく原因不明の炎症性疾患である。これらの2つの疾患はともに炎症性腸疾患(Inflammatory Bowel Disease:IBD)として包括して総称され、日本での患者数は増加傾向にある。

メサラジンは、炎症性細胞から放出される活性酸素を消去し、炎症の進展と組織の障害を抑制する。また、ロイコトリエン B_4 の生合成を抑制し、炎症性細

胞の組織への浸潤を抑制する。さらに、肥満細胞からのヒスタミン遊離抑制作用、血小板活性化因子の生合成抑制作用、インターロイキン -1 βの産生抑制作用が一部関与していると考えられている[1]。

　メサラジンは経口剤（錠剤、顆粒）、注腸剤、坐剤が発売されている。2021年3月時点で日本におけるメサラジン経口剤は、ペンタサ、アサコール、リアルダの3製剤で、それぞれ腸内での薬物放出部位が異なっている。また、ペンタサは潰瘍性大腸炎、クローン病に適応を有するのに対し、アサコール、リアルダの適応は潰瘍性大腸炎のみである（**表1**）。この項では、潰瘍性大腸炎におけるペンタサ、アサコール、リアルダの使い分けを紹介する。

表1　メサラジン経口剤一覧

代表的な商品名	ペンタサ	アサコール	リアルダ
後発品の発売	あり	あり	なし
効能・効果	①潰瘍性大腸炎（重症を除く）②クローン病	潰瘍性大腸炎（重症を除く）	潰瘍性大腸炎（重症を除く）
用法・用量（抜粋）	①の場合(成人)1日1,500mgを3回に分けて食後経口投与する。寛解期には、必要に応じて1日1回の投与とすることができる。1日2,250mgを上限とする。ただし、活動期には、必要に応じて1日4,000mgを2回に分けて投与することができる。	1日2,400mgを3回に分けて食後経口投与する。寛解期には、必要に応じて1日1回2,400mg食後経口投与とすることができる。活動期には、1日3,600mgを3回に分けて食後経口投与する。	1日1回2,400mgを食後経口投与する。活動期は、1日1回4,800mgを食後経口投与するが、患者の状態により適宜減量する
小児適応	あり	なし	なし
製剤設計	時間依存型	pH依存型	MMXテクノロジー
標的部位	小腸から大腸	回腸末端から大腸全域	大腸全域
粉砕の可否	△*	不可	不可
海外での承認	デンマーク、オランダ、フランスなど、世界100カ国以上で承認	世界60カ国以上で承認	世界37カ国で承認
その他	顆粒も発売あり	—	冷所保存

＊承認外であるが、インタビューフォームにデータあり

各薬剤の添付文書・インタビューフォームより一部改変

薬物治療の位置づけ

「潰瘍性大腸炎・クローン病 診断基準・治療指針（令和元年度改訂版）」では、潰瘍性大腸炎は、病変の広がりにより、直腸炎型、全大腸炎型、左側大腸炎型に分類される（**図1**）。直腸炎型ならびに全大腸炎型、左側大腸炎型の軽症、中等症における寛解導入療法、寛解維持療法において、メサラジン経口剤が選択される[3]。

図1　潰瘍性大腸炎の病変の広がりによる分類

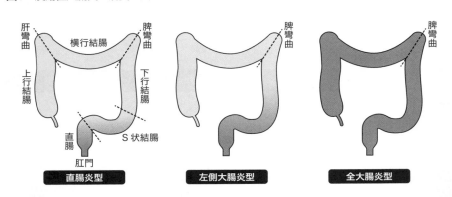

Point 比較のポイント

1 製剤設計

　前ページ**表1**の通り、3剤の製剤設計は異なっており、それぞれ標的部位が異なっている。ペンタサはメサラジンをエチルセルロースでコーティングした顆粒を錠剤化しているため、錠剤の半割は可能である。また、エチルセルロースは水に不溶のため、糞便中に白いものがみられることがある[1]。アサコールはメサラジンを高分子ポリマーでコーティングすることにより、pH7以上となる回腸末端から大腸全域にメサラジンが放出されるように設計されている[4]。また、2016年に承認されたリアルダは、メサラジンを親水性基剤および親油性基剤からなるマトリックス中に分散させた素錠部に、pH応答性の高分子フィルムによるコーティングを施している。この製剤設計により、胃内および小腸付近でのメサラジンの放出が抑制され、本剤が大腸付近へ移行すると高分子フィルムが溶解して素錠部

が腸液にさらされ、親水性基剤および親油性基剤が腸液の素錠部内部への浸透を抑制し、メサラジンが徐々に消化管中に放出されるため、大腸全域が標的部位となる[5]（図2）。

なお、3剤とも薬を放出した後もコーティング材が残り、便中に排出されるゴーストピル（ゴーストタブレット）がみられることがあるため、服薬指導する必要がある。

図2　リアルダの製剤設計[2]

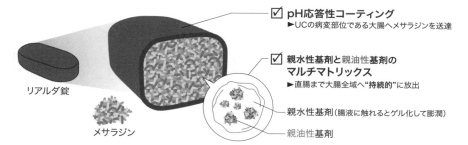

- ☑ pH応答性コーティング
  ►UCの病変部位である大腸へメサラジンを送達
- ☑ 親水性基剤と親油性基剤のマルチマトリックス
  ►直腸まで大腸全域へ"持続的"に放出

リアルダ錠

メサラジン

親水性基剤（腸液に触れるとゲル化して膨潤）

親油性基剤

2 1日最大用量と服用回数

421ページ表1の通り、潰瘍性大腸炎に対する1日最大用量は、ペンタサ4,000mg、アサコール3,600mg、リアルダ4,800mgである。また、服用回数は寛解期を除き、ペンタサ、アサコールが1日3回に対し、リアルダは1日1回投与となっている。2年間のメサラジン製剤の服薬状況調査では、服薬遵守群の約90％が寛解を維持していたが、服薬非遵守群での寛解維持は約40％であった[6]。メサラジンは長期服用が必要となるため、患者のアドヒアランスに応じた選択が望まれる。

文献
1:インタビューフォーム ペンタサ錠・顆粒　2020年7月改訂（第24版）
2:持田製薬株式会社ホームページ　http://www.mochida.co.jp/dis/medicaldomain/gastroenterology/lialda/info/mmx.html（最終アクセス：2021年2月23日）
3:潰瘍性大腸炎・クローン病 診断基準・治療指針　令和元年改訂版
4:インタビューフォーム アサコール錠　2021年1月改訂（第10版）
5:インタビューフォーム リアルダ錠　2020年11月改訂（第8版）
6:潰瘍性大腸炎の皆さんへ　知っておきたい 治療に必要な基礎知識 http://www.ibdjapan.org/patient/pdf/01.pdf（最終アクセス：2021年2月23日）

第1世代と第2世代の 抗ヒスタミン薬の使い分け

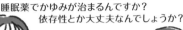

服薬指導の場面

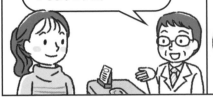

今回からお薬が変更になっているようですね。

夜、かゆくて眠れないので先生に相談したら、市販の睡眠薬にも使われているお薬を試してみましょうかと言われました。
睡眠薬でかゆみが治まるんですか？
依存性とか大丈夫なんでしょうか？

Point 服薬指導のポイント

- 第1世代抗ヒスタミン薬は中枢抑制作用などの副作用が強いが、速効性が期待できる
- 第1世代抗ヒスタミン薬は、前立腺肥大症や緑内障等、抗コリン作用による増悪の可能性がある疾患が禁忌となっているが、第2世代抗ヒスタミン薬は抗コリン作用が大幅に軽減されているため、禁忌ではない

薬効の概要

　抗ヒスタミン薬の歴史は、ヒスタミン H_1 受容体への拮抗作用が認められたジフェンヒドラミンが 1945 年、アメリカで製品化されたことに始まる。国内でも同成分の開発が進められ、現在も「レスタミンコーワ錠 10mg」という商品名で販売されている[3]。また、1947 年にアメリカで合成されたクロルフェニラミンマレイン酸塩は、当時抗ヒスタミン薬の中でもっとも作用が強いとされ、1965 年に国内で発売以降現在でも使用されており、処方数の多い第1世代の抗ヒスタミン薬の1つとなっている[4]。その後、第1世代よりも血液脳関門（BBB）を通過

しにくく、抗コリン作用が少ない第2世代が開発されている。

　I型アレルギー疾患（アレルギー性鼻炎・花粉症など）では、花粉や食物といった原因物質となる抗原が IgE 抗体に結合し、肥満細胞（マスト細胞）が活性化することでヒスタミン遊離が促進される。抗ヒスタミン薬はこのヒスタミン H_1 受容体を遮断し、ヒスタミンの受容体への結合を阻害することで薬効を示す（図1）。第2世代抗ヒスタミン薬と比較し、第1世代抗ヒスタミン薬は速効性が期待でき、より強力であるため、輸血にてアレルギー症状を起こした既往歴のある患者に対する輸血前投薬や、アレルギー症状が副作用として頻発する抗がん剤の前投薬としてしばしば用いられている。

図1　抗ヒスタミン薬の作用機序

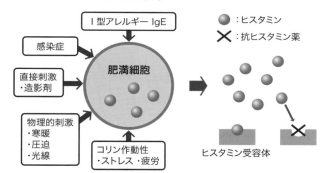

薬物治療の位置づけ

　「鼻アレルギー診療ガイドライン 2020」[2]における第2世代抗ヒスタミン薬の位置づけは、重症度別・症状別に記載されている治療法の中で、いずれのカテゴリーにおいても単剤もしくは併用にて高い推奨度で記載されている。なお、第1世代抗ヒスタミン薬は副作用が多いことが記載されており、投与を推奨する記載はない。国際的なガイドラインとして ARIA (allergic rhinitis and its impact on asthma) があり、そこでは第1世代抗ヒスタミン薬は原則的に推奨されておらず、第2世代抗ヒスタミン薬が処方可能であれば、第1世代抗ヒスタミン薬は使用すべきではない、とされている。

　「アトピー性皮膚炎診療ガイドライン 2018」[1]で抗ヒスタミン薬は、掻痒コントロール目的で投与され、抗炎症外用療法の補助療法として推奨があり、RCT に

表1　代表的な第1世代・第2世代抗ヒスタミン薬の比較

	d-クロルフェニラミン <第1世代>	ジフェンヒドラミン <第1世代>	フェキソフェナジン <第2世代>
代表的な商品名	ポララミン	レスタミン	アレグラ
効能・効果	じん麻疹、血管運動性浮腫、枯草熱、皮膚疾患に伴う掻痒（湿疹・皮膚炎、皮膚掻痒症、薬疹）、アレルギー性鼻炎、血管運動性鼻炎、感冒等上気道炎に伴うくしゃみ・鼻汁・咳嗽	じん麻疹、皮膚疾患に伴う掻痒（湿疹・皮膚炎）春季カタルに伴う掻痒枯草熱急性鼻炎アレルギー性鼻炎血管運動性鼻炎	アレルギー性鼻炎じん麻疹皮膚疾患（湿疹・皮膚炎、皮膚掻痒症、アトピー性皮膚炎に伴う掻痒）
用法用量	1日1〜4回 1回2mg	1日2〜3回 1回30〜50mg	1日2回、1回60mg
併用禁忌	なし		
疾患禁忌	閉塞隅角緑内障・閉塞性の尿路疾患		なし
腎機能低下時の減量	添付文書上の記載なし		
海外での承認	あり	なし	あり

各薬剤の添付文書・インタビューフォームより一部改変 [3-5]
※例として3剤を提示したが、第1世代・第2世代各々の全薬剤に共通するものではない

おいても掻痒改善効果が認められている。なお、単剤での使用は推奨されていない。また、鎮静性（脳内 H_1 受容体占拠率が50％以上、おもに第1世代抗ヒスタミン薬が該当）と非鎮静性（脳内 H_1 受容体占拠率が20％以下、多くの第2世代抗ヒスタミン薬が該当）は治療効果に差がみられないため、非鎮静性の抗ヒスタミン薬を選択することが推奨されている。

「蕁麻疹診療ガイドライン2018」[1]では、抗ヒスタミン薬は基本的治療薬として位置づけられ、第2世代抗ヒスタミン薬が第1選択として推奨されている。抗ヒスタミン薬にて症状を抑制できた場合は、同じ薬剤を予防的に継続し、徐々に減量していく。なお、第2世代抗ヒスタミン薬間での効果優劣に関するエビデンスは乏しく、また夜間不眠の対策として第1世代抗ヒスタミン薬を用いるべきではない、とされている。

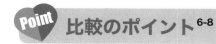

1 中枢抑制作用

　第1世代抗ヒスタミン薬は中枢抑制作用（眠気・傾眠・作業効率の低下）が強く、これは「脂溶性が高い」「分子量が小さい」という性質から、血液脳関門を通過しやすいためと考えられている。第1世代抗ヒスタミンの脳内 H_1 受容体占拠率は高く、軽度鎮静性〜鎮静性に該当している。

　第2世代抗ヒスタミン薬では脂溶性が低くなり、血液脳関門を通過しにくいため、第1世代と比べると中枢抑制作用が弱くなっている。しかし、薬剤ごとで中枢移行性は異なり、特に高用量での使用や高齢者では中枢抑制作用が発現する可能性があるため、引き続き注意が必要である。

2 その他の副作用

　第1世代抗ヒスタミン薬は抗コリン作用があり、鼻汁に対する効果が期待できる一方で、副作用として便秘、尿閉、口渇などが現れる。抗コリン作用があることで、前立腺肥大症、緑内障を有する患者は疾患の増悪の可能性があるため禁忌となる。また、受容体選択性が低いといわれ、ドパミン受容体、アドレナリン受容体、セロトニン受容体などへの結合も確認されている。これによりさまざまな副作用が起こり得ると考えられている。

　第2世代抗ヒスタミン薬では抗コリン作用が改善されており、メキタジンなどを除き、現在使われている多くの第2世代抗ヒスタミン薬では問題とならない。

3 妊婦・授乳婦

　第1世代抗ヒスタミン薬はより歴史が長いこともあり、妊婦・授乳婦に関するエビデンスは豊富である。d-クロルフェニラミン、ジフェンヒドラミンは、妊娠・授乳中においても安全に使いやすいと評されている。第2世代抗ヒスタミン薬であるロラタジン、レボセチリジンなどは、十分なエビデンスがあるとはいえないが、現在のデータでは催奇形性・胎児毒性は認められていない[9]。

4 一般用医薬品（OTC）の発売状況

　第1世代抗ヒスタミン薬は、抗アレルギー薬という観点からは「副作用」であった中枢抑制作用や抗コリン作用を逆手にとり、「主作用」として期待されてOTCとして販売されているものがある（表2）。

　第2世代抗ヒスタミン薬は、スイッチOTCとして医療用医薬品と同成分のものがいくつかある。こちらは医療用と同じく抗アレルギー薬として販売されている（表3）。

表2　抗アレルギー薬以外の目的で市販されている第1世代抗ヒスタミン薬

効能・効果	区分	商品名	成分名
睡眠改善薬	指定第2類医薬品	ドリエル	ジフェンヒドラミン
乗り物酔い薬	第2類医薬品	トラベルミン	ジフェンヒドラミンほか
総合かぜ薬	指定第2類医薬品	ルル	クレマスチンほか
鼻炎用内服薬	第2類医薬品	ストナリニS	クロルフェニラミンほか

表3　抗アレルギー薬として市販されている第2世代抗ヒスタミン薬

効能・効果	区分	商品名	成分名
アレルギー用薬	第2類医薬品	アレジオン20	エピナスチン
アレルギー専用鼻炎薬	第2類医薬品	エバステルAL	エバスチン
アレルギー専用鼻炎薬	第2類医薬品	アレグラFX	フェキソフェナジン

文献
1：一般社団法人日本アレルギー学会：アレルギー総合ガイドライン2019, 2019年6月14日（第1版）
2：日本耳鼻咽喉科免疫アレルギー学会鼻アレルギー診療ガイドライン作成委員会：鼻アレルギー診療ガイドライン2020年版（改訂第9版）
3：インタビューフォーム　レスタミンコーワ錠10mg　2019年6月改訂（第5版）
4：インタビューフォーム　ポララミン散1%, ポララミン錠2mg, ポララミンシロップ0.04%, ポララミンドライシロップ0.2%　2018年11月改訂（第9版）
5：インタビューフォーム　ザジテンカプセル1mg　2016年11月改訂（第4版、承継に伴う改訂）
6：鼻アレルギーのハナシ, 調剤と情報2021.2, Vol.27 No.3　p8-28
7：片岡仁美：同効薬, 納得の使い分け, レジデントノート　Vol.21 No.5（増刊）p266-268, 2019年6月10日
8：患者さんに接する施設の方々のためのアレルギー疾患の手引き《2020年改訂版》, 一般社団法人日本アレルギー学会, 2020年3月31日（第1版）
9：伊藤真也, 村島温子：薬物治療コンサルテーション妊娠と授乳：2015年12月1日（第2版）

抗アレルギー薬
代表的な第2世代の
抗ヒスタミン薬の使い分け

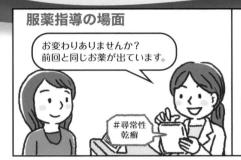

服薬指導の場面

お変わりありませんか？
前回と同じお薬が出ています。

#尋常性
乾癬

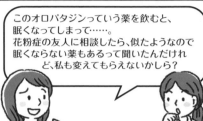

このオロパタジンっていう薬を飲むと、
眠くなってしまって……。
花粉症の友人に相談したら、似たようなので
眠くならない薬もあるって聞いたんだけれ
ど、私も変えてもらえないかしら？

服薬指導のポイント

● フェキソフェナジンは自動車運転などの機械操作に関して、注意喚
起の記載がない

● 服用回数は、オロパタジン、フェキソフェナジンが1日2回、レボセチ
リジンは1日1回である

薬効の概要

　1950年代より第1世代抗ヒスタミン薬が次々と発売されたが、いずれも中枢
抑制作用や抗コリン作用などの副作用が多かったため、それらを改善した薬剤
の開発が期待されていた。1970年、スイスで開発されたケトチフェンが前述
の副作用を克服できる可能性があるとされ、1975年より国内での開発に着手、
1982年気管支喘息の適応にて承認された。これが国内初第2世代抗ヒスタミ
ン薬の誕生である。ケトチフェンは、続く臨床試験の結果により、1984年にア
レルギー性鼻炎、1986年にアレルギー性皮膚疾患が追加適応となっている[4]。
2017年に発売されたルパタジンまでに15を超える第2世代抗ヒスタミン薬が開
発されてきた。
　第2世代抗ヒスタミン薬は、前項で触れた作用機序に加え、ヒスタミンなどの

表1　代表的な第2世代抗ヒスタミン薬の比較

	フェキソフェナジン	オロパタジン	レボセチリジン
代表的な商品名	アレグラ	アレロック	ザイザル
効能・効果	アレルギー性鼻炎、蕁麻疹、皮膚疾患に伴う搔痒（湿疹・皮膚炎、痒疹、皮膚搔痒症）	アレルギー性鼻炎、蕁麻疹、皮膚疾患に伴う搔痒（湿疹・皮膚炎、痒疹、皮膚搔痒症）尋常性乾癬、多形滲出性紅斑	アレルギー性鼻炎、蕁麻疹、皮膚疾患に伴う搔痒（湿疹・皮膚炎、痒疹、皮膚搔痒症）
用法用量	1日2回1回60mg	1日2回1回5mg	1日1回　空腹時投与1回5mg※10mgまで増量可
腎機能低下に関する添付文書の記載	用量調整の記載なし（高齢者への注意喚起あり）	慎重投与（高い血中濃度が持続する恐れ）	Ccrで用量調整重度の場合禁忌
海外での承認	あり	なし	あり

各薬剤の添付文書・インタビューフォームより一部改変

化学伝達物質（ケミカルメディエータ）の遊離抑制作用や、好酸球※遊走抑制作用をもつ。このことにより即時相と遅発相の両方への作用があり、鼻症状全般への作用が期待できる。

血漿中濃度消失半減期は薬剤によって約2時間〜20時間と幅がみられるが、服用回数との相関は認められない。これは薬効が血中濃度依存的ではなく、作用部位での濃度などが影響を及ぼすためと考えられている。

※好酸球：白血球の一種で、自然免疫系の構成要素。ケミカルメディエータの分解・不活化作用をもつ

薬効の位置づけ

抗ヒスタミン薬の理想条件として、①速効性・効果持続時間が長い、②副作用が少ない、③安全性が高い（長期投与可能か）、④服薬アドヒアランスの向上、があげられる[1]。第2世代抗ヒスタミン薬は速効性の面では第1世代抗ヒスタミン薬に劣るものの、そのほかの点では条件に合致しているといえる。

季節性のアレルギー性鼻炎に関して、第2世代抗ヒスタミン薬は発症後に服用するのではなく、アレルゲン（＝花粉）が飛び始める以前から同時期に服用を開始することで、より効果が期待できる。また、アレルゲンの飛散が終了したら薬物治療も終了となる[2, 3]。アトピー性皮膚炎・アレルギー性接触皮膚炎・じん麻疹などの皮膚疾患において、対症療法として第2世代抗ヒスタミン薬が投与される。

なかでもじん麻疹に関しては、すべてのじん麻疹の基本的治療薬として位置づけられている[1]。抗ヒスタミン薬は、いずれのアレルギー疾患においても原因療法にはあたらないため、アレルゲンが存在する状況で服用を中止すると短期間に再燃することを念頭に置く必要がある。

 比較のポイント

1 適応症

　すべての第2世代抗ヒスタミン薬は「アレルギー性鼻炎・じん麻疹・湿疹・皮膚炎・皮膚掻痒症」の適応がある。そのうち、オロパタジンは「尋常性乾癬」「多形滲出性紅斑」に[5]、エピナスチンは「気管支喘息」「掻痒を伴う尋常性乾癬」にそれぞれ適応を有しており、他剤への変更時には注意が必要である[6]。

2 用法用量

　第2世代抗ヒスタミン薬のうち、フェキソフェナジン・オロパタジン・ベポタスチンなどは1日2回内服、レボセチリジンやビラスチンなどは1日1回の内服であり、ライフスタイルに合わせた薬剤の選択が可能である。なお、ビラスチンは服用のタイミングが「空腹時」となっており、注意が必要である[7]。

3 副作用

　第1世代抗ヒスタミン薬と比較すると大幅に改善されてはいるが、第2世代抗ヒスタミン薬においても中枢抑制作用は確認されている。中枢抑制作用は眠気を引き起こすほか、インペアード・パフォーマンス（作業効率）が低下するといわれており、この副作用は脳内ヒスタミン H_1 受容体占拠率の差によるものと考えられている（**図1**）。報告によると1日常用量に換算した場合、フェキソフェナジンの脳内受容体占拠率は5%以下であるのに対し、オロパタジンは15%を超えている。同報告によると10%以上の占拠率である場合、軽度の鎮静作用が認められるとされており、第2世代抗ヒスタミン薬であっても注意が必要な薬剤であるといえる[8]。

　抗コリン作用に関しては、第2世代においてはほとんどみられない。オロパタジンには頻度不明で劇症肝炎を含む肝機能障害の報告があり、検査値等での肝機能モニタリングが必要である。

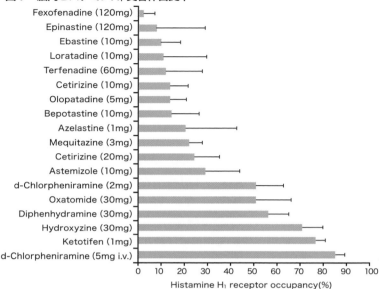

図1　脳内ヒスタミンH₁受容体占拠率

Histamine H₁ receptor occupancy(%)

- Fexofenadine (120mg)
- Epinastine (120mg)
- Ebastine (10mg)
- Loratadine (10mg)
- Terfenadine (60mg)
- Cetirizine (10mg)
- Olopatadine (5mg)
- Bepotastine (10mg)
- Azelastine (1mg)
- Mequitazine (3mg)
- Cetirizine (20mg)
- Astemizole (10mg)
- d-Chlorpheniramine (2mg)
- Oxatomide (30mg)
- Diphenhydramine (30mg)
- Hydroxyzine (30mg)
- Ketotifen (1mg)
- d-Chlorpheniramine (5mg i.v.)

4 腎機能低下時

　セチリジンとレボセチリジンは、Ccr10mL/分以下の患者と血液透析の患者には禁忌とされている。オロパタジン・フェキソフェナジン・ベポタスチンに関しては、Ccr値による用量設定があるため、腎機能低下が認められる患者には確認して投与する必要がある。特筆しておきたいのが、フェキソフェナジンである。添付文書上には慎重投与の記載がないものの、末期腎不全患者において、P-糖タンパクの機能低下によりAUCが2.8倍になるとの報告があり、このため「CKD診療ガイドライン」ではCcrごとに用量設定がされている[9, 10]。

文献
1：一般社団法人日本アレルギー学会：アレルギー総合ガイドライン2019, 2019年6月14日（第1版）
2：日本耳鼻咽喉科免疫アレルギー学会鼻アレルギー診療ガイドライン作成委員会：鼻アレルギー診療ガイドライン2020年版（改訂第9版）
3：鼻アレルギーのハナシ, 調剤と情報2021.2, Vol.27 No.3　p8-28
4：インタビューフォーム　ザジデンカプセル1mg　2016年11月改訂（第4版、承継に伴う改訂）
5：添付文書　アレロックOD錠2.5, 5　2020年10月改訂（第1版）
6：添付文書　アレジオン錠10, 20　2011年9月改訂（第8版）
7：添付文書　ビラノア20mg　2019年12月改訂（第3版）
8：Expert Opin Drug Saf. 2011 Jul;10(4):613-22.:Positron emission tomography evaluation of sedative properties of antihistamines
9：武田正一郎, 腎機能別薬剤投与量, 日本腎臓病薬物療法学会, 2020年6月25日（第3版）
10：今井圓裕ほか, CKD診療ガイド2012, 日本腎臓学会編, 東京医学社, 2012年7月5日（第1版）

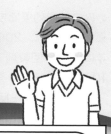

抗アレルギー薬
ロイコトリエン拮抗薬の使い分け

服薬指導の場面

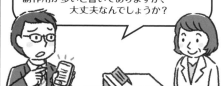

今回からお薬がプランルカストからモンテルカストに変わったようですね。何か気になることはありますか?

先生に回数か錠数を減らせないか相談したら、変更してくれました。
ただ、さっき待っている間に調べていたら副作用が多いと書いてありますが、大丈夫なんでしょうか?

服薬指導のポイント

● モンテルカストは1日1回、プランルカストは1日2回の服用である

● モンテルカストの用法は就寝前となっているが、これはアレルギー患者が服用していることが多い抗ヒスタミン薬の用法に合わせたものであり、食事の影響は受けないとされている

● 錠剤、カプセルのほかに、モンテルカストにはOD錠、細粒、チュアブル錠、プランルカストにはドライシロップがある

● モンテルカストの添付文書には、プランルカストにはない劇症肝炎、中毒性表皮壊死融解症といった副作用が記載されている

薬効の概要

　アレルギー性鼻炎や気管支喘息などの抗原が体に入ることで起こるⅠ型アレルギー反応には、ヒスタミン・ロイコトリエンなどの化学伝達物質が関与しており、ロイコトリエン受容体拮抗作用をもつ治療薬が期待されてきた。日本では1980年代より開発が進められ、1995年世界初のシステイニルロイコトリエン受容体拮抗剤であるプランルカスト水和物が製造販売承認を取得した。承認時は気管支喘息

のみの効能効果であったが、続く臨床試験で鼻閉・鼻汁・くしゃみに対する改善効果が認められ、2000年にアレルギー性鼻炎の効能効果が追加された[3、4]。2001年には1日1回製剤であるモンテルカストナトリウムが製造販売承認を取得し、現在100を超える世界各国で販売されている[5-7]。

　Ⅰ型アレルギー反応は、抗原がIgE抗体に結合し、肥満細胞が活性化、ヒスタミンやロイコトリエンの遊離が促進することでさまざまな症状が起こるとされている（図1）。ロイコトリエンが受容体と結合すると、気道炎症や気道収縮、血管透過性の亢進などによる「気管支喘息」や、鼻腔通気抵抗の上昇や好酸球浸潤を伴う鼻粘膜浮腫などによる「アレルギー性鼻炎」を発症する。ロイコトリエン拮抗薬の使用により、これらの諸症状の改善が期待される[8]。モンテルカストは剤形により適応症・生物学的同等性が異なるので注意が必要である。

図1　ロイコトリエン受容体拮抗薬の作用機序

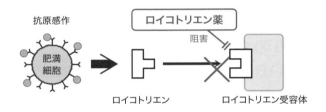

薬物治療の位置づけ

　気管支喘息・アレルギー性鼻炎ともに、アレルゲンの除去・回避等の対策を行ったうえで、薬物療法は基本的な治療となっており、その中でロイコトリエン拮抗薬は主要な薬剤の1つとして位置づけられている。国内のガイドラインでは、以下のように記載されている。

　「喘息予防・管理ガイドライン2018」[1]では、長期管理薬として低用量吸入ステロイド（ICS）が主軸として記載されている。ロイコトリエン拮抗薬単剤の治療では、ICSに劣るとされているため、ICSとの併用で用いられることを基本としているが、副作用が生じる場合、吸入操作が困難な場合などはロイコトリエン拮抗薬が単剤で用いられることもある。発作治療薬ではなく、長期管理薬であることに留意して服薬指導に当たる必要がある。

　「鼻アレルギー診療ガイドライン2020年版（改訂第9版）」[2]では、ロイコトリエン拮抗薬は即時相・遅発相、両方の鼻閉を改善するとされ、その効果は第2世

代抗ヒスタミン薬より優れるとされている。また、くしゃみ・鼻漏の効果は第2世代抗ヒスタミン薬と同等程度とされることから、鼻炎の3大症状である「くしゃみ・はなみず・はなづまり」いずれにも効果が期待できるといえる。こちらも長期連用にて改善率が上昇する。

　モンテルカストとプランルカストの使い分けについては、ガイドラインなどには記載されていない。患者のライフスタイルを考慮し、また、飲みやすい剤形を選択することでアドヒアランスの向上に努めたい。

表1　ロイコトリエン拮抗薬の比較

	モンテルカスト	プランルカスト
代表的な商品名	キプレス、シングレア	オノン
効能・効果	気管支喘息・アレルギー性鼻炎 ※チュアブル錠は気管支喘息のみ	気管支喘息・アレルギー性鼻炎
用法用量	（錠） 1日1回 1回5〜10mg 就寝前	1日2回 1回112.5〜225mg 朝・夕食後
剤形	錠剤・OD錠・細粒・チュアブル錠	カプセル・錠・ドライシロップ
海外での承認	あり	なし

各薬剤の添付文書・インタビューフォームより一部改変

 比較のポイント

1 薬理作用

　モンテルカストの第Ⅲ相臨床試験にて行われた二重盲検試験の結果は下記の通りである。

　〈気管支喘息〉プランルカストが対照群として設定された。モンテルカスト群は10mg/日、プランルカスト群は225mg/日をそれぞれ投与したところ、主要評価項目である最終全般改善度[※]においてモンテルカストの優越性が認められた。安全性に関しては、有意差なしと判定された[9]。

　〈アレルギー性鼻炎〉モンテルカスト5mg/日群、10mg/日群、プランルカスト450mg/日群を被験薬とし、プラセボ対照にて試験が設定された。鼻症状に関して、実薬3群は有意差をもって改善し、モンテルカスト群はプランルカスト群との非劣性が証明された。また、安全性に関しても実薬3群間での有意差は認

められなかった[10]。

※最終全般改善度：ピークフロー値改善度と全般改善度を総合して、著明改善・中等度改善・軽度改善・不変・悪化・判定不能の6分類で判定する。

2 副作用

　モンテルカスト・プランルカストの添付文書では、発疹・掻痒・腹痛・下痢・嘔気などの副作用が記載されている。いずれも頻度は低く、また軽微な副作用としてあげられており、ロイコトリエン拮抗薬は比較的安全性の高い薬としてガイドライン上でも位置づけられている。

　一方で、モンテルカストは2009年にアメリカ食品医薬品局から精神神経系の症状が出るとの注意喚起がなされていた。2020年3月4日、改めてモンテルカストの自殺念慮および行動などの精神症状を含む深刻な副作用に関する警告設置が要求され、アレルギー性鼻炎に対する使用制限の提言がなされた。そこでは、アレルギー性鼻炎に関してモンテルカストを使用する場合は、他剤での代用が困難である（効果不十分もしくは忍容性がない）場合のみに限定すべきであると記載され、また気管支喘息の場合は、メンタルヘルスの副作用リスクとベネフィットを検討してから使用することを推奨している[11]。プランルカストは米国で承認されていないが、モンテルカストと同様の注意喚起が追記されている。

文献
1：一般社団法人日本アレルギー学会：アレルギー総合ガイドライン2019, 2019年6月14日（第1版）
2：日本耳鼻咽喉科免疫アレルギー学会鼻アレルギー診療ガイドライン作成委員会：鼻アレルギー診療ガイドライン2020年版（改訂第9版）
3：添付文書, オノンカプセル　112.5mg, 小野薬品工業株式会社, 2017年10月改訂（第18版）
4：インタビューフォーム, オノンカプセル　112.5mg, 小野薬品工業株式会社, 2017年10月改訂（第11版）
5：添付文書, シングレア錠　5mg，　10mg，　OD錠10mg, MSD株式会社, 2019年4月改訂（第30版）
6：添付文書, シングレアチュアブル錠　5mg, MSD株式会社, 2016年9月改訂（第26版）
7：インタビューフォーム, シングレア錠5mg，　10mg, OD錠10mg, チュアブル錠5mg, 細粒4mg, MSD株式会社, 2016年9月改訂（第37版）
8：患者さんに接する施設の方々のためのアレルギー疾患の手引き《2020年改訂版》, 一般社団法人日本アレルギー学会, 2020年3月31日（第1版）
9：システイニルロイコトリエン受容体1拮抗薬；MK-476の成人気管支喘息に対する有効性の検討-プランルカスト水和物を対照とした二重盲検群間比較試験-, 臨床医薬17巻4号特集（4月）2001
10：A Double-Blind Non-inferiority Clinical　Study of Montelukast, a Cysteinyl Leukotriene Receptor 1　Antagonist,Compared with Pranlukast in Patients with Seasonal Allergic Rhinitis, Allergology International. 2008;57:383-390
11：FDA requires Boxed Warning about serious mental health side effects for asthma and allergy drug montelukast (Singulair); advises restricting use for allergic rhinitis 、https://www.fda.gov/drugs/drug-safety-and-availability/fda-requires-boxed-warning-about-serious-mental-health-side-effects-asthma-and-allergy-drug、2020年3月4日

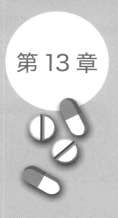

第 13 章

感染症治療薬

抗菌薬

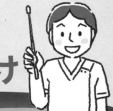

外来診療で処方される
おもな抗菌薬の使い分け

服薬指導の場面

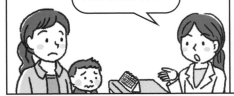

今日はお風邪ですか?

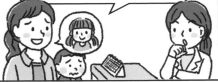

上の子のときは同じような症状でよく
抗菌薬が処方されていたんですが……。
最近処方されなくなりました。
いいんでしょうか?

服薬指導のポイント

● 抗菌薬の不適切な使用による薬剤耐性が世界中で問題になっており、
適正使用が必要である

● 感染症治療では、患者・感染部位・原因微生物・抗菌薬の4つが重要な要
素となる

薬効の概要

● 抗菌薬適正使用の重要性

✓ 抗菌薬の不適切な使用による薬剤耐性が世界中で問題になっている
✓ 薬剤耐性の拡大を防ぐため抗菌薬適正使用を推進し、不必要な抗菌薬の使
用を削減する必要がある

　抗菌薬の不適切な使用を背景として、薬剤耐性菌が増加しており、医療機関だけ
でなく市中での薬剤耐性菌による感染の広がりが脅威となっている。薬剤耐性に対
して何ら対策が講じられない場合、2050年には全世界で年間1,000万人が薬
剤耐性により死亡することが予想され、がんの死亡数を上回ると報告された[1]（図

図1 薬剤耐性関連死亡数とほかのおもな死因との比較

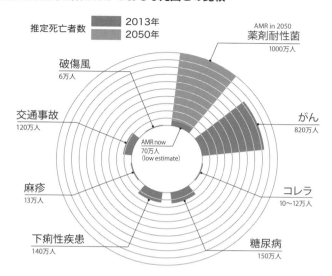

推定死亡者数　2013年　2050年

薬剤耐性菌
AMR in 2050
1000万人

がん
820万人

破傷風
6万人

交通事故
120万人

麻疹
13万人

下痢性疾患
140万人

糖尿病
150万人

コレラ
10〜12万人

AMR now
70万人
(low estimate)

外来診療で処方されるおもな抗菌薬の使い分け

1）。新たな抗菌薬の開発は減少しているなか、薬剤耐性に対して世界規模で取り組む必要があり、これらの現状を踏まえて 2016 年には厚生労働省から薬剤耐性（AMR）対策アクションプラン[2]が発表された。この中で、抗微生物薬の適正使用の推進は重要な戦略の 1 つであることが示されている。

　外来診療で処方される経口抗菌薬について、日本は欧米と比べて広域スペクトルのものが多く、第3世代セファロスポリン系（セフェム系の分類）薬、フルオロキノロン系（ニューキノロン系）薬、マクロライド系薬の使用量が多いと指摘されている[3]。

　AMR 対策アクションプランでは、2020 年までに 2013 年と比較して抗菌薬全体の使用量 33% 削減、経口セファロスポリン系薬、経口フルオロキノロン系薬、経口マクロライド系薬の各使用量 50% 削減を成果指標にあげている。2019 年に報告された「薬剤耐性ワンヘルス動向調査年次報告書」[4]では、抗菌薬の AMR 対策アクションプランの数値目標の達成へ向けた進捗が認められた。一方、大腸菌のフルオロキノロン耐性率など、耐性率の増加傾向が続いているものもあり、2020 年の目標値の達成に向けてはさらなる抗菌薬適正使用を推進し、不必要な抗菌薬の使用を削減する必要がある。

第 13 章　感染症治療薬　439

● 感染症治療における抗菌薬選択

> ✓ 感染症治療では、患者・感染部位・原因微生物・抗菌薬の4つが重要な要素となる
> ✓ 感染症治療における抗菌薬投与は、原因菌が明らかでない初期段階の「経験的治療（empiric therapy）」と原因菌が同定された後の「標的治療（definitive therapy）」に分けることができる

感染症治療において抗菌薬がどのように選択されるか、理解することが重要である。

感染症治療は、患者への問診、身体所見、臨床検査で得られた情報を基に、患者情報（年齢、基礎疾患、免疫状態など）を把握し、感染部位・臓

図2[6]

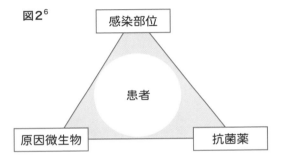

器の想定、原因微生物の想定を行い、抗菌薬を選択する。抗菌薬は、感染部位への移行性や原因菌への抗菌スペクトルを考慮して、選択することが基本となる。発熱や血液検査による炎症反応や白血球数の上昇は感染症を疑うきっかけになるが、必ずしも感染症を示すものではなく、これらの指標だけで抗菌薬を使用すべきではない[5]。

感染症治療では、原因菌が明らかでない初期段階での抗菌薬投与（経験的治療）と、感染症鑑別のための培養結果や抗菌薬感受性結果が判明した状態での最適な抗菌薬投与（標的治療）に分けることができる。経験的治療として抗菌薬を投与した後に、培養結果・感受性結果からより狭い抗菌スペクトルの抗菌薬で治療可能と判断すれば、抗菌薬を変更すべきである。また、経験的治療は単なる経験ではなく、臨床での標準治療を踏まえたうえで抗菌薬を選択することが求められる。

外来診療で処方される経口抗菌薬は軽症な感染症に対して用いられ、経口抗菌薬としてはバイオアベイラビリティが良好で臨床的に有効なものが選択される。

● 抗菌薬のPK/PD

> ✓ 抗菌薬は時間依存性と濃度依存性の2つのタイプに分けることができる
> ✓ 抗菌薬の使用において PK/PD パラメータの特色を把握し、最適な用法用量とする必要がある

PK/PD は、薬物動態を意味する pharmacokinetics（PK）と薬力学を意味する Pharmacodynamics（PD）を組み合わせたもので、抗菌薬の有効性や安全性を評価する考え方である。抗菌薬の有効性に関しては、作用特性から「時間依存性」と「濃度依存性」の2つのタイプに分けることができる。

図3　抗菌薬の効果と相関するPK/PD パラメータ

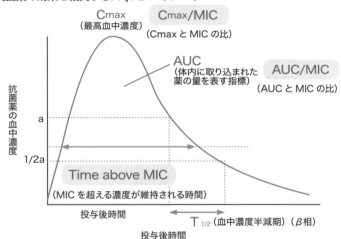

表1　PK/PD パラメータと抗菌薬一覧

抗菌効果	PK/PD パラメータ	抗菌薬
濃度依存性殺菌作用と長い持続効果	AUC/MIC Cmax/MIC	フルオロキノロン、アミノグリコシド
時間依存性殺菌作用と短い持続効果	Time above MIC	カルバベネム、セフェム、モノバクタム、ペニシリン
時間依存性殺菌作用と長い持続効果	AUC/MIC	アジスロマイシン、クラリスロマイシン、テトラサイクリン、バンコマイシン

Craig WA:Clin Infect Dis,26(1),1-10,1998より一部改変

PKパラメータ：最高血中濃度（Cmax）、血中濃度曲線下面積（AUC）
PDパラメータ：最小発育阻止濃度（MIC）

時間依存性を示す抗菌薬においては PK/PD パラメータの Time above MIC（血中濃度が MIC を超えている時間）が効果との相関を示し、濃度依存性を示す抗菌薬においては PK/PD パラメータの Cmax/MIC が効果と相関することが明らかとなっている。1日投与量が同じ場合、Time above MIC と相関する抗菌薬では投与回数を増やすことで効果が増大し、Cmax/MIC では1日1回とすることで1回投与量を増やすと効果が増大する。また、AUC/MIC では1日投与量が重要となっている。抗菌薬を使い分けるうえで、これらの特色を把握し最適な用法用量とする必要がある。

おもな経口抗菌薬の特徴

1 ペニシリン系

・作用機序：細胞壁合成阻害
・特徴：殺菌性、時間依存性（Time above MIC）
・おもな経口抗菌薬
・アモキシシリン水和物、アモキシシリン水和物・クラブラン酸カリウム、
　スルタミシリントシル酸塩

　ペニシリン系薬はβラクタム環と呼ばれる構造を有しており、βラクタム系薬とも呼ばれている。細菌の細胞壁はおもにペプチドグリカンで構成されており、βラクタム系薬はペプチドグリカンの合成酵素であるペニシリン結合タンパクに結合することで不活性化し、細胞壁の合成を阻害することで抗菌作用を示す。

　天然ペニシリンであるベンジルペニシリンは、グラム陽性球菌のレンサ球菌、肺炎球菌、グラム陰性球菌の髄膜炎菌などに抗菌活性を示す。グラム陽性球菌の黄色ブドウ球菌は産生するペニシリナーゼ（βラクタム環の加水分解酵素であるβラクタマーゼの一種）により不活性化される。アモキシシリン水和物は、ベンジルペニシリンの抗菌活性に加えて大腸菌やインフルエンザ菌などのグラム陰性桿菌までに抗菌スペクトルが拡大した薬剤であり、適応としては咽頭炎（A群β溶血性レンサ球菌による）、中耳炎、副鼻腔炎、慢性気管支炎の急性増悪、ヘリコバクターピロリ除菌の併用療法などに用いられる。また、歯科治療時の口腔レンサ球菌による感染性心内膜炎の予防にも用いられる。

　アモキシシリン水和物・クラブラン酸カリウム、スルタミシリントシル酸塩は、

βラクタマーゼ阻害薬を配合されている。ペニシリナーゼを産生する菌（メチシリン感受性黄色ブドウ球菌、インフルエンザ菌・モラクセラ・クレブシエラ属・プロテウス属などのβラクタマーゼ産生のグラム陰性桿菌、嫌気性菌のバクテロイデス）にも抗菌活性を示す。適応としては中耳炎、副鼻腔炎、市中肺炎などに用いられる。

　アモキシシリン水和物・クラブラン酸カリウムに関して、国内で市販されるオーグメンチン配合錠はアモキシシリン水和物・クラブラン酸カリウムの配合比が2：1であり、海外の製剤と比べてアモキシシリン水和物の比率が低くなっている。オーグメンチン配合錠の処方のみでアモキシシリン水和物を必要量投与しようとするとクラブラン酸カリウムの投与量も増え、クラブラン酸カリウムによる下痢などの消化器症状が問題となることがある。そのためアモキシシリン水和物の比率を高める目的で、オーグメンチン配合錠とアモキシシリン水和物の製剤が同時に処方されることがある。

2 セフェム系

・作用機序：細胞壁合成阻害
・特徴：殺菌性、時間依存性（Time above MIC）
・おもな経口抗菌薬
　第1世代：セファレキシン、第2世代：セファクロル（第1世代に分類されることもある）、第3世代：セフカペンピボキシル、セフジトレンピボキシル、セフジニル

　セフェム系薬はβラクタム環を有するβラクタム系薬であり、ペニシリン系薬と同様に細胞壁の合成を阻害することで抗菌作用を示す。詳細は次の**「経口セフェム系抗菌薬の世代ごとの違い」**の項を参考としてほしい。

③ マクロライド

- ・作用機序：タンパク合成阻害
- ・特徴：静菌性（抗菌薬の組織内濃度や対象菌種によっては殺菌性）、時間依存性（エリスロマイシン：Time above MIC、クラリスロマイシン・アジスロマイシン：AUC/MIC）
- ・おもな経口抗菌薬
- ・14員環：エリスロマイシン、クラリスロマイシン、15員環：アジスロマイシン

　マクロライド系薬は、細菌のリボソームの50Sサブユニットに結合することでタンパク合成を阻害し、抗菌作用を示す。細胞内寄生的なマイコプラズマ、クラミドフィラ、レジオネラに抗菌活性を示し、非定型肺炎の治療薬として使用される。そのほかに、百日咳、非結核性抗酸菌症（MAC症）の併用療法、ヘリコバクターピロリ除菌の併用療法（クラリスロマイシン＋アモキシシリン水和物＋プロトンポンプ阻害薬もしくはカリウムイオン競合型アシッドブロッカー）などに用いられる。

　レンサ球菌、肺炎球菌、メチシリン感受性黄色ブドウ球菌などのグラム陽性球菌に抗菌活性を示すが、耐性化が進行しており使用は限られる。グラム陰性菌ではインフルエンザ菌、モラクセラをカバーするが、マクロライド系薬が第1選択薬にはならない。

　また、マクロライド系薬は、副鼻腔気管支症候群のびまん性汎細気管支炎<ruby>汎<rt>はんさい</rt></ruby>などに対して少量長期投与が行われる。マクロライド少量長期投与は抗炎症作用や免疫調整作用を期待して投与される。通常2～3カ月以内に臨床効果が得られ、治療開始後6カ月で総合的に評価し、安定した状態が継続すれば2年間の投与が基本となる。マクロライド少量長期投与は、耐性菌抑制の観点から必要性を適切に判断し、漫然と投与しないことが求められる。

4 ニューキノロン系

- ・作用機序：核酸合成阻害
- ・特徴：殺菌性、濃度依存性
- ・おもな経口抗菌薬
- ・シプロフロキサシン、レボフロキサシン、モキシフロキサシン、ガレノキサシン、シタフロキサシン

　ニューキノロン系薬はDNAジャイレースおよびトポイソメラーゼIVに作用し、DNA複製を阻害することで抗菌作用を示す。シプロフロキサシンは緑膿菌を含むグラム陰性菌に抗菌活性を示し、レボフロキサシンではさらに呼吸器感染症のおもな原因菌となる肺炎球菌やインフルエンザ菌、マイコプラズマ、クラミドフィラなどに抗菌活性を示し、肺組織への移行性も高いことからレスピラトリーキノロンとも呼ばれる。モキシフロキサシン、ガレノキサシン、シタフロキサシンはレスピラトリーキノロンであり、嫌気性菌にも抗菌活性を示す。

　シプロフロキサシンは、前立腺炎や外来で治療が必要な緑膿菌感染症などに用いられる。レスピラトリーキノロンは、COPD（慢性閉塞性肺疾患）など慢性呼吸器疾患の急性増悪やレジオネラ肺炎などに用いられるが、市中肺炎においては第1選択薬にならない。

　ニューキノロン系薬は、抗菌スペクトルが広域でバイオアベイラビリティも良好であるため安易に使用されがちだが、経験的治療として使用する場合は耐性菌の発生を抑制するため短期間の投与とし、原因菌が同定された時点で標的治療として適切な抗菌薬に変更することが望ましい。

外来診療における一般的な感染症と経口抗菌薬の使い分け

1 急性気道感染症

✓ 急性気道感染症の約9割はウイルスが原因であり、抗菌薬投与が必要となる細菌によるものは少ない

　急性気道感染症は、急性上気道炎および急性気管支炎を含む概念であり、一般的には「風邪」などの言葉が用いられている。抗菌薬が必要な症例と不必要な

症例を見極めるために鼻症状、咽頭症状、下気道症状の3系統の症状によって、感冒、急性鼻副鼻腔炎、急性咽頭炎、急性気管支炎の4つの病型に分類することが有用となる。

　急性気道感染症の原因微生物の約9割は、ライノウイルスやコロナウイルスといったウイルスであることが報告されている。急性気道感染症において細菌が関与する症例はごく一部であり、急性咽頭炎におけるA群β溶血性レンサ球菌（Group A *β-hemolytic streptococcus*:GAS）、急性気管支炎におけるマイコプラズマやクラミドフィラが代表的な原因菌であることが報告されている。

　急性咽頭炎では、迅速抗原検査または培養検査でGASが検出された場合に抗菌薬を投与することが考慮され、抗菌薬としてはアモキシシリン水和物が推奨される。また、急性鼻副鼻腔炎では、成人では中等症または重症の場合、学童期以降の小児では遷延性または重症の場合に抗菌薬を投与することが考慮され、抗菌薬としてはアモキシシリン水和物が推奨される。

2 市中肺炎

> ✓ 市中肺炎の経験的治療として、細菌性肺炎ではβラクタマーゼ阻害薬配合ペニシリン系薬が第1選択薬となり、非定型肺炎ではマクロライド系薬やテトラサイクリン系薬が第1選択薬となる

　市中肺炎は基礎疾患を有しない、あるいは有していても軽微な基礎疾患の人に起こる肺炎であり、何らかの基礎疾患を有し、医療や介護の対象となる院内肺炎や医療・介護関連肺炎とは原因微生物が異なる。市中肺炎では、マイコプラズマ、クラミドフィラ、レジオネラなどの非定型病原体を考慮する必要がある。

　細菌性肺炎では、肺炎球菌、インフルエンザ菌がおもな原因菌となる。外来治療であれば、経験的治療としてβラクタマーゼ阻害薬配合ペニシリン系薬を用いるのが一般的であり、アモキシシリン水和物・クラブラン酸カリウム、スルタミシリントシル酸塩が有効性からも耐性菌抑制の観点からも推奨される。高齢者やCOPD、陳旧性肺結核など肺に基礎疾患を有する患者の場合は、ペニシリン耐性の肺炎球菌への効果と組織移行性の観点からレスピラトリーキノロンの使用を考慮する。多くのニューキノロン系薬は結核菌にも抗菌力を有するため、活動性結核の存在がないか検討してから投与する必要がある。

　非定型肺炎では、マクロライド、クラミドフィラ、レジオネラがおもな原因菌と

なる。マクロライド系薬やテトラサイクリン系薬が第1選択薬となる。耐性菌抑制の観点から、レスピラトリーキノロンは代替薬として温存すべきである。原因菌が同定された場合は、分離菌の抗菌薬感受性および地域における薬剤感受性傾向を参考にして抗菌薬の選択を行う。

③ 膀胱炎

✓ 膀胱炎のおもな原因菌である大腸菌はキノロン耐性株の割合が増加しており、ニューキノロン系薬の安易な使用は避けることが望ましい

　膀胱炎をはじめとする尿路感染症の原因は直腸常在菌による上行性尿路感染である。あきらかな基礎疾患が認められない「単純性」と基礎疾患を有する「複雑性」とに分類され、治療にあたる場合にもそれぞれを区別して考える必要がある。複雑性における基礎疾患とは前立腺肥大症、前立腺がん、膀胱がん、神経因性膀胱、尿路結石などの解剖学的・機能的な尿路異常だけでなく、糖尿病、ステロイド・抗がん剤投与中などの免疫状態の低下も含まれる。

　単純性膀胱炎の患者の多くは性的活動期の女性であり、その原因菌は大腸菌が大部分を占め、そのほかにクレブシエラ属やプロテウス・ミラビリスなどのグラム陰性桿菌、ブドウ球菌（*Staphylococcus saprophyticus*）などが認められる。複雑性膀胱炎では大腸菌以外のグラム陰性桿菌の割合が増え、ブドウ球菌属、腸球菌属などのグラム陽性球菌も原因菌になり得る。

　治療薬としてはST合剤、セファレキシン、アモキシシリン水和物・クラブラン酸カリウム、ニューキノロン系薬が用いられる。近年では大腸菌のキノロン耐性株の割合が増加しており、ニューキノロン系薬の安易な使用は避けることが望ましい。

④ 急性下痢症

✓ 成人の急性下痢症では、ウイルス性、細菌性にかかわらず自然軽快することが多く、まずは水分摂取を励行したうえで、対症療法のみ行うことが推奨される

　急性下痢症は、急性発症（発症から14日間以内）で、普段の排便回数よりも軟便または水様便が1日3回以上増加している状態とされる。急性下痢症の大部

分はウイルス性であり、細菌が原因となるものは非チフス性サルモネラ属菌、カンピロバクター、腸管出血性大腸菌、ビブリオが代表的である。

　成人の急性下痢症では、ウイルス性、細菌性にかかわらず自然軽快することが多く、まずは水分摂取を励行したうえで、基本的には対症療法のみ行うことが推奨される。重症例または海外渡航歴のある帰国者の急性下痢症の場合に抗菌薬の投与を検討する。サルモネラ腸炎において抗菌薬投与が必要な場合は、レボフロキサシンが第1選択薬となる。カンピロバクター腸炎ではニューキノロン系薬の耐性が進んでおり、抗菌薬投与の場合はクラリスロマイシンが推奨される。

文献
1：The Review on Antimicrobial Resistance. Tackling Drug-Resistant Infections Globally: final report and recommendations. May 19, 2016
2：国際的に脅威となる感染症対策関係閣僚会議: 薬剤耐性（AMR）アクションプラン2016-2020，平成28年4月5日発行
3：Hashimoto H, Matsui H, Sasabuchi Y, Yasunaga H, Kotani K, Nagai R, et al. Antibiotic prescription among outpatients in a prefecture of Japan, 2012–2013: a retrospective claims database study. BMJ Open. 2019; 9(4):e026251. PMID: 30948598
4：厚生労働省健康局結核感染症課:薬剤耐性ワンヘルス動向調査年次報告書 2019, 令和元年11月27日発行
5：青木眞:レジデントのための感染症診療マニュアル 第4版, 医学書院, 2020
6：矢野晴美:絶対わかる抗菌薬はじめの一歩,羊土社,2010

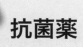

抗菌薬

経口セフェム系抗菌薬の世代ごとの違い

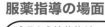

服薬指導の場面

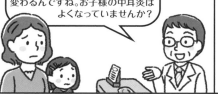

今日から抗菌薬がアモキシシリンからセフジトレンに変わるんですね。お子様の中耳炎はよくなっていませんか？

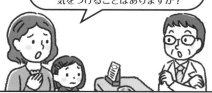

はい、あんまり効いていないみたいで。新しい薬のほうが副作用は強いのでしょうか？気をつけることはありますか？

服薬指導のポイント

- 第3世代セフェムは、グラム陽性球菌およびグラム陰性桿菌に広く抗菌スペクトラムを有するが、経口薬のバイオアベイラビリティ（生体利用率）は低い。ピボキシル基を有するものは小児の重篤な低カルニチン血症と低血糖にも注意が必要となる

- 第3世代セフェムに関しては、制酸剤等との併用で吸収率が低下する薬剤が存在する

- 第1世代セフェムは吸収に食事の影響を受けないが、第2、第3世代セフェムに関しては、食後投与のほうが吸収が増大する薬剤が多数存在する

薬効の概要

　国内で承認販売されているセフェム系抗菌薬は、抗菌スペクトラムにより第1〜4世代に分類される。経口薬として販売されているものは第1〜3世代までであり、第4世代セフェム系抗菌薬は注射剤のみである。また、第3世代セフェ

ムは緑膿菌に抗菌スペクトラムを有するものと有しないものに大別されるが、経口第3世代セフェム系抗菌薬に関しては緑膿菌に抗菌スペクトラムを有しない。

基本的にはグラム陽性菌に対する抗菌活性は第1世代がもっとも強く、世代が進むにつれて低下し、グラム陰性桿菌に対する抗菌活性は世代が進むにつれて上昇する。第1世代セフェム系抗菌薬の代表格はセファレキシンであり、グラム陽性菌である黄色ブドウ球菌（MRSA：メチシリン耐性黄色ブドウ球菌は除く）、レンサ球菌、さらに *Proteus mirabilis*（プロテウス・ミラビリス）、*Escherichia coli*（大腸菌）、*Klebsiella* 属（クレブシエラ）という3つの菌の頭文字をとった PEK に対して抗菌スペクトラムを有する。よって、これらの菌が起因菌となる蜂窩織炎などの皮膚軟部組織感染症、化膿性関節炎、骨髄炎に対してよい適応となる。

第2世代セフェム系抗菌薬の代表格はセフロキシムであり、黄色ブドウ球菌（MRSA は除く）、レンサ球菌、PEK に加えて *Haemophilus influenzae*（インフルエンザ菌）と *Moraxella catarrhalis*（モラクセラ・カタラーリス）を合わせた HaM に抗菌スペクトラムを有する。しかし、国内で *H. influenzae* の20〜30%を占めるβ - ラクタマーゼ非産生アンピシリン耐性インフルエンザ菌（BLNAR）には無効である。

第3世代セフェム系抗菌薬の代表格はセフジトレンピボキシルであり、黄色ブドウ球菌、レンサ球菌および緑膿菌を除いた多くのグラム陰性桿菌に抗菌スペクトラムを有する。一方、経口第3世代セフェム系抗菌薬は総じて生体内利用率が低く、十分な量が感染病巣に到達しにくいことが指摘されている。また、一部の第3世代セフェムに関して脂溶性を増加させ吸収率を上昇させるためにピボキシル基が付与されているが、小児における低カルニチン血症と低血糖関する注意勧告が医薬品医療機器総合機構（PMDA）からなされている[1]。

セフェム系抗菌薬はβ-ラクタム環とジヒドロチアジン環が結合した骨格をもち、ほかのβ-ラクタム系抗菌薬と同様に PBP（ペニシリン結合タンパク質）に結合し、細菌の細胞壁合成を阻害することで殺菌的に作用する。ペニシリン骨格よりもペニシリナーゼによる分解を受けにくく、R1、R2と2つの側鎖が存在するため、より多様な製剤が存在する。

表1　経口セフェム系抗菌薬の分類（カッコは代表的な製品名）

第1世代	セファレキシン（ケフレックス）
	セファクロル（ケファクロル）
第2世代	セフロキシム（オラセフ）
第3世代	セフジトレン（メイアクト）
	セフジニル（セフゾン）
	セフカペン（フロモックス）

PK/PD はほかのβ-ラクタム系抗菌薬と同様であり、薬物濃度が起因菌の MIC（最小発育阻止濃度）を超えている時間の長さが投与間隔に占める割合（% TAM）が抗菌作用と関係する。セフェム系では、% TAM が 40%以上で増殖抑制作用を、60 〜 70%以上で最大殺菌作用を示すとされている[2-3]。

表2　経口セフェム系抗菌薬の比較

	セファレキシン	セフロキシム	セフジトレン
世代	1	2	3
代表的な商品名	ケフレックス	オラセフ	メイアクト
適応症 *	表在性皮膚感染症、深在性皮膚感染症、リンパ管・リンパ節炎、慢性膿皮症、外傷・熱傷および手術創等の二次感染、乳腺炎、骨髄炎、筋炎、咽頭・喉頭炎、扁桃炎、急性気管支炎、肺炎、慢性呼吸器病変の二次感染、膀胱炎、腎盂腎炎、前立腺炎（急性症、慢性症）、精巣上体炎（副睾丸炎）、淋菌感染症、子宮頸管炎、バルトリン腺炎、子宮内感染、涙嚢炎、麦粒腫、角膜炎（角膜潰瘍を含む）、外耳炎、中耳炎、副鼻腔炎、化膿性唾液腺炎、歯周組織炎、歯冠周囲炎、上顎洞炎、顎炎、抜歯創・口腔手術創の二次感染	表在性皮膚感染症、深在性皮膚感染症、リンパ管・リンパ節炎、慢性膿皮症、ざ瘡（化膿性炎症を伴うもの）、乳腺炎、肛門周囲膿瘍、咽頭・喉頭炎、扁桃炎（扁桃周囲炎、扁桃周囲膿瘍を含む）、急性気管支炎、慢性呼吸器病変の二次感染、膀胱炎（単純性に限る）、前立腺炎（急性症、慢性症）、精巣上体炎（副睾丸炎）、尿道炎、麦粒腫、瞼板腺炎、外耳炎、中耳炎、副鼻腔炎、化膿性唾液腺炎、歯周組織炎、歯冠周囲炎、顎炎	表在性皮膚感染症、深在性皮膚感染症、リンパ管・リンパ節炎、慢性膿皮症、外傷・熱傷および手術創などの二次感染、乳腺炎、肛門周囲膿瘍、咽頭・喉頭炎、扁桃炎（扁桃周囲炎、扁桃周囲膿瘍を含む）、急性気管支炎、肺炎、肺膿瘍、慢性呼吸器病変の二次感染、膀胱炎、腎盂腎炎、胆嚢炎、胆管炎、バルトリン腺炎、子宮内感染、子宮付属器炎、眼瞼膿瘍、涙嚢炎、麦粒腫、瞼板腺炎、中耳炎、副鼻腔炎、歯周組織炎、歯冠周囲炎、顎炎
1日の投与回数	4回（1日投与量）1000 〜 2000mg	3回　食後投与（1日投与量）750 〜 1500mg	3回　食後投与（1日投与量）300 〜 600mg
排泄経路	尿中	尿中	尿中
腎機能低下時の減量	必要	必要	必要
海外での承認	あり	あり	あり

各薬剤の添付文書・インタビューフォームより一部改変

＊適応菌種は添付文書参照

経口セフェム系抗菌薬の世代ごとの違い

薬物治療の位置づけ

　第1世代のセファレキシンに関しては、「JAID/JSC（日本感染症学会 / 日本化学療法学会）感染症治療ガイド 2019」において、蜂窩織炎（軽症）、メチシリン感性黄色ブドウ球菌（MSSA）が起因菌となる化膿性椎体炎の経口スイッチ療法、「IDSA（米国感染症学会）ガイドライン」において MSSA が起因菌となる人工関節周囲感染症の長期抑制療法の推奨薬等として記載されている[4、5]。

　第2世代のセフロキシムに関しては、第1世代と比較して *H. influenzae* などの一部グラム陰性桿菌に抗菌スペクトラムを拡大しているものの、第3世代ほどはグラム陰性桿菌をカバーできない。また、バイオアベイラビリティが低いこともあり、臨床において積極的に使用されるケースは少ない。感受性試験の結果判明後の PEK や、HaM に対する標的治療や代替薬として用いられることが多いとされる[6]。「JAID/JSC 感染症治療ガイド 2019」においてはセフロキシム経口製剤の推奨薬としての記載はない。

　第3世代セフェム系抗菌薬に関しては、「JAID/JSC 感染症治療ガイド 2019」において、中耳炎、慢性呼吸器疾患の気道感染症（外来）の第2選択薬、肺炎（軽症）の第2選択薬、膀胱炎、腎盂腎炎（軽症・中等症）において推奨薬として記載されている[4]。なお、中耳炎等への使用にあたっては、抗微生物薬適正使用の手引きを参照し、抗菌薬投与の必要性を判断したうえで投与する必要がある。

 比較のポイント

1 抗菌スペクトラム

　経口第1世代セフェムのセファレキシンはグラム陽性菌である黄色ブドウ球菌（MRSA は除く）、レンサ球菌、PEK に対して抗菌スペクトラムを有する。

　第2世代セフェム系抗菌薬の代表格はセフロキシムであり、黄色ブドウ球菌（MRSA は除く）、レンサ球菌、PEK に加えて HaM に抗菌スペクトラムを有する。しかし、国内で約 20 ～ 30％を占める BLNAR に対しては無効である点には留意する必要がある。

　第3世代セフェム系抗菌薬の代表格はセフジトレンピボキシルであり、黄色ブドウ球菌（MRSA は除く）、レンサ球菌、緑膿菌を除いた多くのグラム陰性桿菌に抗菌スペクトラムを有する。BLNAR に対しても抗菌活性を有する。

2 副作用

　重大な副作用に関しては、第1、2、3世代セフェムで共通の項目が多い。ピボキシル基を有する第3世代セフェムに関して、2012 年に PMDA から小児における低カルニチン血症、低血糖に関する注意勧告がなされている[1]。しかし、その後も同薬剤による低血糖症例が報告されており、2019 年に日本小児科学会から再度注意喚起がなされている[7]。機序としては、ピボキシル基が代謝の過程でピバリン酸となり、カルニチンと結合して尿中に排泄されるため、血中のカルニチン濃度が低下する。カルニチンはミトコンドリアにおける脂肪酸 β 酸化に必要であり、カルニチンの欠乏により脂肪酸 β 酸化が行えないことで糖新生ができず、低血糖をきたすと考えられている[8]。生体内のカルニチンの約 98% は骨格筋などの筋肉内に分布しており、筋肉量の多い成人では症状が出現することはまれだが、筋肉量の少ない小児では感染に伴う発熱などによりエネルギー需要が亢進するため、ピボキシル基を有する薬剤によってこのような有害事象が起こりやすい[8]。なお、長期投与に限らず、投与開始翌日に低血糖が生じた症例も報告されているため早期から注意が必要である[1]。

3 相互作用

　第1世代のセファレキシンは添付文書上、相互作用に該当する薬剤はない。
　第2世代のセフロキシムに関しては腸内細菌叢を変化させ、経口避妊薬の腸肝循環による再吸収抑制により、経口避妊薬の効果減弱のおそれがある。
　第3世代セフェムに関しては、セフポドキシムにおいて Al、Mg 含有制酸剤、セフジニルにおいては鉄剤、Al、Mg 含有の制酸剤との同時内服で吸収が阻害されるため、併用する場合は内服間隔をあける必要がある。

4 経口吸収率

　第1世代に関しては経口吸収率が良好であるが、第2、第3世代に関してはバイオアベイラビリティが低いため、十分な量が感染病巣に到達しにくいことが指摘されている。また、第1世代セフェムに関しては血中濃度に対する食事の影響はないが、第2、第3世代セフェムに関しては食後投与により吸収率が上昇する薬剤が多数あり、セフロキシム、セフカペン、セフジトレン、セフポドキシム、セ

フテラムに関しては添付文書上、食後投与の記載となっている。

文献
1:PMDAからの医薬品適正使用のお願いNo.8: https://www.pmda.go.jp/files/000143929.pdf, 2021年2月17日閲覧
2:George L Drusano: Antimicrobial pharmacodynamics: critical interactions of 'bug and drug', Nat Rev Microbiol. 2(4): 289-300. 2004. (PMID: 15031728)
3:Eduardo Asín-Prieto, Alicia Rodríguez-Gascón, Arantxazu Isla: Applications of the pharmacokinetic/pharmacodynamic (PK/PD) analysis of antimicrobial agents, J Infect Chemother. 21(5): 319-29. 2015. (PMID: 25737147)
4:JAID/JSC感染症治療ガイド・ガイドライン作成委員会: JAID/JSC感染症治療ガイド2019, ライフサイエンス出版, 東京, 2019
5:Douglas R. Osmon, Elie F. Berbari, Anthony R. Berendt, Daniel Lew, Werner Zimmerli, James M. Steckelberg, Nalini Rao, Arlen Hanssen, Walter R. Wilson: Diagnosis and Management of Prosthetic Joint Infection: Clinical Practice Guidelines by the Infectious Diseases Society of America, Clinical Infectious Diseases, 56(1): e1–e25. 2013
6:公益社団法人　日本化学療法学会　抗菌化学療法認定医制度審議委員会: 抗菌薬適正使用生涯教育テキスト, 110, 杏林舎, 東京, 2020
7:ピボキシル基含有抗菌薬の服用に関連した低カルニチン血症に係る注意喚起: http://www.jpeds.or.jp/uploads/files/20190820pivoxil_chuikanki.pdf, 2021年2月17日閲覧
8:伊藤 哲哉, 中島 葉子: 薬剤性L-カルニチン欠乏症と治療, 外科と代謝・栄養, 54(2): 57-61. 2020

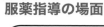

経口フルオロキノロン系抗菌薬
シプロフロキサシンとレボフロキサシンの違い

服薬指導の場面

今日から抗菌薬が始まりますが、ペニシリンでアレルギーが出たことがありますね。この前は1日2回のシプロフロキサシン錠でしたね。

軽い肺炎みたいで、1日1回の飲み薬で治療すると言われました。膀胱炎のときに使った薬の仲間だから、アレルギーが出た薬じゃないって。仲間の薬なのに、飲み方が違うんですね。ほかに違いはあるんですか？

 ## 服薬指導のポイント

● シプロフロキサシンは緑膿菌を含むグラム陰性桿菌に対して抗菌スペクトラムを有する

● レボフロキサシンは緑膿菌を含むグラム陰性桿菌に加えてグラム陽性球菌に対して抗菌スペクトラムを有する

● シプロフロキサシンは CYP 阻害作用等により、併用禁忌となる薬剤が存在する

● 金属イオンとのキレート形成により吸収が低下するが、レボフロキサシンは Ca 含有製剤と同時内服が可能である

薬効の概要

　キノロン系抗菌薬は、1962 年にナリジクス酸が化学合成されて以降さまざまな同系薬が開発されており、1982 年にシプロフロキサシン、1987 年にはレボフロキサシンが開発され、現在は第1〜4世代に分類される[1]。第2世代以降はキノロン骨格の C 6位にフッ素を導入しており、その構造からフルオロキノロンと呼ばれている。第1世代のナリジクス酸は腸内細菌目細菌に抗菌活性を有していた

が、開発が進むにつれて緑膿菌、偏性嫌気性菌へと抗菌スペクトラムが拡大した。

第1世代は現在国内ではピペミド酸のみが発売されており、緑膿菌を含むグラム陰性桿菌に抗菌活性を有するが、グラム陽性菌には活性を有しない。

第2世代の代表格はシプロフロキサシンであり、緑膿菌・腸内細菌目細菌を含むグラム陰性桿菌を広くカバーしている。グラム陽性菌に関しては黄色ブドウ球菌に対して抗菌活性を示す。細胞内濃度も良好であり、マイコプラズマ、クラミジア、リケッチア、レジオネラ等に対しても作用する。

第3世代の代表格はレボフロキサシンであり、グラム陽性球菌である肺炎球菌、

表1　フルオロキノロン系抗菌薬の比較

	シプロフロキサシン	レボフロキサシン
代表的な商品名	シプロキサン	クラビット
適応症*	表在性皮膚感染症、深在性皮膚感染症、リンパ管・リンパ節炎、慢性膿皮症、外傷・熱傷および手術創等の二次感染、乳腺炎、肛門周囲膿瘍、咽頭・喉頭炎、扁桃炎、急性気管支炎、肺炎、慢性呼吸器病変の二次感染、膀胱炎、腎盂腎炎、前立腺炎（急性症、慢性症）、精巣上体炎（副睾丸炎）、尿道炎、胆のう炎、胆管炎、感染性腸炎、バルトリン腺炎、子宮内感染、子宮付属器炎、涙のう炎、麦粒腫、瞼板腺炎、中耳炎、副鼻腔炎、炭疽	表在性皮膚感染症、深在性皮膚感染症、リンパ管・リンパ節炎、慢性膿皮症、ざ瘡（化膿性炎症症を伴うもの）、外傷・熱傷および手術創等の二次感染、乳腺炎、肛門周囲膿瘍、咽頭・喉頭炎、扁桃炎（扁桃周囲炎、扁桃周囲膿瘍を含む）、急性気管支炎、肺炎、慢性呼吸器病変の二次感染、膀胱炎、腎盂腎炎、前立腺炎（急性症、慢性症）、精巣上体炎（副睾丸炎）、尿道炎、子宮頸管炎、胆嚢炎、胆管炎、感染性腸炎、腸チフス、パラチフス、コレラ、バルトリン腺炎、子宮内感染、子宮付属器炎、涙嚢炎、麦粒腫、瞼腺炎、外耳炎、中耳炎、副鼻腔炎、化膿性唾液腺炎、歯周組織炎、歯冠周囲炎、顎炎、炭疽、ブルセラ症、ペスト、野兎病、肺結核およびそのほかの結核症、Q熱
1日の投与回数	2～3回 （1日投与量） 200mg～600mg*¹	1回 （1日投与量） 500mg
併用禁忌	ケトプロフェン（皮膚外用剤を除く）、チザニジン塩酸塩、ロミタピドメシル酸塩*¹	なし
排泄経路	尿中、胆汁	尿中、胆汁
腎機能低下時の減量	必要	必要
海外での承認	あり	あり

各薬剤の添付文書・インタビューフォームより一部改変

*適応菌種は添付文書参照

＊1　添付文書に記載された用量では少なく、1回500mg1日2回が標準的な投与量である。

黄色ブドウ球菌、溶連菌にも活性を有する。第3世代以降のグループは呼吸器への組織移行性が良好かつ、呼吸器感染症の起因菌を抗菌スペクトラムに含むことから、レスピラトリーキノロンと呼ばれている。

　第4世代のモキシフロキサシン、ガレノキサシンなどは緑膿菌への活性は低いものの、偏性嫌気性菌への活性を有することが特徴である。

　キノロン系抗菌薬の作用機序は、細菌の DNA ジャイレースおよびトポイソメラーゼIVに作用し、DNA 複製を阻害することで殺菌的に作用を発揮する。グラム陰性桿菌は前者、グラム陽性菌は後者の関与が大きいとされ、両者に対して作用する割合は各薬剤で異なる。

　フルオロキノロン系抗菌薬の抗菌作用ともっとも相関する PK/PD パラメータは AUC/MIC であり[2-4]、レボフロキサシンは1日1回、シプロフロキサシンは1日2〜3回で投与される。一方、治療効果に関しては C_{max}/MIC とも相関し、薬剤耐性菌の出現を抑制するには C_{max}（最高血中濃度）が高いほうがよいとされている[4]。国内では販売されていないが、海外ではシプロフロキサシンの徐放製剤（速放層 35％、徐放層 65％）が1日1回投与で承認されており、通常製剤と比較して高い C_{max} となるため、効果および薬剤耐性菌の出現抑制の観点からすると理に適っている[5]。

　シプロフロキサシンの内服薬に関しては、添付文書に記載されている用量では少なく、腎機能が正常であれば1回 500mg1 日2回が標準的な投与量であることには注意が必要である。

薬物治療の位置づけ

　特に尿路感染症、呼吸器感染症に対する処方が散見される。「JAID/JSC（日本感染症学会 / 日本化学療法学会）感染症治療ガイド 2019」においては、急性単純性膀胱炎、複雑性膀胱炎、急性単純性腎盂腎炎（軽症・中等症）、複雑性腎盂腎炎（軽症・中等症）ではシプロフロキサシン、レボフロキサシンの経口製剤がともに第1選択薬として、市中肺炎においてはレボフロキサシンの経口製剤が第2選択薬として記載されている[6]。

　フルオロキノロン系抗菌薬は、経口製剤で唯一緑膿菌に対して抗菌スペクトラムを有するため、本来であれば起因菌として緑膿菌のカバーを必要とする状況で処方されるべき薬剤である。また、近年フルオロキノロン系抗菌薬による不可逆的かつ重篤な有害事象が報告されており、2016 年に FDA（アメリカ食品医薬品

局）は副鼻腔炎、慢性気管支炎の急性細菌性増悪、単純性尿路感染症に対してほかの治療選択肢がある場合は、リスクが効果を上回るため、フルオロキノロン系抗菌薬を処方すべきでないという注意喚起を出している[7]。具体的な代替薬としては、副鼻腔炎、慢性気管支炎の急性細菌性増悪に対してはアモキシシリン／クラブラン酸、尿路感染症に対する経口剤であればスルファメトキサゾール／トリメトプリムがあげられている[8]。海外の報告を受けて、国内のフルオロキノロン系抗菌薬においても、2019年に大動脈瘤または大動脈解離、アキレス腱炎および腱断裂に関して添付文書の重大な副作用に追記された[9-12]。

　フルオロキノロン系抗菌薬剤は緑膿菌以外に、結核菌に対する抗菌スペクトラムを有するものが多く、特にレボフロキサシンに関しては二次抗結核薬であり、多剤耐性結核の治療には必須の薬剤である[13]。肺結核の診断の遅れや、フルオロキノロン耐性の結核リスク上昇に関する報告があるため、むやみやたらとフルオロキノロン系抗菌薬を使用することは避ける必要がある[14、15]。

　代替薬がある場合、フルオロキノロン系抗菌薬の積極的な使用は避け、ここぞという時まで温存しておくことが本来は望ましい。

 比較のポイント

1 抗菌スペクトラム

　シプロフロキサシンは第2世代のフルオロキノロン系抗菌薬であり、緑膿菌を含むグラム陰性桿菌に対して広く抗菌スペクトラムを有する。グラム陽性球菌に対しては黄色ブドウ球菌に活性を有するが、抗菌力は第3世代に劣るため、臨床においてはグラム陽性球菌の治療目的で積極的には使用されない。

　レボフロキサシンは第3世代のフルオロキノロン系抗菌薬であり、緑膿菌を含むグラム陰性桿菌に加えてグラム陽性球菌もカバーできる。両薬剤に共通するグラム陰性桿菌に対する活性についてはシプロフロキサシンとレボフロキサシンでは同様[16]、もしくは緑膿菌に対する抗菌力についてはシプロフロキサシンのほうが強い[17]との記載が散見される。

2 副作用

　重大な副作用に関して、シプロフロキサシンとレボフロキサシンは共通の項目

が多いが、好酸球性肺炎、末梢神経障害に関してはレボフロキサシンの添付文書にのみ記載されている。

　そのほかの副作用に関しても、シプロフロキサシンとレボフロキサシンで共通の項目が多い。なお、シプロフロキサシンに関しては、過敏症、肝酵素上昇、血液（好酸球増多など）の副作用については投与を中止することと記載されている。また、どちらの添付文書においても意識障害が記載されており、レボフロキサシンに関しては自動車運転に関する注意を患者に説明することが記載されているが、シプロフロキサシンに関してその記載はない。

3 併用禁忌

　シプロフロキサシンは CYP1A2 の阻害作用により、チザニジンの血中濃度上昇に伴う血圧低下、傾眠などの症状が報告されている。また、CYP3A4 阻害の恐れがあるため、ホモ接合体家族性高コレステロール血症の治療薬であるロミタピドと併用禁忌である。

　皮膚外用剤を除くケトプロフェンとの併用でフルオロキノロン系抗菌薬の $GABA_A$ 受容体への阻害作用が増強されることで痙攣が誘発されると考えられており、シプロフロキサシンと併用禁忌となっている。一方、レボフロキサシンはフェニル酢酸系またはプロピオン酸系非ステロイド性炎症鎮痛薬との併用に関しては併用注意に留まっている。

4 相互作用

　シプロフロキサシンはワルファリンの作用増強、スルホニル尿素系血糖降下剤の作用増強、CYP1A2 の阻害作用によるテオフィリン等の血中濃度上昇、抗不整脈薬との併用による QT 延長作用の増加などが報告されている。軽～中程度 CYP3A4 阻害作用を有するが、添付文書上での相互作用の記載が少ないことには留意する必要がある。金属イオンとのキレート形成に関しては、Al、Mg、Fe、Ca との同時内服により効果減弱が報告されており、内服間隔を2時間以上あけるなど注意が必要である。

　レボフロキサシンはワルファリンの作用増強、QT 延長を起こす薬剤との併用で QT 延長作用の増加などが報告されている。金属イオンとのキレート形成に関しては、Al、Mg、Fe との同時内服により効果減弱が報告されており、内服間隔

を1〜2時間あける必要があるが、Ca に関しては血中濃度に影響を与えなかったため、併用に関する注意喚起は行っていない。

文献

1：熊澤 淨一: キノロン薬開発の歴史と評価, 日本化学療法学会雑誌. 48(12): 1340-7007. 2000

2：W A Craig: Pharmacokinetic/pharmacodynamic parameters: rationale for antibacterial dosing of mice and men, Clin Infect Dis. 26(1):1-10. 1998. (PMID: 9455502)

3：Forrest, D E Nix, C H Ballow, T F Goss, M C Birmingham, J J Schentag: Pharmacodynamics of intravenous ciprofloxacin in seriously ill patients, Antimicrob Agents Chemother. 37(5): 1073-81. 1993. (PMID: 8517694)

4：K J Madaras-Kelly, T A Demasters Diagn : In vitro characterization of fluoroquinolone concentration/MIC antimicrobial activity and resistance while simulating clinical pharmacokinetics of levofloxacin, ofloxacin, or ciprofloxacin against Streptococcus pneumonia, Microbiol Infect Dis. 37(4): 253-60. 2000. (PMID: 10974576)

5：Adam D Hickerson, Culley C Carson: The treatment of urinary tract infections and use of ciprofloxacin extended release, Expert Opin Investig Drugs. 15(5): 519-32. 2006. (PMID: 16634690)

6：JAID/JSC感染症治療ガイド・ガイドライン作成委員会: JAID/JSC感染症治療ガイド2019, ライフサイエンス出版, 東京, 2019

7：FDA Drug Safety Communication: FDA updates warnings for oral and injectable fluoroquinolone antibiotics due to disabling side effects : https://www.fda.gov/drugs/drug-safety-and-availability/fda-drug-safety-communication-fda-updates-warnings-oral-and-injectable-fluoroquinolone-antibiotics, 2021年2月17日閲覧

8：No authors listed: Alternatives to fluoroquinolones, Med Lett Drugs Ther. 58(1496): 75-6. 2016. (PMID: 27249097)

9：フルオロキノロン系抗菌薬(経口剤および注射剤)の「使用上の注意」の改訂について: https://www.pmda.go.jp/files/000227446.pdf, 2021年2月17日閲覧

10：医薬品安全対策情報No.276: https://dsu-system.jp/dsu/web/viewer.html?file=/dsu/276/276.pdf, 2021年2月17日閲覧

11：フルオロキノロン系およびキノロン系抗菌薬(経口剤および注射剤)の「使用上の注意」の改訂について: https://www.pmda.go.jp/files/000231568.pdf, 2021年2月17日閲覧

12：医薬品安全対策情報No.283: https://dsu-system.jp/dsu/web/viewer.html?file=/dsu/283/283.pdf, 2021年2月17日閲覧

13：日本結核病学会: 結核診療ガイド, 105, 南江堂, 東京, 2018

14：C Y Jeon, A D Calver, T C Victor, R M Warren, S S Shin, M B Murray: Use of fluoroquinolone antibiotics leads to tuberculosis treatment delay in a South African gold mining community, Int J Tuberc Lung Dis. 15(1): 77-83. 2011. (PMID: 21276301)

15：Rose A Devasia, Amondrea Blackman, Tebeb Gebretsadik, Marie Griffin, Ayumi Shintani, Carolyn May, Teresa Smith, Nancy Hooper, Fernanda Maruri, Jon Warkentin, Ed Mitchel, Timothy R Sterling: Fluoroquinolone resistance in Mycobacterium tuberculosis: the effect of duration and timing of fluoroquinolone exposure, Am J Respir Crit Care Med. 180(4): 365-70. 2009. (PMID: 19483111)

16：NCCN Guidelines Version 2.2020 Prevention and Treatment of Cancer-Related Infections, https://www.nccn.org/professionals/physician_gls/pdf/infections.pdf, 2021年2月17日閲覧

17：Alison G Freifeld, Eric J Bow, Kent A Sepkowitz, Michael J Boeckh, James I Ito, Craig A Mullen, Issam I Raad, Kenneth V Rolston, Jo-Anne H Young, John R Wingard, Infectious Diseases Society of America: Clinical practice guideline for the use of antimicrobial agents in neutropenic patients with cancer: 2010 update by the infectious diseases society of America, Clin Infect Dis. 52(4): e56-93. 2011. (PMID: 21258094)

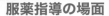

抗真菌薬
フルコナゾールと
イトラコナゾールの使い分け

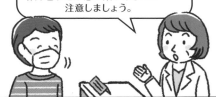

服薬指導の場面

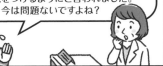

最近ちょっと咳が出るので、検査をしました。特には異常はなさそうでしたが、移植もしてるので薬を変えることになりました。でも、この薬は飲み合わせが悪いから気をつけるようにと言われました。今は問題ないですよね?

特に問題はありませんが、血液を固まりにくくする薬や、睡眠薬などで飲み合わせが悪い薬があるので注意しましょう。

服薬指導のポイント

● フルコナゾールはおもに *Candida* 属、*Cryptococcus* 属に有効であり、イトラコナゾールは2菌種に加え *Aspergillus* 属にも有効である

● フルコナゾール、イトラコナゾールは併用禁忌薬が多いため、服薬指導時は相互作用をチェックする

● フルコナゾールは腎機能に応じた用量調整が必要だが、イトラコナゾールは不要である

● イトラコナゾールにはカプセル製剤、内用液があるが、製剤により適応症が異なるので注意が必要である

薬効の概要

　フルコナゾール (FLCZ)、イトラコナゾール (ITCZ) はトリアゾール系抗真菌薬である。トリアゾール系抗真菌薬は、真菌細胞膜特有のステロール成分であるエルゴステロール合成を阻害する。エルゴステロールの合成に欠かせないシトクロム P450 依存性のラノステロール 14 α - 脱メチル酵素(Erg11)に働きかけて、

エルゴステロールの合成を阻害する。Erg11 の補助因子であるヘム鉄にアゾール窒素が結合すると、有害なステロール中間体が蓄積し、最終産物のエルゴステロールの生成が抑制される。これにより、膜構造や膜タンパクの機能に変化が起こり、真菌細胞の増殖を阻害する。Erg11 は真菌細胞に広く分布するため、FLCZ は *Candida* 属や *Cryptococcus* 属に有効であり、ITCZ は *Candida* 属（FLCZ が無効の *Candida* 属を含む）、*Cryptococcus* 属、*Aspergillus* 属にも殺菌効果を示す。

　FLCZ の血中濃度半減期は約 30 時間と長く、1日1回の投与で高い血中濃度が維持される。バイオアベイラビリティは約 90% と良好であり、経口投与でも高い血中濃度は保たれる。また、体液・組織移行性に優れ、唾液、喀痰、肺組織、髄液、硝子体液等へ良好に移行するため、口腔内カンジダ、真菌性髄膜炎、真菌性眼内炎などに有効である。

　ITCZ は脂溶性で水にほとんど溶けないため、消化管からの吸収も不良であり、カプセル薬は吸収過程で胃内の pH に影響を受ける。この欠点を改善するため、ITCZ をヒドロキシプロピル-β-シクロデキストリンで水溶化することにより消化管からの吸収を高め、制酸剤の影響も受けない内用液が開発され、高い血中濃度を維持することが可能となった。

薬物治療の位置づけ

　カンジダ症の原因としてもっとも代表的な真菌は *Candida albicans* であり、*C.albicans* 以外には *C.glabrata*、*C.krusei* などがある。*Candida* 属はヒトに親和性が強く、消化管粘膜や皮膚の常在菌であり、病原性は高くないものの、免疫抑制剤使用時や抗腫瘍療法中に日和見感染症を引き起こす。疾患としては口腔カンジダ症のような軽度のものから、カンジダ血症・播種性カンジダ症などの深在性真菌症のような重篤なものまであり、いったん発症すると致命的な感染症がある。

　また、アスペルギルス症も日和見感染症の1つであり、原因としては環境中に偏在する糸状菌である *Aspergillus* 属真菌の胞子をコンプロマイズドホストが吸入することで発症する肺病変であり、出血性壊死や梗塞を引き起こす疾患である。

図1 アゾール系抗真菌薬の作用機序

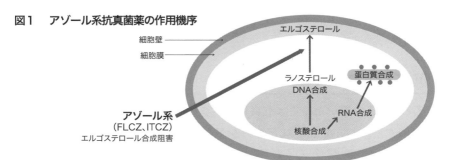

表1 アゾール系抗真菌薬の比較

	フルコナゾール	イトラコナゾール
代表的な商品名	ジフルカン	イトリゾール
効能・効果	【適応菌種】 カンジダ属、クリプトコッカス属 【適応症】 真菌血症、呼吸器真菌症、 消化管真菌症、尿路真菌症、 真菌髄膜炎 造血幹細胞移植患者における 深在性真菌症の予防 カンジダ属に起因する膣炎 および外陰膣炎	【適応菌種】 カンジダ属、アスペルギルス属、 クリプトコッカス属など 【適応症】 ・カプセル 深在性真菌症、深在性皮膚真菌症、 表在性皮膚真菌症、 爪白癬・内用液 真菌血症、呼吸器真菌症、消化管真菌症、 尿路真菌症、真菌髄膜炎などの真菌感染症 真菌感染が疑われる発熱性好中球減少症 好中球減少が予測される血液腫瘍または造血幹細 胞移植患者における深在性真菌症の予防
1日の投与量・回数 (成人の場合)	カンジダ症 50～100mg　1日1回 クリプトコッカス症 50～200mg　1日1回 重症または難治性の場合は 400mgまで増量可能 深在性真菌症の予防 400mg　1日1回 膣炎および外陰膣炎 150mg　1日1回	〈カプセル(食直後内服)〉 深在性真菌症　100～200mg　1日1回 1回200mg　1日2回まで増量可能 深在性皮膚真菌症　100～200mg　1日1回 表在性皮膚真菌症　50～100mg　1日1回 200mgまで増量可能 爪白癬　200mg/回 1日2回を1週間その後3週間休薬 上記を3サイクル 〈内用液(空腹時内服)〉 深在性真菌症 真菌が疑われる発熱性好中球減少症 深在性真菌症の予防 200mg/回　1日1回　400mgまで増量可能 口腔・咽頭・食道カンジダ 200mg/回　1日1回
併用禁忌	トリアゾラム、麦角アルカロイド、 キニジン、ピモジド、 アスナプレビル、アゼルニジピン、 ロミタピド、ブロナンセリン	ベプリジル、トリアゾラム、シンバスタチン、 麦角アルカロイド、エプレレノン、スボレキサント、 ダビガトラン、リバーロキサバンなど
排泄経路	尿中、糞中	尿中、糞中
腎機能低下時の減量	Ccr≦50mL/分　通常量の半量 透析患者　透析終了後に通常用量	不要(腎障害がありコルヒチン投与中の患者は禁忌)

各薬剤の添付文書・インタビューフォームより一部改変

Point 比較のポイント

1 抗真菌スペクトル

　FLCZ と ITCZ の違いとしては抗真菌スペクトルにある。薬効の概要でもふれたが、FLCZ は *C.albicans* などのカンジダ属、*Cryptococcus* 属に有効であり、ITCZ は *Candida* 属（FLCZ が無効の *Candida* 属を含む）*Cryptococcus* 属、*Aspergillus* 属に抗真菌作用を示す[1, 3-5]。FLCZ は *C.glabrata*、*C.krusei* など一部の *Candida* 属には無効であり、ITCZ は有効な場合があるが、*C.glabrata*、*C.krusei* などによる深在性真菌症では、第1選択薬として ITCZ を用いることはないので、あくまで発症予防目的として投与される[2]。

2 副作用

　ITCZ の副作用は、低カリウム血症、消化症状（食欲不振、胃部不快感、下痢など）、肝機能障害のほか、重篤な副作用として、アナフィラキシーショック、うっ血性心不全、中毒性表皮壊死融解症、皮膚粘膜眼症候群、間質性肺炎などが記載されている[6]。

　FLCZ にも同様の項目の記載があり、重篤な副作用に血液障害、急性腎不全、痙攣などの FLCZ のみ記載されている項目もあるが、副作用に関しては大きな差異はない[7]。

3 相互作用

　ITCZ は CYP3A4 によって代謝され、さらに CYP3A4 および P- 糖タンパクを強力に阻害するため、併用禁忌はキニジン、トリアゾラム、シンバスタチン、アゼルニジピン、麦角アルカロイド、シルデナフィル、スボレキサントや、ダビガトラン、リバーロキサバンの抗凝固薬などがあり多岐にわたる。

　FLCZ は CYP2C9、2C19、3A4 を阻害する[6]。FLCZ は CYP3A4 に起因する併用禁忌薬は ITCZ より少ないものの、CYP2C9 で代謝を受けるワルファリン、フェニトイン、ロサルタン、リファンピシンなどが併用注意となっている[7]。

文献

1：吉田康一郎：抗真菌薬の進歩と使い分け,日本内科学会雑誌102 11 2915-21 2013

2：日本医真菌学会: 侵襲性カンジダ症の診断・治療ガイドライン2013

3： Winston DJ, Maziarz RT, Chandrasekar PH, et al. Intravenous and oral itraconazole versus intravenous and oral fluconazole for long-term antifungal prophylaxis in allogeneic hematopoietic stem-cell transplant recipients. A multicenter, randomized trial. Ann Intern Med. 138: 705-713,2003

4： Marr KA, Crippa F, Leisenring W, et al. Itraconazole versus fluconazole for prevention of fungal infections in patients receiving allogeneic stem cell transplants. Blood. 103: 1527-1533,2004

5： Glasmacher A, Prentice A, Gorschlüter M, et al. Itraconazole prevents invasive fungal infections in neutropenic patients treated for hematologic malignancies: evidence from a meta- analysis of 3,597 patients. J Clin Oncol. 21: 4615-4626,2003

6： インタビューフォーム ジフルカン®カプセル50mg 100mg 2020年9月改訂（第21版）

7： インタビューフォーム イトリゾール®内用液1% 2018年2月改訂（第16版）

フルコナゾールとイトラコナゾールの使い分け

抗ヘルペスウイルス薬
代表的な抗ヘルペスウイルス薬の使い分け アシクロビル、バラシクロビルなど

服薬指導の場面

> 抗ウイルス薬の飲み薬が処方されていますね。どのような症状で受診されましたか？

> 先生に帯状疱疹って言われました。水疱瘡はやったことがあるけれど飲まなきゃいけないんですか？塗薬だけではダメなんですかね？

服薬指導のポイント

● 抗ヘルペスウイルス薬はウイルス増殖期に投与することで効果を発揮するため、水痘であれば24時間以内、帯状疱疹では72時間以内に投与を開始することが重要である

● 抗ヘルペスウイルス薬は腎機能に応じた用量の調整が必要である

● アシクロビルは吸収率が低いため、1日5回の服用に対し、プロドラッグであるバラシクロビルは1日2〜3回服用となっている

薬効の概要

　アシクロビル（ACV）は1977年に開発された抗ウイルス薬であり、もともと抗がん剤開発を目的に合成されたが単純ヘルペスウイルスⅠ型（HSV-1）、単純ヘルペスウイルスⅡ型（HSV-2）、水痘帯状疱疹ウイルス（VZV）の増殖を特異的に阻害することが見いだされた薬剤である。ACVの登場により、重篤で予後が悪いとされていたヘルペス脳炎の致死率は劇的に改善された。さらに、1987年にACVの経口吸収性を改善したプロドラッグであるバラシクロビル（VACV）、1993年にはペンシクロビル（PCV）のプロドラッグであるファムシクロビル（FCV）

が開発された。HSV-1、HSV-2、VZV はそれぞれ DNA 合成に関わる酵素チミジンキナーゼ（TK）をもち、感染細胞内で DNA 合成を制御している。抗ヘルペスウイルス薬はウイルス感染細胞内へ移行し、ウイルス由来 TK によって特異的に1リン酸化された後、細胞内キナーゼで3リン酸体までリン酸化される。この3リン酸体がデオキシグアノシン3リン酸と競合的に拮抗し、DNA 鎖の伸長が停止することによって DNA 合成を阻害し、抗ウイルス効果を示す　。抗ヘルペスウイルス薬の初回リン酸化において、細胞内キナーゼはリン酸化することができないが、ウイルス由来 TK はリン酸化することが可能である。したがって、正常細胞では抗ヘルペスウイルス薬は作用せず、細胞毒性を示さない[1-4]。

　アメナビル（AMNV）は ACV、PCV などの核酸類似物質とは異なり、2017年に上市された新しい作用機序の抗ウイルス薬である。ウイルス二本鎖 DNA の開裂および DNA 複製を開始するために必須な RNA プライマーの合成を制御するヘリカーゼ・プライマーゼ複合体を阻害することにより、DNA 合成阻害作用を示す[9]。

表1　代表的な抗ヘルペスウイルス薬の比較

	アシクロビル	バラシクロビル	ファムシクロビル
代表的な商品名	ゾビラックス	バルトレックス	ファムビル
適応症（成人の場合）	単純疱疹、造血幹細胞移植における単純疱疹の発症抑制、帯状疱疹	単純疱疹、帯状疱疹、水痘、造血幹細胞移植における単純疱疹の発症抑制、性器ヘルペスの再発抑制	単純疱疹、帯状疱疹
1日の投与回数	単純疱疹：1回 200mg×5 回 帯状疱疹：1回 800mg×5 回 水痘：1回 20mg/kg×5 回 ※単純疱疹の発症抑制は単純疱疹と同量	単純疱疹：1回 500mg×2 回 帯状疱疹：1回 1000mg×3 回 水痘：1回 1000mg×3 回 ※単純疱疹の発症抑制は単純疱疹と同量	単純疱疹：1回 250mg×3 回（再発）1000mg×2 回 帯状疱疹：1回 500mg×3 回
排泄経路	尿中		
腎機能低下時の減量	必要（添付文書参照）	必要（添付文書参照）	必要（添付文書参照）
その他	注射薬あり	なし	

各薬剤の添付文書・インタビューフォームより一部改変

薬物治療の位置づけ

ヘルペスウイルスはα、β、γの3亜科に分類され、VZV、HSV-1、HSV-2はαヘルペス亜科に属する。αヘルペス亜科は神経細胞に、βヘルペス亜科はマクロファージに、γヘルペス亜科はB細胞に潜伏する。ヘルペスウイルス感染症は治癒後もウイルスが体内に潜伏し、宿主の免疫能が低下すると再活性化し回帰感染を起こす、再発性の高い感染症である（**表2**）。

抗ヘルペスウイルス薬は、ウイルスDNA増殖を阻害する作用により効果を発揮するため、ウイルスの増殖が盛んな感染初期に投与を開始することによって効果が期待できる。ヘルペスウイルスは潜伏感染状態にある細胞ではウイルスゲノムの複製やウイルス由来タンパク質の合成を行わない[5]。ウイルスDNAポリメラーゼを阻害するACV、PCVは、潜伏感染状態のヘルペスウイルスには無効であり、回帰感染の症状を軽減させるためには潜伏ウイルス量を減少させる必要がある。HSVの初感染や水痘には、感染初期から積極的に抗ウイルス薬を用いて神経節内のウイルス増殖を抑制することが重要である。実際に抗ウイルス薬治療と再発に関して神経節での潜伏ウイルス量が再活性化に関与するので、ウイルス量が少ないと再活性化の頻度が下がることが示唆されている[2]。

表2　VZV、HSV感染症について

代表的疾患	水痘	帯状疱疹	口唇ヘルペス	性器ヘルペス
ウイルスの種類	VZV		HSV-1	HSV-2
特徴	・発熱、全身倦怠感とともに体感を中心に皮疹が出現 ・感染力が非常に強く空気感染対策が必要 ・水疱が痂皮化するまで感染力をもつ	・水痘の回帰感染のため痂皮化するまで感染力をもつ ・片側性に神経痛様疼痛、皮疹が帯状に生じる ・帯状疱疹後神経痛を呈することがある	・接触感染により感染し、口腔内などに水疱、潰瘍ができる ・20歳代までに約半数が感染する ・回帰感染では角膜炎や脳炎を発症することもある	・性行為によって感染し外陰部に疼痛を伴う水疱、潰瘍ができる ・排尿困難、歩行困難を呈することもある ・回帰感染率が高い

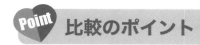

比較のポイント

1 バイオアベイラビリティ

　ACV は腸管からの吸収率が 20％程度と低く、成人では血中濃度を維持するために1日5回の服用が必要である。この問題を解決するために VACV が開発された。VACV は ACV に L-バリンを結合させることにより、経口吸収率を約 70％まで上昇させた[7]。これにより VACV は適応症により相違はあるものの、服用回数を1〜3回にまで低下させることが可能となった。同様に PCV も経口吸収率が低値のため、プロドラッグ化された FCV が開発されている。

2 適応症の違い

　抗ヘルペスウイルス薬は成分によって適応症が異なる。抗ヘルペスウイルス薬の比較（**表1**）にも記載したが、ACV、VACV の適応症は成人の場合、単純疱疹、造血幹細胞移植における単純疱疹ヘルペスウイルス感染症（単純疱疹）の発症抑制、帯状疱疹があり、VACV はさらに水痘、性器ヘルペスの再発抑制を有する。FCV の適応症は単純疱疹、帯状疱疹のみであり、成人で水痘を発症した場合は VACV のみが使用可能である。小児の場合は ACV、VACV の顆粒製剤に水痘の適応があるため、ACV、VACV が使用可能である。

3 副作用

　ACV の副作用は、暴露量が増加した場合に精神神経症状や腎機能障害が発現する頻度が高くなるとされている。精神神経症状については、ACV が容易に血液―脳関門を通過するため、通過した ACV が中枢神経障害を起こしている可能性が示唆される[5]。腎機能障害については、腎尿細管における ACV の濃度が溶解度をこえたとき、ACV が結晶化することによって起こると考えられており、水分を十分に摂取することで避けることができる[5]。

　そのほかの副作用としてはアナフィラキシーショック、汎血球減少、無顆粒球症、再生不良性貧血、血小板減少などの血球減少、TEN（中毒性表皮壊死症）および SJS（スティーブンス・ジョンソン症候群）などの重症薬疹などがどの薬剤に対しても記載されている[5-7]。

代表的な抗ヘルペスウイルス薬の使い分け　アシクロビル、バラシクロビルなど

4 相互作用

　プロベネシドは3薬剤の排泄を抑制するため、半減期の延長、AUC増加の報告がある。さらにACV、VACVは、シメチジンの尿細管分泌に関わるOAT 1、MATE- 1、MATE- 2などのトランスポーターの阻害作用により、ミコフェノール酸モフェチルの代謝物の尿細管分泌での競合により排泄遅延が起こる。また、ACV、VACVはテオフィリンの代謝を阻害するためテオフィリンの中毒症状が現れることがある[6, 7]。

　AMNVは肝代謝型であり、CYP3Aの基質となる薬剤、CYP3Aを阻害する薬剤、CYP3Aを誘導する薬剤、CYP2B6の基質となる薬剤に相互作用があり、リファンピシンとの併用は禁忌である[8]。

文献
1：白木公康ほか, 抗ヘルペスウイルス薬、臨床と微生物.40:29-35,2013
2：Sawtell NM, Thompson RL,Stanberry LR et al.Early intervention with high-dose acyclovir treatment during primary herpes simplex virus infection reduces latency and subsequent reactivation in the nervous system in vivo. J Infect Dis 184:964-971:2001
3：Elion GB : Acyclovir : discovery,mechanism of action, and selectivity. J Med Virol 1:2-6,1993
4：腰塚哲朗ほか, 抗ヘルペスウイルス薬、日本臨牀. 70(4)558(2012)
5: インタビューフォーム ゾビラックス®錠200, 400, 2020 年5月改訂(第4版)
6: インタビューフォーム バルトレックス®錠500 2020年5月改訂(第17版)
7: インタビューフォーム ファムビル®錠250mg　2021年1月改訂(第16版)
8: インタビューフォーム　アメナリーフ®錠200mg 2018年3月改訂(第5版)
9: 錫谷達夫ほか, 疾患別の抗ウイルス薬　抗ヘルペスウイルス薬、臨床と微生物.45:697-700,2018

インフルエンザ治療薬
ノイラミニダーゼ阻害薬の使い分け

服薬指導の場面

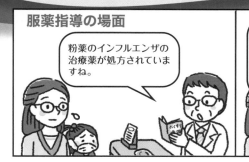

粉薬のインフルエンザの治療薬が処方されていますね。

先生から、子どもだから飲み薬がいいだろうって言われました。インフルエンザの治療薬って、いろんな種類があるんですよね？薬が効かないインフルエンザウイルスもいるっていうし、新しい薬のほうがよいのかなって……。

服薬指導のポイント

- 9歳までの小児には、基本的にオセルタミビルの内服が推奨される。5〜9歳でも吸入ができると判断された場合にはザナミビル、ラニナビルでの治療も可能である
- ザナミビル、ラニナビルの吸入薬は、肺炎、気管支喘息合併例では使用すべきではない
- ペラミビルは内服薬または吸入薬の使用が困難なときに考慮され、基本的には入院治療が必要な患者に限られる

薬効の概要

　ノイラミニダーゼ（NA）阻害薬はインフルエンザウイルス感染症の治療薬である。

　インフルエンザウイルスは RNA ウイルスであり自身では増殖できないため、宿主の細胞に感染し増殖していく。季節性インフルエンザウイルスと呼ばれているA型、B型インフルエンザウイルスの表面には NA というスパイクタンパク質があり、宿主細胞内で遺伝子 RNA、ウイルス核タンパク質などを複製後、子孫ウイ

ルスを放出する際に NA を使用し細胞外へ放出しているが、オセルタミビル、ザ
ナミビル、ラニナビル、ペラミビルはこの NA を阻害することによりインフルエン
ザウイルス増殖抑制作用を示す。本項では割愛するが、2018 年にはエンドヌク
レアーゼ阻害薬であるバロキサビルも承認され、NA 阻害薬とともに臨床で使用
されている。

図1　NA 阻害薬の作用機序

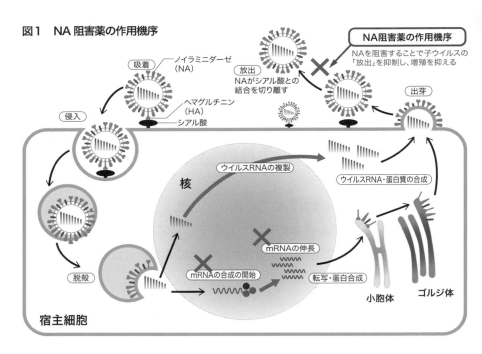

薬物治療の位置づけ

　2018 年 12 月に米国感染症学会が季節性インフルエンザの臨床ガイドライン
を改訂した[1]。欧米では従来、NA 阻害薬を重症のインフルエンザ感染症患者に
使用し、治療期間が 3〜6 日と遅れるために効果が低下している状態であったが、
オセルタミビル投与群はプラセボ群に比して、罹病期間を短縮し、下気道感染や
入院が有意に減少したことを報告されたこと[2]、さらに、ハイリスクの外来患者に
おいて NA 阻害薬は入院を抑制することや、入院患者の致死率を抑制し、予防
投与はインフルエンザ伝播を有意に減少させるとするシステマティックレビューと
メタアナリシス[3]が報告されたことにより、ガイドラインを改訂している。

一方、従来より日本では軽症のインフルエンザ外来患者を含め、迅速診断結果をもとに発症 48 時間以内に NA 阻害薬にて治療している。日本の方針はインフルエンザ症状を早期に消失させ、QOL の改善が目的であったが、結果として入院防止、死亡防止につながっていることが示唆された。

　インフルエンザは対症療法のみで軽快することもしばしば認められる疾患であるが、リスクをもたない人においても重症化することが認められ、発症初期の段階でそれを判断することは困難である。NA 阻害薬は重症化予防に有効とされているが、重症患者の治療については明確な根拠はないため早期治療が推奨される[4]。

 ## 比較のポイント

1 薬剤選択基準

　インフルエンザ治療において、オセルタミビルは治療経験がもっとも多く、小児・成人問わず広く使用されている。重症例や肺炎を合併している患者に対する使用経験もオセルタミビルがもっとも多く、内服が可能であればオセルタミビルが第一に推奨される。

　また、妊婦はインフルエンザ感染に対してハイリスクであり、罹患した場合には NA 阻害薬を用いて治療することが推奨されている[9]。妊娠期における NA 阻害薬使用に関わるデータは日本において比較的多いが、オセルタミビル、ザナミビルのほかは、妊娠期の安全性を検討するためのデータが十分ではない[10]。

　小児におけるザナミビル、ラニナビルの投与は、確実に吸入投与が可能な場合に限られる。両剤は気管支攣縮の報告があり、気管支喘息など呼吸系の基礎疾患がある患者には推奨されない[6, 8]。

　ペラミビルは内服、吸入が困難な場合に推奨されており、基本的には入院治療における患者に限定される。

2 安全性

　インフルエンザ罹患後の異常行動についてはオセルタミビルに限らないと判断されており、すべての抗インフルエンザ薬について異常行動に関する記載がある[5-8]。

ノイラミニダーゼ阻害薬の使い分け

ザナミビル、ラニナビルは気管支攣縮や呼吸困難の副作用がある。また、両薬剤は製剤の夾雑物として乳タンパクを含む乳糖水和物を使用しているため、乳製品に対して過敏症の既往歴がある患者に投与する際はアナフィラキシーを起こす可能性があり、十分に注意が必要である[6, 8]。

オセルタミビル、ペラミビルは全身投与のため、肝機能障害（劇症肝炎、黄疸含む）、急性腎障害、骨髄抑制、出血性大腸炎、虚血性大腸炎などの副作用がある。オセルタミビルはワルファリンとの併用により、プロトロンビン時間の延長が報告されている。

表1　NA 阻害薬の比較

	オセルタミビル		ザナミビル	ペラミビル	ラニナビル
代表的な商品名	タミフル		リレンザ	ラピアクタ	イナビル
効能・効果	A 型または B 型 インフルエンザウイルス感染症			A 型または B 型 インフルエンザウイルス感染症	
効能・効果　治療	○		○	○	○
効能・効果　予防	○		○	−	○
投与方法	内服		吸入	点滴静注	吸入
1 日の投与回数	1日2回		1日2回	1回	1回
投与日数	5日間		5日間	1回 （必要に応じて連日）	1回
排泄経路	尿中、糞中		尿中	尿中	
腎機能低下時の減量	治療 （1回 75mg） Ccr > 30 2回 / 日 10 < Ccr < 30 1回 / 日	予防 （1回 75mg） Ccr > 30 1回 / 日 10 < Ccr < 30 隔日	不要	通常 50 ≦ Ccr 300mg 30 ≦ Ccr < 50 100mg 10 ≦ Ccr30 < 50mg	不要
海外での承認	あり		あり	あり	なし

各薬剤の添付文書・インタビューフォームより一部改変

文献

1：Uyeki TM, et al. Clinical practice guidelines by the Infectious Diseases Society of America: 2018 update on Diagnosis, treatment, chemoprophylaxis, and institutional outbreak management of seasonal influenza. Clin Infect Dis 68: 895-902,2019

2：Dobson J, et al. Oseltamivir treatment for influenza in adults: a meta-analysis of randomized controlled trials. Lancet 385: 1729-37,2015

3：Doll MK, et al. Safety and effectiveness of neuraminidase inhibitors for influenza treatment, prophylaxis, and outbreak control: a systematic review of systematic reviews and/or meta-analyses. J Antimicrob Chemother 72: 2990-3007,2017

4：日本感染症学会　一般社団法人日本感染症学会提言〜抗インフルエンザ薬の使用について〜　最終更新日：2019年10月24日

5：インタビューフォーム タミフル®カプセル75 ドライシロップ3％ 2019年10月改訂(第34版)

6：インタビューフォーム リレンザ® 2018 年10 月改訂(第15 版)

7：インタビューフォーム ラピアクタ®点滴静注液バッグ300mg点滴静注液バイアル150mg 2019年10月改訂(第9版)

8：インタビューフォーム イナビル®吸入粉末剤20mg 2020 年9 月改訂(第14 版)

9：Tanaka T et al. Safety of neuraminidase inhibitors against novel influenza A (H1N1) in pregnant and breastfeeding women. CMAJ, 181:55-58, 2009 PMID19528139

10：伊藤真ほか. 妊娠と授乳　改訂2版:165-170,南山堂,2015

ノイラミニダーゼ阻害薬の使い分け

C 型肝炎治療薬
直接型抗ウイルス薬の使い分け

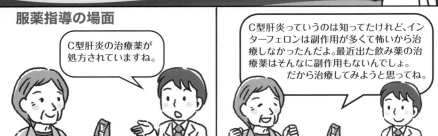

服薬指導の場面

C型肝炎の治療薬が処方されていますね。

C型肝炎っていうのは知ってたけれど、インターフェロンは副作用が多くて怖いから治療しなかったんだよ。最近出た飲み薬の治療薬はそんなに副作用もないんでしょ。だから治療してみようと思ってね。

服薬指導のポイント

● 直接型抗ウイルス薬の登場によりインターフェロン（IFN）フリーの治療が主流となった

● 肝炎の病期や前治療歴の有無、C 型肝炎ウイルスの遺伝子型・血清型により選択薬剤が異なる

● ソホスブビル / レジパスビル、ソホスブビル / ベルパタスビルは重度の腎機能障害患者に対して禁忌であるが、グレカプレビル / ピブレンタスビルは腎機能障害患者にも投与可能である

薬効の概要

　直接型抗ウイルス薬は DAA 製剤（Direct Acting Antiviral 製剤）と呼ばれ、2014 年に登場した経口内服薬であり、インターフェロンを用いない IFN フリーの画期的な治療法である。副作用が少なく忍容性が高く、100％に近い SVR 率が得られる。SVR とは治療効果判定に用いられる用語であり、治療終了後 24 週時点でのウイルス陰性化で判定をし、陰性化が得られた症例が著効（SVR）、

得られなかった症例が非著効（non–SVR）と定義している。

　DAA製剤は、HCV-RNAの非構造タンパクの中でウイルスの増殖に必要なHCVのタンパク合成時に必要なプロテアーゼであるNS3/4A、HCV複製過程の複合体形成に関与するNS5A、HCV-RNAの複製を司るポリメラーゼであるNS5Bのいずれかを阻害する薬剤を組み合わせて製剤化している。

　現在おもに使用されている薬剤としては、ソホスブビル/レジパスビル（ハーボニー配合錠）、グレカプレビル/ピブレンタスビル（マヴィレット配合錠）、ソホスブビル/ベルパタスビル（エプクルーサ配合錠）の3薬剤があげられる。

直接型抗ウイルス薬の使い分け

表1　DAA製剤の比較

	ソホスブビル/ レジパスビル	グレカプレビル/ ピブレンタスビル	ソホスブビル/ ベルパタスビル
代表的な商品名	ハーボニー配合錠	マヴィレット配合錠	エプクルーサ配合錠
適応症	genotype1,2の C型慢性肝炎、 代償性肝硬変	すべてのgenotypeの C型慢性肝炎、 代償性肝硬変	C型非代償性肝硬変 前治療歴を有する C型慢性肝炎、 C型代償性肝硬変
1日の投与回数・ 投与期間	1錠（ソホスブビル 400mg/ レジパスビル90mg）を 1日1回 12週間	3錠（グレカプレビル 300mg/ピブレンタスビル 120mg）を1日1回 セログループ1、2の 慢性肝炎 初回治療：8週間 前治療歴有：12週間 セログループ1、2の 代償性肝硬変 12週間 セログループ1、2以外の 慢性肝炎、代償性肝硬変 12週間	非代償性肝硬変 1錠（ソホスブビル400mg/ ベルパタスビル100mg）を 1日1回 12週間 前治療歴を有する慢性肝炎、 代償性肝硬変 1錠（ソホスブビル400mg/ ベルパタスビル100mg）を 1日1回 24週間（リバビリンと併用）
併用禁忌	リファンピシン カルバマゼピン フェニトイン セイヨウオトギリソウ	アトルバスタチン リファンピシン アタザナビル	リファンピシン カルバマゼピン フェニトイン フェノバル　ビタール セイヨウオトギリソウ
排泄経路	ソホスブビル：尿中 レジパスビル：糞中	糞中	ソホスブビル：尿中 ベルパタスビル：糞中
禁忌	eGFR30mL/分 /1.73m^{2}以下は禁忌	重度（Child-Pugh分類C）の 肝機能障害	eGFR30mL/分/1.73m^2 以下は禁忌
海外での承認		あり	

各薬剤の添付文書・インタビューフォームより一部改変

薬物治療の位置づけ

C型慢性肝炎は、genotype 1～6まであるとされているC型肝炎ウイルス（HCV）が肝臓に持続感染し、炎症を起こす疾患であり、肝細胞の破壊・再生が繰り返されるため、肝線維化が進展して肝硬変に至る。肝細胞がんを高率に合併し、ウイルスタンパクによる直接の発がん作用、破壊・再生を繰り返すことによる宿主遺伝子の変化が原因と考えられている。ALT の値が正常の場合でも進展した線維化を伴うこともあり、注意が必要である[1]。

ウイルスの排除には IFN と DAA 製剤があるが、現在は遺伝子型を問わず、初回治療、再治療とも DAA 製剤併用による IFN free 治療が推奨される。DAA 治療にはウイルス遺伝子型、薬剤耐性ウイルス、前治療歴の聴取が大切である。

 比較のポイント

1 薬剤選択

日本では genotype1b、2a、2b の HCV が多く、それぞれ 70%、20%、10% を占め、ほかの genotype はまれである。ソホスブビル / レジパスビル、グレカプレビル / ピブレンタスビルは genotype 1、2ともに有効なため DAA 治療歴がない C 型慢性肝炎、C 型代償性肝硬変には、2剤のどちらかを選択すればよいこととなる。さらに重度の腎障害があればソホスブビルが禁忌のため、グレカプレビル / ピブレンタスビルが選択肢となりうる。また、グレカプレビル / ピブレンタスビルはパンジェノタイプと呼ばれ、すべての genotype に有効な薬剤であり genotype 1と2の混合感染などではグレカプレビル / ピブレンタスビルが推奨される。DAA ＋ Peg-IFN ＋リバビリンによる不成功例についても同様である。

DAA 製剤、DAA 製剤＋リバビリンによる不成功例についてはグレカプレビル / ピブレンタスビル、ソホスブビル / ベルパタスビル＋リバビリンが治療の選択肢となるが、リバビリンはクレアチニンクリアランスが 50mL/min 以下の場合、重篤な肝機能障害がある場合には禁忌となるため、肝機能、腎機能を考慮し、薬剤選択をするべきである[1]。

2 副作用

　ソホスブビル / レジパスビルの副作用は、国内第3相試験において288例中55例（19.1%）に認められ、おもな副作用としては頭痛9例（3.1%）、悪心、便秘および掻痒症各7例（2.4%）、口内炎（1.7%）であった[2、7]。

　グレカプレビル / ピブレンタスビルの副作用は国内第3相試験において332例中80例（24.1%）に認められ、おもな副作用としては掻痒症16例（4.8%）、頭痛14例（4.2%）、倦怠感10例（3.0%）、ビリルビン増加8例（2.4%）であった[3-5、8]。

　ソホスブビル / ベルパタスビルの副作用は国内第3相試験において51例中9例（17.6%）に認められ、おもな副作用としては発疹2例（3.9%）、頭痛1例（2.0%）、高血圧1例（2.0%）などだった。リバビリン併用例では60例中21例（35.0%）おもな副作用は貧血13例（21.7%）、倦怠感3例（5.0%）、掻痒症2例（3.3%）などであった[6、9]。

　ソホスブビル含有製剤の国内製造販売後において高血圧が発現し、収縮期血圧180mmHg以上または拡張期血圧110mmHg以上に至った症例も報告されている。また、脳梗塞、脳出血などの脳血管障害の報告もある。

3 相互作用

　DAA製剤はP-糖タンパク質（P-gp）、乳がん耐性タンパク質（BCRP）、有機アニオントランスポーター（OATP）1B1/1B3のトランスポーターの基質や阻害薬であるため、これらのトランスポーターによって吸収、排泄される薬剤は注意が必要である。各薬剤の併用禁忌薬は**表1**を参考としてほしい。

　レジパスビル、ベルパタスビルの溶解性は胃内pHの上昇により低下するため水酸化アルミニウム、水酸化マグネシウムなどの制酸剤、H_2受容体拮抗剤（H_2RA）、プロトンポンプ阻害剤（PPI）は併用注意である。H_2RAを併用する場合は、12時間の間隔をあけて内服すること、PPIを併用する場合、レジパスビルは空腹時にPPIと同時内服すること、ベルパタスビルはベルパタスビルを食後に内服し、4時間の間隔をあけてPPIを内服することで、血漿中濃度の低下を防ぐことができる。また、レジパスビル、ベルパタスビルはP-gp、BCRPの阻害作用のためジゴキシン、ロスバスタチン、テノホビルの血漿中濃度が上昇するため併用注意である。ベルパタスビルはCYP2B6、CYP2C8、CYP3A4によ

表2　C型慢性肝炎、肝硬変におけるDAA製剤の薬剤選択について

対象患者	genotype	前治療歴	推奨薬剤
DAA 治療歴無し 慢性肝炎 代償性肝硬変	1型	－	ソホスブビル / レジパスビル グレカプレビル / ピブレンタスビル
	2型	－	ソホスブビル / レジパスビル グレカプレビル / ピブレンタスビル
	3～6型	－	グレカプレビル / ピブレンタスビル
DAA 治療歴無し 非代償性肝硬変	すべて	－	ソホスブビル / ベルパタスビル
DAA 前治療歴あり 慢性肝炎 代償性肝硬変	1型	シメプレビル＋ Peg-IFN ＋リバビリン バニプレビル＋ Peg-IFN ＋リバビリン テラプレビル＋ Peg-IFN ＋リバビリン	ソホスブビル / レジパスビル グレカプレビル / ピブレンタスビル
	2型	テラプレビル＋ Peg-IFN ＋リバビリン	ソホスブビル / レジパスビル グレカプレビル / ピブレンタスビル
	1型	プロテアーゼ阻害剤＋ NS5A 阻害剤 NS5A 阻害剤＋ NS5B 阻害剤	グレカプレビル / ピブレンタスビル ソホスブビル / ベルパタスビル ＋リバビリン
	2型	NS5B 阻害薬＋リバビリン	グレカプレビル / ピブレンタスビル ソホスブビル / ベルパタスビル ＋リバビリン

C型肝炎治療ガイドライン（第8版）[1]を改変

※ソホスブビルは重度の腎機能障害（eGFR＜ 30mL/分 /1.73m^2）がある場合には禁忌である。
※グレカプレビル /ピブレンタスビルは重度の肝機能障害（Child–Pugh分類 C）がある場合には禁忌である。
※ Child-Pugh分類 grade Cの非代償性肝硬変の治療には安全性は十分に確立されていないため肝臓専門
　医によって治療方針が決定されるべきである。
※ DAA前治療歴ありの非代償性肝硬変への治療は肝臓専門医の判断においてソホスブビル /ベルパタス
　ビルの投与を選択肢とする。

り代謝されることが報告されているため、これらの CYP を誘導または阻害する
薬剤との併用は注意が必要である[7, 9]。
　グレカプレビルは P－gp、BCRP、OATP1B1/1B3 の基質であり阻害剤である。
ピブレンタスビルは P－gp の基質であり、P－gp、BCRP、OATP1B1 の阻害
薬であり、これらのトランスポーターに関与する薬剤は注意が必要である。併用
注意は多岐にわたり、ジゴキシン、ダビガドラン、アトルバスタチン以外の HMG
－CoA 還元酵素阻害薬の血漿中濃度が上昇するため、カルバマゼピン、フェニ

トイン、フェノバルビタール、セイヨウオトギリソウはグレカプレビル / ピブレンタスビルの血漿中濃度を低下させるため、シクロスポリン、リトナビル、ダルナビルはグレカプレビル / ピブレンタスビルの血漿中濃度を上昇させるため併用注意である[8]。

文献
1：日本肝臓学会: C型肝炎治療ガイドライン(第8版), 2020(http://www.jsh.or.jp/files/uploads/HCV_GL_ver8_20201005.pdf)
2：Mizokami M, et al. Ledipasvir and sofosbuvir fixed-dose 113 combination with and without ribavirin for 12 weeks in treatment-naive and previously treated Japanese patients with genotype 1 hepatitis C: an open-label, randomised, phase 3 trial. Lancet Infect Dis 15:645-53,2015
3：Chayama K, et al. Efficacy and safety of glecaprevir/pibrentasvir in Japanese patients with chronic genotype 1 hepatitis C virus infection with and without cirrhosis. J Gastroenterol 53:557-565,2018
4：Kumada H, et al. Efficacy and safety of glecaprevir/pibrentasvir in HCV-infected Japanese patients with prior DAA experience, severe renal impairment, or genotype 3 infection. J Gastroenterol 53:566-575,2018
5：Toyoda H, et al. Efficacy and safety of glecaprevir/pibrentasvir in Japanese patients with chronic genotype 2 hepatitis C virus infection. Hepatology 67:505-513,2018
6：Takehara T, et al. Efficacy and safety of sofosbuvir-velpatasvir with or without ribavirin in HCV-infected Japanese patients with decompensated cirrhosis: an open-label phase 3 trial. J Gastroenterol 54:87-95,2019
7：インタビューフォーム ハーボニー®錠 2020 年2 月改訂(98 版)
8：インタビューフォーム マヴィレット®錠 2020 年8 月改訂(第7 版)
9：インタビューフォーム エプクルーサ®錠 2020 年12 月改訂(第4 版)

直接型抗ウイルス薬の使い分け

B型肝炎治療薬
エンテカビルとテノホビルの使い分け

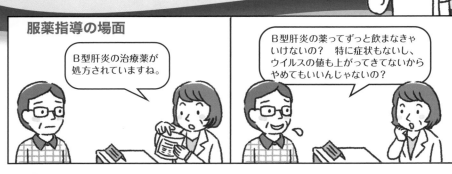

服薬指導の場面

B型肝炎の治療薬が処方されていますね。

B型肝炎の薬ってずっと飲まなきゃいけないの？ 特に症状もないし、ウイルスの値も上がってきてないからやめてもいいんじゃないの？

服薬指導のポイント

● 核酸アナログ製剤は内服薬でありインターフェロン（IFN）に比べ副作用も少ないが、投与中止による肝炎の再燃が高頻度であり、治療期間が長期になることが多い

● 核酸アナログ製剤による治療としては、エンテカビル、テノホビルジソプロキシルフマル酸塩、テノホビルアラフェナミドが推奨される

● テノホビル製剤はテノホビルジソプロキシルフマル酸塩よりテノホビルアラフェナミドのほうが、投与量を低く設定することが可能となったため腎臓や骨などに対する副作用が少ない

薬効の概要

　核酸アナログ製剤と呼ばれるエンテカビル、テノホビルは、B型肝炎ウイルス（HBV）の逆転写酵素であるDNAポリメラーゼを競合的に阻害することによりDNA鎖の伸長を停止させる薬剤である。複製過程でDNA合成を強力に抑制する結果、血中HBV DNA量は速やかに低下し、免疫反応が抑制されることで肝炎が沈静化し、ALT値も改善する。さらに組織学的な改善が得られ、肝がんの

発生を抑制するとされている。しかし、核酸アナログ製剤は HBV に感染した肝細胞内の完全閉環二本鎖 DNA には直接作用しないため、HBV を体内から完全に排除することは難しく、投与を中止すると高頻度に HBV が再増殖し肝炎が再燃するため、長期投与が必要となる（**図1**）。

核酸アナログ製剤は、2000 年にラミブジン（LAM）が初めて保険適応となり、2004 年にアデホビル（ADV）、2006 年にエンテカビル（ETV）、2014 年にテノホビルジソプロキシルフマル酸塩（TDF）、2017 年にテノホビルアラフェナミド（TAF）が承認を受けた。LAM、ADV は投与中に薬剤耐性変異株が出現することが多く、現在推奨はされず、ETV、TDF/TAF が薬剤耐性変異株の出現率が低いため、第1選択薬となっている。

表1　核酸アナログ製剤の比較

	エンテカビル	テノホビルジソプロキシフマル酸塩	テノホビルアラフェナミド
代表的な商品名	バラクルード	テノゼット	ベムリディ
適応症	B 型慢性肝疾患	B 型慢性肝疾患	B 型慢性肝疾患
用法・容量	エンテカビル 0.5mg を 1日1回空腹時内服 ラミブジン不応の場合には エンテカビル1mg を 1日1回空腹時内服	テノホビルジソプロキシフマル 酸塩 300mg を 1日1回内服	テノホビルアラフェナミド 25mg を1日1回内服
併用禁忌	―	―	リファンピシン セイヨウオトギリソウ
排泄経路	尿中	尿中	尿中、糞中
腎機能低下時の 投与量調節	通常用量（1回 0.5mg） ラミブジン不応（1回1mg） 30 < Ccr < 50：2日に1回 10 < Ccr < 30：3日に1回 10 > Ccr：7日に1回 血液透析または CAPD： 7日に1回	30 < Ccr < 50：2日に1回 10 < Ccr < 30：3〜4日に 1回 血液透析：7日に1回	―
海外での承認	あり		

各薬剤の添付文書・インタビューフォームより一部改変

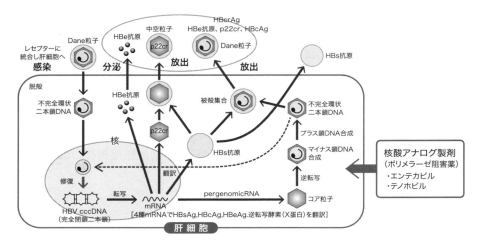

図1　B型肝炎ウイルスの増殖機構と拡散アナログ製剤の作用機序

薬物治療の位置づけ

　HBV 持続感染に対する抗ウイルス療法の治療目標は、「肝炎の活動性と肝線維化進展の抑制による慢性肝不全の回避ならびに肝細胞がん発生の抑制、およびそれらによる生命予後ならびに QOL の改善」である。この最終目標を達成するための抗ウイルス療法の長期目標は HBs 抗原の消失であり、短期目標は ALT 持続正常化、HBe 抗原陰性かつ HBe 抗体陽性、HBV DNA 増殖抑制となる[1]。

　B型慢性肝炎例では治療期間が短いこと、治療効果が比較的得られやすいこと、奏効例では持続的な治療効果が期待できることからペグインターフェロン（Peg-IFN）治療をまず考慮する。特に若年者や挙児希望者など、核酸アナログ製剤の長期投与を回避したい症例では第 1 選択となる[2-6]。ただし、50 歳以上の症例における有効性は十分に検討されていない[7]。

　核酸アナログ製剤は、経口薬で副作用も少ない。一方、投与中止による肝炎の再燃が高頻度であり、治療期間が長期になることが多く、長期投与により耐性ウイルス出現の可能性、副作用発現の可能性がある。核酸アナログ製剤は Peg-IFN 不適応例、線維化の進行した例や肝炎の持続や増悪により急速な肝機能の低下が危惧される例で考慮する（**図2**）。

図2　B型肝炎に対する抗ウイルス療法の基本方針

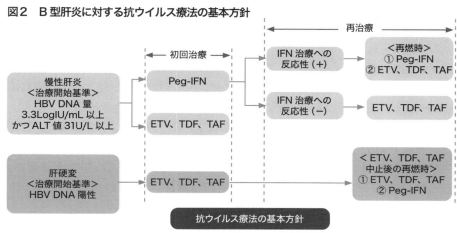

慢性肝炎・肝硬変の診療ガイド 2019 から抜粋

 比較のポイント

1 副作用

　ETV のおもな副作用には頭痛、下痢、鼻咽頭炎、肝機能障害、リパーゼの上昇があげられ、重篤な副作用としてはアナフィラキシー様症状、乳酸アシドーシス、脂肪沈着による重度の肝腫大がある[8]。

　TDF、TAF のおもな副作用は腎機能障害、肝機能障害、頭痛、悪心、骨密度低下などがあり、重大な副作用として乳酸アシドーシス、膵炎、重度の腎機能障害がある。TDF による腎障害は、腎臓における MRP7 と呼ばれるトランスポーターの遺伝子多型によりテノホビルの尿細管への取り込みと排出との輸送平衡が崩れることで引き起こされると記載がある[9, 10]。

　一方、TAF は TDF と比較し、活性代謝物が標的細胞内でより高濃度で産生されるため、循環血中濃度を低く設定することが可能となった。これにより TAF の用量は TDF の約 90％低く抑えられているため、腎臓、骨への影響が軽減され、安全性が向上した製剤といえる[10]。

エンテカビルとテノホビルの使い分け

2 相互作用

　TAF は P-糖タンパク（P-gp）や乳頭耐性タンパク（BCRP）などのトランスポーターの基質であることから、強力な P-gp の誘導作用を有するリファンピシン、セイヨウオトギリソウは禁忌であり、リファブチン、カルバマゼピン、フェノバルビタール、フェニトインも P-gp の誘導作用があるため併用注意となっている[10]。

　TDF は、糸球体濾過と尿細管への能動輸送により腎排泄される。また、TAF と同様に P-gp、BCRP の基質であるため、相互作用にはこれらが関与する。TDF と併用禁忌の薬剤はないが、併用注意としてはジダノシン、アタザナビル、リトナビル、アシクロビル、バラシクロビル、ソホスブビル / レジパスビル、ソホスブビル / ベルパタスビルの記載がある[9]。

文献
1：日本肝臓学会: 慢性肝炎・肝硬変の診療ガイド, 2019
2：Janssen HL, et al. Pegylated interferon alfa2b alone or in combination with lamivudine for HBeAg-positive chronic hepatitis B: a randomised trial. Lancet 365:123-9,2005
3：Lau GK, et al. Peginterferon Alfa-2a, lamivudine, and the combination for HBeAg-positive chronic hepatitis B. The N Engl j Med 352:2682-95,2005
4：Liaw YF, et al. Shorter durations and lower doses of peginterferon alfa-2a are associated with inferior hepatitis B e antigen seroconversion rates in hepatitis B virus genotypes B or C. Hepatology 2011;54:1591-9
5：林紀夫, et al. B 型慢性肝炎患者に対するペグインターフェロン α-2a の有効性および安全性の検討. 肝臓 53:135-146,2012
6：Krogsgaard K, et al. The treatment effect of alpha interferon in chronic hepatitis B is independent of pre-treatment variables. Results based on individual patient data from 10 clinical controlled trials. J Hepatol 21:646-55,1994
7：中外製薬. ペガシス皮下注 90 μg, ペガシス皮下注 180 μg（ペグインターフェロン アルファ-2a(遺伝子組換え))承認申請資料, 2011
8: インタビューフォーム　バラクルード®錠　0.5mg　2019年5月改訂(第9版)
9: インタビューフォーム　テノゼット®錠　300mg　2020年4月改訂(第7版)
10: インタビューフォーム　ベムリディ®錠　25mg　2019年3月改訂(第7版)

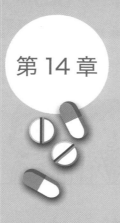

第14章

抗悪性腫瘍薬

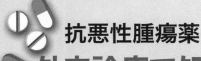

抗悪性腫瘍薬
外来診療で処方されるおもな抗悪性腫瘍薬の使い分け

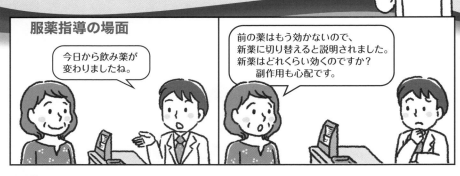

服薬指導の場面

今日から飲み薬が変わりましたね。

前の薬はもう効かないので、新薬に切り替えると説明されました。新薬はどれくらい効くのですか？副作用も心配です。

服薬指導のポイント

● 治療スケジュールと起こり得る副作用について、患者が理解できるように説明する

● 副作用を回避するための日常生活の工夫を実施できるように、患者に指導する

● 病院への連絡が必要となる重篤な副作用症状について、患者が理解し、実践できるように説明する

● 経口抗悪性腫瘍薬の服薬指導では、服用を中止すべき副作用症状を説明し、症状出現時は服用を中断することを指導する

薬効の概要

　抗悪性腫瘍薬は多くの場合、患者の体格などに合わせた最大投与量で投与を開始する。そのため、用法・用量を遵守して使用した場合でも、生命に危険を及ぼす副作用が発現する可能性があることを意識して、服薬指導に臨むことが大切である。

現在のがん薬物療法では、多種多様な抗悪性腫瘍薬が点滴静注・皮下注射・経口投与・それらの併用投与などにより、外来で投与・処方されている。そのため、薬剤師が服薬指導を行う抗悪性腫瘍薬は多岐にわたる。また、慢性骨髄性白血病や腎細胞がんの治療では経口分子標的薬が標準的な治療薬として用いられるため、調剤薬局でも抗悪性腫瘍薬を取り扱う機会が増えている。抗悪性腫瘍薬の服薬指導は薬ではなく、レジメン（治療計画）にもとづき行うことが一般的である。現在ではがん化学療法レジメンについて、優れた解説書が発売されている[1,2]。服薬指導に際しては、それらを参照して行うことを推奨する。

薬物治療の位置づけ

　がん治療における抗悪性腫瘍薬の位置づけ（薬物治療の目標）は、がん種・病態（病気の進行状況）により異なる（**表1**）。

表1 がん種・病態と薬物療法の目標

がん種・病態	薬物治療の目標
化学療法で治るがん 術後補助療法 術前化学療法	治癒
進行がん	生存期間の延長 症状の緩和 QOLの向上

　服薬指導の際に重要なことは、病態・治療の目的を患者と共有したうえで行うことである。抗悪性腫瘍薬では、調剤する薬剤は同じであっても、服用する患者によってその薬剤に期待する目的が異なる場合があるため、注意が必要である。例えばテガフール・ギメラシル・オテラシルカリウム配合剤（S-1）は、胃がん、結腸・直腸がん、頭頸部がん、乳がん、膵がん、胆道がん、非小細胞肺がんに保険承認されている[3]。S-1の服薬指導で注意すべきことは、S-1が進行・再発がんの治療としても、術後補助療法としても使用されることである。胃がん患者でS-1が処方されている場合、術後補助療法であれば治癒（再発予防）を目標とする治療であり、リンパ節・他臓器に転移した進行胃がんであれば延命・QOL向上である。S-1は結腸・直腸がん、膵がんに対しても、術後補助療法としての有用性が証明され、臨床で用いられている。これらのがん種での服薬指導に際しては、患者の病態を確認して治療目的を把握することが必要である。

Point 比較のポイント

病態・治療の目的にもとづく抗悪性腫瘍薬の使い分けは、各がん種の診療ガイドラインを参考に行われている。使い分けのポイントは 1）治療効果、2）作用機序の特性、3）副作用スペクトルの 3 点である。

1 分子標的薬の使い分け（慢性骨髄性白血病治療薬）

慢性骨髄性白血病（CML）の治療を例に、抗悪性腫瘍薬の使い分けの実際について記す。慢性期 CML の治療では、BCR-ABL1 チロシンキナーゼを阻害する経口チロシンキナーゼ阻害薬（TKI）が用いられる。CML に保険承認されている TKI は、イマチニブ、ニロチニブ、ダサチニブ、ボスチニブ、ポナチニブの5剤である（表3）。5剤はすべて BCR-ABL1 阻害作用を示すが、ニロチニブ、ダサチニブ、ボスチニブは、イマチニブ耐性となる変異を有する BCR-ABL1 に対しても阻害作用を有する強力な第二世代 TKI である。またポナチニブは、すべての TKI に抵抗性を獲得するゲートキーパー変異 T315I に対しても効果を示す、第三世代 TKI である。

本邦の「造血器腫瘍診療ガイドライン」では、表 2 に示すような使い分けが推奨されている[4]。

表2 CML 治療に用いられるTKI の使い分け

一次治療	イマチニブ、ニロチニブ、ダサチニブ
二次治療	一次治療がイマチニブの場合：ニロチニブ、ダサチニブ 一次治療がニロチニブ、ダサチニブの場合：ボスチニブ
三次治療	ポナチニブ

参考文献 4 より一部改変

慢性期 CML に対する一次治療薬としては、イマチニブ・ニロチニブ・ダサチニブが選択肢である。使い分けについては、3剤は副作用プロファイルが異なるため、合併疾患などの患者背景を考慮して使い分けることが推奨されている。副作用のプロファイル以外にも、薬物動態の違いも使い分けのポイントになる場合がある。服薬指導に際しては用法の違いを把握しておくことが重要である。信頼できる成書などを活用して[5]、項目ごとに各薬の特徴を比較できるように表を作成し

ておくと、服薬指導だけではなく、医師への疑義照会の際にも活用できる。

表3　慢性期CML 一次治療薬の比較

	イマチニブ	ニロチニブ	ダサチニブ
代表的な商品名	グリベック	タシグナ	スプリセル
おもな副作用	皮膚炎、悪心・嘔吐、体液貯留、筋肉痛・関節痛	肝機能障害、耐糖能異常、膵酵素上昇、QT 延長、脂質異常、心血管系閉塞性病変	下痢、頭痛、皮疹、胸水貯留、肺高血圧、消化管出血、心嚢液貯留
用量・用法	400-600mg/ 回 1日1回 食後	300-400mg/ 回 1日2回 12 時間毎 食前1時間・ 食後2時間を避ける	100-140mg/ 回 1日1回 食事関係なし
主要消失経路	肝 (CYP3A・3A5)	肝 (CYP3A4)	肝 (CYP3A4)
肝機能低下時	減量・休薬が必要	減量・休薬が必要	減量・休薬が必要
腎機能低下時	減量を考慮	減量不要	減量不要

参考文献 5および各薬剤の添付文書・インタビューフォームより一部改変

2 新規保険承認された分子標的薬の使い分け（腎細胞がん治療薬）

　進行腎細胞がんの薬物治療では、経口マルチキナーゼ阻害薬が key drug の1つである。カボザンチニブは、2020 年5月に保険承認された新しいマルチキナーゼ阻害薬である。効能・効果は根治切除不能または転移性の腎細胞がんであり、スニチニブ・パゾパニブと同一である。臨床成績の項を確認すると、カボザンチニブはスニチニブ・パゾパニブによる治療に抵抗性となった腎細胞がんに対して有効性が認められている。さらに、未治療の進行腎細胞がんに対して、スニチニブより優れた成績を示すことが記載されている。この成績を知ることで、カボザンチニブはすでにスニチニブ・パゾパニブによる治療を受けた腎細胞がん患者に対して、また初めて治療を受ける患者に対しても処方される可能性があることが理解できる。

　3種類のマルチキナーゼについて、おもな副作用・用法・薬物動態の特徴を表4に示す。カボザンチニブのおもな副作用はスニチニブ・パゾパニブと共通するため、ほかのマルチキナーゼ阻害薬から切り替える患者では、カボザンチニブ開始

前の血圧・皮膚の状態・排便状況を確認して副作用状況の Grade 評価を行い、処方された投与量の監査や服薬指導に活用する。

表4 腎細胞がんの治療に用いられるマルチキナーゼ阻害薬の比較

	カボザンチニブ	スニチニブ	パゾパニブ
代表的な商品名	カボメティクス	スーテント	ヴォトリエント
適応	根治切除不能または転移性腎細胞がん	根治切除不能または転移性腎細胞がん	根治切除不能または転移性腎細胞がん
おもな副作用	高血圧、下痢、手足症候群、AST/ALT上昇	血小板減少、白血球減少、手足症候群、高血圧	高血圧、下痢、悪心・嘔吐、AST/ALT上昇、毛髪変色
用量・用法	60mg/回 1日1回 空腹時 連日服用	50mg/回 1日1回 食事関係なし 4週間服用後2週間休薬	800mg/回 1日1回 食事の1時間以上前または食後2時間以降 連日服用
主要消失経路	肝（CYP3A4）	肝（CYP3A4）	肝（CYP3A4）
肝機能低下時	減量・休薬が必要	減量不要	減量・休薬が必要
腎機能低下時	減量不要	減量不要	減量不要

各薬剤の添付文書・インタビューフォームより一部改変

3 ホルモン療法薬の発展と使い分け（前立腺がん治療薬）

　ホルモンががんの増殖に関係する乳がん・前立腺がんでは、経口ホルモン療法薬が治療の中心である。前立腺がんでは、おもに手術・放射線治療が困難な場合、LH-RH（黄体形成ホルモン放出ホルモン：注射剤）とともに、アンドロゲンの作用を弱める非ステロイド性抗アンドロゲン薬（ビカルタミド）を服用する複合アンドロゲン遮断（CAB）療法が標準治療となる[6]。CAB療法の目標は前立腺がんの治癒ではなく、病勢を抑えることである。

　CAB療法は経過とともに効果が減弱し、症状が再燃する"去勢抵抗性前立腺がん"となることが問題であった。2014年以降、去勢抵抗性前立腺がんに対する新規ホルモン療法薬として、アビラテロン・エンザルタミド・アパルタミド・ダ

ロルタミドなど、ビカルタミドとは異なる作用機序を有する薬剤が開発され、臨床に導入されてきた。これらの新規薬剤については非転移性去勢抵抗性前立腺がん、あるいは転移性去勢感受性前立腺がんの予後も改善されることが示され、アビラテロン・エンザルタミド・アパルタミドはホルモン感受性前立腺がんに対する治療薬としても保険承認されている（**表5**）。

　アビラテロンは、コレステロールからアンドロゲンへの合成にかかわるCYP17Aを阻害することで、血中アンドロゲン濃度を低下させる。一方でアビラテロンはコルチゾールの合成も低下させるため、プレドニゾロンを併用することが必須である。アビラテロンを処方された患者に関しては、重篤な肝機能障害（Child-PughスコアC）がないこと・プレドニゾロンが処方されていることを確認し、服薬指導では服用のタイミング（Cmax・AUC上昇を回避するため空腹時服用）およびプレドニゾロンを服用することの重要性について説明することが必須である。

　エンザルタミド・アパルタミド・ダロルタミドは、アンドロゲンがアンドロゲン受容体のリガンド結合部位への結合を競合的に阻害することに加えて、アンドロゲン受容体（AR）の核内移行を阻害し、ARを介したシグナル伝達を阻害することで、アンドロゲン依存性の腫瘍の増殖を阻害する。使い分けに関して、適応症の観点からは、エンザルタミドは遠隔転移の有無を問わず去勢抵抗性前立腺がんに適応となることが特徴である。一方でアパルタミド・ダロルタミドは、遠隔転移がない去勢抵抗性前立腺がんに適応となる。副作用の観点からは、エンザルタミドではけいれん発作に注意が必要だが、アパルタミド・ダロルタミドはエンザルタミドと比較して中枢神経系への移行が少ないとされる。アパルタミドでは、皮疹に注意が必要である。TEN（中毒性表皮壊死症）など重篤な皮膚障害も報告されているため、皮疹が発現した場合は服用を中止し、病院に連絡するように患者に指導することが大切である。

表5　前立腺がん新規ホルモン治療薬の適応

	転移	アビラテロン	エンザルタミド	アパルタミド	ダロルタミド
去勢抵抗性 前立腺がん	転移あり	○	○		
	転移なし	○	○	○	○
ホルモン感受性 前立腺がん	転移なし	○ 高リスクのみ	○	○	

各薬剤の添付文書より一部改変

これからの抗悪性腫瘍薬の使い分け

　抗悪性腫瘍薬の究極の使い分けは、患者の腫瘍がもっとも感受性を示す薬を医療者が選択し、患者に提示することである。EGFR遺伝子変異陽性非小細胞肺がんに用いられるゲフィチニブはその代表例である。しかし、分子標的薬といえども、効果が期待できる患者にのみ投与することができていない。その理由の1つは、先述のマルチキナーゼ阻害薬では、薬の標的となる分子は明らかにされている一方で、その薬に対する効果予測因子が同定されていないためである。このように、患者の腫瘍の特性に基づいた抗悪性腫瘍薬の使い分けには、今後克服すべき課題が多くある。

　抗悪性腫瘍薬の新たな使い分けとして、プレシジョン・メディシン（遺伝子変異に応じて分子標的薬を処方する"がんゲノム医療"）が注目されている。患者から得られた生体試料についてがん遺伝子パネル検査を行い、特定の遺伝子変異が確認された場合はがん種（臓器）の枠を超えて、有効性が確認されている抗悪性腫瘍薬による治療が可能である。現時点では進行・再発がんが主たる治療対象であり、治癒を目指す治療にはならないが、一例をあげるとチロシンキナーゼ阻害薬であるエヌトレクチニブは*NTRK*融合遺伝子陽性の進行・再発固形がんに保険承認されている[7]。遺伝子パネル検査の結果に基づく抗悪性腫瘍薬の使い分けは、今後理解しておくことが求められる領域である。

文献
1：日本臨床腫瘍薬学会/監修、遠藤一司, 加藤裕芳, 松井礼子/編集：がん化学療法レジメンハンドブック（改訂第6版）羊土社、2019
2：池末 裕明, 伊藤 善規, 大石 了三／編集：がん化学療法ワークシート（第5版）じほう、2020
3：ティーエスワン配合OD錠添付文書2020年1月改訂（第6版）
4：日本血液学会編：造血器腫瘍診療ガイドライン2018年版補訂版、https://www.jshem.or.jp/gui-hemali/index.html、2021年9月9日アクセス
5：日本臨床腫瘍薬学会/監修、加藤裕芳, 野村久祥／編集：薬局で役立つ経口抗がん薬はじめの一歩　羊土社、2020年
6：日本泌尿器科学会編：前立腺癌診療ガイドライン2016年版、https://www.urol.or.jp/lib/files/other/guideline/23_prostatic_cancer_2016.pdf、2021年9月9日アクセス
7：ロズリートレクカプセル添付文書2020年10月改訂（第4版）

抗悪性腫瘍薬

外来診療で処方されるおもな肺がん治療薬の使い分け

服薬指導の場面

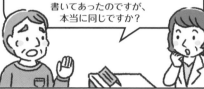

今日から薬が変わりましたね。先生には何か言われましたか？

今までの薬では効果がなくなったみたいで、薬を変えると言われました。先生が説明してくださった紙を見ると、起こりやすい副作用は前の薬と同じことが書いてあったのですが、本当に同じですか？

Point 服薬指導のポイント

● 治療の位置づけにより使用可能な薬剤は異なるため、治療歴や遺伝子変異の把握が必要である

● EGFR 阻害薬では有効性や安全性の観点からオシメルチニブが使用される機会が増えている。副作用出現時は、適切に減量することで有効性を担保しながら治療継続が可能となる

● ALK 阻害剤ではアレクチニブの使用機会が増えているものの、薬剤同士の直接比較は行われておらず、有効性や安全性を総合的に評価し、選択されることが多い

● EGFR や ALK 以外にもさまざまな遺伝子変異が治療標的にされ、個別最適化された治療が進んでいる

薬効の概要

　肺がん治療において使用される経口抗悪性腫瘍薬は、「殺細胞性抗悪性腫瘍薬」と「分子標的薬」に大別される。殺細胞性抗悪性腫瘍薬として、テガフール・ウ

表1 EGFR 阻害薬の比較

	ゲフィチニブ	エルロチニブ
結合形式	可逆的阻害	可逆的阻害
代表的な商品名	イレッサ	タルセバ
効能・効果	EGFR 遺伝子変異陽性の 手術不能または再発非小細胞肺がん	切除不能な再発・進行性で、 がん化学療法施行後に増悪した 非小細胞肺がん EGFR 遺伝子変異陽性の 切除不能な再発・進行性で、 がん化学療法未治療の非小細胞肺がん
1日の投与回数	1日1回250mg	1日1回150mg
併用禁忌	なし	なし
代謝	CYP3A4、2D6	CYP3A4、1A2
食事の影響	食後投与が望ましい （胃酸分泌の影響を受けるため） 食事の影響はなし	空腹時（食事の1時間以上前または食後 2時間以降） 食後投与でAUC増加
おもな副作用	皮疹、肝機能異常、下痢、 間質性肺炎	皮疹、下痢、間質性肺炎、 肝機能障害

ラシル配合剤やテガフール・ギメラシル・オテラシルカリウム配合剤が用いられる。肺がん治療は分子標的薬の登場で大きく進歩しており、原因となるドライバー遺伝子の研究が進んでいる。

EGFR（上皮成長因子受容体：epidermal growth factor receptor）阻害薬、ダコミチニブは、EGFR の ATP 結合部位に結合することで ATP 結合によるチロシンキナーゼの活性化を抑制し、細胞増殖を抑えることで抗腫瘍効果を示す。ATP 結合部位への結合はゲフィチニブ、エルロチニブは可逆的、アファチニブ、オシメルチニブ、ダコミチニブは不可逆的と薬剤により異なる。オシメルチニブは、ほかの EGFR 阻害薬が効果を示せない T790M 遺伝子変異があっても効果を示すことができる（**表1**）。

ALK（未分化リンパ腫キナーゼ：anaplastic lymphoma kinase）阻害薬は ALK 融合タンパクの ATP 結合部位に結合することで ATP 結合によるチロシンキナーゼの活性化を抑制し、細胞増殖を抑えることで抗腫瘍効果を示す。各薬剤は

アファチニブ	オシメルチニブ	ダコミチニブ
不可逆的阻害	不可逆的阻害	不可逆的阻害
ジオトリフ	タグリッソ	ビジンプロ
EGFR 遺伝子変異陽性の 手術不能または 再発非小細胞肺がん	EGFR 遺伝子変異陽性の 手術不能または 再発非小細胞肺がん	EGFR 遺伝子変異陽性の 手術不能または 再発非小細胞肺がん
1日1回 40mg	1日1回 80mg	1日1回 45mg
なし	なし	なし
CYP の関与は低い	CYP3A4	CYP2D6、3A4
空腹時（食事の1時間以上前または 食後3時間以降）	食前、食後ともに可	食前、食後ともに可
食後投与で AUC 低下	食事の影響はなし	食事の影響はなし
下痢、皮疹、口内炎、 肝機能異常、間質性肺炎	皮疹、下痢、口内炎、 間質性肺炎	下痢、口内炎、皮疹、 間質性肺炎

各薬剤の添付文書・インタビューフォームより一部改変

遺伝子変異により耐性化するが、より多くの変異に活性がある順にロルラチニブ
≧ブリグチニブ＞セリチニブ＝アレクチニブ＞クリゾチニブである[1-2]。

　ROS1 阻害薬は ROS1 融合タンパクの ATP 結合部位に結合することで ATP
結合によるチロシンキナーゼの活性化を抑制し、細胞増殖を抑えて抗腫瘍効果を
示す。クリゾチニブとエヌトレクチニブが適応を取得しており、クリゾチニブが無効
とされる遺伝子変異があってもエヌトレクチニブが効果を示せる可能性がある[3]
（**表2**）。

　そのほか、BRAF 阻害薬および MEK 阻害薬や MET 阻害薬、TRK 阻害薬
もある。それぞれ、BRAF および MEK（マイトジェン活性化細胞外シグナル関
連キナーゼ）、MET（間葉上皮転換因子）、TRK（トロポミオシン受容体キナーゼ）
に作用することにより、抗腫瘍効果を示す。MET 阻害薬はテポチニブとカプマチ
ニブがあるが、薬理学的な差異は明らかではない。

外来診療で処方されるおもな肺がん治療薬の使い分け

表2　ALK/ROS1 阻害薬の比較

	クリゾチニブ	アレクチニブ	セリチニブ
標的分子	ALK、ROS1	ALK	ALK
代表的な商品名	ザーコリ	アレセンサ	ジカディア
効能・効果	ALK 融合遺伝子陽性の切除不能な進行・再発の非小細胞肺がん ROS1 融合遺伝子陽性の切除不能な進行・再発の非小細胞肺がん	ALK 融合遺伝子陽性の切除不能な進行・再発の非小細胞肺がん	ALK 融合遺伝子陽性の切除不能な進行・再発の非小細胞肺がん
1日の投与回数	1日2回 1回 250mg	1日2回 1回 300mg	1日1回 1回 450mg
併用禁忌	ロミタピド	なし	なし
代謝	CYP3A4/5	CYP3A4	CYP3A
食事の影響	食前・食後とも可	食前・食後とも可	食後
	食事の影響なし	食事の影響なし	食後投与で AUC 増加
おもな副作用	視覚障害、悪心・嘔吐、下痢、浮腫、肝機能異常、間質性肺炎	肝障害、味覚障害、発疹、クレアチニン値上昇、間質性肺炎	悪心・嘔吐、下痢、肝機能異常、間質性肺炎

薬物治療の位置づけ

　日本国内では、日本肺癌学会編集　「肺癌診療ガイドライン」[4] が利用可能である。海外では NCCN (National Comprehensive Cancer Network)・ESMO (欧州臨床腫瘍学会：European Society for Medical Oncology) などのガイドラインが出されている。「肺癌診療ガイドライン」における各薬剤の位置づけは図1の通りである。

 比較のポイント

1 副作用

EGFR 阻害薬では、ゲフィチニブに代表されるように間質性肺炎には注意が必

ロルラチニブ	ブリグチニブ	エヌトレクチニブ
ALK	ALK	ROS1, NTRK
ローブレナ	アルンブリグ	ロズリートレク
ALK チロシンキナーゼ阻害薬に抵抗性または不耐容のALK融合遺伝子陽性の切除不能な進行・再発の非小細胞肺がん	ALK 融合遺伝子陽性の切除不能な進行・再発の非小細胞肺がん	NTRK 融合遺伝子陽性の進行・再発の固形がんROS1 融合遺伝子陽性の切除不能な進行・再発の非小細胞肺がん
1日1回1回100mg	1日1回1回90mg 7日間後、1回180mg	1日1回1回600mg
リファンピシン	なし	なし
CYP3A	CYP3A4	CYP3A4
食前・食後とも可	食前・食後とも可	食前・食後とも可
食事の影響なし	食事の影響なし	食事の影響なし
高コレステロール血症、高トリグリセリド血症、浮腫、末梢神経障害、間質性肺炎	下痢、悪心・嘔吐、CPK上昇、高血圧	味覚異常、便秘、めまい、間質性肺炎、心臓障害

各薬剤の添付文書・インタビューフォームより一部改変

要である。EGFR 阻害薬は皮膚障害（ざ瘡様皮疹、爪囲炎）、下痢、口内炎が共通した副作用である。特にエルロチニブは皮膚障害、アファチニブは下痢と皮膚障害、ゲフィチニブは肝障害に注意が必要であり[5]、オシメルチニブは症状が比較的軽度である[6]。なお、アファチニブを副作用に基づいて適切に減量をすることは治療効果を損なわず、副作用を軽減すると報告されており、適切な投与量調節は重要である[7]。

　ALK 阻害薬においても間質性肺炎には注意が必要である。クリゾチニブとセリチニブは視覚障害、下痢、悪心、浮腫に注意が必要であり、アレクチニブは副作用の頻度は低いが肝機能障害、貧血、筋肉痛に注意が必要である[8-10]。ロルラチニブはほかのALK 阻害薬とは異なり、高コレステロール血症、高トリグリセリド血症、浮腫、末梢神経障害に注意が必要である[11]。ブリグチニブは下痢、悪心、

CPK 上昇、高血圧に注意が必要である[12]。

2 相互作用や食事の影響

EGFR 阻害剤では、食事によりエルロチニブの AUC が上昇、アファチニブの AUC が低下するが、ほかの薬剤は食事による影響を受けない。ゲフィチニブとエルロチニブ、ダコミチニブは胃内 pH で吸収が変動するため、PPI や H_2 などの制酸剤との併用は避けることが望ましい。薬物相互作用はアファチニブ以外では CYP を介した相互作用に注意が必要である。通常 EGFR 阻害剤は CYP3A4 の寄与率が高いが、ダコミチニブは 2D6 の寄与率が高く、相互作用の点で使い分けが可能である。また、エルロチニブは CYP1A2 が代謝に関与しており、血中濃度を保つために、禁煙を徹底することが必要である[13]。アファチニブは P-糖タンパクの基質であり、P-糖タンパクを介した相互作用に注意が必要である。

ALK 阻害剤では、セリチニブが食事により AUC が上昇するが、ほかの薬剤は食事による影響を受けない。ALK 阻害剤はおもに CYP3A で代謝されるため、CYP3A 誘導剤や阻害剤との併用は注意が必要である。クリゾチニブではロミタピドが、ロルラチニブではリファンピシンが禁忌として設定されており、必ず確認する必要がある。

3 肝・腎機能低下患者

EGFR 阻害剤を腎機能低下患者で使用する場合、ゲフィチニブやアファチニブ、オシメルチニブは eGFR15mL/min 以下での臨床試験での経験はないが、減量は不要と考えられている。エルロチニブは腎機能での減量は不要と考えられている。ダコミチニブは eGFR 30mL/min 以下での臨床試験での経験はなく、推奨投与量は確立されていない。肝機能低下患者で使用する場合、ゲフィチニブは肝障害度を評価する Child-Pugh 分類 B/C で 50% の投与量、オシメルチニブは Child-Pugh 分類Cで 50% の投与量とされ、そのほかの場合には減量不要と考えられている。アファチニブは Child-Pugh 分類Cでの投与経験はないものの、原則減量は不要とされている。エルロチニブは総ビリルビンが施設上限値3倍以上の場合には 50% の投与量で開始し、副作用モニタリングを行ったうえで増量を検討する。ダコミチニブは重度肝機能低下では臨床試験の経験はなく、推奨投与量は確立されていない。

図1 「肺癌診療ガイドライン」におけるEGFR阻害薬の位置づけ

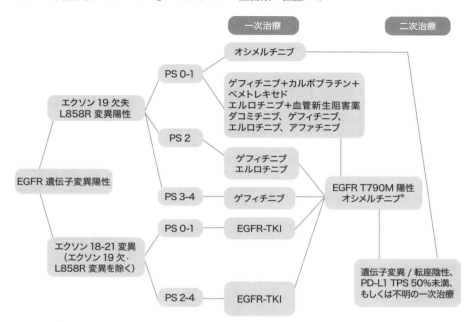

＊オシメルチニブを一次治療で用いた場合には該当しない。

外来診療で処方されるおもな肺がん治療薬の使い分け

　ALK阻害剤を腎機能低下患者に使用する場合、クリゾチニブはeGFR 30mL/min以下では50%投与量への減量、アレクチニブやセリチニブはeGFR30mL/min以下での臨床試験での経験はないが、減量は不要と考えられている。ブリグチニブは臨床試験での経験がなく、eGFR30mL/min以下では75%投与量への減量が推奨される。ロルラチニブはeGFR30mL/min以下での臨床試験での経験はなく、推奨投与量は確立されていない。肝機能低下患者で使用する場合、アレクチニブはChild-Pugh分類Cで75%投与量、セリチニブはChild-Pugh分類Cで67%投与量が推奨される。ブリグチニブはChild-pugh分類B/Cで50%投与量が推奨される。クリゾチニブは中等度肝機能障害では80%投与量、重度肝機能低下では50%投与量が推奨される。ロルラチニブは中等度および重度肝機能低下では臨床試験での経験はなく、推奨投与量は確立されていない。

文献

1：Gainor JF et al. Molecular Mechanisms of Resistance to First- and Second-Generation ALK Inhibitors in ALK-Rearranged Lung Cancer. Cancer Discov. 2016; 6: 1118-1133. PMID: 27432227

2：Naito T et al. Brigatinib and lorlatinib: their effect on ALK inhibitors in NSCLC focusing on resistant mutations and central nervous system metastases. Jpn J Clin Oncol. 2021; 51: 37-44. PMID: 33147606

3：D'Angelo A et al. Focus on ROS1-Positive Non-Small Cell Lung Cancer (NSCLC): Crizotinib, Resistance Mechanisms and the Newer Generation of Targeted Therapies. Cancers (Basel). 2020; 12: 3293. PMID: 33172113

4：日本肺癌学会. 肺癌診療ガイドライン　―悪性胸膜中皮腫・胸腺腫瘍含む―　2020年版　第6版.

5：Takeda M et al. Pooled safety analysis of EGFR-TKI treatment for EGFR mutation-positive non-small cell lung cancer. Lung Cancer. 2015; 88: 74-79. PMID: 25704957

6：Soria JC et al. Osimertinib in Untreated EGFR-Mutated Advanced Non–Small-Cell Lung Cancer. N Engl J Med. 2018; 378: 113-125. PMID: 29151359

7：Yang JC et al. Effect of dose adjustment on the safety and efficacy of afatinib for EGFR mutation-positive lung adenocarcinoma: post hoc analyses of the randomized LUX-Lung 3 and 6 trials. Ann Oncol. 2016; 27: 2103-2110. PMID: 27601237

8：Peters S et al. Alectinib versus Crizotinib in Untreated ALK-Positive Non-Small-Cell Lung Cancer. N Engl J Med. 2017; 377: 829-838. PMID: 28586279

9：Hou H et al. The safety and serious adverse events of approved ALK inhibitors in malignancies: a meta-analysis. Cancer Manag Res. 2019; 11: 4109-4118. PMID: 31190983

10：Shaw AT et al. Ceritinib versus chemotherapy in patients with ALK-rearranged non-small-cell lung cancer previously given chemotherapy and crizotinib (ASCEND-5): a randomised, controlled, open-label, phase 3 trial. Lancet Oncol. 2017; 18: 874-886. PMID: 28602779

11：Solomon BJ et al. Lorlatinib in patients with ALK-positive non-small-cell lung cancer: results from a global phase 2 study. Lancet Oncol. 2018; 19: 1654-1667. PMID: 30413378

12：Camidge DR et al. Brigatinib versus Crizotinib in ALK-Positive Non-Small-Cell Lung Cancer. N Engl J Med. 2018; 379: 2027-2039. PMID: 30280657

13：Hughes AN et al. Overcoming CYP1A1/1A2 mediated induction of metabolism by escalating erlotinib dose in current smokers. J Clin Oncol. 2009; 27: 1220-1226. PMID: 19164205

抗悪性腫瘍薬

外来診療で処方されるおもな胃がん、大腸がん治療薬の使い分け

服薬指導の場面

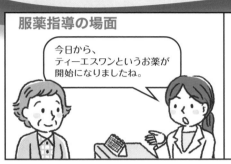

今日から、ティーエスワンというお薬が開始になりましたね。

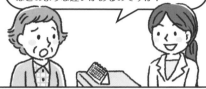

先日、大腸がんの手術をしたばかりですが、今度は薬で治療をしなくてはいけないみたいです。前に飲んだことがあるカペシタビンとはどのような違いがあるのですか?

服薬指導のポイント

- 治療の位置づけにより使用可能な薬剤は異なるため、治療歴の把握や病状の聞き取りが必要である

- 胃がんにおいてテガフール / ギメラシル / オテラシルカリウム (S-1) やカペシタビン、テガフール / ウラシルは、術後補助化学療法および緩和的治療において重要な役割を果たす。治療効果や副作用をもとに使い分けられる

- 大腸がんの術後補助化学療法は、S-1 単独、カペシタビン単独、テガフール / ウラシルとホリナート併用療法、カペシタビン+オキサリプラチン併用療法があり、再発リスクが高いほどオキサリプラチン併用療法が用いられる

- 手術不能な大腸がんでは、化学療法が可能な間に有効な治療薬を使い切ることが重要と考えられているため、副作用やライフスタイルを考慮し、治療継続可能なレジメンが選択される

薬効の概要

　胃がんや大腸がんで使用される経口抗悪性腫瘍薬には、代謝拮抗薬と分子標的治療薬がある。代謝拮抗薬は、フッ化ピリミジン誘導体であるテガフール / ギメラシル / オテラシルカリウム (S-1)、カペシタビン、テガフール / ウラシルがあり、フルオロチミジン誘導体としてはトリフルリジン / チピラシルがある。分子標的治療薬としてレゴラフェニブも使用される。

　フッ化ピリミジン系誘導体は代謝を受けフルオロウラシルになり、腫瘍細胞内でさらに FdUMP (5-フルオロデオキシウリジン) や FUTP (5-フルオロウリジン三リン酸) に代謝される。それらが DNA や RNA 合成経路を阻害し、抗腫瘍効果を発揮する。S-1 は、フルオロウラシルのプロドラッグであるテガフール、フルオロウラシルの代謝阻害により抗腫瘍効果を増強するギメラシル、フルオロウラシルによる消化管障害を軽減させるオテラシルカリウムの合剤である。テガフール / ウラシルは、フルオロウラシルのプロドラッグであるテガフールとフルオロウラシルの代謝を遅らせて抗腫瘍効果を増強するウラシルの合剤である。カペシタビンは、段階的にフルオロウラシルに変換されることにより、骨髄や消化管では活性体になりにくく、高用量のフルオロウラシルが腫瘍選択的に供給される仕組みのプロドラッグである。フルオロチミジン誘導体ではトリフルリジンがリン酸化され、チミジンに代わり DNA 鎖に取り込まれることで DNA 機能障害を引き起

図1　フッ化ピリミジン誘導体の作用機序の違い

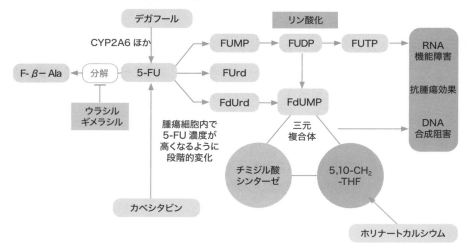

こし、抗腫瘍効果を示す。トリフルリジン / チピラシル塩酸塩は、トリフルリジンとトリフルリジンの肝臓での代謝を阻害し、抗腫瘍効果を増強するチピラシルの合剤である。

分子標的薬としてレゴラフェニブがあり、腫瘍血管新生（VEGFR、TIE2）、腫瘍微小環境（PDGFR、FGFR）および腫瘍形成（KIT、RET、RAF-1、BRAF）に関わるキナーゼを阻害することで抗悪性腫瘍効果を示すマルチキナーゼ阻害剤である。

薬物治療の位置づけ

日本国内では、胃がんには日本胃癌学会編「胃癌治療ガイドライン第6版」[1]、大腸がんには大腸癌研究会編「大腸癌治療ガイドライン2019年版」[2]が利用可能である。海外ではNCCN・ESMO（欧州臨床腫瘍学会）などのガイドラインが出されている。

胃がん治療では手術可能な場合は手術を行い、術後再発のリスクが高い場合には、術後補助化学療法として薬物治療が行われる。術後補助化学療法は体内に遺残している微小転移を根絶させ再発を防ぐ目的に行われ、胃がんではS-1単剤やS-1やカペシタビンに点滴抗悪性腫瘍薬を加えた治療を行う。手術不能または再発の場合には、病状の進行を遅らせる緩和的化学療法が行われ、胃がんではS-1やカペシタビンが点滴抗悪性腫瘍薬と併用され、1次治療として用いられる。近年TAGS試験[3]の結果をもとに、トリフルリジン / チピラシル塩酸塩が3次治療以降で推奨されている[4]（**表1**）。

大腸がんでは、遠隔転移（大腸以外の臓器へのがん転移）がない場合とある場合で治療方針が異なる。遠隔転移がない場合には、手術を行い、術後再発のリスクに応じて術後補助化学療法を行う。大腸がんの術後補助化学療法では、S-1単独、カペシタビン単独、テガフール / ウラシルとホリナート併用療法、カペシタビン＋オキサリプラチン併用療法があり、再発リスクが高いほどオキサリプラチン併用療法が用いられる。遠隔転移がある場合においても、大腸および転移病変が手術可能であれば手術を行い、手術不能であれば緩和的化学療法が行われる。緩和的化学療法では、2〜4種類の抗悪性腫瘍薬を組み合わせて治療を行い、S-1やカペシタビンが点滴抗悪性腫瘍薬と併用で、1次または2次治療として用いられる。3次治療以降では、トリフルリジン / チピラシル塩酸塩やレゴラフェニブ単剤が用いられる。

表1　代謝拮抗薬の比較

	テガフール / ギメラシル / オテラシルカリウム	カペシタビン	テガフール / ウラシル	トリフルリジン / チピラシル塩酸塩
代表的な商品名	ティーエスワン配合錠	ゼローダ	ユーエフティ	ロンサーフ
効能・効果	胃がん、結腸・直腸がん、頭頸部がん、非小細胞肺がん、手術不能または再発乳がん、膵がん、胆道がん	手術不能または再発乳がん、結腸・直腸がん、胃がん	ホリナート・テガフール・ウラシル療法として結腸・直腸がん	治癒切除不能な進行・再発の結腸・直腸がんがん化学療法後に増悪した治癒切除不能な進行・再発の胃がん
1日の投与回数	1日2回　食後	1日2回　食後	ホリナート・テガフール・ウラシル療法として1日3回　食事の前後1時間を避ける	1日2回
併用禁忌	フッ化ピリミジン系抗悪性腫瘍薬、フッ化ピリミジン系抗真菌薬	テガフール / ギメラシル / オテラシルカリウム	テガフール / ギメラシル / オテラシルカリウム	なし
腎機能低下時の減量	必要	必要	必須ではない	必要
おもな副作用	下痢、好中球減少、悪心、食欲不振	手足症候群、悪心、食欲不振、好中球減少	肝機能障害、食欲不振、倦怠感、下痢	骨髄抑制、下痢、悪心・嘔吐、倦怠感

各薬剤の添付文書・インタビューフォームより一部改変

 比較のポイント

1 治療効果

　胃がんの術後補助化学療法として S-1 単剤、オキサリプラチン＋カペシタビン、ドセタキセル＋ S-1 がある。どちらも外科切除単独と比較されているため、S-1 単剤[5]とオキサリプラチン＋カペシタビン[6]の治療効果の直接的な優劣は明らかではない。ドセタキセル＋ S-1 は S-1 単剤よりも副作用の頻度や重症度は上昇するものの、治療効果が高いと報告[7]され、手術後の再発リスクが高い場合に推奨される。

　胃がんで手術不能または再発の場合、S-1 またはカペシタビンに、シスプラチンまたはオキサリプラチンを併用する。オキサリプラチン＋ S-1 とシスプラチン＋ S-1 の比較試験[8]が行われ、統計的な議論があったものの、一般的には同等の

治療効果であると考えられている。オキサリプラチン＋カペシタビン、シスプラチン＋カペシタビンはシスプラチン＋ S-1 と直接的な優劣は明らかにされていない。トリフルリジン / チピラシル塩酸塩は 3 次治療以降で有効である[3]。

　大腸がん術後補助化学療法として再発リスクが高い場合にはオキサリプラチン＋カペシタビンが推奨[9]され、再発リスクが低い場合にはカペシタビン単剤、S-1単剤、ホリナート＋テガフール / ウラシルが推奨される。S-1 単剤はカペシタビン単剤よりも治療効果が劣るとの報告[10] はあるものの、ホリナート＋テガフール / ウラシルとは同等の効果が得られると報告[11] されており、治療選択肢の 1 つと考えられている。カペシタビン単剤とホリナート＋テガフール / ウラシルの優劣は明らかになっていない。

　大腸がんで手術不能または再発の治療では、カペシタビンや S-1 はさまざまな点滴抗悪性腫瘍薬との併用での効果が明らかとなっている。組み合わせによる治療効果に差はなく、化学療法が可能な間に有効な治療薬を使い切ることが重要と考えられているため、治療効果での使い分けはされない。トリフルリジン / チピラシル塩酸塩は 3 次治療以降での有効性が報告[12] されている。

2 副作用

　ピリミジン系代謝拮抗薬に共通している代表的な副作用としては、下痢、骨髄抑制、手足症候群、色素沈着、流涙があげられるが、薬剤ごとにその頻度は異なる。S-1 単剤とカペシタビン単剤を比較した試験において、S-1 では下痢、好中球減少、悪心、食欲不振が多く、カペシタビンは手足症候群、色素沈着の頻度が高い[10]。S-1 単剤とホリナート併用テガフール / ウラシル療法を比較した試験において、ホリナート併用テガフール / ウラシル療法では肝機能障害の頻度は高かったが、全体的に S-1 よりも副作用は軽度であった[11]。トリフルリジン / チピラシル塩酸塩はプラセボとの比較試験のみであり、単純な比較は困難であるが、骨髄抑制の頻度が高く、下痢や悪心・嘔吐、倦怠感の頻度も高いと報告されている[3、12]。

3 相互作用や食事の影響

　S-1、カペシタビン、テガフール / ウラシル、トリフルリジン / チピラシル塩酸塩同士は併用禁忌または併用注意に該当し、併用を行わない。フルシトシンはフッ

化ピリミジン系抗真菌薬であり、同様に併用禁忌または併用注意である。S-1、カペシタビン、テガフール / ウラシルはフェニトインの代謝を抑制し、フェニトイン中毒を引き起こす可能性があり、併用注意とされている。ワルファリンも併用注意とされ、詳細な機序は不明であるが、ワルファリンの効果を増強させ、PT-INR（プロトロンビン時間国際標準化）の延長が報告されている。トリフルリジン / チピラシル塩酸塩はチミジン誘導体であるシドブジンやサニルブジンなどと同様の活性化経路を有しており、相互に効果が減弱する恐れがある。

　食事が薬物動態に大きく影響するため、S-1やトリフルリジン / チピラシル塩酸塩は食後内服、テガフール / ウラシルは食間を守る必要がある。S-1は空腹時投与でオテラシルカリウムの吸収が増加し、フルオロウラシルのリン酸化が抑制され、抗腫瘍効果が減弱するとされている。トリフルリジン / チピラシル塩酸塩は、空腹時投与でトリフルリジンの最大血中濃度が上昇し、最大血中濃度上昇と骨髄抑制の関連が明らかとなっているため、食後投与が必要である。テガフール / ウラシルはホリナートと併用する際は、食後に投与することでフルオロウラシルのAUC低下、ホリナートのAUC上昇が報告[13]され、食事の前後1時間を避けて内服する必要がある。カペシタビンは臨床試験において有効性・安全性が確認されているため、原則食後投与である。食事による薬物動態への影響を検討した報告では、影響はあるものの許容される程度の影響であるとされている[14]。

4 肝・腎機能低下患者

　腎機能低下患者において、S-1はギメラシルが腎排泄であり、腎機能低下患者ではS-1の副作用が強く出る可能性があり、適切な減量が必要である。クレアチニンクリアランス40 ～ 60mL/min では1段階減量、30 ～ 40mL/min では2段階減量が望ましく、30mL/min 未満は投与不可とされる。カペシタビンはカペシタビン自体が腎排泄であるため、クレアチニンクリアランス30 ～ 50mL/min では75% 投与量、30mL/min 未満は投与不可とされる。トリフルリジン / チピラシル塩酸塩はチピラシル（トリフルリジンの代謝を阻害し、抗腫瘍効果を増強する）が腎排泄であり、クレアチニンクリアランス30mL/min 未満では20mg/m^2 で投与した試験はあるが、明確になっていない。テガフール / ウラシルは副作用が増強する可能性はあるものの、減量が不要とされる[15]。

　肝機能低下患者において、S-1 は欧州の添付文書で肝機能による減量は不要とされており、副作用に注意した上通常投与量でよいと考えられる[16]。カペシタ

ビンは重度肝機能低下患者での薬物動態は十分に明らかになっていないものの、軽度および中等度肝機能低下患者では減量不要とされている。トリフルリジン / チピラシル塩酸塩は中等度肝機能低下患者で血中ビリルビン増加が多く報告され、重度肝機能低下患者への使用経験もない。そのため、明確な基準はないが副作用に注意を要する。テガフール / ウラシルは詳細な情報がなく、副作用として劇症肝炎も報告されているため、慎重に投与可否の判断を行う。

文献
1：日本胃癌学会. 胃癌治療ガイドライン　第6版. 医師用2021年7月改訂.
2：大腸癌研究会. 大腸癌治療ガイドライン　医師用2019年版
3：Shitara K et al. Trifluridine/tipiracil versus placebo in patients with heavily pretreated metastatic gastric cancer (TAGS): a randomised, double-blind, placebo-controlled, phase 3 trial. Lancet Oncol. 2018; 19: 1437-1448. PMID: 30355453
4：日本胃癌学会. 進行・再発胃癌／胃食道接合部癌治療に対する三次治療以降におけるTrifluridine/tipiracil (TAS-102)のプラセボ対象二重盲検ランダム化第Ⅲ相試験(TAGS)に関する日本胃癌学会ガイドライン委員会のコメント(2019年9月)
5：Sakuramoto S et al. Adjuvant chemotherapy for gastric cancer with S-1, an oral fluoropyrimidine. N Engl J Med. 2007; 357: 1810-1820. PMID: 17978289
6：Bang YJ et al. Adjuvant capecitabine and oxaliplatin for gastric cancer after D2 gastrectomy (CLASSIC): a phase 3 open-label, randomised controlled trial. Lancet. 2012; 379: 315-321. PMID: 22226517
7：Yoshida K et al. Addition of Docetaxel to Oral Fluoropyrimidine Improves Efficacy in Patients With Stage Ⅲ Gastric Cancer: Interim Analysis of JACCRO GC-07, a Randomized Controlled Trial. J Clin Oncol. 2019; 37: 1296-1304. PMID: 30925125
8：Yamada K et al. Phase Ⅲ study comparing oxaliplatin plus S-1 with cisplatin plus S-1 in chemotherapy-naïve patients with advanced gastric cancer. Ann Oncol. 2015; 26: 141-148. PMID: 25316259
9：Haller DG et al. Capecitabine plus oxaliplatin compared with fluorouracil and folinic acid as adjuvant therapy for stage Ⅲ colon cancer. J Clin Oncol. 2011; 29: 1465-1471. PMID: 21383294
10：Hamaguchi T et al. Capecitabine versus S-1 as adjuvant chemotherapy for patients with stage Ⅲ colorectal cancer (JCOG0910): an open-label, non-inferiority, randomised, phase 3, multicentre trial. Lancet Gastroenterol Hepatol. 2018; 3: 47-56. PMID: 29079411
11：Yoshida M et al. S-1 as adjuvant chemotherapy for stage Ⅲ colon cancer: a randomized phase Ⅲ study (ACTS-CC trial). Ann Oncol. 2014; 25: 1743-1749. PMID: 24942277
12：Mayer RJ et al. Randomized trial of TAS-102 for refractory metastatic colorectal cancer. N Engl J Med. 2015; 372: 1909-1919. PMID: 25970050
13：Damle B et al. Effect of food on the oral bioavailability of UFT and leucovorin in cancer patients. Clin Cancer Res. 2001; 7: 517-523. PMID: 11297242
14：Reigner B et al. Effect of food on the pharmacokinetics of capecitabine and its metabolites following oral administration in cancer patients. Clin Cancer Res. 1998; 4: 941-8. PMID: 9563888
15：日本腎臓病薬物療法学会. 腎機能別薬剤投与量POCKET BOOK 第3版. じほう. 2020
16：Krens SD et al. Dose recommendations for anticancer drugs in patients with renal or hepatic impairment. Lancet Oncol. 2019; 20: e200-e207. PMID: 30942181

抗悪性腫瘍薬
吐き気止めの使い分け
NK, 受容体拮抗薬、5-HT₃ 受容体拮抗薬など

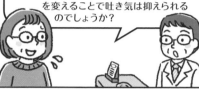

服薬指導の場面

今日から吐き気止めが追加されましたが、点滴して何日目に気持ち悪さが出てくるなど、症状はどのようなものですか。

今までは病院で点滴をして3日目くらいに気持ちが悪くなっていました。
先生が吐き気止めを変えたり、新しく増やしたりするって言っていましたけど……。薬や量を変えることで吐き気は抑えられるのでしょうか?

服薬指導のポイント

● 悪心・嘔吐の発現を予防することが重要であり、国内外のガイドラインにより、制吐療法は標準化されている

● 5-HT₃ 受容体拮抗薬、NK₁ 受容体拮抗薬、副腎皮質ステロイドなどが抗悪性腫瘍薬のリスク分類にもとづき使用される

● 5-HT₃ 受容体拮抗薬は、抗悪性腫瘍薬の催吐性リスクや患者リスクにより使い分けられるが、使い分けに関する明確なエビデンスは乏しい

● アプレピタントは CYP3A4 を介した相互作用に注意が必要で、抗悪性腫瘍薬以外の併用薬では投与量調節を行うことが多い

薬効の概要

　日本では抗悪性腫瘍薬による悪心・嘔吐に対して、5-HT₃受容体拮抗薬、NK₁受容体拮抗薬、副腎皮質ステロイド、ドパミン D₂ 受容体拮抗薬などが承認されている。国内外のガイドライン[1-4]により使用方法は標準化されており、治療目標は過不足のない適切な治療により悪心・嘔吐の発現を予防することである。
　5-HT₃受容体拮抗薬として日本で承認されている薬剤には、グラニセトロン、

パロノセトロン、ラモセトロンがある。抗悪性腫瘍薬により腸管粘膜に存在する
クロム親和性細胞からセロトニンが放出され、迷走神経や嘔吐中枢、化学受容
器引金帯にある 5-HT$_3$ 受容体にセロトニンが作用することが、悪心・嘔吐が引
き起こされる原因の 1 つとされている。5-HT$_3$ 受容体拮抗薬はセロトニンが受容
体に結合することを防ぎ、制吐効果を示す。パロノセトロンを第 2 世代、ほかの
薬剤を第 1 世代として分類することもある。

　NK$_1$ 受容体拮抗薬として日本で承認されている薬剤は、アプレピタントとホス
アプレピタントである。抗悪性腫瘍薬によりサブスタンス P 分泌が亢進され、嘔
吐中枢、化学受容器引金帯にある NK$_1$ 受容体にサブスタンス P が作用することに
より、悪心・嘔吐が引き起こされる。NK$_1$ 受容体拮抗薬はサブスタンス P が NK$_1$
受容体に結合することを防ぎ、制吐効果を示す。ホスアプレピタントは水溶性向
上を目的にしたアプレピタントのリン酸化プロドラッグである。

　制吐剤として日本で承認されている副腎皮質ステロイドには、デキサメタゾン
がある。中枢神経におけるγ-aminobutyric acid（GABA）の枯渇や血液脳関
門の透過性の減少、中枢性プロスタグランジンの産生抑制などが推察されている
が、5-HT$_3$ 受容体拮抗薬や NK$_1$ 受容体拮抗薬ほど作用機序は明確になっていな
い。しかし、制吐薬として古くから使用され、エビデンスがあるため現在でも使
用されている。

　そのほかの薬剤として D$_2$ 受容体拮抗薬のドンペリドンやメトクロプラミドなど
が承認され、多元受容体作用抗精神病薬としてオランザピンも日本で承認されて
いる。

　なお、国内で承認されている効能・効果や海外での発売状況は、製剤ごとに
異なるので注意が必要である（**表1、2**）。

薬物治療の位置づけ

　日本では、「制吐薬適正使用ガイドライン」[1]が利用可能である。抗悪性腫瘍薬
により悪心・嘔吐を引き起こすリスクが異なり、リスクが高い順に高度催吐性リス
ク、中等度催吐性リスク、軽度催吐性リスク、最小度催吐性リスクの 4 つに分類
される。各抗悪性腫瘍薬のリスク分類は、ガイドライン本文に記載があり、ここ
では割愛する。それぞれのリスク分類に応じた制吐療法が標準化されており、単
剤または作用機序の異なる薬剤を組み合わせて治療が行われる（**表 3**）。

図1　5-HT₃受容体拮抗薬、NK₁受容体拮抗薬、ドパミンD₂受容体拮抗薬の作用機序の違い

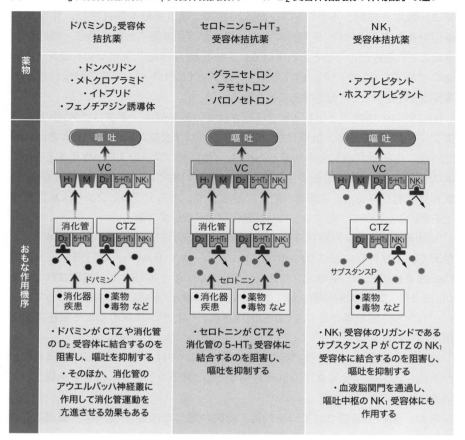

海外ではNCCN[2]・ASCO[3]・MASCC/ESMO[4]などのガイドラインが出されている。各ガイドラインの推奨は制吐薬適正使用ガイドラインとおおむね同一であるが、海外のガイドラインではさまざまなオプションが記載されており、制吐薬適正使用ガイドラインの推奨以外の方法を考える際に参考となる。

抗悪性腫瘍薬により悪心・嘔吐を経験した患者では、次回の投与前から悪心・嘔吐が生じることがある。ベンゾジアゼピン系抗不安薬が有効であるとされ、保険適応外で用いられることがある。

表1　5-HT₃受容体拮抗薬の比較

	グラニセトロン	ラモセトロン	パロノセトロン
代表的な商品名	カイトリル	ナゼア	アロキシ
効能・効果	抗悪性腫瘍薬 （シスプラチンなど） 投与に伴う消化器症状 （悪心、嘔吐）放射線照射に 伴う消化器症状 （悪心、嘔吐）	抗悪性腫瘍薬 （シスプラチンなど） 投与に伴う消化器症状 （悪心、嘔吐）	抗悪性腫瘍薬 （シスプラチン等） 投与に伴う消化器症状 （悪心、嘔吐）
1日の投与回数	1回または2回	1回	1回
併用禁忌 ※各薬剤併用禁忌は なし	セロトニン作用薬 （SSRI、SNRI、MAO阻害薬）	フルボキサミン	—
腎機能低下時の減量	不要	不要	重度腎機能低下では考慮
海外での承認	あり	なし	あり

各薬剤の添付文書・インタビューフォームより一部改変

 比較のポイント

1　制吐作用

　NK₁受容体拮抗薬であるホスアプレピタントは、アプレピタントに非劣性であると報告[5]され、明確な使い分けはない。薬価の違いから、アプレピタントはホスアプレピタントよりも費用対効果が高いという報告[6]があり、経口内服が可能な患者ではアプレピタントが使用されることが多い。

　5-HT₃受容体拮抗薬は、第2世代のパロノセトロンとそれ以外の第1世代に分けられる。パロノセトロンは第1世代5-HT₃受容体拮抗薬と比較し、受容体への高い親和性と長い血中半減期（約40時間と第1世代5-HT₃受容体拮抗薬の4倍以上）をもつ[7]。

　臨床成績の報告は、高度催吐性リスクにおいてパロノセトロンとグラニセトロンの効果を比較したTRIPLE試験[8]と第1世代と第2世代の5-HT₃受容体拮抗薬を比較した報告[9]がある。TRIPLE試験では、主要評価項目である5日間の嘔吐完全制御割合（嘔吐と制吐薬の追加内服なしの割合）で有意差はないものの、パロノセトロン群が良好な傾向にあった。副次評価項目である遅発期の悪心・嘔

吐き気止めの使い分け　NK₁受容体拮抗薬、5-HT₃受容体拮抗薬など

表2　NK₁ 受容体拮抗薬の比較

表2　NK$_1$ 受容体拮抗薬の比較

	アプレピタント	ホスアプレピタント
代表的な商品名	イメンド	プロイメンド
効能・効果	抗悪性腫瘍薬（シスプラチンなど）投与に伴う消化器症状（悪心、嘔吐）（遅発期を含む）	
1日の投与回数	抗悪性腫瘍薬投与1日目 1日1回 125mg 2日目以降 1日1回 80mg 経口投与 ※ほかの制吐薬と併用 ※1日目は抗悪性腫瘍薬の投与1時間～1時間 30 分前に投与し、2日目以降は午前中に投与すること	抗悪性腫瘍薬投与1日目 1日1回 150mg 点滴静注 ※ほかの制吐薬と併用 ※抗悪性腫瘍薬の投与1時間前に30 分間かけて点滴静注すること
併用禁忌	ピモジド	
腎機能低下時の減量	不要	
海外での承認	あり	

各薬剤の添付文書・インタビューフォームより一部改変

吐でも、パロノセトロン群が良好であった。この結果から、高度催吐性リスクにおいてはパロノセトロンが推奨されている。中等度催吐性リスクにおいて 5-HT$_3$ 受容体拮抗薬を比較した報告では、第2世代の 5-HT$_3$ 受容体拮抗薬の制吐作用は第1世代に比べ高いとされている。しかしながら、比較された研究の中にはデキサメタゾンの投与量が少ない研究や併用されていない研究も含まれており、その結論には議論の余地がある。使い分けに関する確固たるエビデンスに欠けるため、中等度催吐性リスクにおいてアプレピタントを用いない場合には、パロノセトロンが好まれるとされている。

パロノセトロンの利点として、ステロイド省略が可能なステロイドスペアリングもある。デキサメタゾンは悪心・嘔吐を抑制する反面、易感染性・高血糖・骨粗鬆症などのリスクがあり、近年はデキサメタゾン投与の省略が試みられている[10]。シスプラチンを含むレジメンや AC 療法などが行われた患者を対象とした試験[11]や、中等度催吐性リスクのレジメンが投与される患者を対象とした試験[12]で、一定の条件下で省略が可能であったと報告されている。意図的に投与量の変更や期間の短縮が行われることもあり、患者の訴えに耳を傾け、こまめに評価を行うことが大切である。

表3　催吐性リスク別の制吐薬治療

1) 高度催吐性リスク

	1日目	2日目	3日目	4日目	5日目
アプレピタント	1回125mg 1日1回	1回80mg 1日1回	1回80mg 1日1回		
5-HT₃ 受容体拮抗薬	○ （表1参照）				
デキサメタゾン （1日目以外経口）	9.9mg 注射	8mg	8mg	8mg	（8mg）

※アプレピタントの代わりに静注薬であるホスアプレピタントを使用する場合は、1日目のみ150mgを
　投与する
※一部化学療法では2日目以降のデキサメタゾンが省略可能である

2) 中等度催吐性リスク

	1日目	2日目	3日目	4日目
5-HT₃ 受容体拮抗薬	○ （表1参照）			
デキサメタゾン （1日目以外経口）	9.9mg 注射	8mg	8mg	8mg

※カルボプラチン、オキサリプラチン、イリノテカンなどを使用する際は、デキサメタゾン減量および
　短縮の上、アプレピタントを併用することが考慮される

3) 軽度催吐性リスク

	1日目	2日目	3日目	4日目
デキサメタゾン	6.6mg 注射			

4) 最小度催吐性リスク

	1日目	2日目	3日目	4日目
	通常、予防的な制吐療法は推奨されない			

文献1より引用・改変

吐き気止めの使い分け　NK₁受容体拮抗薬、5-HT₃受容体拮抗薬など

2 副作用

　NK₁受容体拮抗薬では、重篤な副作用として、皮膚粘膜眼症候群、穿孔性十二指腸潰瘍、アナフィラキシーショックなどが報告されている。そのほか、吃逆、便秘、食欲不振、肝機能障害などが報告されている。ホスアプレピタントは、アプレピタントとの比較試験において血管痛など薬剤投与に伴う副作用が多く[5]、経口内服可能であればアプレピタントが推奨される。

　5-HT₃受容体拮抗薬では、重篤な副作用として、アナフィラキシーショック、てんかん様発作などが報告されている。そのほか、比較的頻度が低いものの頭痛、発熱、便秘・下痢などの消化管障害、QT延長などが報告されている。TRIPLE試験[8]においてパロノセトロンとグラニセトロンの副作用プロファイルの違いはなく、副作用プロファイルをもとに、5-HT₃受容体拮抗薬同士を使い分けることは少ないといえる。

3 相互作用

　NK₁受容体拮抗薬はチトクローム CYP3A4 の基質であり、軽度から中等度のCYP3A4 阻害および誘導作用を有し、CYP2C9 の誘導作用も有する。ピモジドは血中濃度の上昇により QT 延長などの重篤な副作用を発現するおそれがあるため、禁忌とされている。デキサメタゾンやプレドニゾロンなどの副腎皮質ステロイドも CYP3A4 によって代謝され、デキサメタゾンの AUC が増加する[13]。そのため、アプレピタントを含む制吐療法におけるデキサメタゾンは相互作用を考慮し、減量にて投与される（**表3**）。なお、R-CHOP 療法でのプレドニゾロン[14]やドセタキセル[15]、シクロフォスファミド[16]などの抗悪性腫瘍薬については、アプレピタントによる AUC の増加がないと報告されており、抗悪性腫瘍薬として投与されるステロイドは減量しない。CYP2C9 で代謝されるワルファリンなどでは、血中濃度低下に伴う効果低下に注意が必要である。

　5-HT₃受容体拮抗薬に共通する相互作用としては、セロトニン作用薬（選択的セロトニン再取り込み阻害薬やセロトニン・ノルアドレナリン再取り込み阻害薬、MAO 阻害薬）によるセロトニン作用の増強がある。グラニセトロンの添付文書では併用注意とされているものの、そのほかの 5-HT₃受容体拮抗薬の添付文書では注意喚起がされていない。作用機序を考えると 5-HT₃受容体拮抗薬を使用する場合は注意が必要であると考える。

4 薬物動態

　NK$_1$受容体拮抗薬において、ホスアプレピタントは速やかにアプレピタントへ代謝されるため、薬物動態的な違いは両者にはない。アプレピタントの半減期は約 14 時間であり、おもに CYP3A4 での代謝により活性が低下する。

　5-HT$_3$受容体拮抗薬は肝代謝型である。薬物代謝に関わる酵素は、ラモセトロンでは CYP1A2、CYP2D6、グラニセトロンでは CYP3A、パロノセトロンでは CYP2D6、CYP3A4、CYP1A2 である。薬剤選択時には代謝酵素の影響に注意を要する。

吐き気止めの使い分け　NK$_1$受容体拮抗薬、5-HT$_3$受容体拮抗薬など

第 14 章　抗悪性腫瘍薬　517

文献

1：日本癌治療学会. 制吐薬適正使用ガイドライン2015年10月【第2版】一部改訂版 ver.2.2（2018年10月）

2：NCCN clinical practice guidelines in oncology: Antiemesis Version 1. 2021 https://www.nccn. org/professionals/physician_gls/pdf/antiemesis.pdf

3：Hesketh PJ et al. Antiemetics: ASCO Guideline Update. J Clin Oncol. 2020; 38: 2782-2797. PMID: 32658626

4：MASCC/ESMO　ANTIEMETIC GUIDELINE 2016 With Updates in 2019 https://www.mascc.org/ assets/Guidelines-Tools/mascc_antiemetic_guidelines_english_v.1.5SEPT29.2019.pdf

5：Grunberg S et al. Single-Dose Fosaprepitant for the Prevention of Chemotherapy-Induced Nausea and Vomiting Associated With Cisplatin Therapy: Randomized, Double-Blind Study Protocol—EASE. J Clin Oncol. 2011; 29: 1495-1501. PMID: 21383291

6：Kashiwa M et al. Comparative Cost-utility Analysis Between Aprepitant- and Fosaprepitant-containing Regimens To Prevent Chemotherapy-induced Nausea and Vomiting in Patients Receiving Highly Emetogenic Chemotherapy in Japan. Clin Ther. 2019; 41: 929-942. PMID: 31036286

7：Grunberg SM et al. Palonosetron: a unique 5-HT3-receptor antagonist for the prevention of chemotherapy-induced emesis. Expert Opin Pharmacother. 2003; 4: 2297-2303. PMID: 14640928

8：Suzuki K et al. Randomized, double-blind, phase III trial of palonosetron versus granisetron in the triplet regimen for preventing chemotherapy-induced nausea and vomiting after highly emetogenic chemotherapy: TRIPLE study. Ann Oncol. 2016; 27: 1601-1606. PMID: 27358385

9：Popovic M et al. Efficacy and safety of palonosetron for the prophylaxis of chemotherapy-induced nausea and vomiting (CINV): a systematic review and meta-analysis of randomized controlled trials. Support Care Cancer. 2014; 22: 1685-1697. PMID: 24590374

10：Okada Y et al. One-Day Versus Three-Day Dexamethasone in Combination with Palonosetron for the Prevention of Chemotherapy-Induced Nausea and Vomiting: A Systematic Review and Individual Patient Data-Based Meta-Analysis. Oncologist. 2019; 24: 1593-1600. PMID: 31217343

11：Ito T et al. Placebo-Controlled, Double-Blinded Phase III Study Comparing Dexamethasone on Day 1 With Dexamethasone on Days 1 to 3 With Combined Neurokinin-1 Receptor Antagonist and Palonosetron in High-Emetogenic Chemotherapy. J Clin Oncol. 2018; 36: 1000-1006. PMID: 29443652

12：Komatsu Y et al. Open-label, randomized, comparative, phase III study on effects of reducing steroid use in combination with Palonosetron. Cancer Sci. 2015; 106: 891-895. PMID: 25872578

13：McCrea JB et al. Effects of the neurokinin1 receptor antagonist aprepitant on the pharmacokinetics of dexamethasone and methylprednisolone. Clin Pharmacol Ther. 2003; 74: 17-24. PMID: 12844131

14：Maie K et al. Aprepitant does not alter prednisolone pharmacokinetics in patients treated with R-CHOP. Ann Oncol. 2014; 25: 298-299. PMID: 24285019

15：Nygren et al. Lack of effect of aprepitant on the pharmacokinetics of docetaxel in cancer patients. Cancer Chemother Pharmacol. 2005; 55: 609-616. PMID: 15723220

16：Walko CM et al. The effect of aprepitant and race on the pharmacokinetics of cyclophosphamide in breast cancer patients. Cancer Chemother Pharmacol. 2012; 69: 1189-1196. PMID: 22245954

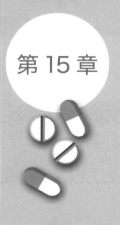

第 15 章

オピオイド鎮痛薬

疼痛治療薬

代表的な経口オピオイド
鎮痛薬の使い分け

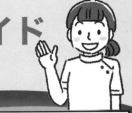

服薬指導の場面

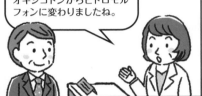

今日から痛みどめの薬が、オキシコドンからヒドロモルフォンに変わりましたね。

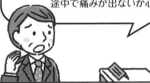

仕事をしていると1日2回12時間ごとに飲むのが難しいんです。飲み忘れて強い痛みが出てくると仕事にも影響が出てしまって……。先生に相談したら、1日1回の薬に変更になりましたが途中で痛みが出ないか心配です。

服薬指導のポイント

● がん疼痛と非がんの慢性疼痛では、使用可能なオピオイド鎮痛薬の種類や使用方法が異なる

● 高度腎機能障害時にはモルヒネの使用は避ける

● オキシコドンは CYP3A4 を阻害または誘導する薬剤との相互作用に注意する

● ほかのオピオイド製剤からの変更時には、換算比を用いて投与量を確認する

薬効の概要

　オピオイド鎮痛薬は、オピオイド受容体に作用して鎮痛効果を示す中枢性の鎮痛薬であり、NSAIDs やアセトアミノフェンなど非オピオイド鎮痛薬では治療困難ながん疼痛および慢性疼痛に使用される。国内ではモルヒネ、オキシコドン、ヒドロモルフォン、フェンタニル、タペンタドール、コデイン、トラマドール、メサドン、ブプレノルフィン、ペンタゾシンが承認されており、トラマドール、ブプレノルフィン、ペンタゾシン以外は麻薬に指定されている。ペンタゾシン以外のオピオイド鎮痛薬

に共通した作用機序は、μオピオイド受容体を介した①脊髄における一次知覚神経からの痛覚伝達抑制、②中脳・延髄領域における下行性疼痛抑制系の賦活、③視床・視床下部・大脳知覚領域における痛覚伝導抑制であるが、さらに特徴的な作用機序を併せもつ薬剤もある（タペンタドール：ノルアドレナリン再取り込み阻害作用、トラマドール：セロトニン・ノルアドレナリン再取り込み阻害作用、メサドン：NMDA受容体阻害作用）。

　本稿では、臨床でよく用いられる経口オピオイド鎮痛薬のモルヒネ、オキシコドン、ヒドロモルフォンについて解説する。

薬物治療の位置づけ

　オピオイド鎮痛薬の使用にあたっては、がん疼痛と非がんの慢性疼痛で治療における位置づけや使用方法が異なるため、注意が必要である。

　日本緩和医療学会の「がん疼痛の薬物療法に関するガイドライン」では、痛みの強さに応じた鎮痛薬の選択が示されており、中等度以上の痛みのあるがん患者に対してはモルヒネ、オキシコドン、ヒドロモルフォンなどの強オピオイドの投与が推奨されている[1]。臨床では、NSAIDsやアセトアミノフェンなどの非オピオイド鎮痛薬で効果不十分な場合や、鎮痛薬未投与であってもNRS（Numerical Rating Scale：痛みのアセスメントツールの1つ）で、4以上にあたる中等度の痛みがある場合は、積極的に強オピオイドが使用される。がん疼痛治療では徐放性製剤を定時に用い、鎮痛効果が不十分な場合に追加投与する頓用薬（レスキュー薬）を組み合わせた治療を行うのが一般的である。レスキュー薬には、効果発現が速く、作用持続時間が短い速放性製剤を用いる。持続した痛みが残る場合には、レスキュー薬の使用量を上乗せする形で徐放性製剤の1日量を増量し、患者ごとの至適用量を調整していく[2]。

　厚生労働省政策研究班と国内の痛みに関連する10学会により作成された「慢性疼痛診療ガイドライン」では、強オピオイドの有用性は「特定の慢性疼痛（腰痛、変形性関節痛、神経障害性疼痛）」、「短期間の使用」に限定されており、「疼痛治療専門医以外による治療は勧められない」としている[3]。こういった治療の位置づけの違いには、がん疼痛と非がんの慢性疼痛で治療目標の設定や鎮痛薬使用期間が異なることが関係している。

　がん疼痛の治療目標は、「患者にとって許容可能なQOLを維持できるレベルまで痛みを軽減する」ことであり[4]、患者の満足度を確認しながら痛みの軽減を図っ

表1　オピオイド鎮痛薬の比較

	モルヒネ	オキシコドン	ヒドロモルフォン
代表的な商品名	徐放性：MS コンチン 速放性：オプソ	徐放性：オキシコンチン TR 速放性：オキノーム	徐放性：ナルサス 速放性：ナルラピド
効能・効果	激しい疼痛を伴う各種がんにおける鎮痛 （原末・モルヒネ塩酸錠のみ）激しい疼痛時における鎮痛・鎮静	中等度から高度の疼痛を伴う各種がんにおける鎮痛 （オキシコンチン TR のみ）非オピオイド鎮痛薬またはほかのオピオイド鎮痛薬で治療困難な中等度から高度の慢性疼痛における鎮痛	中等度から高度の疼痛を伴う各種がんにおける鎮痛
1 日の投与回数（添付文書上）	徐放性：2 回および 1 回（製剤により異なる） 速放性：4 回 （1 日投与量） 20 〜 120mg ※原末・モルヒネ塩酸塩錠は15mg（1 回 5 〜 10mg）	徐放性：2 回 速放性：4 回 （1 日投与量） 10 〜 80mg ※慢性疼痛に対するオキシコンチン TR は 10 〜 60mg	徐放性：1 回 速放性：4 〜 6 回 （1 日投与量） 4 〜 24mg
併用禁忌	ナルメフェン		
排泄経路	尿中	尿中	尿中、糞中
腎機能低下時の使用	eGFR 30mL/min 未満では可能なら投与は避ける	eGFR 30mL/min 未満では注意して投与	
海外での承認	あり	あり	あり

各薬剤の添付文書・インタビューフォームより一部改変

　ていく。これに対して慢性疼痛では、「痛みの管理を行いながら、患者の QOLや ADL を向上させること」が治療の目的であり、「痛みの軽減は最終目標の 1 つではあるが、第一目標ではない」とされている[3]。

　また、非がんの慢性疼痛ではがん疼痛に比べて鎮痛薬の使用が長期間となり、オピオイドの依存・乱用リスクが高まるため、患者選択基準や投与量の上限、投与期間を定め、レスキュー薬を使用しないなど、慎重な投与が求められていることも知っておきたい[5]（**表2**）。非がんでは保険制度上使用できるオピオイド鎮痛薬が限られることにも注意する。国内では、経口製剤としてトラマドール、一部

のモルヒネ製剤とオキシコドン製剤のみが使用可能である。

　オピオイド鎮痛薬の使い分けについては、国内外を含め、各種ガイドラインによる推奨はなされていない。「がん疼痛の薬物療法に関するガイドライン」では、「がん疼痛のある患者に対して、病態（原発臓器、痛みの部位・種類）により、特定のオピオイドを投与することについて明確な推奨はできない」との記載がある[1]。エビデンスに基づいた欧州緩和ケア学会の推奨では、強オピオイドの第1選択について「経口のモルヒネ、ヒドロモルフォン、オキシコドン間に明らかな差はなく、いずれかを第1選択薬として使用する」と記載されている。

 ## 比較のポイント

1 薬物動態[1,7,8,9]

　モルヒネは肝でグルクロン酸抱合され、モルヒネ-3-グルクロニド（M-3-G）およびモルヒネ-6-グルクロニド（M-6-G）として腎から排泄される。M-3-Gはオピオイド受容体への親和性がほとんどないが、別の経路を介した神経興奮作用を有すると考えられている。M-6-Gにはオピオイド受容体への親和性があり、鎮痛作用および鎮静作用を示す。腎機能低下時にはいずれの代謝物も蓄積する可能性があるが、M-6-Gの蓄積による鎮静は臨床上問題となるため、高度腎機能障害患者ではモルヒネの使用を避けることが望ましい。

　オキシコドンは肝で主としてCYP3A4により活性のないノルオキシコドンに、一部CYP2D6により活性代謝物のオキシモルフォンに代謝される。オキシモルフォンのAUCはオキシコドンの約1.4%と低く、CYP3A4によりさらに不活化されるため、腎機能低下時に活性代謝物の蓄積が臨床上問題となることはほとんどない。

　ヒドロモルフォンは肝で主にグルクロン酸抱合され、ヒドロモルフォン-3-グルクロニド（H-3-G）として腎から排泄される。尿中未変化体排泄率は約7%でほとんどが代謝されるが、腎機能障害患者で血中濃度が上昇することが報告されている。また、H-3-Gはオピオイド受容体への親和性がほとんどないが神経興奮作用を有するため、高度腎機能障害時には注意が必要である。

表2 非がん性慢性疼痛のオピオイド使用に関する推奨（抜粋）

◆以下の基準を満たした患者に限定する
- ・持続する痛みの器質的原因が明白である
- ・オピオイドによる治療以外に有効な痛みの緩和手段がない
- ・オピオイドによる治療の目的が理解できている
- ・薬物のアドヒアランスが良好である
- ・物質依存あるいはアルコール依存の既往がない
- ・痛みの器質的要因が心理社会的要因を上回る症例

◆使用量は可能な限り最少量に留める
（1日量として経口モルヒネ換算で 60mg 以下、上限 90mg）

◆突然増強する痛みに対してレスキュー薬を使用すべきでない

◆治療期間は可能な限り短期間に留める
（3 カ月が基本、最長でも 6 カ月で休薬を考慮して減量を検討）

日本ペインクリニック学会非がん性慢性疼痛に対するオピオイド鎮痛薬処方ガイドライン作成ワーキング
グループ・編: 非がん性慢性疼痛に対するオピオイド鎮痛薬処方ガイドライン 改訂第 2版 . 2017より [6]

2 相互作用

　オキシコドンは CYP3A4 による代謝で不活化されるため、CYP3A4 を阻害または誘導する薬剤との併用により、作用増強または作用減弱が生じる可能性がある。このような薬剤を使用している患者に新たにオキシコドンを開始した場合、予想を上回る効果や副作用が生じたり、反対に期待した効果が得られない可能性があるので注意する。モルヒネおよびヒドロモルフォンは CYP による代謝を受けないため、併用薬との相互作用は問題となりにくい。

3 剤形・製剤

　モルヒネの経口製剤は、徐放性製剤として錠剤・カプセル剤・散剤、速放性製剤として錠剤・液剤・散剤があり、徐放性製剤には1日1回タイプと2回タイプがあるなど、選択肢が多い。

　オキシコドンの経口製剤は、徐放性製剤として錠剤・カプセル剤、速放性製剤として錠剤、散剤があり、薬剤改変による乱用を防止することを目的とした製剤（錠剤の強度を高くすることで粉末まで砕くことが困難な硬い製剤）も販売されている。

　ヒドロモルフォンの経口製剤は、徐放性、速放性ともに錠剤で、徐放性製剤は1日1回タイプとなっている。

　嚥下機能や患者の嗜好、ライフスタイルなどを考慮し、剤形や製剤の視点からオピオイド鎮痛薬の種類を選択することもある。ほかのオピオイド鎮痛薬から変更する場合は、各薬剤の力価とバイオアベイラビリティから算出された換算比を用いて投与量を決定する（**図1**）。等力価での変更であっても、薬剤の規格や服用錠数、用法が変わったことを患者が気にすることもあるため、製剤の変更や用法用量の説明だけでなく、効果が変わらないように投与量が調整されていることや、製剤の工夫により効果が持続することも併せて説明する必要がある。

図1　経口オピオイド製剤の換算比

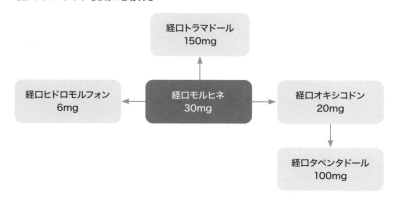

医療用麻薬適正使用ガイダンス．P.47, 厚生労働省, 2017より一部改変

文献

1: 日本緩和医療学会ガイドライン統括委員会・編:がん疼痛の薬物療法に関するガイドライン2020年版.金原出版,2020

2: 厚生労働省医薬・生活衛生局 監視指導・麻薬対策課:医療用麻薬適正使用ガイダンス. 2017

3: 慢性疼痛診療ガイドライン作成ワーキンググループ・編:慢性疼痛診療ガイドライン.真興交易,2021

4: World Health Organization:WHO guidelines for the Pharmacological and radiotherapeutic management of cancer pain in adults and adolescents.2018

5: 日本ペインクリニック学会非がん性慢性疼痛に対するオピオイド鎮痛薬処方ガイドライン作成ワーキンググループ・編:非がん性慢性疼痛に対するオピオイド鎮痛薬処方ガイドライン　改訂第2版. 真興交易,2017

6: Caracceni A,et al.Use of opioid analgesics in the treatment of cancer pain:evidence-based recommendations from the EAPC.Lancet Oncol.2012:13 e58-68. PMID:22300860

7: King S,et al. A systematic review of the use of opioid medication for those with moderate to severe cancer pain and renal impairment:a European Palliative Care Research Collaborative opioid guidelines project. Palliat Med. 2011:25 525-552. PMID:21708859

8: Davison SN. Management of chronic pain in adovanced chronic kidney disease. In:UpToDate,PostTW(Ed),UpToDate,Waltham,MA. (Accessd on December 14,2021.)

9: インタビューフォーム　オキシコンチン®TR錠5mg,10mg,20mg,40mg 2020年11月改訂(第6版)

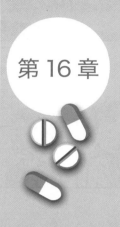

第 16 章

輸液・栄養剤

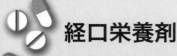

経口栄養剤
成分栄養剤、消化態栄養剤、半消化態栄養剤の違い

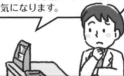

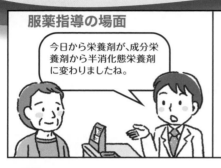

服薬指導の場面

今日から栄養剤が、成分栄養剤から半消化態栄養剤に変わりましたね。

外来での点滴をなくすことができると言われましたが、栄養剤でおなかがゆるくなったこともあるので不安です。あと、口から飲む練習を進めていて、これまでの栄養剤は味がいまひとつで困っていたのですが、今回のものはどうなのか気になります。

 Point

服薬指導のポイント

● 成分栄養剤の脂肪量は少ないが、消化態、半消化態栄養剤には三大栄養素がバランスよく含まれている

● 浸透圧の高い成分栄養剤は、浸透圧性下痢を起こしやすい

● 消化器症状の副作用を予防するためには、服用方法、取り扱いに気を配る必要がある

● 半消化態栄養剤は、分解されていない状態のタンパク質を配合しているため、匂いや味がよい

薬効の概要

　日本人向け栄養剤の開発が始まったのは 1977 年であり、1981 年に初めて成分栄養剤が承認された[1]。国内初の半消化態栄養剤は 1988 年に、2009 年に消化態栄養剤が製造承認され、その後も乳幼児用や肝不全用成分栄養剤、さまざまな半消化態栄養剤が販売されている。半消化態栄養剤についてはワルファリンカリウムとの相互作用を回避するためにフィトナジオン（ビタミン K_1）を減量したものや、同量で 1.5 倍前後のエネルギーを摂取できる濃縮タイプ、誤嚥性肺炎

や下痢の予防を目的としてゲル化させた胃瘻用半固形製剤など、現在も開発が進んでいる。

　成分栄養剤は三大栄養素のうち、タンパク質がアミノ酸まで分解されており、消化吸収機能が不十分な疾患に適している。消化態栄養剤のタンパク質はアミノ酸が2〜3個結合したジペプチド、トリペプチドであり、半消化態栄養剤にはタンパク質が配合されている。半消化態栄養剤は、消化吸収は可能だが咀嚼や固形物の嚥下が困難な患者の栄養管理に、また通常の食事だけでは十分な栄養が摂取できない場合の栄養補助として利用される（**表1**）。

　なお、栄養剤には食品として分類される濃厚流動食もある。こちらは消化態栄養剤と半消化態栄養剤のみであるが、標準的な栄養組成のもののほかに、腎機

表1　経腸栄養剤の比較

分類		成分栄養剤	消化態栄養剤	半消化態栄養剤
代表的な商品名		エレンタール	ツインライン	エンシュア、ラコール、エネーボ、イノラス
三大栄養素	糖分	デキストリン	マルトデキストリン	難消化性デキストリン
	蛋白質	アミノ酸	ジペプチド、トリペプチド	蛋白質
	脂質	とても少ない	バランスよく含有	バランスよく含有
効能・効果		手術前後で未消化態蛋白を含む栄養剤での管理が困難 主に下記の場合 腸内の清浄化が必要、術直後、消化管異常病態下、消化管特殊疾患時、広範囲熱傷など	術後の栄養保持 経口的食事摂取が困難	術後の栄養保持 経口的食事摂取が困難
消化		不要	一部必要	一部必要
吸収		必要	必要	必要
残渣		なし	少しあり	あり
適応		多い	制限あり	制限あり
味		悪い	悪い	良いものが多い
その他		医薬品	医薬品、食品	医薬品、食品
		粉末製剤	液体製剤	液体製剤、ゲル製剤

「コメディカルのための静脈・経腸栄養ガイドライン」[2]より一部改変

能障害用、糖尿病用、がん患者用など、さまざまな病態に適したものも販売されている。これらはドラッグストアや通信販売で入手することが可能である。

薬物治療の位置づけ

アメリカ静脈経腸栄養学会の「静脈経腸栄養ガイドライン第3版」[3] においては、消化管機能に問題がなければ経腸栄養法を選択することが推奨されている。腸管を使用せず長期にわたって経静脈栄養法を続けた場合、経腸栄養法と比較すると、腸絨毛萎縮に伴うバクテリアルトランスロケーション（Bacterial translocation）の発生頻度が増加し、カテーテル関連感染症や高血糖などの代謝異常の発生頻度が高くなるためである [4]。経腸栄養の投与経路としては、咀嚼嚥下が可能であれば経口摂取、困難であれば経鼻経管もしくは胃瘻・腸瘻を選択する。経鼻経管にするか、胃瘻・腸瘻にするかは予想される期間により決定されるが、日本静脈経腸栄養学会のガイドライン [5] では4週間を目安に使い分けることとしている（図1）。

成分栄養剤は化学的に明確な成分から構成されており、吸収不良症候群（短腸症候群、膵外分泌機能不全など）、重症膵炎に対する早期経腸栄養などが適応となる。消化態栄養剤は、消化吸収機能がタンパク質を含有する半消化態栄養剤に耐えられない場合や、胃ではなく空腸からの経管栄養を実施する場合、長期絶食後の経腸栄養開始時、クローン病の寛解導入・維持療法などが適応となる。

半消化態栄養剤は、消化吸収機能はほぼ問題ないことが前提であり、上部消化管の通過障害、脳血管障害などによる咀嚼嚥下困難、治療による食欲不振がある場合などに適している [6]。1mLあたりのカロリーが1kcalのもののほか、1.5〜1.6kcalと濃縮されたタイプもあり、微量元素についても長期経腸栄養療法で問題となることのあるセレンも配合した製剤があるなど、成分栄養剤や消化態栄養剤に比べて種類が豊富である。

なお、腸管閉塞や腸穿孔、難治性嘔吐・下痢、残存小腸が30cm以下の短腸症候群など消化吸収が期待できない場合には経腸栄養は禁忌となるため、静脈栄養を選択する必要がある。

比較のポイント

1 栄養組成

経口栄養剤の100kcalあたりに配合されている三大栄養素を比較すると、タンパク質はどれも4g前後であるが、脂質と糖分については違いがある。脂質については成分栄養剤が0.2g、消化態栄養剤と半消化態栄養剤は約3gと成分栄養剤は極端に少なく、代わりに糖分が多く配合されている。したがって、成分栄養剤の投与が長期にわたる場合は脂質欠乏症の恐れがあるため、脂肪乳剤の点滴を併用する必要がある。

図1 栄養療法の投与経路

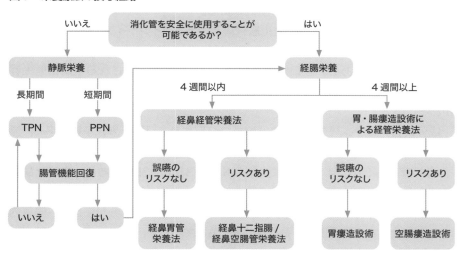

「メディカルスタッフのための 栄養療法ハンドブック」[7]より

2 経口摂取のしやすさ

成分栄養剤や消化態栄養剤はタンパク質がアミノ酸やペプチドに分解されていることもあり、匂いや味が悪いことが欠点としてあげられる。そのまま経口摂取するのは困難であることから、製薬メーカーよりさまざまな種類の専用フレーバーが提供されている。一方、半消化態栄養剤はタンパク質のまま配合されているため匂いや味はよい。バニラ、コーヒー、ストロベリーなど多種のフレーバーで製品化されており、好みにより飲み分けることも可能である。

成分栄養剤、消化態栄養剤、半消化態栄養剤の違い

3 相互作用

すべての経口栄養剤において併用禁忌となる薬剤はないが、成分栄養剤を除いた薬剤の添付文書には併用注意としてワルファリンの記載がある。フィトナジオン（ビタミン K_1）やメナテトレノン（ビタミン K_2）を含有しているためであり、ワルファリン投与継続中の患者に経腸栄養を開始する場合は、血液凝固のモニタリングが必要となる。ただし、併用禁忌に記載はないものの、成分栄養剤にもほかの薬剤の約半量に相当するフィトナジオンが配合されているため、注意が必要である。

4 消化器症状の副作用と対策

すべての薬剤において高頻度で報告のある副作用は消化器症状であり、なかでも下痢は5％以上で添付文書に記載がある。

成分栄養剤のエレンタール、消化態栄養剤であるツインラインの添付文書には、下痢、腹部膨満感、悪心、嘔吐、腹痛、肝障害、腎障害、血糖上昇、中性脂肪上昇などの記載がある。経口栄養剤の中では残渣が多いとされる半消化態栄養剤の中には、同様の副作用に加えて便秘も5％以上の頻度で記載されているものがある。

成分栄養剤はタンパク質がアミノ酸まで分解されているため分子量が多く、浸透圧が高い。エレンタールの浸透圧が 755mOsm/mL であるのに対し、ツインラインは 470 〜 510、半消化態栄養剤の多くは 330 〜 350 である。半消化態栄養剤の中でも、同じ液量で約 1.5 倍のエネルギーをもつ濃縮タイプは、その分浸透圧も 500 〜 600 台と高くなる。浸透圧が高いと腸管に水分が滲出し、腸管内の水分が増加する浸透圧性下痢が生じるとされているが、添付文書上での下痢の発生頻度は薬剤の浸透圧に必ずしも比例していない。下痢の発生には薬剤そのもの以外にもさまざまな要因が考えられ、薬剤の温度、特に経管投与時の投与速度や衛生管理は重要視されている。また、下剤や腸蠕動運動促進薬、抗生剤の併用、偽膜性腸炎の合併などもあげられる。加えて、経口栄養剤には乳糖が含まれるため、乳糖不耐症患者には禁忌となることにも注意したい。

下痢を予防、改善するために推奨される方法はいくつかあげられる。成分栄養剤は粉末製剤であり、水で溶解して投与することから、溶解する濃度を推奨通りかそれ以下にして浸透圧を下げることができる。液体製剤である消化態栄養剤、半消化態栄養剤については感染リスクの観点から希釈は第1選択とはならない。

経管投与で、特にチューブの先端が胃より先の十二指腸や空腸に留置されている場合は、100mL/ 時を超えない速度でゆるやかに注入することが推奨される[8]。

各薬剤の添付文書に記載されている開封後の使用期限は「調製後 12 時間以内」〜「冷蔵庫保管であれば 48 時間以内」と幅があるが、室温で8時間を経過すると指数関数的に細菌が増加する[9]との研究結果もあり、国内のガイドラインにおいては、薬剤の溶解や希釈、投与時に容器への移し替えが必要な場合は、使用する医療材料の洗浄滅菌の有無にかかわらず8時間以内の投与終了を推奨している。

また、抗生剤投与期間中は整腸剤を併用したり、下痢発症時にはクロストリジウム・ディフィシル（*Clostridium difficile*）の培養検査による偽膜性腸炎の判定をしたりすることも考慮すべきである。腹部膨満や腹痛は便秘による症状とも考えられるため、排便回数や便性状についても経時的に観察し、時には下剤の併用も検討する。

5 肝機能障害患者

特殊疾患を対象とした医薬品の経口栄養剤としては、肝障害患者向けのみ販売されている。成分栄養剤のヘパン ED と半消化態栄養剤のアミノレバン EN であり、両薬剤とも肝性脳症を伴う慢性肝不全患者への適応をもつ。肝不全患者の体内では糖代謝が困難となるため、代わりに分岐差アミノ酸（BCAA：バリン、ロイシン、イソロイシン）が骨格筋で代謝されエネルギー源となる。また、本来は肝臓で行われるアンモニアの代謝も骨格筋が代償するため、BCAA の消費速度が上がりアミノ酸バランスが崩れる。肝不全用薬剤は BCAA を多く配合しているため、代謝を補助し血中アンモニア濃度を下げることで症状改善を促す。

文献

1：インタビューフォーム エレンタール®配合内用剤 2020 年5 月改訂(第6版)

2：日本静脈経腸栄養学会：コメディカルのための静脈・経腸栄養ガイドライン　南江堂, 2000

3：ASPEN Board of Directors and The Clinical Guidelines Task Force : Guidelines for the use of parenteral and enteral nutrition in adult and pediatric patients. JPEN 26:1SA-138SA, 2002

4：松枝啓：HEN長期施行の適応と実際, JJPEN vol.19 no.5 : 427-432 1997

5：日本静脈経腸栄養学会：静脈経腸栄養ガイドライン(第3版)照林社, 2019

6：日本栄養療法推進協議会理事長ほか：やさしく学ぶための輸液・栄養の第一歩：246　株式会社大塚製薬工場, 2020年7月改訂(第五版)

7：佐々木雅也：メディカルスタッフのための栄養療法ハンドブック:54　南江堂, 2014

8：佐々木雅也：メディカルスタッフのための栄養療法ハンドブック:66　南江堂, 2014

9：疋田茂樹ら：経腸栄養剤の細菌増殖の予防対策, JJPEN. vol.20 no.1:73-76 1998

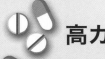

高カロリー輸液
在宅で処方される高カロリー輸液キットの使い分け

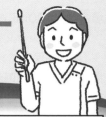

服薬指導の場面

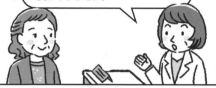

今日から点滴栄養の輸液が、ビタミンや微量元素も配合されたものに変わりましたね。

点滴前のビタミンと微量元素の注入がいらなくなると聞きました。いつも外来でやってもらっている、脂肪の点滴は今後も必要ですか?

服薬指導のポイント

● 高カロリー輸液には、糖質・アミノ酸・脂肪・電解質・ビタミン・微量元素の組み合わせにより、さまざまなキット製剤がある

● キット製剤には、含有する栄養量により2〜3種類の規格で販売されているものがある

● ダブルバッグ、クワッドバッグなど隔壁のある薬剤は、投与直前にすべての隔壁開通を必要とする

● キット製剤に含まれない栄養素がある場合は、別の薬剤で補う必要がある

● ほとんどのキット製剤には脂肪が含有されないため、脂肪乳剤を併用する

薬効の概要

ヒトへの静脈注射が初めて行われたのは1831年のことであり、イギリスのLattaがコレラ患者の脱水症状を治療する目的で生理食塩水を使用した。1850

年頃には Biedl と Kraus がウィーンにて初めてヒトへのブドウ糖の輸注を行い、1930 年代になると Elman のアミノ酸溶液の研究結果をもとにスウェーデンの Wretlind が最初のアミノ酸輸液と脂質乳剤を開発した。これに 10%ブドウ糖液も併用して、末梢静脈から従来よりもはるかに多いエネルギー量の投与を可能にした。1950～60 年代には、経静脈栄養法が一般的な治療法として広く普及した。大きな展開をもたらしたのは 1960 年代の Dudrick を中心とするペンシルバニア大学のグループが行った研究と臨床応用であり、中心静脈内にカテーテルを挿入留置することで高カロリー輸液の安全な投与に成功し、生命維持や成長が可能であることが示された[1, 2]。しかし、糖とアミノ酸は混合すると配合変化を起こすため、調製には用時混合する方法がとられ、おもに薬剤師がクリーンベンチ内で行っていた。その後、輸液の容器としてプラスチックバッグが使用されるようになり、隔壁により糖とアミノ酸を仕切って投与直前に混合させるキット製剤が開発され、1984 年に旧西ドイツで、1986 年に米国で相次いで発売となり、日本では 1993 年に承認された[3]。

　栄養療法では、原則として、腸管が使用できる場合は経腸栄養を選択すべきとされている。その理由として経腸栄養のほうが生理的であり、腸管の機械的なバリア機構だけではなく免疫系のバリア機構も維持されること[4]、また手技が比較的煩雑でないこと、感染性合併症が少ないこと[5, 6]があげられる。したがって高カロリー輸液による栄養療法の適応となるのは、経口摂取や経管投与での経腸栄養が不可能、もしくは経静脈栄養のほうが有利な場合である。クローン病や短腸症候群、放射性腸炎などによる吸収不良症候群、消化管縫合不全や消化管瘻など消化液の分泌を抑えて治癒を早めたい場合、活動期の炎症性腸疾患や広範囲熱傷、多発外傷急性期など、腸管を使用することで症状悪化の恐れがある場合があげられる[7]。

薬物治療の位置づけ

　アメリカ静脈経腸栄養学会のガイドライン[8]においては、消化管が使用できない場合に経静脈栄養法を選択することとしている。投与経路としては、短期間であれば末梢静脈を選択するが、血管炎のリスクがあるため高濃度の薬剤は点滴困難であり、十分なエネルギー補給は不可能であることから、日本のガイドラインでは 10 日～2 週間程度の絶食が予想される場合は中心静脈栄養の選択が推奨されている[9]。なお、消化管機能が回復した場合は速やかに経腸栄養への移行を

進める（531 ページ図 1）。高カロリー輸液キット製剤には、配合される栄養素によりさまざまな種類がある（表1）。基本液には高濃度糖液と電解質が配合され、電解質の組成による違いがある。この基本液にアミノ酸を加えた薬剤については、糖とアミノ酸が混合して起こるメイラード反応を防止するため、直前に隔壁を開通して混合するダブルバッグを採用している。さらにビタミンや微量元素の投与忘れ防止のため、ビタミンを配合したトリプルバッグ、どちらも配合したクワッドバッグのキット製剤も販売されており、医療機関のみならず在宅静脈栄養の安全、簡便化に寄与している。なお、さまざまな栄養素が一つのバッグに配合されているキット製剤の欠点は、病態や体格に応じての微調整が困難な点である。腎障害、肝障害を有する患者、小児などの場合は、基本液をメインとして、アミノ酸、脂肪、ビタミン、微量元素を必要なだけ組み合わせる処方設計が必要となる。

 比較のポイント

1 栄養組成

　在宅静脈栄養を実施する際に注意しなければならないのは、必要なすべての栄養素を過不足なく点滴でまかなわなくてはならない点である。高カロリー輸液にはその栄養素の組み合わせによりさまざまなキット薬剤が存在し、不足するものは他剤で補う必要がある。ただし、静脈経腸栄養ガイドラインにおいて、高カロリー輸液への薬剤の混合は薬剤の数量を最小化し、薬剤師の管理下に無菌環境下で行うことが推奨されており、在宅においても可能な限り糖・電解質・アミノ酸液・ビタミン・微量元素を配合したキット製剤の使用が望まれる。ただし、脂肪を含む唯一のキット製剤であるミキシッドは、血流感染などが懸念されることから管理が十分可能な医療機関での使用が望ましく、在宅療法では使用しないこと[11]とされている点に注意したい。

　脂肪乳剤については分子が大きいため投与時に除菌フィルターを通すことができず、白い溶液であるため目視でも配合変化や異物混入の確認が困難であることから他剤との混合は避け、末梢静脈からの単独投与が推奨される。在宅では脂肪を含むキット製剤は使用できないが、脂肪乳剤そのものは投与可能であり、必須脂肪酸欠乏予防、脂肪肝などの肝機能障害予防のために併用することが望ましい。しかし、高カロリー輸液を投与する輸液ルートの側管からフィルターを通さずに点滴することとなるため、感染リスクは増加する[12]。

表1 高カロリー輸液 のキット製剤

1) 基本液（糖・電解質液）

商品名		特徴
ハイカリック液 -1号、2号、3号	シングルバッグ	Na、Cl を含有しない
ハイカリック NC-L、N、H輸液		Na、Cl を含有する
ハイカリック RF 輸液		K、P を含有しない（腎不全用）
リバビックス-K1号、2号輸液		Na、Cl を減量（小児用）

2) 糖・電解質・アミノ酸液

商品名		特徴
ピーエヌツイン1号、2号、3号	ダブルバッグ	微量元素は亜鉛のみ配合 1号、2号、3号で液量が異なる

3) 糖・電解質・アミノ酸液・総合ビタミン

商品名		特徴
フルカリック1号、2号、3号輸液	トリプルバッグ	微量元素は亜鉛のみ配合 約2000mL に1日必要量のビタミンを配合 1号、2号、3号で液量が異なる
ネオパレン1号、2号輸液		微量元素は亜鉛のみ配合 2000mL に1日必要量のビタミンを配合

4) 糖・電解質・アミノ酸液・総合ビタミン・微量元素

商品名		特徴
エルネオパ NF1号、2号輸液	クワッドバッグ	2000mL に1日必要量の ビタミン、微量元素を配合
ワンパル1号、2号輸液		静脈栄養長期継続による鉄蓄積を考慮し鉄を減量 1600mL に1日必要量の各種栄養素を配合

5) 糖・電解質・アミノ酸液・脂肪乳剤

商品名		特徴
ミキシッド L、H 輸液	ダブルバッグ	脂質を含むため糖負荷軽減が期待できる 除菌用ファイナルフィルターは使用不可 混合調製はビタミン剤、微量元素、電解質のみ 他剤の側管投与も推奨されない 在宅では使用しない L、H で異なるのは糖、脂質の配合量 （アミノ酸は同量）

PDNレクチャー HP[10]より、一部改変

2 規格

　キット製剤の中には「1号」「2号」「L輸液」「H輸液」など、多規格存在するものが多い。液量は同じか100mL程度の増加に抑え、糖質やアミノ酸の配合量を増やすことでより高カロリーにしたものが2号、H輸液にあたる。中心静脈栄養開始時は高血糖などの代謝性合併症を防ぐために1号、L輸液といった比較的低カロリーの薬剤を使用し、段階的に高カロリーのものに切り替えて1日必要量を充足するよう設計していく。また、静脈栄養から経腸栄養に切り替える際も同様に、経腸栄養による栄養投与量の増加を確認しながら、段階的に静脈栄養量を減らしていくことが望まれる。

3 総合ビタミン、微量元素の配合量

　基本液や糖・電解質・アミノ酸液を1袋全量投与することを前提に、高カロリー輸液用総合ビタミン剤や微量元素製剤を混合注射する処方設計の場合は、1日必要量のビタミン、微量元素の投与は容易である。しかし、それらをあらかじめ配合したキット製剤については2袋投与することで1日必要量を充足するよう製品化されているため、2袋未満の投与が長期的に継続する場合は欠乏症への注意を要する。

　特にビタミン B_1 については糖代謝に必要不可欠であり、経静脈栄養実施時に欠乏すると乳酸アシドーシスを発症する可能性がある。これについては1995年に適正使用情報が配布されたが、その後も死亡例を含む報告が続いたため、1997年に緊急安全性情報も配布されており、1日3mg以上を目安に投与するよう注意喚起されている。

4 隔壁開通忘れの予防策

　キット製剤の中でもダブルバッグ、トリプルバッグ、クワッドバッグのものを使用する場合は、投与直前に隔壁開通をして各室の溶液を混合する必要がある。在宅、医療機関どちらにおいても混注手順を省略することで衛生的に扱うことができ、配合変化も防止できることから開発されたものであるが、開通忘れによるインシデントがあることも事実である。製薬企業による隔壁開通忘れ防止対策はいくつかあり、隔壁未開通防止装置が投与口に取り付けられ開通しないと外れない仕組みになっていたり、バッグを吊るす穴を塞ぐように「開通確認」シールが貼付されていたりする（表2）。

表2 隔壁開通忘れ防止の例

ピーエヌツイン輸液	エルネオパ NF 輸液	ワンパル輸液
ダブルバッグ	クワッドバッグ	クワッドバッグ
投与口に隔壁未開通防止装置 吊り下げ穴に開通確認シール	吊り下げ穴に開通確認シール	投与口が隔壁で塞がれている

5 禁忌、相互作用

　糖・電解質・アミノ酸液であるピーエヌツイン輸液と、それらに総合ビタミン・微量元素を配合したエルネオパ NF 輸液の添付文書を比較すると、禁忌、相互作用に異なる点がある。禁忌として共通しているものは、各種電解質の血中濃度が高い患者、重篤な肝腎障害、透析をしていない乏尿患者、アミノ酸代謝異常のある患者であるが、エルネオパにのみ胆道閉塞、血友病も記載されている。胆道閉塞は、マンガンや銅など微量元素の排出困難による血中濃度上昇のおそれがあるためであり、血友病はビタミンB群の１つであるパンテノールに血液凝固時間を延長する作用があることによる。また、相互作用については両薬剤ともにカルシウムを配合するため、強心配糖体のジギタリス製剤が併用注意としてあげられている。加えてエルネオパにのみレボドパ、ワルファリンの記載があり、どちらもビタミンが原因となる。キット製剤の禁忌と併用注意薬剤の違いは、ビタミンや微量元素の配合の有無によるものであり、それぞれ高カロリー輸液用総合ビタミン剤、微量元素製剤の添付文書にも同様の記載がある。

文献
1：福島 秀樹，森脇 久隆：栄養療法発展の歴史的背景, medicina vol.43 no.5：718-721 2006
2：日本栄養療法推進協議会理事長ほか：やさしく学ぶための輸液・栄養の第一歩：174　株式会社大塚製薬工場, 2020年7月改訂(第五版)
3：インタビューフォーム ピーエヌツイン®-1号、2号、3号輸液 2020年6月改訂(第2版)
4：馬場忠雄，佐々木雅也：Bacterial translocationの基礎と臨床 日消誌 100：957-964 2003
5：Moore FA, Feliciano DV, et al.：Early enteral feeding, compared with parenteral, reduces postoperative septic complications：The results of a meta-analysis, Ann Surg 216：172-183 1992
6：Kudsk KA, Croce MA, et al.：Enteral versus parenteral feeding：Effects on septic morbidity after blunt and penetrating abdominal trauma. Ann Surg 215：503-513 1992
7：佐々木雅也：メディカルスタッフのための栄養療法ハンドブック：91, 南江堂, 2014
8：ASPEN Board of Directors and The Clinical Guidelines Task Force : Guidelines for the use of parenteral and enteral nutrition in adult and pediatric patients. JPEN 26：1SA-138SA, 2002
9：日本静脈経腸栄養学会：静脈経腸栄養ガイドライン(第3版)照林社, 2019
10：PDNレクチャー Chapter3 静脈栄養 2.中心静脈栄養法(TPN)2.8 TPN基本液とキット製剤の種類と特徴 https://www.peg.or.jp/lecture/parenteral_nutrition/02-08.html, 2020年4月1日改訂
11：インタビューフォーム ミキシッド®L, H輸液 2020年12月改訂(第9版)
12：嶋津祐子ら：在宅栄養療法と感染　JJPEN vol.20 no.5：429-431 1998

在宅で処方される高カロリー輸液キット製剤の使い分け

薬剤 INDEX

薬剤 INDEX

■監修者

佐橋幸子（さはし ゆきこ）

横浜市立大学附属病院、統括薬剤部長。臨床業務に加え、薬学生長期実務実習の受け入れや医学部、看護
大学院での教育を行っている。監修書に『これならわかる！看護に役立つくすりの知識』（ナツメ社）がある。

■監修協力：川邉 桂
■編集：小池博文、勝亦秀樹、鈴木太一
■執筆：荒井幸子、石村真琴、井出和男、江沢佑菜、太田一郎、勝亦秀樹、川邉 桂、川邊一寛、金城 梢、
　　　　後藤洋仁、小森智也、佐々木涼子、坂本靖宜、志村明日香、田中美玲、遠又未佐子、長井絵里奈、
　　　　長井雅子、西垣哲太、畠山成寛、服部有希、松本 芳、森 直樹、山下美乃里、山本幸二郎、横山千紘、
　　　　若杉 正
■執筆協力：石森康子　　　　　　　　　　　　■DTP：工藤典子
■まんが・イラスト：有田ようこ　　　　　　　■校正：株式会社鷗来堂
■図版：長瀬京子　　　　　　　　　　　　　　■編集協力：株式会社童夢
■デザイン：キタハラデザイン事務所　　　　　■編集担当：山路和彦（ナツメ出版企画株式会社）

本書に関するお問い合わせは、書名・発行日・該当ページを明記の上、
下記のいずれかの方法にてお送りください。電話でのお問い合わせはお受けしておりません。
・ナツメ社 web サイトの問い合わせフォーム
https://www.natsume.co.jp/contact
・FAX(03-3291-1305)
・郵送（下記、ナツメ出版企画株式会社宛て）
なお、回答までに日にちをいただく場合があります。
正誤のお問い合わせ以外の書籍内容に関する解説・個別の相談は行っておりません。あらかじめご了承ください。

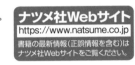

ナツメ社Webサイト
https://www.natsume.co.jp
書籍の最新情報（正誤情報を含む）は
ナツメ社Webサイトをご覧ください。

基（き）礎（そ）からわかる類似薬（るいじやく）の服薬指導（ふくやくしどう）

2022 年 3 月 3 日　初版発行
2025 年 1 月 10 日　第 2 刷発行

監修者　佐橋幸子（さはしゆきこ）　　　　　　Sahashi Yukiko,2022
発行者　田村正隆

発行所　株式会社ナツメ社
　　　　東京都千代田区神田神保町 1-52　ナツメ社ビル 1 F（〒 101-0051）
　　　　電話 03-3291-1257（代表）　FAX 03-3291-5761
　　　　振替 00130-1-58661

制　作　ナツメ出版企画株式会社
　　　　東京都千代田区神田神保町 1-52　ナツメ社ビル 3 F（〒 101-0051）
　　　　電話 03-3295-3921（代表）

印刷所　ラン印刷社

ISBN978-4-8163-7148-6　　　　　　　　　Printed in Japan